ココロとカラダの
不調を改善する

やさしい
東洋医学

ORIENTAL MEDICINE

冷え

不眠

更年期
障害

肩こり

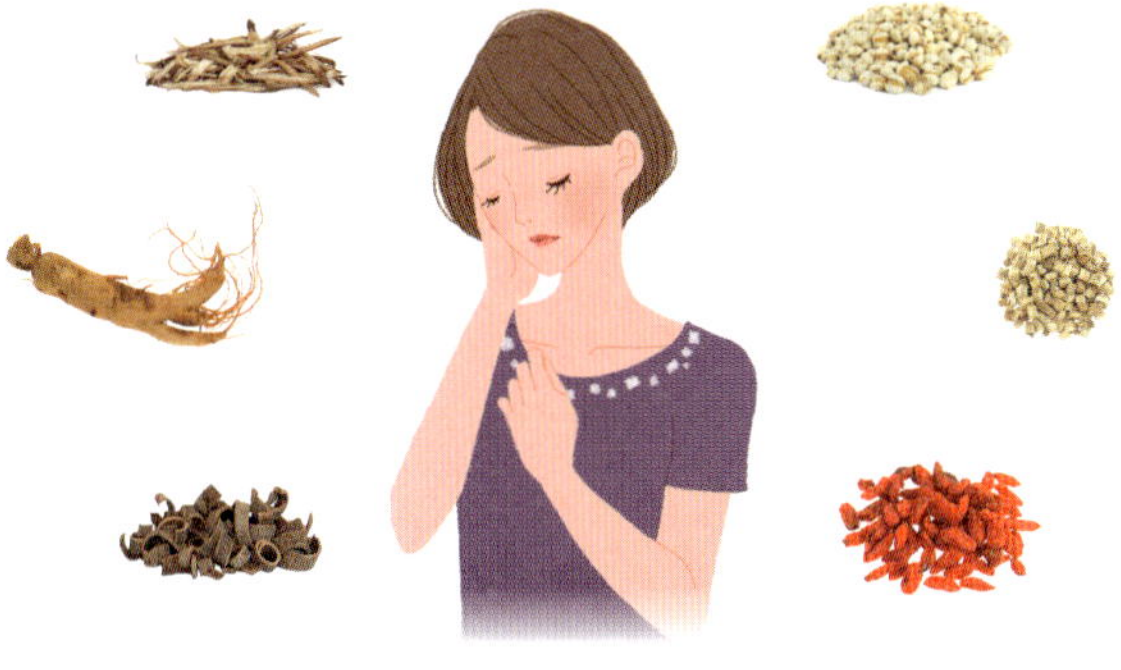

証クリニック 総院長、日本東洋医学会 会長
伊藤 隆

東京女子医科大学附属 東洋医学研究所 所長、教授
木村容子

東京女子医科大学附属 東洋医学研究所 鍼灸師
蛯子慶三

監修

ナツメ社

はじめに

証クリニック　総院長、日本東洋医学会　会長　伊藤　隆

この書物は、東洋医学により、体調を改善したい方、より健康になりたい方のために制作されました。

健康、医療に関する情報が氾濫しています。研究が進み、これまでわからなかったことが明らかにされていくことは良いことですが、情報が増えたために、自分にとって有益かどうかの判断はより難しくなってきています。

東洋医学は同じ病気、同じ症状であっても、東洋医学的な病態に応じた治療をします。例えば、体の冷えが強いか、熱感が強いかでは、治療方針が全く異なります。熱《ねつ》の病態に対しては冷ます、寒《かん》の病態に対しては温める、それぞれの方向で治療方針を組み立てます。冷ます薬には炎症を抑える作用が、温める薬には血流を増加させる作用がそれぞれあります。食事についても、温める食

事と冷やす食事があります。寒熱の性質を誤りますと、症状を改善できず、病気の回復も遅らせてしまいます。

ココロとカラダの関係についても東洋医学から学べるところは少なくありません。たとえば、怒りという感情が強すぎると、「肝《かん》の病」をきたします。東洋医学の「肝の病」は西洋医学の肝臓病とは異なりますが、筋肉のけいれん、気分のおちこみ、食欲低下をきたします。ココロとカラダとの密接な関係を教えてくれるのです。

鍼《はり》の長所は、すぐ効くところにあります。種々の痛みに対する即効性は漢方薬以上です。薬を一切使用せず、体外から刺激することで現れる生体反応を利用する点も鍼灸の優れた部分といえます。ただし内服薬に比較して効果がやや短い傾向がありますので、病気によっては漢方薬と併用すると良いでしょう。

本書を手にされた皆様方が、東洋医学の「知恵」を活用されることで、より元気に、より健康になられることを願っております。

東洋《とうよう》医《い》学《がく》でカラダをセルフメンテナンス

病気というほどではないけれど、いつまでも不調がぬぐえない……。そんな風に感じることはありませんか？30代から、多くの女性を悩ませているココロとカラダの不調には、東洋医学のケアがやさしく、しっかりと効いていきます。

「未病《みびょう》」を治療する予防医学に通じる東洋医学

東京・田端にある東京女子医科大学東洋医学研究所に勤務する木村容子副所長のもとには、さまざまな自覚症状を感じながら、検査で異常が認められず、治療してもらえない…そんな悩みを訴える女性が毎日のように訪れます。

西洋医学では検査機器を用い、基準値からはずれる場合には「病名」を付け、それに基づいて治療します。一方、自覚症状があっても、検査の数値が基準値以内ならば、病名は特定されず、適切な治療が受けられないこともあります。では、カラダの不調が悪化し、本格的な病に発展するまで、治療を待たなければいけないのでしょうか？

「そんなことはありません。東洋医学では自覚症状を重視するので、肩こりが辛い、疲れが抜けないといった症状があるにも関わらず、検査では明らかな異常がない場合でも、未病（健康と病気との間のグレーゾーン）と捉えて治療対象としています。未病の段階でも、東洋医学の診断法を用いると心身のバランスが崩れていることがわかります。このため、未病の段階で生活

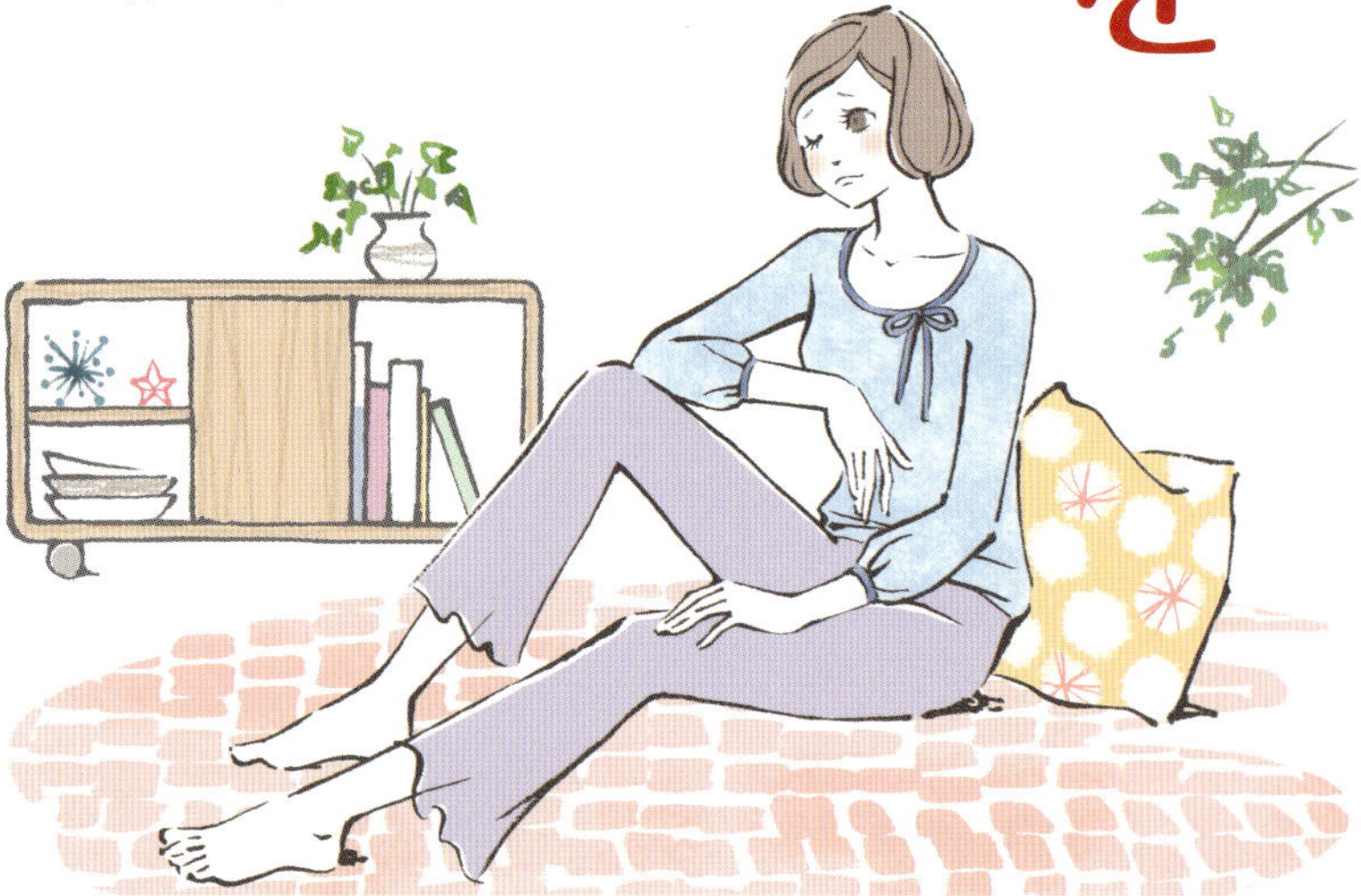

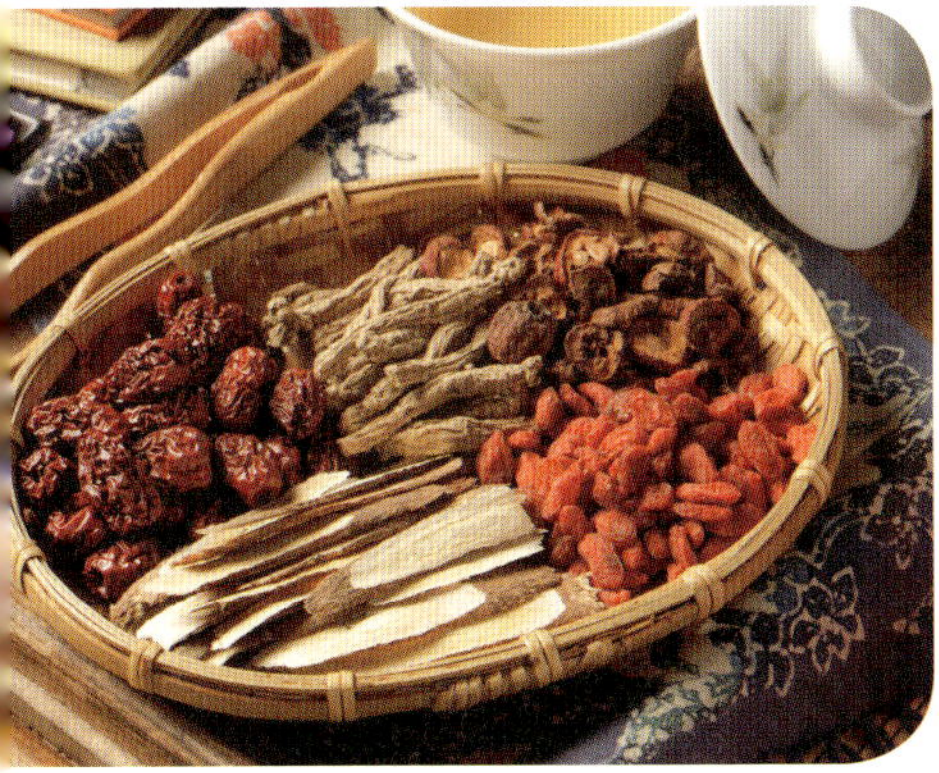

の仕方（養生《ようじょう》）を工夫することが大切です。加齢に伴う症状も未病のひとつと考えることができます」（木村先生）。

未病の状態から、病気を予測し、治療を行うという点で、東洋医学は予防医学のひとつともいえます。そして、カラダだけでなく、ココロにアプローチできることも大きな特徴です。

東洋医学で実現するポジティブ・エイジング

東洋医学では、女性は7年、男性は8年ごとに、カラダの節目を迎えると考えています。加齢とともに、季節や人間関係など、社会環境の〝変《へん》〟（変化）に対する調整力が低下していくため、不調を訴えやすくなります。

「1年ごとに年齢を重ねる以上、加齢は避けられない自然現象。しかし、日々の生活で食事や睡眠、運動などに気を配る〝養生〟を行うことで、老化の程度やスピードを緩めることができます。養生はまた、人間のエネルギー源となる〝気〟を養うことにもつながり、変化に対応するためのエネルギーを補うことができます。結果、加齢による不調にも対応できるのです」（木村先生）。

東洋医学がそもそも持っていた「養生」の知恵と、漢方薬による治療を生活に取り入れることで、西洋医学では治療できなかった症状はもちろん、未病の段階で処置できたり、老化の速度を遅らせたりという新たな可能性が開けているのです。日々の不調を感じている人はぜひ、東洋医学の世界をのぞいてみてください。

肩こりや冷え、疲れが取れない。けれど、「異常なし」といわれた……

その不調、東洋医学で対応できます

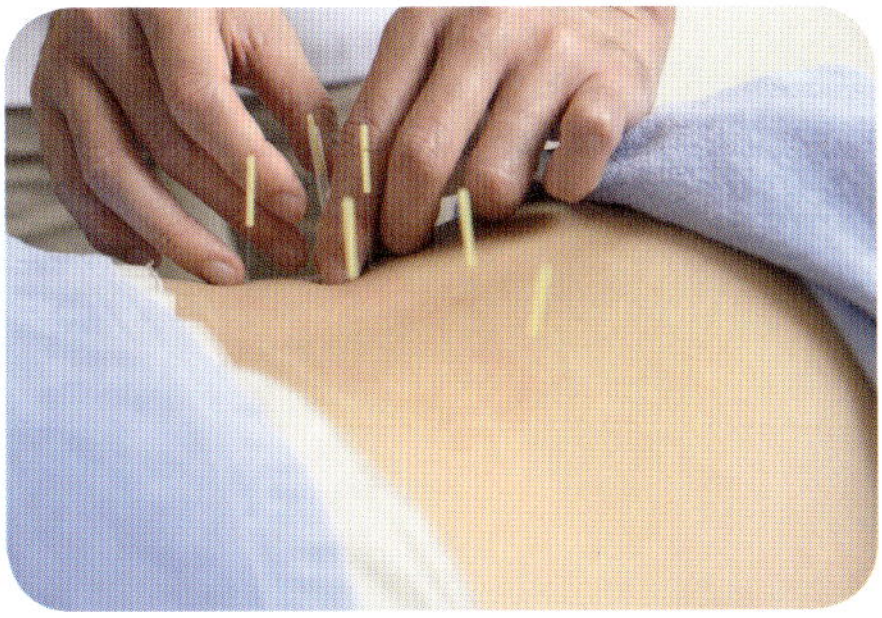

こちらで診察しました!
「東京女子医科大学
東洋医学研究所
クリニック」
伊藤 隆先生
※取材時
クリニックの詳細は
→P.255

東洋医学の診察って何するの?

「東洋医学に興味はあるけど、実際の診察や治療に不安がある」、そんな人のために、漢方クリニックの診察を紹介します。

東洋医学は、西洋医学のように検査中心の診察ではありません。また、患部のみを治療するのではなく、全身のバランスを整えることで治療します。そのため、患者全体の様子を把握する目的で、四《し》診《しん》と呼ばれる独特の診察方法（→P.204）を用い、舌を観察したり、お腹や脈なども直接触れてチェックしたりします。

患者は、自覚症状や経過、体質や生活習慣などをありのままに伝えることが大切です。また、東洋医学よりも西洋医学の方が向いている病気や重篤な病気が隠れている場合もあります。初診では東洋医学が適応する疾患かどうかも勘案します。

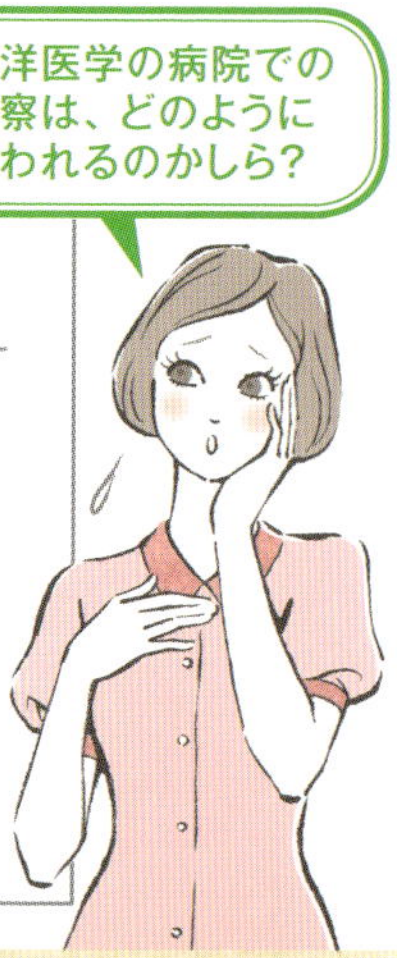
東洋医学の病院での診察は、どのように行われるのかしら?

塚田美智子
（会社員 /31歳）

主訴

- □月経痛が強い
- □月経前は便秘。反対に月経が始まると下痢する
- □ニキビなど、定期的に肌荒れする
- □夕方には足がパンパンにむくむ
- □肩や背中のこりがひどい

STEP 1

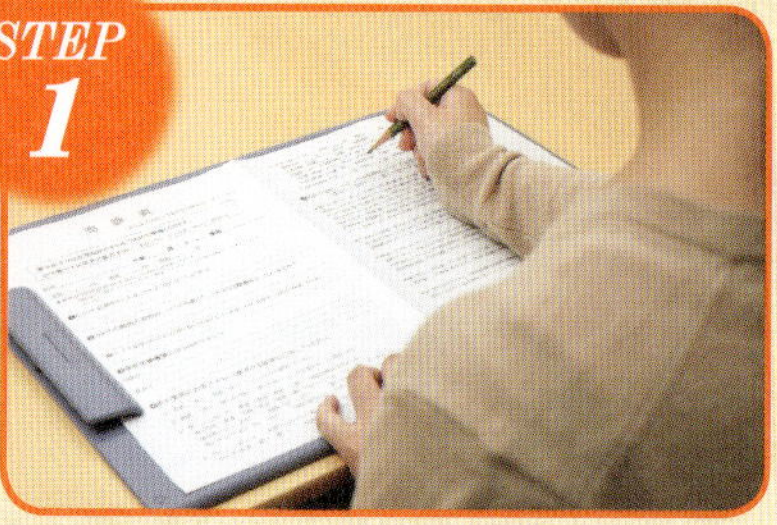

問診票に記入する

問診票に症状、病歴、アレルギー、体質などを記載。さらに住環境や食事の嗜好、仕事内容や家族構成まで、多彩な質問項目が用意されている。

STEP 2

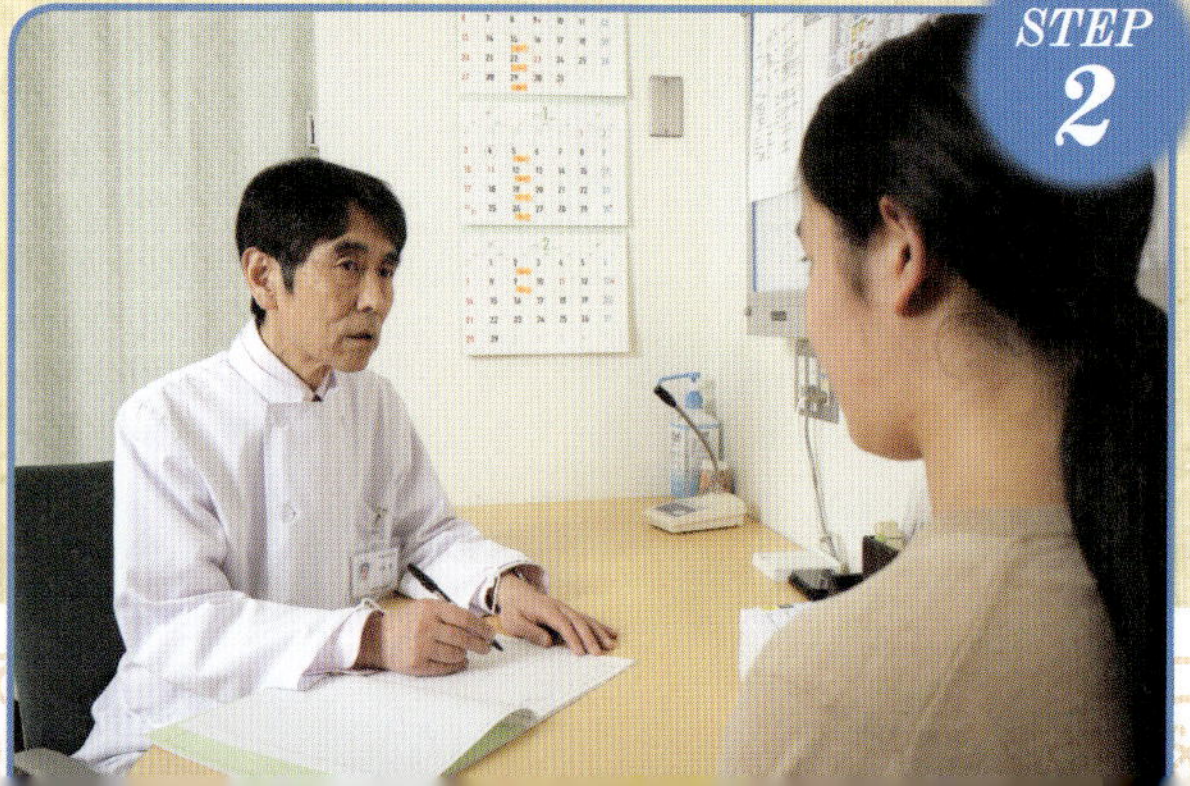

問診、聞診を受ける

問診票の内容をたどりながら、医師が質問をする。自覚症状（いつから、どのように）や体質、生活習慣のほか、仕事の内容やストレスの度合いなども質問される。質疑をしながら、患者の発声や姿勢、顔色などもチェックする。

STEP 3

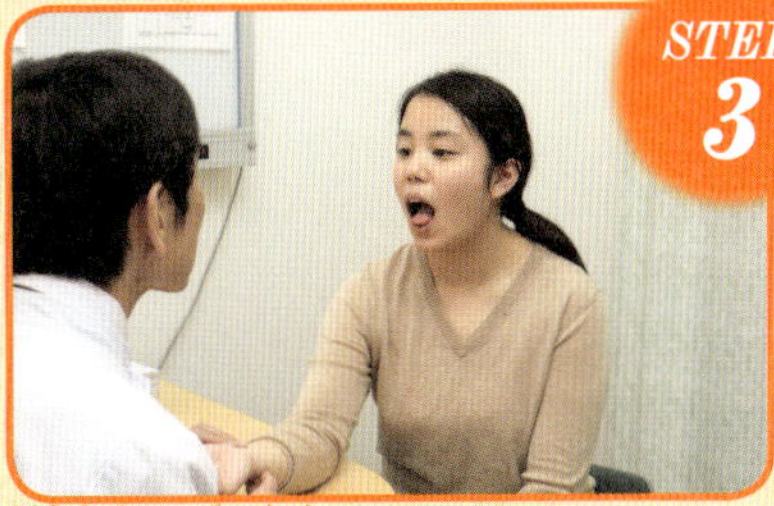

望診《ぼうしん》（舌診《ぜっしん》）を受ける

顔色やむくみ、舌の状態などを観察。舌に付いている苔の厚さや色、歯の痕、においなども確認するため、診察前に舌の苔を落とさない方がよい。

STEP 4

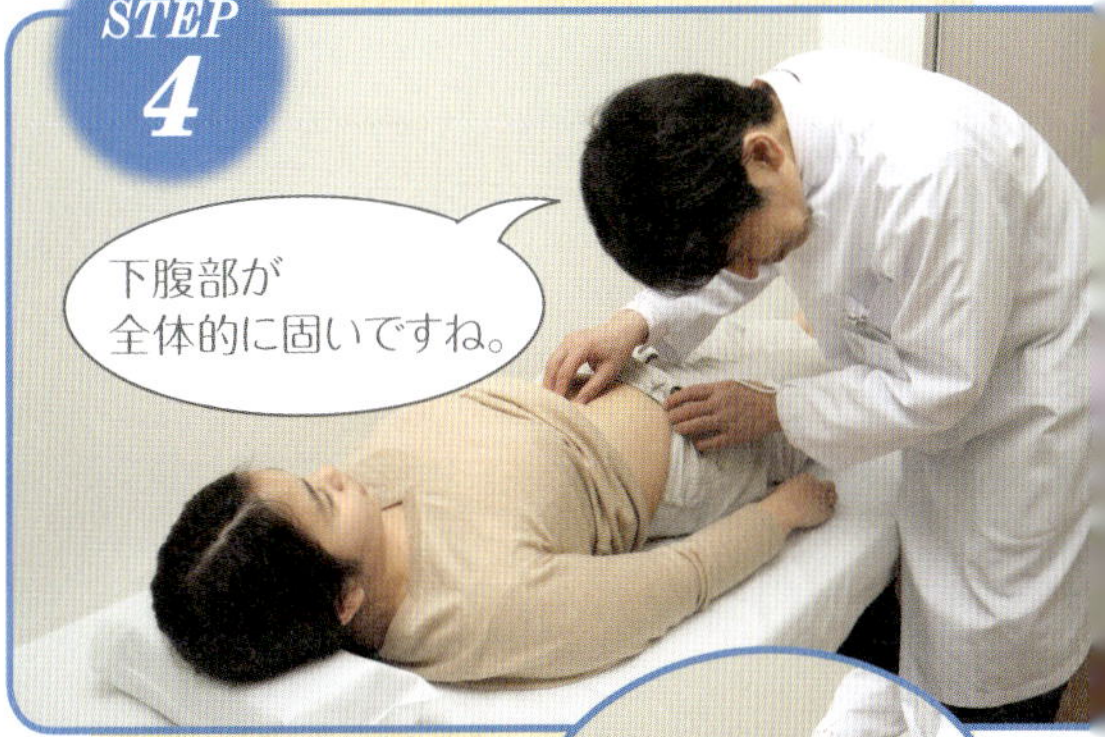

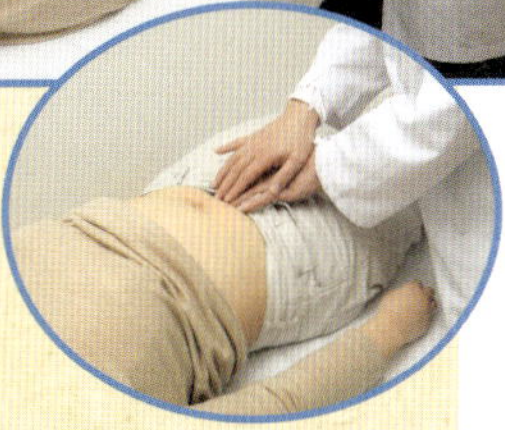

切診《せっしん》（腹診《ふくしん》）を受ける

手の平でおへその周りを押さえ、体温や肌の張りを確認したり、指先で押して、痛みの有無やその程度を確認したりしていく。耳を傾けて、お腹の音も確認する。

STEP 5

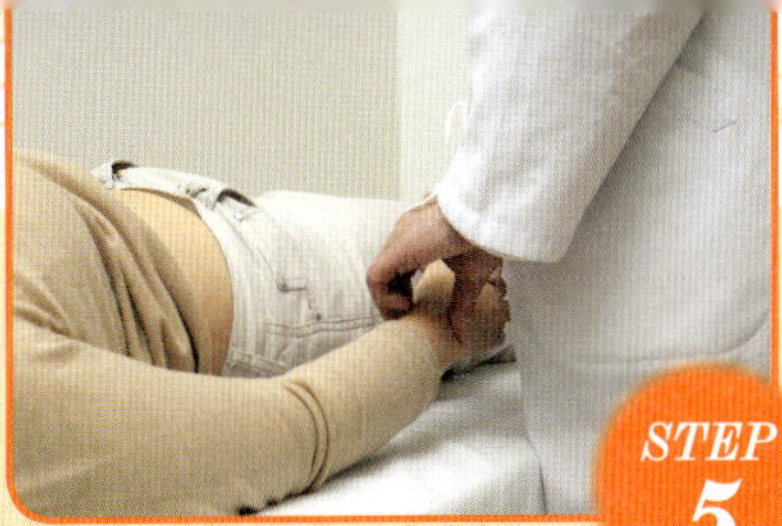

切診（脈診）を受ける

手首を3本の指でそっと触れて、脈をみる。脈拍の回数、脈がふれる深さや浅さ、リズムの強弱などを確認する。

STEP 6

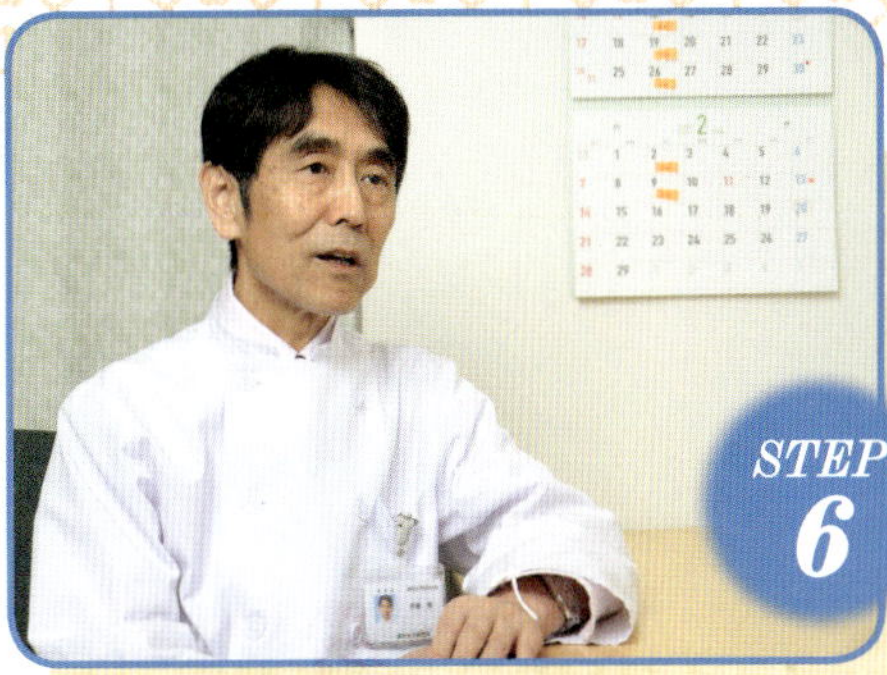

診断を総合して、診断する（証を立てる）

「おへその下を押すと固く、痛がるのは、血《けつ》がスムーズに流れていない瘀血《おけつ》の状態です。血の巡りを良くすると、月経痛や便秘も改善することがあります。まずは、桃核承気湯《とうかくじょうきとう》をしばらく続けて様子をみましょう。軽い運動も効果的ですよ。瘀血に効く青魚やサフランを用いた食事も積極的に摂取するとよいでしょう」（伊藤隆先生）

STEP 7

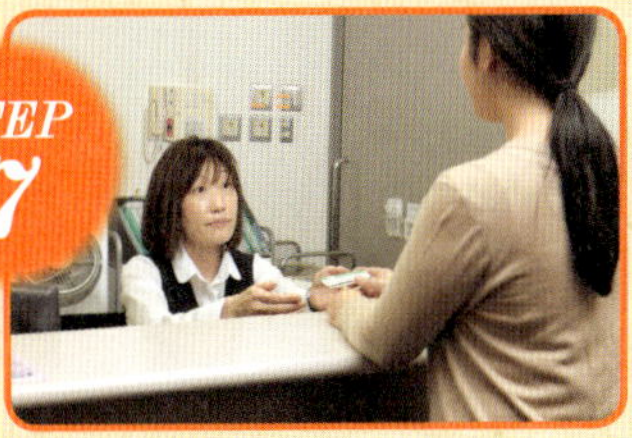

再び受診する

薬を飲んだら再度受診を。漢方薬を飲むことで証《しょう》は変化するため、診察のステップ2～6を再度行い、カラダの状態をチェックする。処方される薬が変更になることも多い。

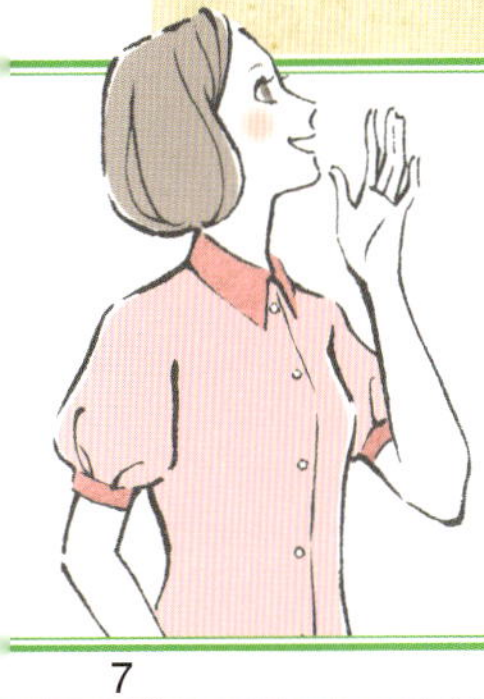

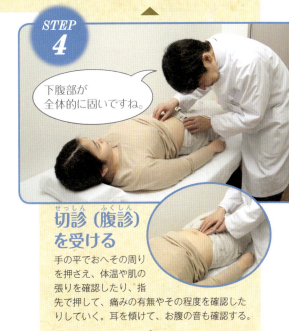

東洋医学の診察を受けてみて……

問診の時、症状や体質などをじっくり聞いてくれるのが印象的でした。悩みを話せて気持ち的にもスッキリしました。「桃核承気湯」を飲んだら、次の日には便秘が解消。月経痛もいつもより軽かった気がします。

ココロにカラダに、先端医療に！
漢方治療の威力

漢方治療のおもな得意分野

- ★月経痛、不妊症、更年期障害、冷え性など、女性に多い不調
- ★疲れやすい、倦怠感、肩こりなど不定愁訴
- ★カゼを引きやすいなど、虚弱体質や老化症状
- ★花粉症や喘息など、アレルギー疾患
- ★プチうつや不眠など、ストレス性の症状
- ★腹痛、下痢、便秘など胃腸症状

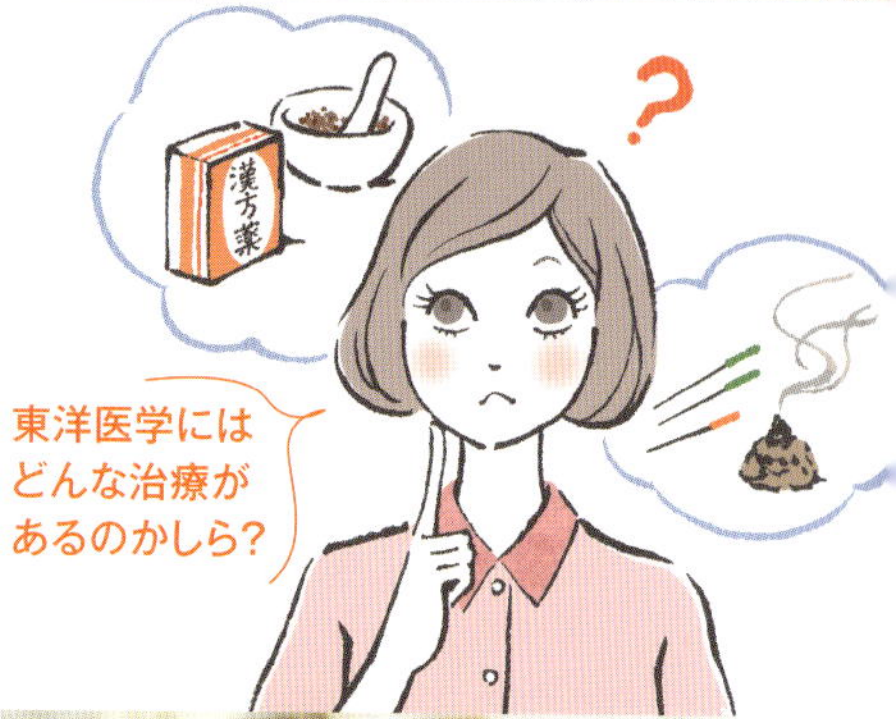
漢方薬
東洋医学にはどんな治療があるのかしら？

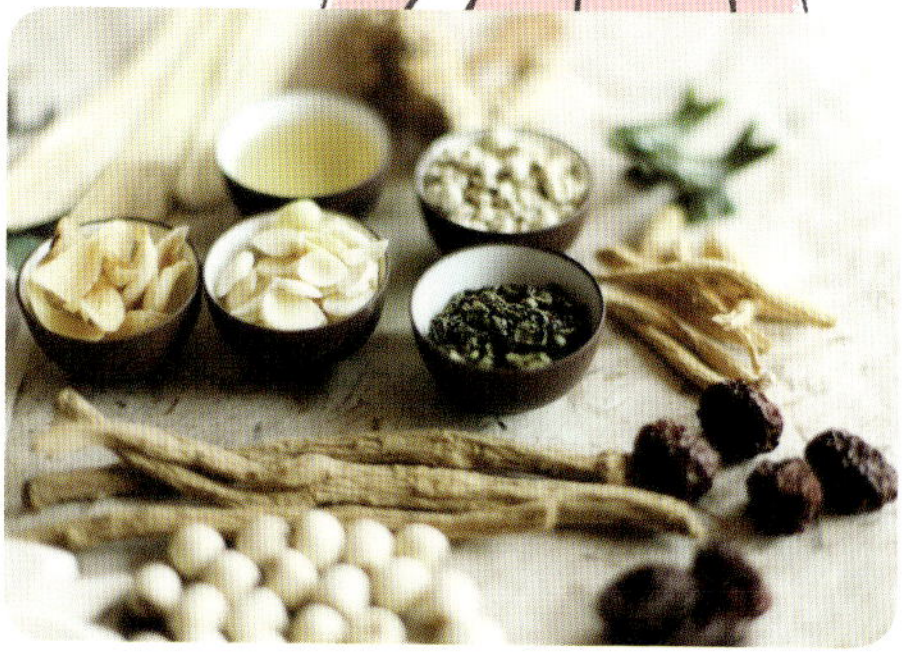

漢方は「心身一如《しんしんいちにょ》」という考え方を基本としています。これは「ココロとカラダは一体である」という考え方で、そのために治療も「心身全体の調和を図る」ことや「カラダの中のアンバランスを整える」ことに重点を置き、カラダ全体を見ていきます。そこが西洋医学と漢方治療の異なる点と言えるでしょう。

西洋医学は内科、呼吸器科、消化器科、泌尿器科などに分かれ、薬も「胃の痛み」や「喉がイガイガする」といった個別の症状に効くように、効果が絞り込まれています。そういう薬が病気を治すこともありますが、人によっては、カラダ全体のバランスを整えることで、胃腸の調子が回復したり、喉の不調が改善したりする場合もあります。

西洋医学の病院で処方された薬を飲んでも治らなかったが、漢方薬で治ったという患者もたくさんいるのです。

漢方治療は長い間、西洋医学に比べて科学的でないとみなされていた時期がありましたが、近年はその効果が国際的にも認められてきています。さらに、**日本の場合「西洋医学の基礎を身に付けた医師が、漢方薬の処方を出す」という独自の医療システムがあります。西洋と東洋の良い部分を生かし、治療を行えることは、患者にとって大きなメリットだといえます。**

最近ではガンや関節リウマチなど難病の周辺治療や、西洋医学だけでは治療困難な分野でも成果をあげています。

痛み、体質の改善から、美容まで

鍼灸治療の効果って？

　鍼灸治療は日本に伝来してから、1500年以上の歴史があり、江戸時代までは漢方とともに正統な医療としての立場をになってきました。

　東洋医学においては、鍼灸と漢方は車の両輪に例えられ、鍼灸の診察も漢方の診察とほぼ同じ手順（→P.6）で行われます。鍼灸の場合は、さらに頭や背中、手足などの反応もみていくのが特徴です。

　漢方治療は内側から、鍼灸治療は外側からアプローチすることで効果を発揮します。どちらか単独では効果がみられない場合でも、両者を併用するとよい結果が得られることもあり、これが車の両輪に例えられる所以です。

　鍼灸は運動器系の症状に用いられることが多く、肩こりや腰痛などに効果があることはよく知られていますが、実は漢方と鍼灸の得意分野に大きな差はありません。鍼灸も漢方と同様に、月経痛、不妊、更年期、冷え性などの女性に多い不調から胃腸症状まで幅広く対応することができます。また、最近では美容やスポーツの分野で鍼灸を用いる機会も増えています。

　なお、4~6章では漢方と鍼灸によるセルフケアについて解説しています。日々の体調管理や症状別の治療法を紹介しているため、ぜひ実践してみて下さい。セルフケアで効果がみられない場合は、専門家に診てもらうことをおすすめします。7章では専門機関で受ける治療について解説していますので参考にして下さい。

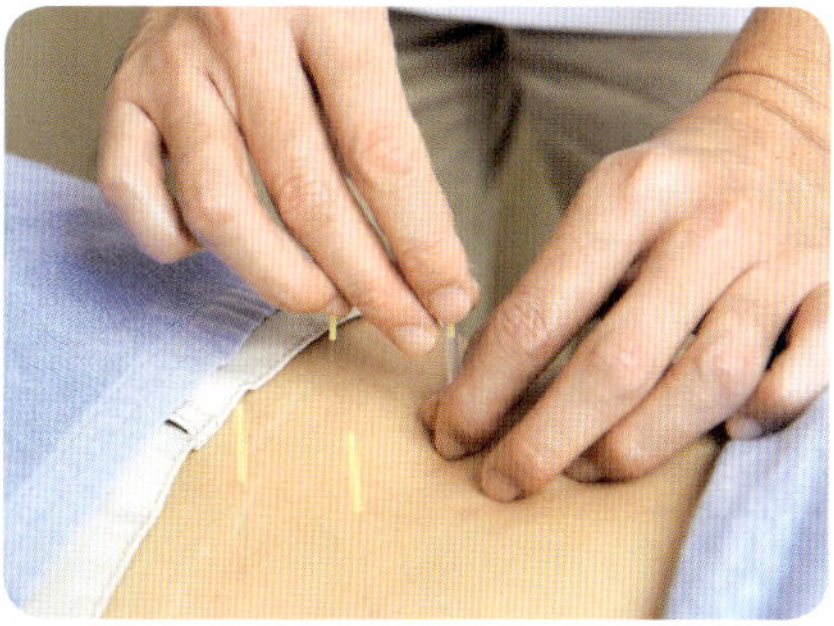

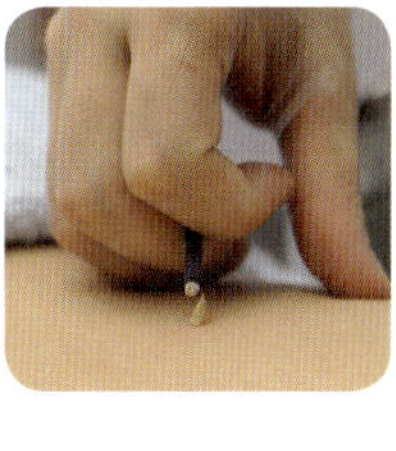

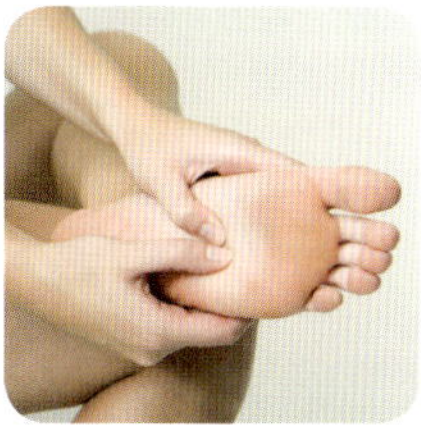

鍼灸治療のおもな得意分野

★肩こりや腰痛、筋疲労など運動器系の症状
★耳鳴りや難聴、眼精疲労など耳鼻科、眼科系の症状
★神経痛や痙攣、神経症など、精神・神経系の症状
★咳や痰など、呼吸・循環器系の症状ほか

目次

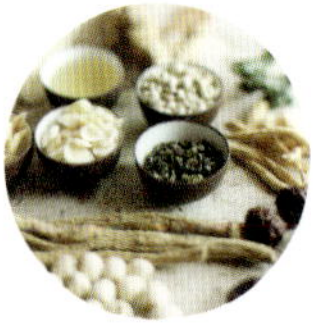

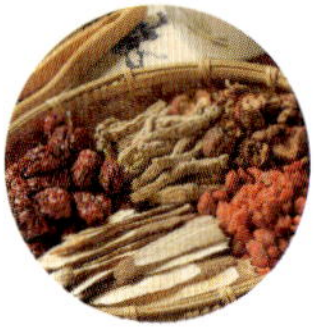

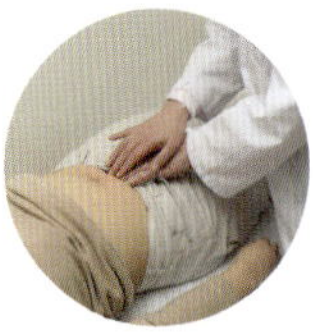

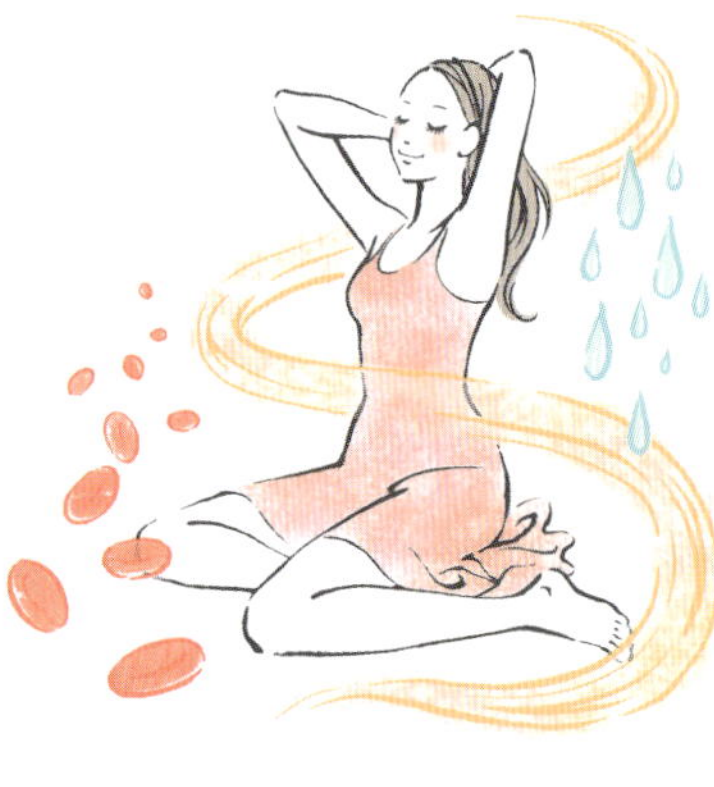

第3章 年齢、季節の〝変〟に対応する日常的なセルフケア

（監修：木村容子）

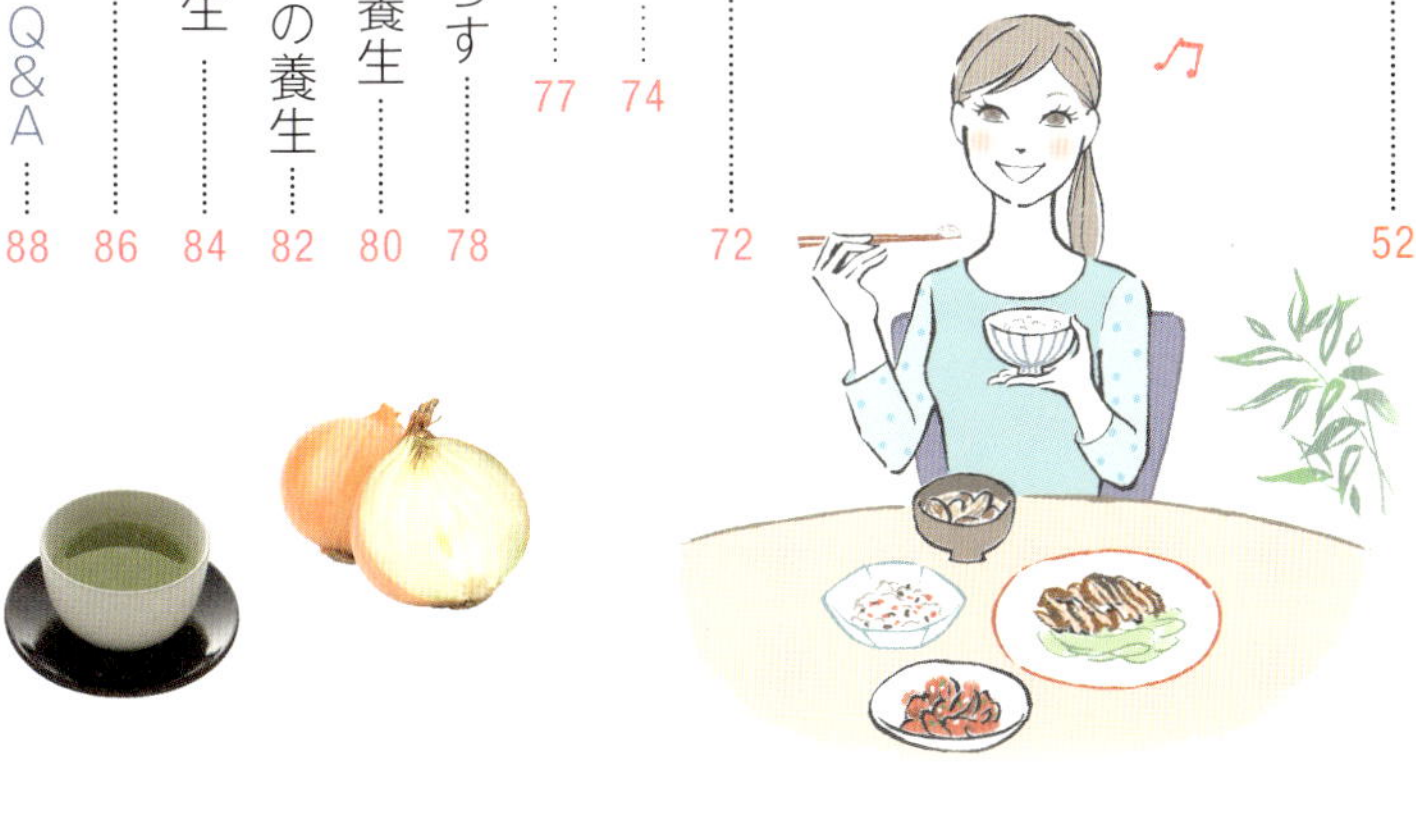

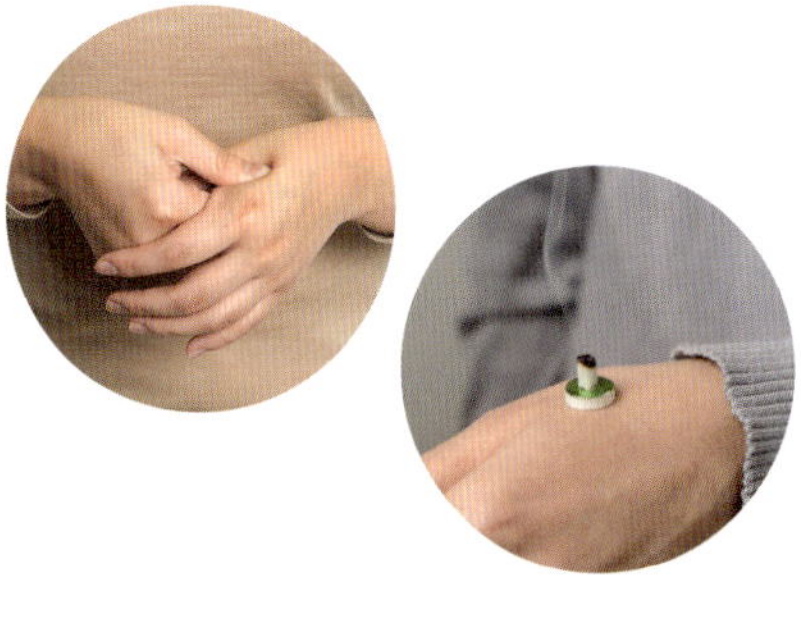

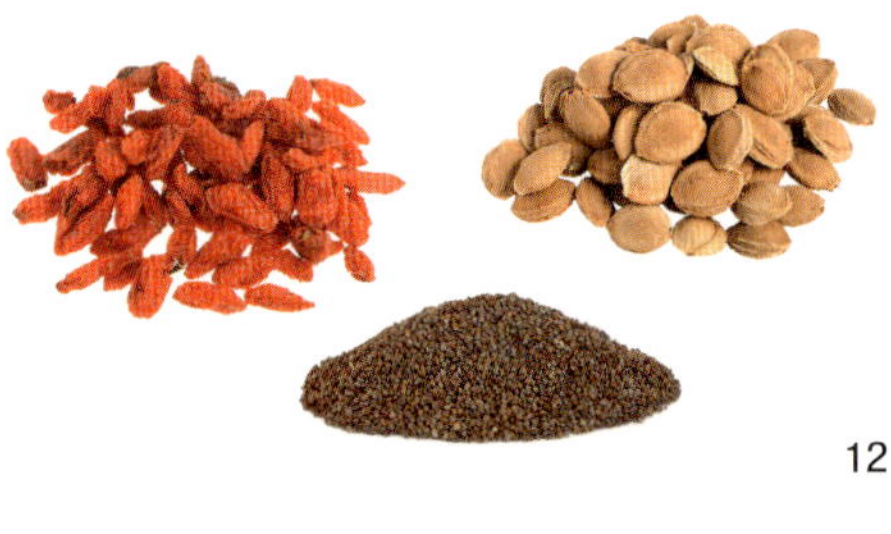

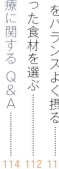

第6章 自分でできる症状別セルフケア

（監修：伊藤隆、蛯子慶三）

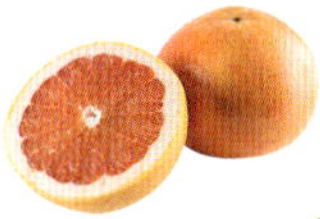
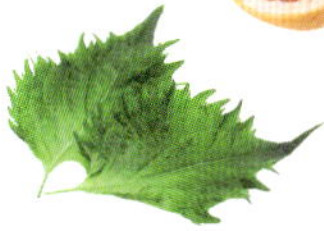
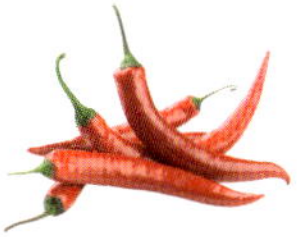
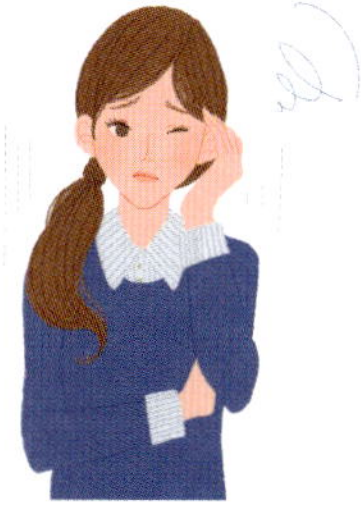

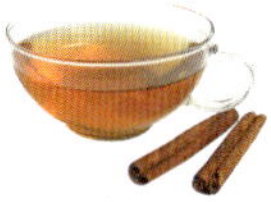
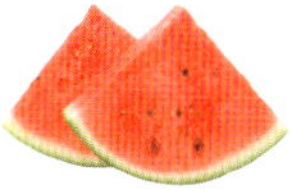
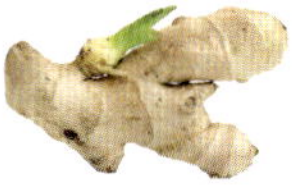
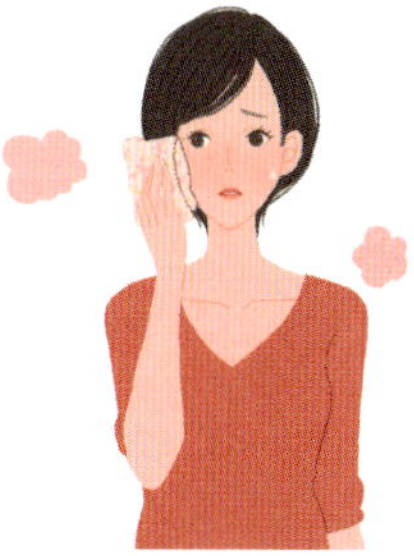

第7章 漢方医院《かんぽういいん》&鍼灸院《しんきゅういん》で治療してみよう

（監修：P.204～221伊藤隆、P.222～249蛯子慶三）

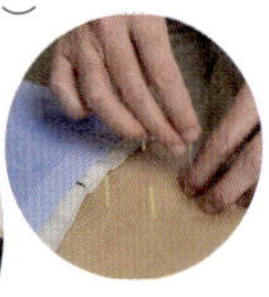

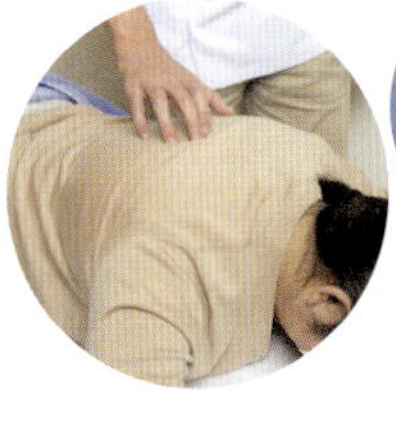

これだけは
知っておきたい!

第1章

東洋医学の基本キーワード10

気血や五臓六腑、未病などの用語は、
東洋医学を由来とする言葉ですが、
いまや日常生活でもよく耳にします。
しかし、実際の意味を知っている人は多くはありません。
ここでは、東洋医学をもっと理解するうえで、
知っておきたい基本用語を紹介します。

東洋医学のキーワード 01

“東洋医学《とうよういがく》”ってなに？

東洋医学とは中国発祥の伝統医学が伝わり、発展した医学であり、日本では漢方《かんぽう》や鍼灸《しんきゅう》治療が中心です

アジア圏で派生した伝統医学が東洋医学

東洋医学とは、広く「東洋の医学」ととらえると、中国医学をはじめ、インドのアーユルヴェーダ、イスラム圏のユナニー医学、チベット医学などを含んでいます。しかし、一般的には、中国で発生した伝統医学が伝承・発展した医学を意味しています。具体的には、漢方、鍼灸、中医学《ちゅういがく》（現代の中国医学）、韓方《かんぽう》（韓国医学）や、食養生《しょくようじょう》、導引《どういん》（気功、按摩《あんま》、呼吸法などを包括したもの）などをさします。

東洋医学の発祥と日本の漢方医学の誕生

日本の東洋医学は、紀元2世紀頃に体系化した中国伝統医学が、7世紀に遣隋使や遣唐使を通じて伝来したことから始まったといわれています。16世紀には、日本の環境や日本人の体質に、より適応した漢方医学が誕生。その後、江戸時代の鎖国政策により、日本独特の医学体系（日本漢方）に発展していきました。

江戸時代には、日本漢方の特徴でもある腹部の診察（腹《ふく》診《しん》）が発達しました。脈の速さや強さをみる脈診が発達している中医学に対して、日本漢方では腹診がいろいろと研究されています。

なお、漢方という言葉は、江戸後期に普及した「オランダ医学＝蘭方《らんぽう》」と、中国伝統医学から派生した日本の伝統医学を区別するために用いられています。

さらに、明治以降は西洋医学と区別する意味で「東洋医学」という言葉が使われるようになりました。こうして漢方の技術は現代まで脈々と受け継がれ、日常の診療に幅広く取り入れられています。

東洋医学・漢方医学のなりたち

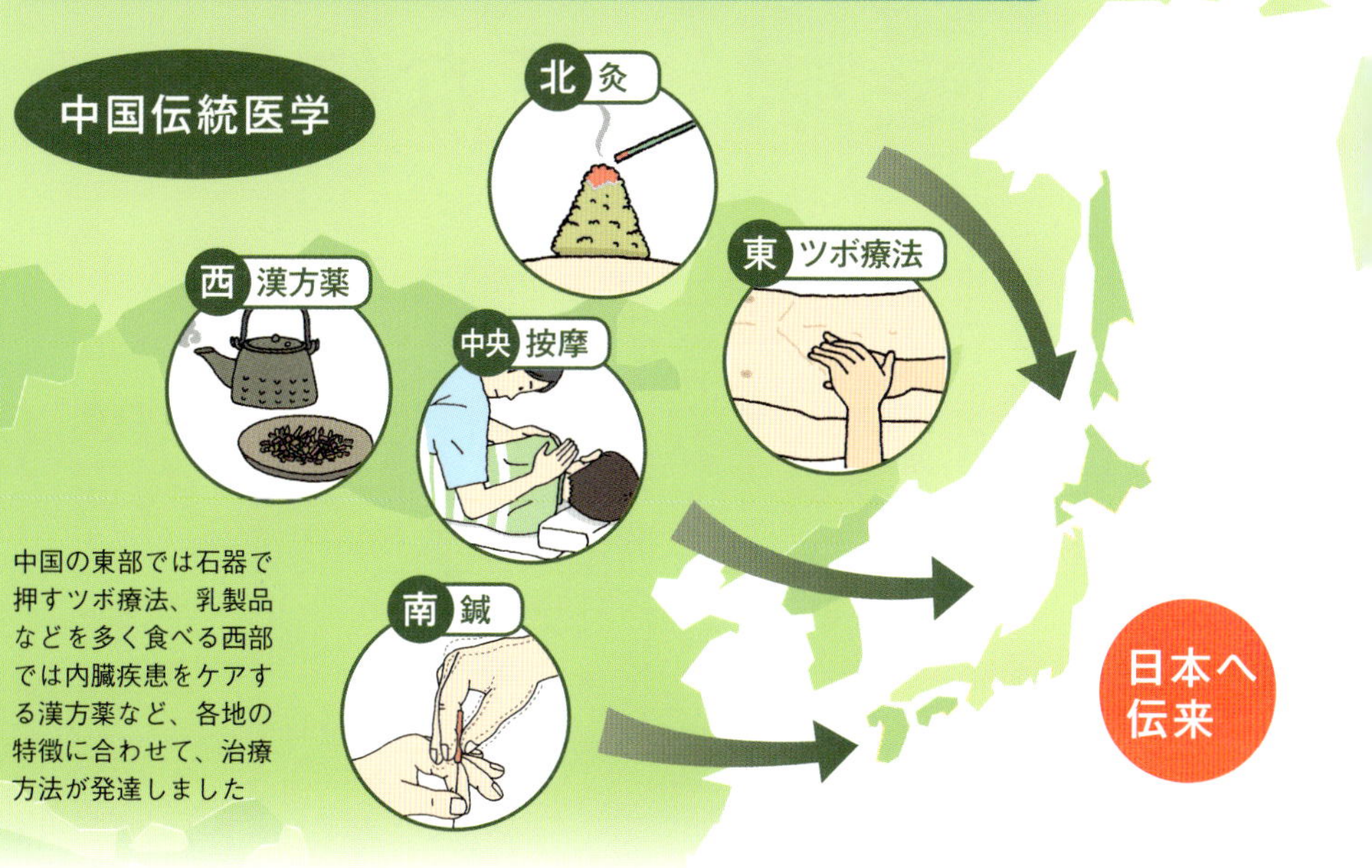
中国伝統医学
北 灸
西 漢方薬
中央 按摩
東 ツボ療法
南 鍼
日本へ伝来

中国の東部では石器で押すツボ療法、乳製品などを多く食べる西部では内臓疾患をケアする漢方薬など、各地の特徴に合わせて、治療方法が発達しました

7世紀ごろ

古代中国で発達した治療技術は、遣隋使や遣唐使のほか、中国や朝鮮半島などさまざまなルートを経て伝来したといわれています。

江戸時代

日本独自の漢方医学と鍼灸医学が発達。優れた漢方医が誕生し、漢方薬の処方数も増加。中期には全盛期に。後期には蘭方（蘭学）が普及し、区別する意味で「漢方」と称されました。

明治時代

当時、政府が積極的に普及させた西洋医学に対し「東洋医学」と呼ばれるように。西洋医学を履修し、医師免許を取得しなければ医師とされない法律ができ、危機に瀕しました。

現代

西洋医学の治療に漢方薬や鍼灸が取り入れられるなど、新しい形に発展しつつあります。日本東洋医学会では「漢方治療」と「鍼灸治療」を合わせたKampo Medicineという日本独自の医療として広く紹介しています。

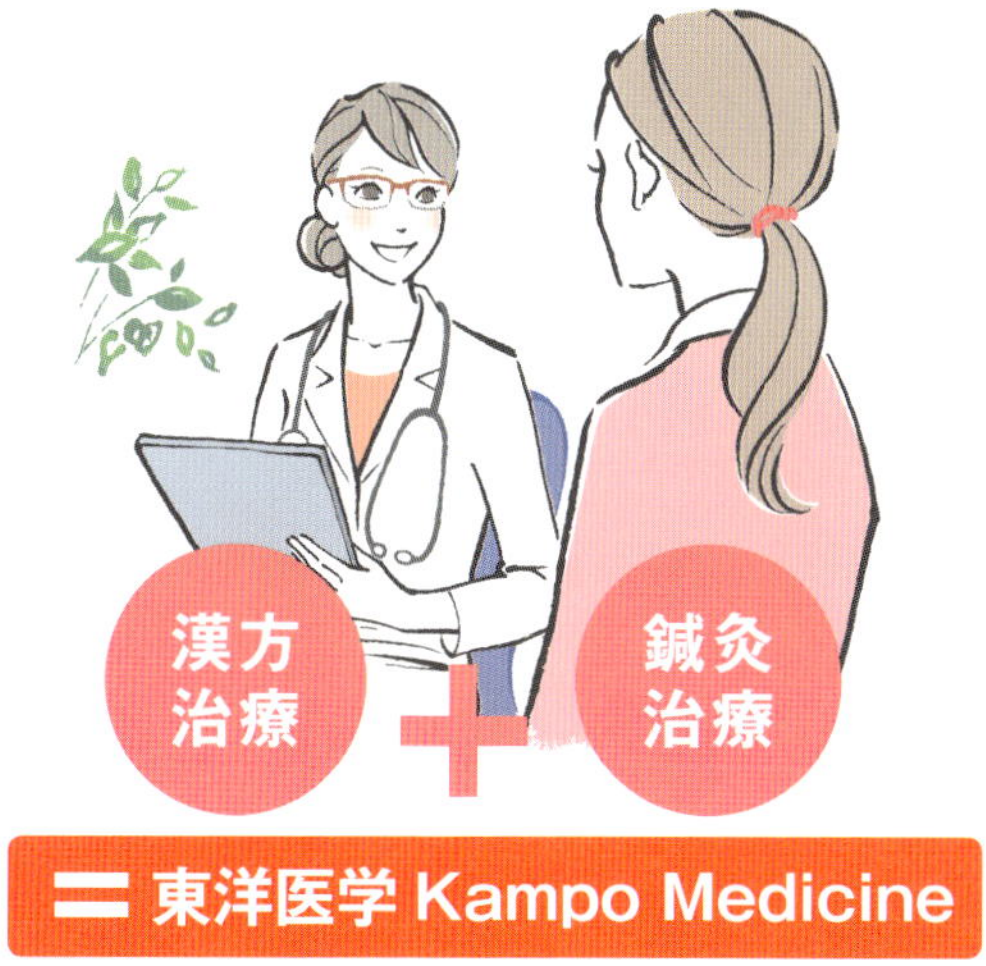
漢方治療
＋
鍼灸治療
＝東洋医学 Kampo Medicine

東洋医学のキーワード 02

"健《けん》康《こう》"ってなに？

「検査結果が正常＝健康」とは限りません。カラダとココロのバランスが整った状態が健康です

「健康ではないけれど病気未満」でも治療対象

採血検査の基準値とは、一定数の健常人のデータから統計学的に割り出した値です。検査数値が基準値範囲内でも下限ギリギリと、上限ギリギリの場合では、解釈が異なることがあります。検査数値が基準値範囲内の場合は、たとえ自覚症状があったとしても、西洋医学的には病気とはみなされず、治療対象外になるケースがあります。しかし、実際には「検査値に問題はないけれども体調が悪い」といった自覚症状を訴える人は数多くいます。**東洋医学では、検査数値には現れない不調を「気のせい」とせず、「健康ではないけれども病気未満」、すなわち「未《み》病《びょう》」（→P.20）の状態ととらえて、治療対象としています。**

「気《き》・血《けつ》・水《すい》が順調に働く＝健康」とする東洋医学

東洋医学では、カラダとココロのバランスが整った状態を「健康」ととらえます。ココロとカラダは一体であるという「心身一如《しんしんいちにょ》」の考えをもつ東洋医学では、ココロが乱れればカラダに不調が現れ、逆に、カラダに不調が起こればココロにも影響を与える、と考えます。

ココロとカラダの状態を把握する指標のひとつとなっているのが「気・血・水」（→P.22）という考え方です。これらは現代医学における「神経・免疫・内分泌」に対応する考え方も含まれており、気・血・水が滞りなく、カラダ全体を巡っている状態が、すなわち「健康」です。一方、気・血・水に過不足が生じたり、巡りが悪くなったりすると、心身に不調が起こると考えます。

健康な人のカラダの状態

気・血・水がバランスよく働いている状態が健康です。健康な人は病気に対する抵抗力（正気《せいき》）が充実しているため、ストレスや季節の変化、加齢変化に対応することができます。

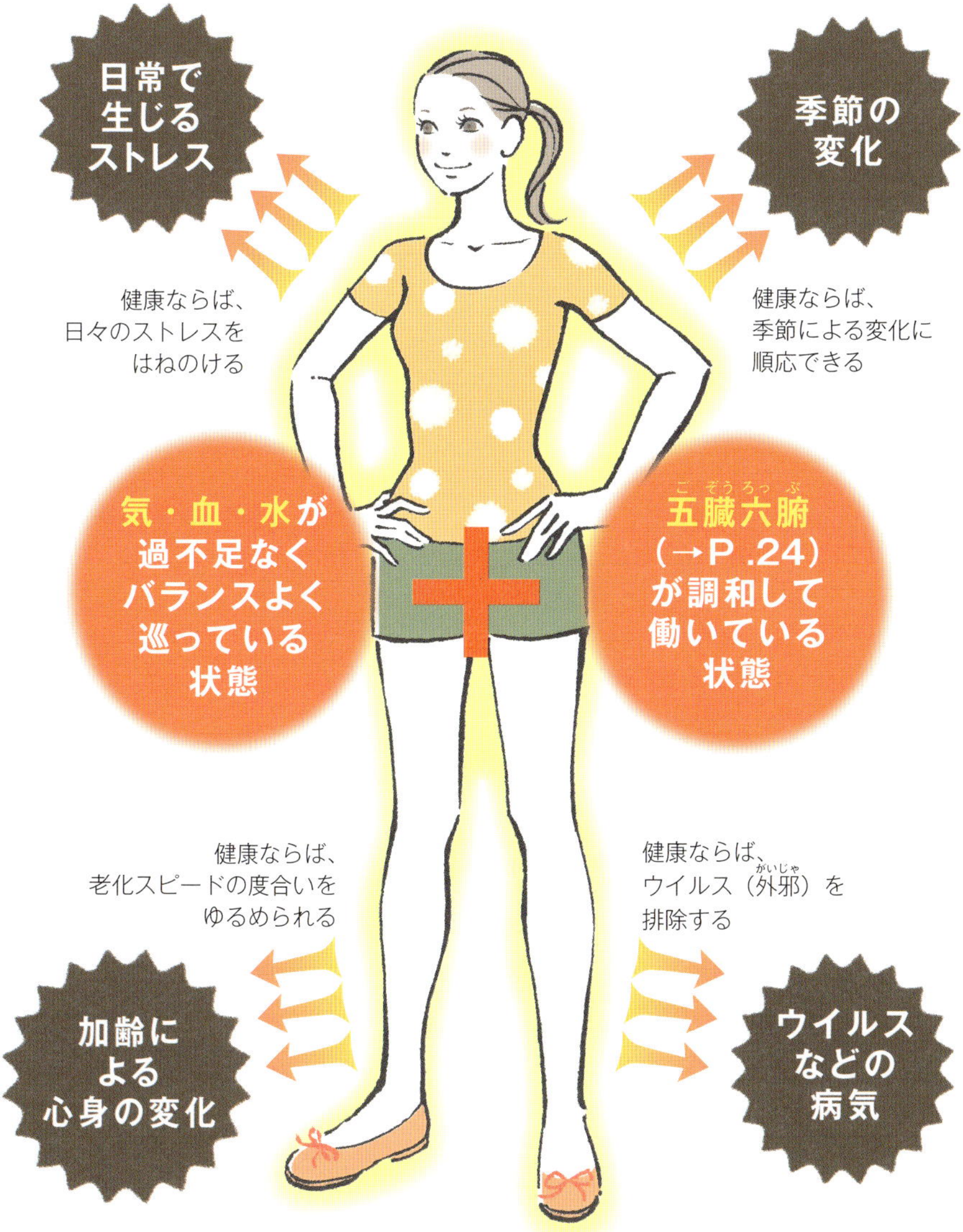

東洋医学のキーワード 03

"未《み》病《びょう》"ってなに？

健康ではないけれど病気でもないグレーゾーンをさします。加齢に伴う症状も未病のひとつです

東洋医学では未病も治療の対象に

検査で異常がなくても、体調は悪いという状態、つまり「健康と病気の間のグレーゾーン」の状態を未病のひとつといいます。たとえば頭痛や腹痛、めまいや耳鳴り、肩こりや冷え、むくみなどの自覚症状があっても、検査で異常が見つからないとき、西洋医学では治療することが難しい場合がありますが、東洋医学では未病として治療します。また、足腰のだるさや疲れやすさ、腰痛など、加齢による不調も未病のひとつと考えることができます。

病気は突然現れるものではなく、未病の段階でカラダは何らかのサインを発しています。この段階で心身の不調に対応すれば、再び健康な状態に戻すことができますが、未病の状態を放置したままでいると病気に進んでいく可能性があります。

東洋医学では自覚症状があるならば、「気のせい」として片付けることなく、「心身のバランスが崩れている状態」ととらえ、未病も治療対象としています。

幅広く適応する未病の治療

「未病を治療する」という考え方は、現代の予防医学にも通じていますが、その考え方は、健常人のみを対象にしているわけではありません。

中国の古典には、「病気になった人でも、他の病気にならないために未病を治す」と記されています。すなわち、病的部分から未病的部分へ病気を波及させないことも未病治療のひとつです。さらに、加齢に伴う不調も「未病」ととらえ、治療対象としています。

□東洋医学は未病も治療対象

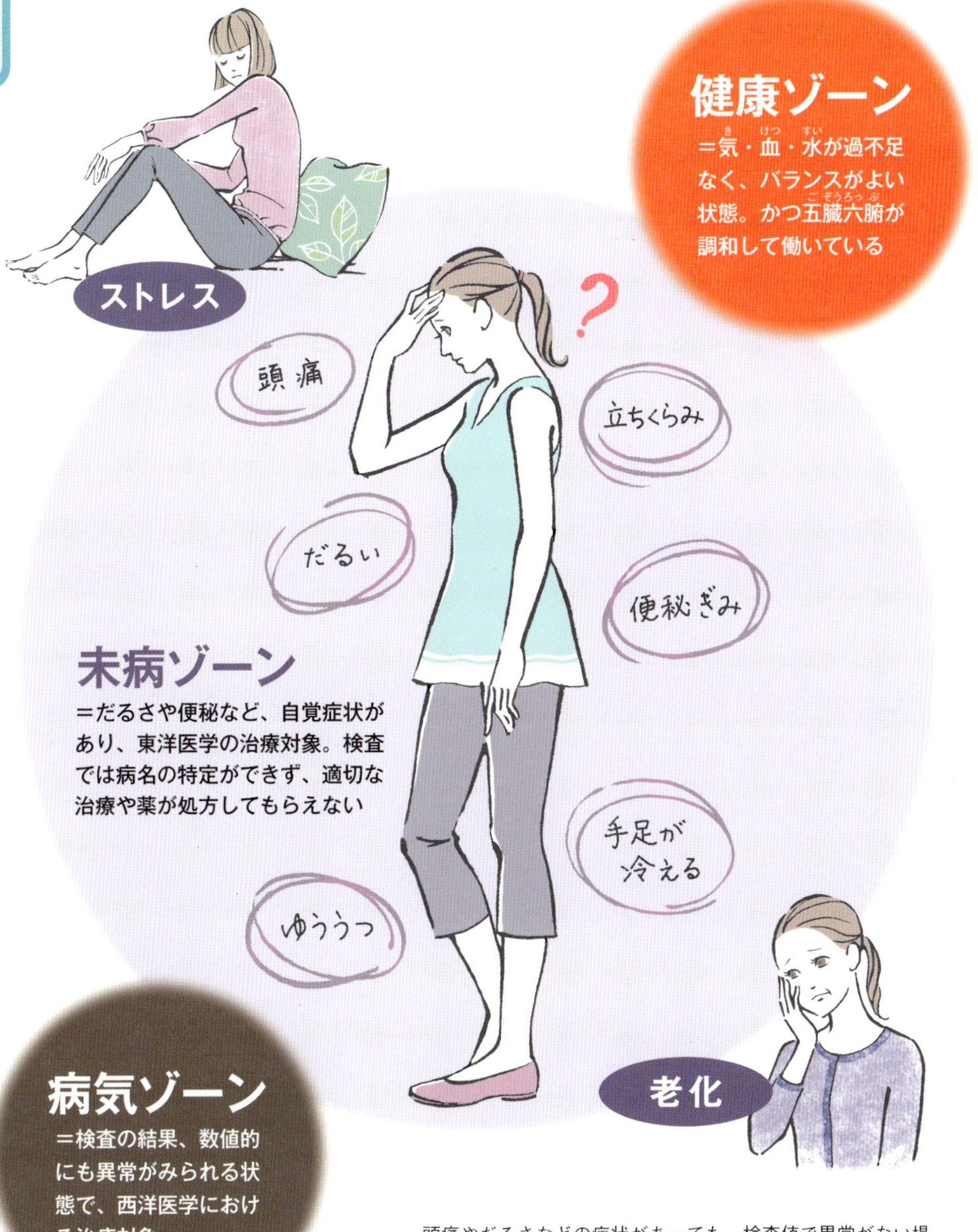
健康ゾーン
＝気《き》・血《けつ》・水《すい》が過不足なく、バランスがよい状態。かつ五臓六腑《ごぞうろっぷ》が調和して働いている
ストレス
?
頭痛
立ちくらみ
だるい
便秘ぎみ
未病ゾーン
＝だるさや便秘など、自覚症状があり、東洋医学の治療対象。検査では病名の特定ができず、適切な治療や薬が処方してもらえない
手足が冷える
ゆううつ
病気ゾーン
＝検査の結果、数値的にも異常がみられる状態で、西洋医学における治療対象
老化

頭痛やだるさなどの症状があっても、検査値で異常がない場合は「単なる気のせい」としてやり過ごしがちかもしれませんが、東洋医学では未病のひとつと考えます。加齢に伴う冷えや太りやすさなども未病として治療を行います

東洋医学のキーワード 04

"気《き》・血《けつ》・水《すい》"ってなに？

心身の状態を把握するための概念のひとつ。気は生命活動を営むエネルギー、血と水が全身を滋養《じよう》します

東洋医学＝気の医学 "気"とはなにか？

東洋医学は、気・血・水という概念で心身の状態をとらえます。なかでも**「東洋医学は気の医学」といわれるほど、気は大事な概念です。**気は形がなく、元気、気合い、根気といった言葉に使われているように生命の源であり、気持ち、気分という言葉からイメージされるように、ココロの状態も含んでいます。

また気には、親から受け継いだエネルギーである先天《せんてん》の気と、食事などによって生み出される後天《こうてん》の気があります（→P.67）。親から十分な気を受け継いでいたとしても、日々の食事や生活を疎かにすると気は衰えていきます。反対に日々の食事に気を使い、睡眠や運動などで気の働きを整えるならば、後天の気を充実させることができます。

気には多くの働きがあり、①血や水の流れを推進させる、②病気の原因となる外邪《がいじゃ》（→P.70）の侵入を防ぐ、③臓器を定位置に保持する、④体温の維持や調節を行う、といった作用を挙げることができます。

カラダに栄養を与える血、体内の水分を調整する水

血とは、西洋医学でいう血液（機能は西洋医学の血液とはまったく同じではない）のことで、水は血液以外のリンパ液などの体液を意味しています。血は全身を滞りなく巡り、カラダのすみずみまで栄養を与える働きがあります。

水は臓腑《ぞうふ》や粘膜、関節など全身を潤す作用があります。また、汗や尿によって余分な水分を体外へ排出することで、カラダの水分バランスを調整しています。

回気・血・水の働き

気

■生命活動を営むエネルギー
■西洋医学の自律神経の働きに関与
■血や水を巡らせる原動力

気の重要性とは？

気・血・水と並列に語られることが多いですが、その重要度は必ずしも同じではありません。血と水もカラダを動かすためには必要不可欠の要素ですが、それらを体内で推動させるのは気のパワー。すなわち、エネルギーがなければ、物質も運ばれません。このため、東洋医学では気の働きを整えることが重要視されます。

血

■血液に近い概念
■血管内にあるもので、全身を巡って栄養を与える

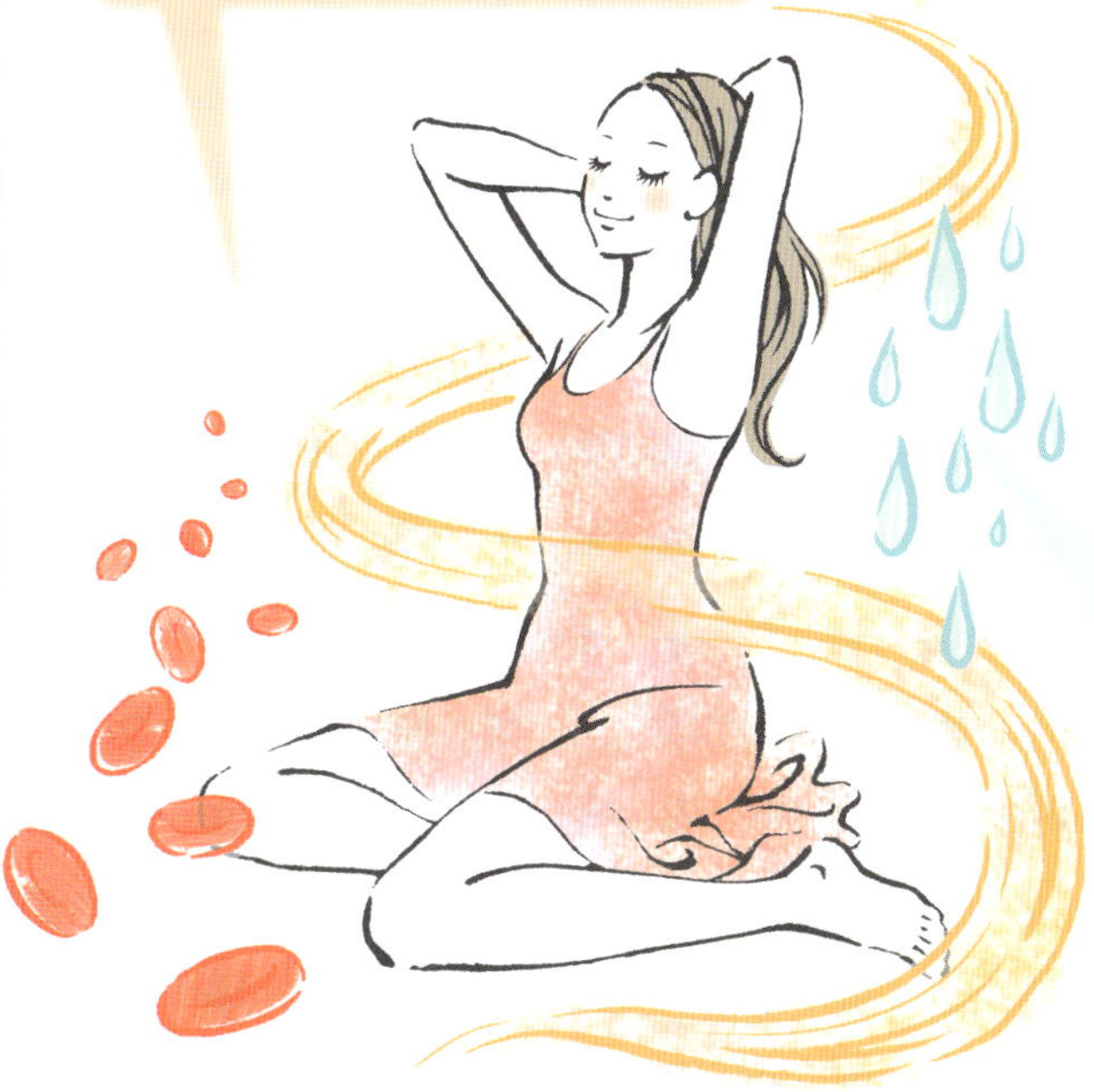

水

■血液以外のリンパ液などの体液
■唾液、涙、尿、汗なども水に含まれる。カラダを潤す作用がある

気・血・水のバランスが乱れた場合の症状

東洋医学では、気・血・水のいずれかが不足したり、巡りが滞ったりすると、心身のバランスが乱れて病気になると考えられています。

たとえば、気が量的に不足すると「気虚《ききょ》」という元気がない状態になり、気の巡りが悪い場合は「気滞《きたい》」と診断されます。また血の流れの異常によって起こる「瘀血《おけつ》」、血の不足によって生じる「血《けっ》虚《きょ》」、水の偏在《へんざい》によって生じる「水毒《すいどく》」など、気・血・水の不調には、大きく6つの症状（↓P.58）があります。

自分のカラダの状態はどうなっているか、気・血・水のバランスを確認してみるとよいでしょう（↓P.56）。

東洋医学のキーワード 05

“五臓六腑《ごぞうろっぷ》”ってなに？

現代でいう内臓ではなく、機能を含めた概念をさします。5つの臓《ぞう》と6つの腑《ふ》があります

機能などの概念を含む五臓六腑

五臓六腑とは、**臓器そのものだけでなく、各臓器がもつ自律神経や精神活動（思考や意識など）の機能を含めた概念的なもので、臓腑《ぞうふ》とも呼ばれます。**

五臓（肝《かん》・心《しん》・脾《ひ》・肺《はい》・腎《じん》）は、気《き》・血《けつ》・水《すい》などカラダに必要なものを生成し、貯蔵する働きをもっています。一方、六腑（胆《たん》・小腸《しょうちょう》・胃《い》・大腸《だいちょう》・膀《ぼう》胱《こう》・三焦《さんしょう》）は、食べ物を消化吸収し、不要なものを排泄する通路となり、中空《ちゅうくう》（中身が空《から》）の管になっています。

五臓と六腑は、肝と胆、心と小腸、脾と胃、肺と大腸、腎と膀胱などが対となり、経《けい》絡《らく》（気血が巡っている通路）を通じて連絡し合い、相互の働きをサポートしています（→P.50）。そのため、一つの臓に不調が生じると、対《つい》になる腑も影響を受け、カラダに不調が現れるようになります。たとえば、脾と胃は経絡によって連絡し、両者の共同作業により、飲食物の消化吸収、水穀《すいこく》の精微《せいび》（→P.44）の輸送、分布を行うため、脾胃の病変は相互に影響します。

五臓六腑とは異なる奇恒《きこう》の腑《ふ》

臓腑に属さないものに奇恒《きこう》の腑《ふ》（脳《のう》・髄《ずい》・骨《こつ》・脈《みゃく》・胆《たん》・女《じょ》子《し》胞《ほう》）があります。**形は腑に似ていますが、性質や働きは臓に似ているため、奇恒（＝通例とは異なる）の腑と呼ばれます。**「胆」は六腑ですが、胆汁を貯める臓としての働きもあるため、奇恒の腑にも含まれます。腎が「骨」をつかさどり、「髄」を生じ、髄が頭部に貯まって「脳」になります。「脈」は血が通る脈管、「女子胞」は子宮にあたります。

五臓六腑のおもな働き

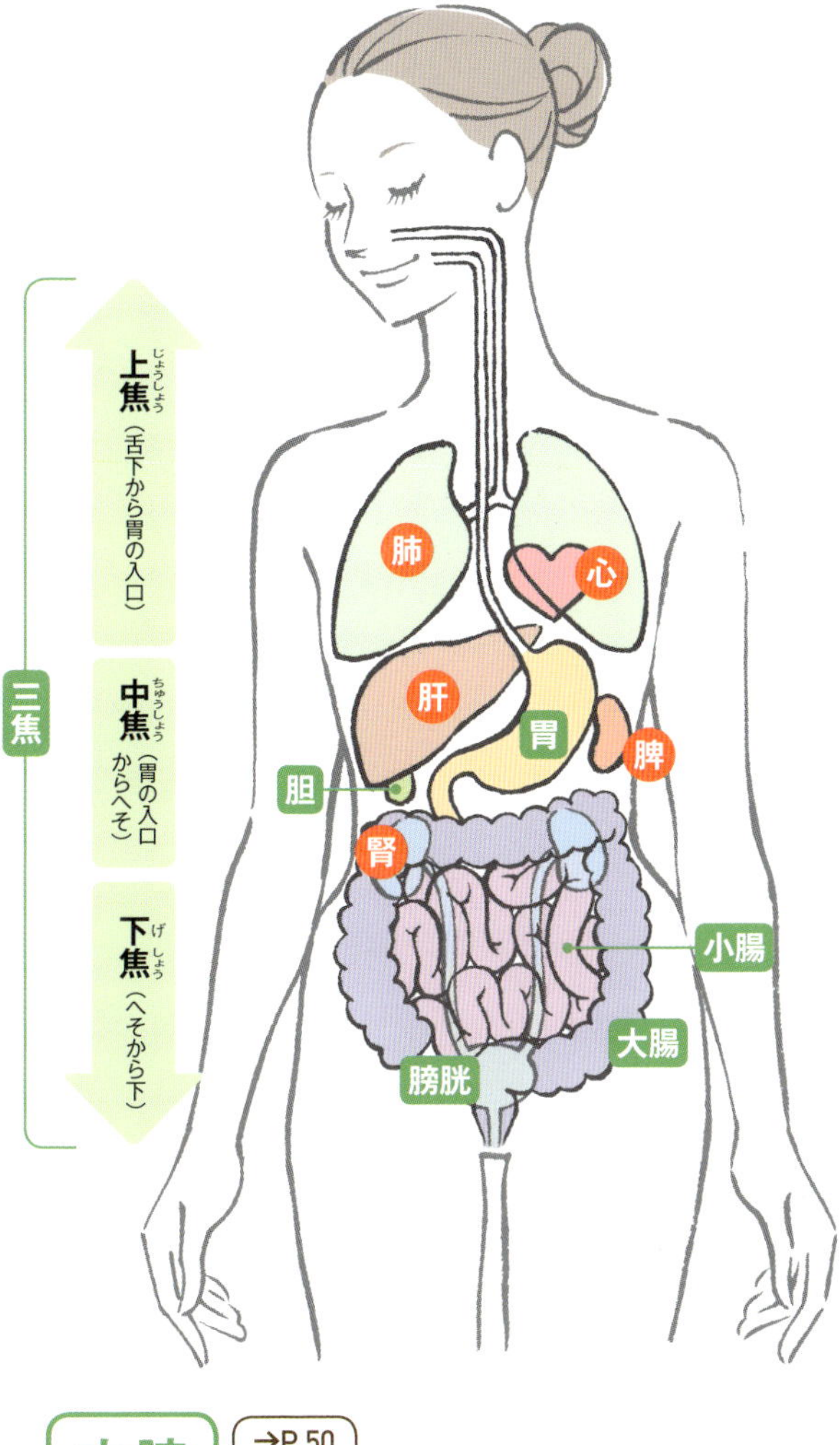

五臓

肺 自然界の清気《せいき》を「吸い・吐く」という呼吸により、気をコントロールする。水を全身に行き渡らせる。（→P.46）

心 全身に血を巡らせる循環機能がある。思考や意識などの精神活動もコントロールする。（→P.42）

肝 気の流れを調整する。また血を貯蔵し、心に送る血量をコントロールすることで、全身の血の量を調整する。（→P.40）

脾 胃と協力して消化と吸収を行い、水穀《すいこく》の精微《せいび》を作り出し、血を血脈《けつみゃく》（経脈《けいみゃく》）に収める。後天《こうてん》の気《き》に関わっている。（→P.44）

腎 発育成長、生殖機能をになう精《せい》を蔵する。呼吸のうち、カラダの深くまで息を吸い込むのは腎の作用。水の循環にも関わっている。（→P.48）

六腑 →P.50

胃 飲食物（水穀）を受け入れ、消化を行い、消化物を小腸・大腸に送る。

小腸 胃から消化物を受け取り、水、栄養分（水穀の精微）、不要物を区別する。

大腸 小腸から不要物を受け取り、さらに水分を吸収して、糞便を作る。

胆 胆汁を貯蔵する。

膀胱 主に腎の作用で作られた水を、尿として排泄する。

三焦 上焦、中焦、下焦に分かれる。全身を巡る水、気の輸送路となる。

東洋医学のキーワード 06

"陰陽《いんよう》"ってなに？

東洋医学の基本概念のひとつ。世界のあらゆるモノとコトを〝陰と陽〟に分類した理論です

あらゆるものは〝陰と陽〟に分かれる

東洋医学では、対になる2つのものを「陰」と「陽」に分類して考える陰陽論という哲学があります。

陽は太陽の当たるところをさし、その性質は「温かい、明るい、上・外向き」などです。一方、陰は太陽が当たらない陰をさし、性質は「冷たい、暗い、下・内向き」などです。ほか、陰は夜と秋冬、女性や大地など、陽には昼と春夏、男性と天などあらゆるものが分類されます。

自然界における昼夜や四季などの陰陽バランスも常に変動しており、陰が強くなればそれを抑えるように陽が強くなるというように、刻々と変わっていきます。

たとえば1日で考えると、真昼には陽が極まり、真夜中になると陰が極まり、夜明けが近づくにつれ陰が弱く、再び陽の勢いが強くなります。また、四季で考えると、夏至《げし》に陽が最大となり、冬至には陰が最大となります。陰と陽はその勢いが最高点に達すると、相対する陽と陰に転換していきます。

陰と陽のバランスで健康状態が保たれる

陰陽論は人体に当てはめても考えられます。**カラダの新陳代謝《しんちんたいしゃ》が低下した状態を陰、反対に新陳代謝が活発な状態を陽**と考え、人が健康なとき、体内における陰と陽のバランスはうまく保たれているとされます。

また、老化も陰陽論に当てはめると「加齢《かれい》によって新陳代謝が活発な陽の状態から、冷えて寒さに弱くなる陰の状態に向かうこと」と、とらえられます。一般的には20代後

陰陽の対比

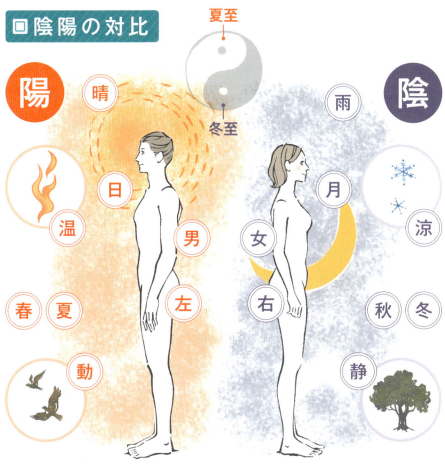

陽は明るく、温かく、新陳代謝が亢進している状態。薄着、冷たいものが好き、顔色は赤く、活動的な人は陽の傾向にある

陰は冷えて、暗く、新陳代謝が低下している状態。寒がりで厚着、顔色は蒼白ぎみ、物静かな人は、陰の傾向にある

半から30代前半が陽のピークで、30代後半からは陽から陰への過渡期になります。この頃から、新陳代謝が以前より衰えるため、冷えやすい、太りやすいといった症状を自覚しやすくなります。

人には本来、夏には体内の陽が強くなりすぎないように発汗《はっかん》し、冬には汗腺《かんせん》を閉じて体温を保ち、陽が弱くならないように調整するなど、陰と陽のバランスを自然に回復する機能が備わっています。この陰陽バランスは、ある程度までは、養生《ようじょう》（→P.34）で整えることができます。しかし、バランスが極端に乱れ、自分の力だけでは調節が間に合わない場合は、漢方や鍼灸治療を活用してみるとよいでしょう（→P.203）。

東洋医学のキーワード 07

“虚《きょ》実《じつ》”ってなに？

人間それぞれが本来もっている、体力や病気に対する抵抗力の強弱を示す東洋医学的な指標です

体力の有無や病気に対する抵抗力の指標

病気の治療方針を決める際、気《き》・血《けつ》・水《すい》や陰陽と並び、指標となるのが虚実です。これは体力の有無や抵抗力（正《せい》気《き》）の強弱をあらわす概念です。

たとえば診察時（→P.204）には、食欲や倦怠感などの自覚症状のほか、体型や脈、腹部の張りなどさまざまなことをチェックしますが、これにより実証《じっしょう》タイプか、虚《きょ》証《しょう》タイプかを見極めることができます。

実証の人の場合はがっしりとした体型で、食欲があり、脈や腹力が強いなどの特徴があります。このタイプは体力や気力が充実しており、病気に対する抵抗力が強いといえます。病気への反応も高く、カゼになると、高熱が出ますが回復も早い傾向にあります。

しかし、無理が利くぶん、自分の体力を過信し、カラダからの不調のサインを見過ごして、突然、病気を患うケースもみられます。

一方、虚証の人は、痩せ型で、脈や腹力が弱く、疲れやすい、空腹に耐えられないなどの特徴があります。これは、体力や気力が充実していないため、病気に対する抵抗力や反応が弱い状態です。カゼになると治りにくかったり、常にカゼをひいている感じだったりします。環境や季節の小さな変化にもカラダが敏感に反応する傾向があります。体調の変化が出やすいぶん、体調のわずかな変化の段階で、早めに対処できるため、病状が重くなりにくいといえます。

実証と虚証は、どちらが有利ということではありません。いずれにしても自分のカラダの状態をちゃんと把握していることが大切です。

□虚と実の特徴

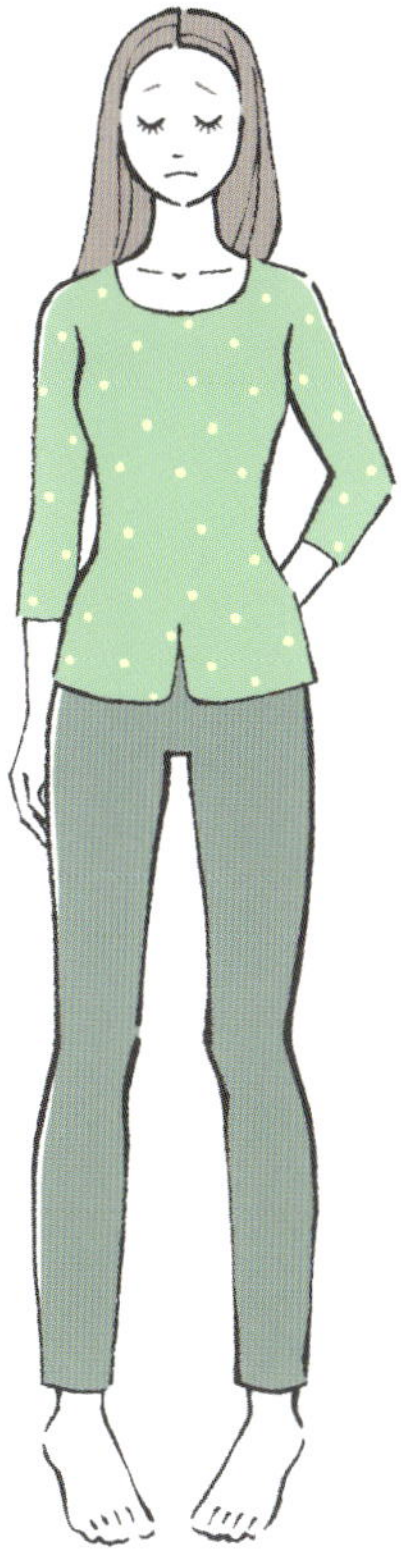

虚証《きょしょう》

体温調節

夏バテしやすく、冬の寒さに弱い。また寝汗をかきやすい

声

弱々しい

体型

痩せ型の下垂体質。水太り

腹部

腹筋の緊張に欠け、やわらかい

消化器症状

過食したり、冷たいものを食べすぎたりすると腹痛や下痢になる。食べるのが遅く、空腹で脱力感を覚える。数日排便がなくても平気

筋肉

弾力・緊張ともに不良で発達が悪い

皮膚

栄養状態不良。光沢やつやがない

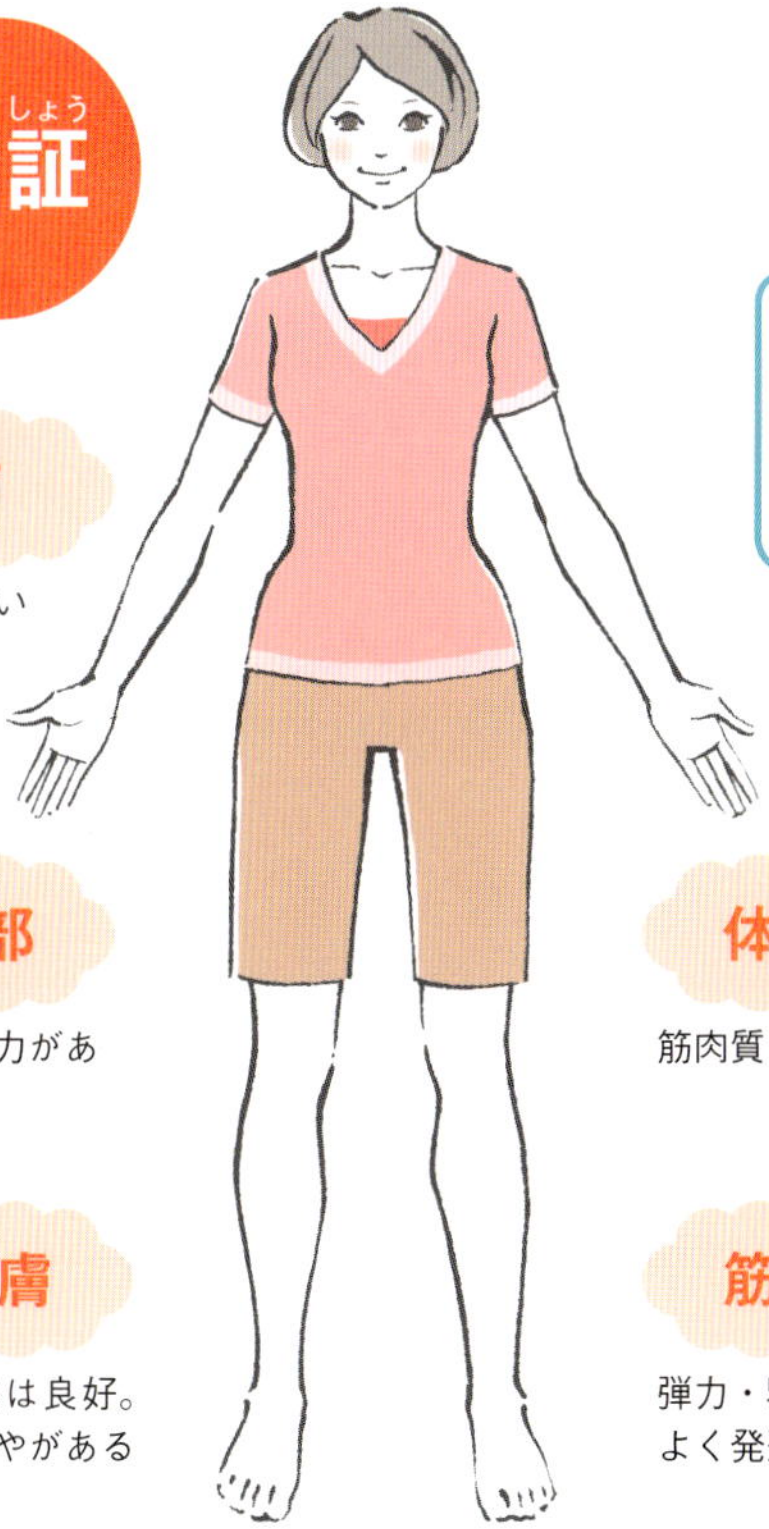

実証《じっしょう》

虚実の区別について

実証と虚証の特徴は、すべて明確に区別できるものではなく、「やや実証」や「実証寄り」、「やや虚証」や「虚証寄り」の状態もあります。

声

力強い

体温調節

夏は暑がるがバテにくい。冬は比較的寒がらない。通常、寝汗はかかない

腹部

腹筋は弾力があり、厚い

体型

筋肉質で固太り

消化器症状

過食したり、冷たいものを食べたりしても大丈夫。食べるのが早く、一食抜いても平気。1日でも便秘をすると不快になる

皮膚

栄養状態は良好。光沢、つやがある

筋肉

弾力・緊張があり、よく発達している

東洋医学のキーワード 08

“五行論《ごぎょうろん》”ってなに？

五行＝木《もく》・火《か》・土《ど》・金《ごん》・水《すい》という基礎要素。アクセル（相生《そうせい》）とブレーキ（相剋《そうこく》）でお互いに関連し、全体の調和を保っています

自然界のすべてを五分類した五行論

五行論とは自然界に存在するあらゆる物質を木・火・土・金・水の5つの元素に分類した考え方です。**医療の現場でも、五臓六腑《ごぞうろっぷ》に関するさまざまな症状などを五行の特性に当てはめて分類し、人の生理的な機能をはじめ、病気の診断や治療の説明に役立てています。**五行それぞれがもつ特徴的な性質とは、以下です。

木（曲直《きょくちょく》）：曲直とは樹木がまっすぐ成長することを意味。樹木が上や外に向かって伸び伸びと成長するイメージです。

火（炎上《えんじょう》）：炎上とは燃える火を意味。温熱で上昇する性質があります。

土（稼穡《かしょく》）：稼穡とは、土に種をまき、農作物を収穫する働きを意味。扶養、生成、発育などの特性があります。

金（従革《じゅうかく》）：従革とは金が鋳《ちゅう》造《ぞう》されて変化する特徴を意味。粛降《しゅくこう》（下降させる）や収斂《しゅうれん》（引き締める）の性質をもちます。

水（潤下《じゅんか》）：潤下とは水が湿潤で、下に向かって流れることを意味。湿潤と下降の性質があります。

また、それぞれの性質により、五行は互いに助け合うアクセルの作用（相生）と牽制《けんせい》し合うブレーキの作用（相剋）という関係性をもち、全体の調和を保っています（左図）。

五行論による人の生理的機能の解説

五行論を、医学に応用するには、五行と臓腑を関連させる必要があります。そこで、まず**五臓（肝《かん》・心《しん》・脾《ひ》・肺《はい》・腎《じん》）は、その特性に合わせて、木・火・土・金・水に割り当てられ、さらに六腑など関連する器官や機能とも結びつけられています。**

□五行と五臓の生理的機能との関連

五臓間の相生と相剋によって、人は体内環境のバランスをとっています。

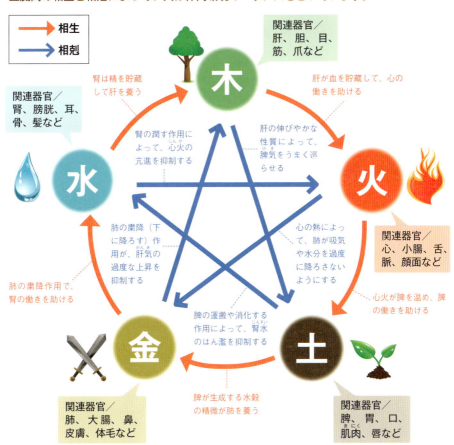

肝：肝は木に属しています。木の「曲直《きょくちょく》」の特性から、樹木のように気を伸びやかに巡らせるという機能をもっています。

心：心は火に属しています。火の「温熱」の性質から、発汗は心と関連します。

脾：脾は土に属しています。土の「万物《ばんぶつ》を生成変化」させる性質から、脾は水穀《すいこく》を運び五臓六腑に栄養を与え、気・血の源となります。

肺：肺は金に属しています。金の「粛降・収斂」という性質から、肺は水を下に運んで腎の働きを増強し、体液の調整をしています。

腎：腎は水に属しています。水の「潤下《じゅんか》」の性質から、腎は水の蒸化《じょうか》と排泄《はいせつ》を行っています。

東洋医学のキーワード 09

“漢方薬《かんぽうやく》・鍼灸《しんきゅう》”ってなに？

植物などの天然素材を加工した生薬《しょうやく》を用いるのが漢方治療。鍼と灸を用いてツボを刺激するのが鍼灸治療です

漢方治療ってなに？

東洋医学には多彩な治療法がありますが、代表的なものは漢方治療と鍼灸治療です。

漢方治療で用いる漢方薬とは、自然由来の素材から作られる生薬を、通常２種類以上配合して作られる薬です。日本で用いられる生薬の90％は植物由来で、花、果実、葉茎、根、種子などを用います。そのほか、牡蛎《かき》の殻やほ乳動物の化石など鉱物性の生薬、にかわや蝉《せみ》の抜け殻など動物性の生薬も使用されます。

生薬にはさまざまな薬効《やっこう》成分が含まれています。一つの漢方薬に、多成分を含む生薬が複数配合されることで、多彩な症状に有効となり、相乗的に効果が発揮されます。また、複数の生薬を用いることで、各々の生薬の副作用を軽減させる抑制的な効果も期待できます。

人間の自然治癒力を利用した鍼灸治療

人間には元来、自然治癒力が備わっています。**鍼灸治療は、そうした人間の自然治癒力を利用して行う治療法です。**

鍼《はり》による微弱な刺激を与えるのが鍼治療、カラダの表面でもぐさを燃やし、温熱刺激を与えるのが灸治療です。

鍼灸治療の効果は肩こり、腰痛といった筋肉や関節などの表面的な痛みだけでなく、胃腸虚弱や冷え症などカラダの内部に対しても発揮されます。それは体表に受けた刺激が、経穴《けいけつ》（ツボ）から経絡《けいらく》を通じて臓器に影響を及ぼすためです。さらに、気・血・水の補充・代謝の改善、また陰《いん》陽《よう》のバランスの調整も鍼灸治療の効果のひとつです。

東洋医学の治療法の代表格

→P.90

漢方薬（湯液《とうえき》）治療

生薬には植物（全草、根、葉、茎、果実、種子、樹皮）を中心に、動物（全体、臓器、角、殻、皮、分泌物）、鉱物、貝殻なども利用します。複数の生薬が含まれているため、幅広い薬効が期待できます。自然治癒力を上げる効果もあります。元来、生薬を煎じて服用していましたが、最近は粉末状や顆粒状のエキス製剤が主流となっています。

漢方薬が得意な症状

- 虚弱体質によるもの（疲れやすい、倦怠感など）
- 女性に多い不調（冷え性、月経痛、不妊症）
- アレルギー疾患など免疫的異常の関与する疾患
- 心身症などストレスに伴う症状
- 老化に伴う不調

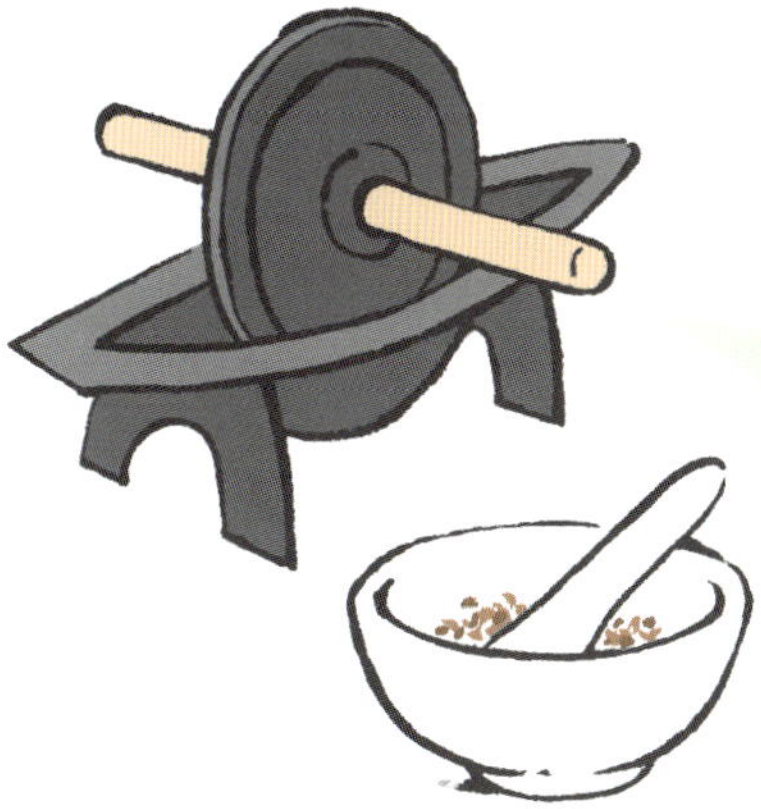

→P.222

鍼灸治療

カラダの表面にあるツボを、鍼や灸で刺激します。その刺激が気・血を動かして、全身を活性化させます。

鍼灸が得意な症状

- 自律神経の調整
- 腰痛や肩こりなどの痛み
- 疲労回復
- 冷えによる症状

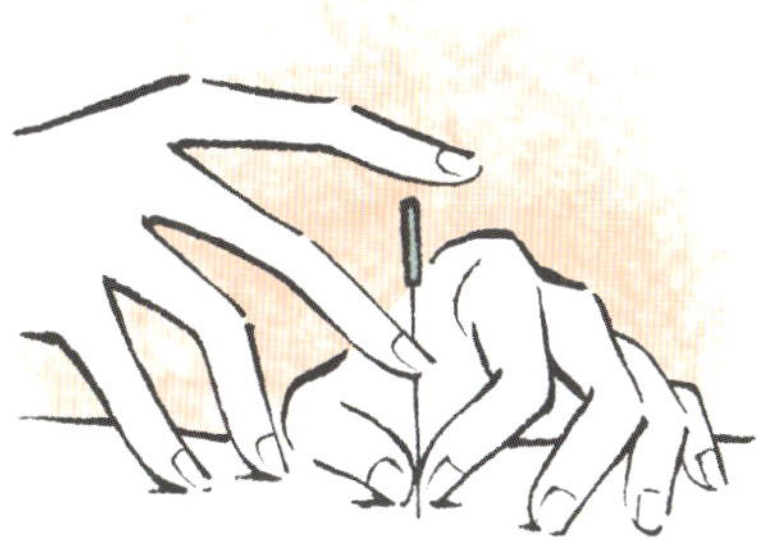

東洋医学はオーダーメイド治療

漢方薬や鍼灸による治療を行うには、気・血・水、虚実、陰陽といった東洋医学独特の概念をもとに漢方医学的な診断、すなわち証《しょう》（↓P.54）を考えることが第一となります。**証とは、患者ひとりひとりの全身の状態をあらわすもので、絶対的なものではなく、季節や年齢によって、変化していきます。**体質や抵抗力も合わせて治療方針を決定し、漢方薬や経穴の位置を確定します。

このように、患者それぞれの状態に合わせて治療法を決める点が、「東洋医学はオーダーメイド治療」と呼ばれる所以ともいえます。

東洋医学のキーワード 10

“養生《ようじょう》”ってなに？

活動のエネルギー源となる気を養い、加齢や季節の変化などに備えるセルフケアです

養生とは生活の中の〝ひと工夫〟

養生というと、「病後の体力回復や再発防止のためのケア」というイメージをもっている人が多いと思いますが、私が勤務する東京女子医科大学東洋医学研究所の元所長・代田《しろた》文彦《ふみひこ》先生は、**「養生は、病気にならず、健康で長生きして人生を楽しむための知恵」と話していました。すなわち養生とは、生活のなかでできるちょっとした工夫といえます。**

人間のカラダは「変《へん》」（変化）による影響を受けやすく、加齢とともに変への対応力が低下していきます。変とは気候、仕事、人間関係など社会環境のすべてを含み、加齢とともにそれらの変に対してカラダが速やかに対応することができなくなり、その結果、不調を訴えやすくなります。

江戸時代の儒学者、貝原益《かいばらえき》軒《けん》が記した『養生訓《ようじょうくん》』（左記）でも、養生とは変に備える術であるとも記されています。また『百病《ひゃくびょう》はみな「気《き》」から生じるのである。病とは「気」を病むことである。したがって養生の道は「気」を調えることにある』と、気・血《けつ》・水《すい》の調和、特に気の重要性を説いています。

食事、運動、睡眠、感情が養生の基本

気の働きを補い、整えるには、食事、運動、睡眠、感情に関する養生が基本になります。なかでも、活動のエネルギー（気）の元となる食事、そして、消化吸収に関与する脾《ひ》の補養は、気を補うために最も重要な養生です。また、睡眠によっても気を補うことができます。しかし、気は補っただけではうまく働きませ

☐重要なのは4つの養生

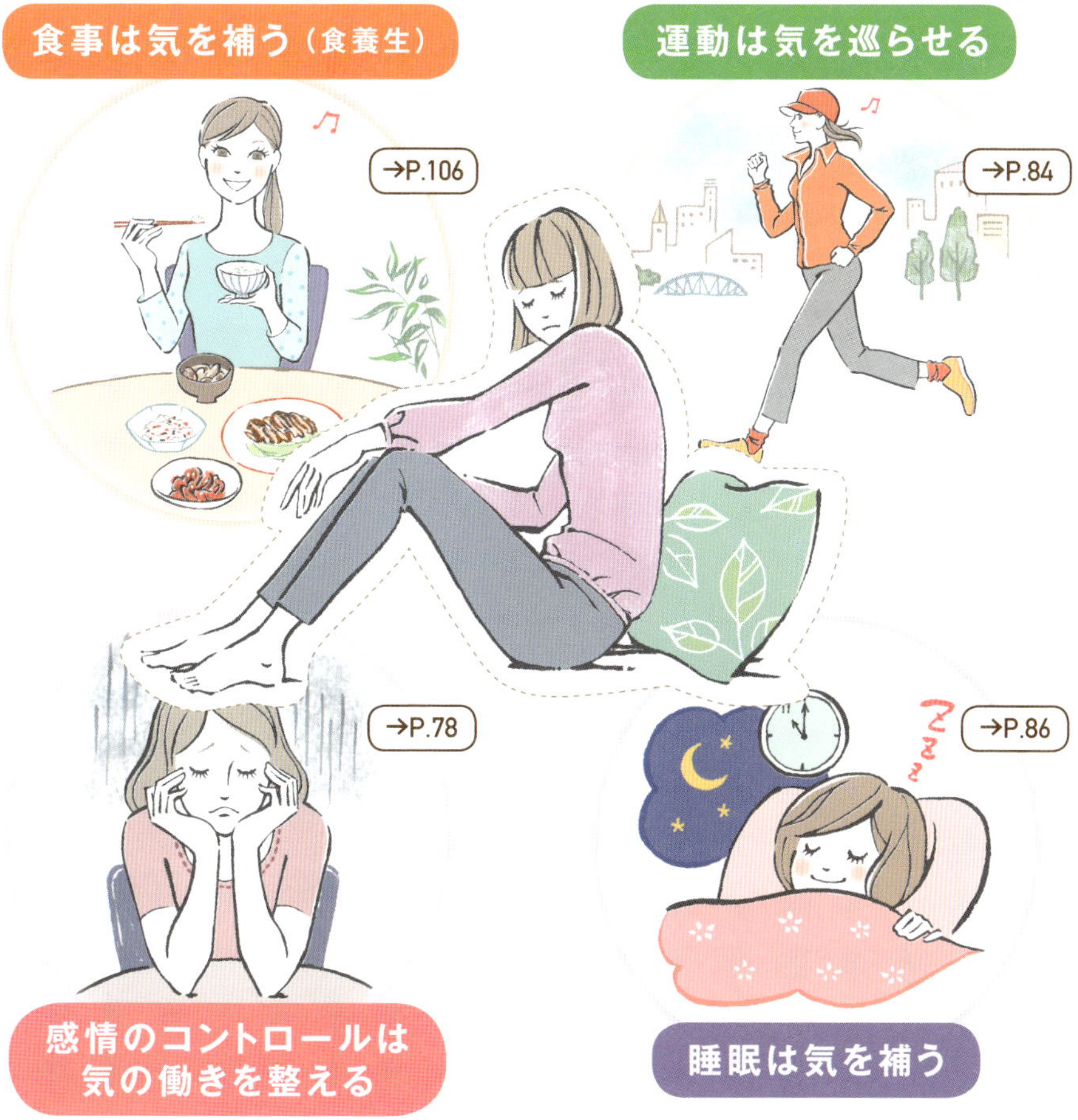
食事は気を補う（食養生）
→P.106
運動は気を巡らせる
→P.84
→P.78
→P.86
感情のコントロールは気の働きを整える
睡眠は気を補う

ん。補った気をカラダ全身に巡らせることが必要になります。食事と睡眠で補った気を全身に巡らせる働きをするのは運動です。

東洋医学では感情を喜《き》、怒《ど》、思《し》、悲《ひ》、憂《ゆう》、驚《きょう》、恐《きょう》の7つに分けます。五行論では、感情も五臓と関連しており、過度な感情は気の働きを乱すと考えられています。このため、感情のコントロールも気の働きを整えるために大切になります。

Column

『養生訓』って？

江戸時代の有名な儒学者、貝原益軒（1630～1714年）が、健康に関する自らの体験と知恵をまとめた箴言《しんげん》集。「不養生は自殺と同じ」と諭し、節度ある飲食や睡眠などの養生の重要性について説いています。人生50年といわれた時代に、84歳まで生き、83歳の時に本書をまとめたと言われています。

column

五行色体表《ごぎょうしきたいひょう》ってなに？

「宇宙の万物は木《もく》、火《か》、土《ど》、金《ごん》、水《すい》という五種類の物質とその変化によって生成される」という五行論《ごぎょうろん》（→P.30）に基づいて、人体と自然を分類しているのが五行色体表（下記）です。五行色体表には人体の部位（五臓《ごぞう》、五腑《ごふ》、五官《ごかん》など）、五臓に不調を招く原因（五季《ごき》、五悪《ごあく》、五《ご》労《ろう》）、変調した際の症状（五色《ごしき》、五《ご》志《し》、五病《ごびょう》、五臭《ごしゅう》など）が記載されています。

たとえば、「木」を見ると、対応する五臓は肝《かん》、五腑（六腑）は胆《たん》です。病気の兆候がみられるのが目、変調時の体臭は臊《そう》（あぶらくさい）となり、爪に変調が生じます。このように、五行色体表は不調時の診断や治療の指針（→P.38）ともなるのです。

分類	五行	木	火	土	金	水
人体の部位	五臓	肝	心《しん》	脾《ひ》	肺《はい》	腎《じん》
	五腑（五臓と対応する腑）	胆	小腸《しょうちょう》	胃《い》	大腸《だいちょう》	膀胱《ぼうこう》
	五官※（五臓が支配する感覚器）	目	舌	口（唇）	鼻	耳
	五主《ごしゅ》（五臓がつかさどる器官）	筋《きん》	血脈《けつみゃく》	肌肉《きにく》	皮毛《ひもう》	骨《こつ》
	五華《ごか》（五臓の変調が生じる部位）	爪	顔面	唇	体毛	髪
五臓を変調させる原因	五季（五臓が属する季節）	春	夏	長夏《ちょうか》	秋	冬
	五悪※（五臓が嫌う外気）	風《ふう》	熱《ねつ》	湿《しつ》	燥《そう》	寒《かん》
	五労（五臓を病みやすくさせる動作）	歩（行《こう》※）	視《し》※	座《ざ》※	臥《が》※	立《りつ》※
五臓が変調時の症状	五色（五臓変調の際の皮膚色）	青	赤	黄	白	黒
	五志※（五臓変調の際の感情）	怒《ど》	喜《き》	思《し》	憂《ゆう》	恐《きょう》
	五病（五臓変調の際の症状）	語※	噫※	呑※	咳	欠・嚏※
	五臭※（変調時の体臭、口臭）	臊※	焦《しょう》※	香《こう》※	腥《せい》※	腐《ふ》※
	五味《ごみ》（変調時に好む味）	酸《さん》	苦《く》	甘《かん》	辛《しん》	鹹《かん》

※五官＝五根、五悪＝五気、五志＝五情、五臭＝五香ともいう

※行…歩きすぎる、視…目を酷使、座…座り続ける、臥…寝たきり、立…立ちっぱなし、語…よく話す、噫…げっぷ、呑…呑酸、欠・嚏…あくび・くしゃみ、臊…あぶらくさい、焦…焦げ臭い、香…甘いにおい、腥…生臭い、腐…腐ったにおい

自分のカラダを
まず知ること！

第2章

東洋医学の考えるカラダのしくみ

東洋医学でいう“臓腑”（五臓六腑）と、
西洋医学の意味する“内臓”は、似て非なるものです。
カラダに生じる不調の原因も西洋医学とは異なります。
東洋医学的な臓器の働きや、
病気の起こるメカニズムを理解することで、
自分の不調をより深く知ることができます。

五臓①

「五行論《ごぎょうろん》」を病気の治療に応用する

五臓間における「相生《そうせい》」の関係

五臓間では、相生《そうせい》と相剋《そうこく》により、互いに促進的・抑制的に働くことでその生理活動を維持しています（→P.30）。このため、**一つの臓腑《ぞうふ》が病気になると、他の臓腑にも影響が及びます。特に、五臓が虚《きょ》していると影響が出やすく、逆に、実《じつ》であれば影響を受けにくい傾向にあります。**

たとえば、肝《かん》は心《しん》に対してアクセルの働き（相生）をしますが、肝の働きが悪くなると、その関係が乱れます。すなわち、肝を「母」、心を「子」の関係としてとらえ、母である肝の働きが乱れると、子である心に悪影響が及ぶ（母の病が子に及ぶ）と考えます。ストレスで肝の働きが乱れると、イライラして怒りやすくなり、その結果、心の働きにも悪影響を与えて、動悸を感じたり、不眠になったりします。

実際の臨床では、たとえば、気管《きかん》支喘息《しぜんそく》の患者さんで、夕食時間が遅く、食後の胃もたれを訴える場合、母である脾《ひ》の働きの乱れは、子である肺《はい》に悪影響を与えます。このため、漢方治療では、呼吸器の薬だけでなく、食養生《しょくようじょう》の指導とともに、胃腸の働きを整える処方もすることがあります。また、母の気が子の気よりも弱っているときは、「子の病が母を侵す」こともあります。

五臓間における「相剋」の関係

肝が脾の働きをブレーキする働き（相剋）が過度になると、「木が亢進《こうしん》して土《ど》に乗る」という「相乗《そうじょう》」の状態になります。たとえば、肝の働きの乱れは、脾にもダメージを与えます。イライラして甘い物が食べたくなったり、逆に鬱々《うつうつ》して食欲不振になったりします。一方、本来は肺が肝の働きを抑制する役割をになうのですが、肝の病のあとに肺の病が出現する（相侮《そうぶ》関係《かんけい》）場合もあります。

ここがPOINT

相生・相剋を利用し、全身を調和する

五行論に五臓を割り当てると、それぞれの臓腑が相生と相剋の関係にあることがわかります。この関係性は、病気の治療にも応用されます。

人体の生理活動と五行の関係性

水のグループ

腎 西洋医学的な腎臓の機能のほか、生殖機能や老化とも関わる。

膀胱 冬にはトイレが近くなったり、膀胱炎を起こしやすくなったりするので要注意。

冬 腎は冬と関係している。

鹹味 腎を補う味は、塩辛い味の海水と関わりのある昆布やワカメ、海苔などの海草類。

恐・驚 「驚く・恐れる」が腎と関わりが強い。気が少ないと、恐れやすくなる。

木のグループ

肝 自律神経の働きと関係があるため、ストレスの影響を一番受けやすい。

胆 肝と表裏関係にある。

春 自律神経の働きが乱れやすい傾向にある。

酸味 肝を補う味は酸味。イライラする時は酢やレモンなど酸味の素材を積極的に摂る。

怒 ストレスで怒りっぽい時は、肺との相剋関係を利用し、悲しい映画などを観て泣くことで、イライラした感情を抑えることができる。

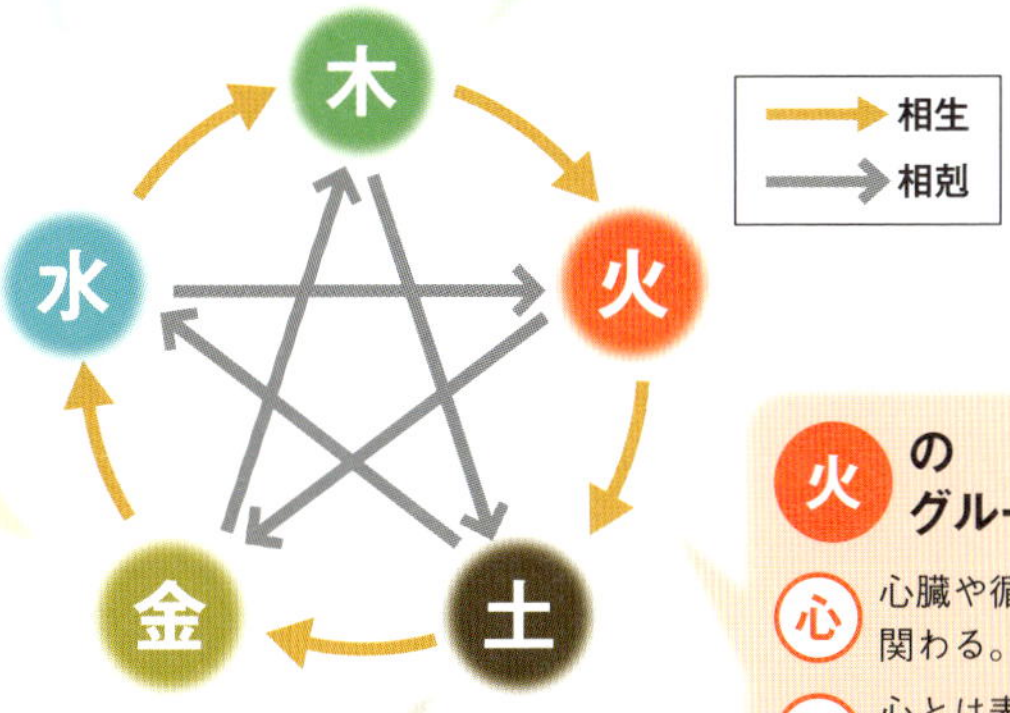

金のグループ

肺 呼吸器全般や皮膚に関わる。

大腸 肺と大腸は表裏関係にある。便秘など大腸の働きが乱れると、肺に悪影響を与え、喘息の症状が悪化する場合がある。

辛味 辛味が肺を補う。

秋 秋の空気の乾燥を「燥邪《そうじゃ》」といい、のどのイガイガや空《から》咳《せき》などの呼吸器症状をもたらす。また、肺と関連のある皮膚の乾燥も現れやすい。

悲・憂 肺との関係が強い。悲しみや憂いが強いと、咳、息切れなどの症状が現れる。

土のグループ

脾 **胃** 脾と胃は協調して働き、胃腸の働き（消化機能）と関わる。

甘味 甘味は脾を補う。

長夏 日本の梅雨の時期にあたる。

思 ストレスで肝の働きが乱れると、思い悩みすぎて脾に悪影響が及ぶ。放置すると生殖や老化に関わる腎にも影響が及び、老化を早めることにつながる。

火のグループ

心 心臓や循環器系に関わる。

小腸 心とは表裏関係にある。

夏 心に負担がかかりやすい季節で、熱がこもりやすい。

苦味 ニガウリなどの苦味は心を補う。

喜 心は喜びの感情と関係がある。喜ぶことは、通常はプラスのイメージだが「喜びすぎる」ことには注意が必要。喜びが度を過ぎると心を傷つけて、集中力が欠けるようになる。

五臓②

血《けつ》を貯蔵し、気《き》を巡らせる「肝《かん》」

全身に気を巡らせて血の量を調整する

肝は、西洋医学の「肝臓」（代謝や解毒などの働き）を含んだ概念ですが、それ以外にもいろいろな働きがあります。**ひとつは全身の気をスムーズに巡らせる働き（疏泄《そせつ》作用）**です。この働きによって、自律神経がコントロールされ、全身の各機能が円滑に働くことができ、かつ情緒の安定が保たれています。もうひとつは、**血を貯蔵する働きです（蔵血《ぞうけつ》作用）**。肝はカラダが必要な血の量を判断して、流れる血を調節し、全身に栄養を供給します。

肝の不調による精神不安と血の変調

肝は自律神経の働きを調整しているため、ストレスの影響を最も受けやすい臓といえます。通常はストレスを受けても、カラダの状態を一定に保つホメオスタシス（恒常性維持機能）が働き、交感神経と副交感神経が自然に切り替わり、ストレスに対処します。しかし、ストレスが許容範囲を超えると、過度のストレスから身を守ろうとする本能が働き、交感神経が常に緊張した状態になります。そうなると、結果的に肝の働きが悪くなり、気の巡りが滞る状態（気滞《きたい》）や、下から上に逆流するような状態（気逆《きぎゃく》）が現れ、感情が不安定になり、怒りっぽくなったり、逆にやる気がなくなったりします。また気逆になると、のぼせ、めまい、耳鳴り、頭痛など頭部の症状が現れやすくなります。

肝の働きが衰えると、肝と関係が深い器官（目や筋肉、爪）に影響が現れます。たとえば、手足のしびれや目の周りの筋肉がピクピクとひきつるという症状がみられます。また、目がぼんやりかすむ、目が乾くなどの目の不調や、貧血などの異常がないにも関わらず爪が割れやすいといった爪の異常も現れます。

ここがPOINT

気のスムーズな運行と血流量を管理する

人体に存在する気と血の調整が、肝の二大機能。心とも連携し、精神活動もになっています。自律神経系の働きとも関係があります。

肝の働きと不調

肝には気を全身に巡らせる作用と、
血を貯めて調節する役割があります。

蔵血の不調①

目のかすみ、乾き

肝に血が不足すると、目がかすんで、乾きやすくなる。

蔵血の不調②

髪がぱさつき、皮膚が乾燥

髪の毛のツヤがなくなり、皮膚が乾燥して、顔の毛穴が目立ちやすくなる。

気を巡らせる働き（疏《そ》泄《せつ》作用）

肝は気を全身の隅々まで滞りなく巡らせる。自律神経の働きを調節し、情緒安定にも寄与する。

血を蔵する働き（蔵血《ぞうけつ》作用）

肝は血を蓄え、全身に栄養を供給する。この機能が低下すると、体内の血が不足することによる不調（血虚《けっきょ》）が、現れやすくなる。

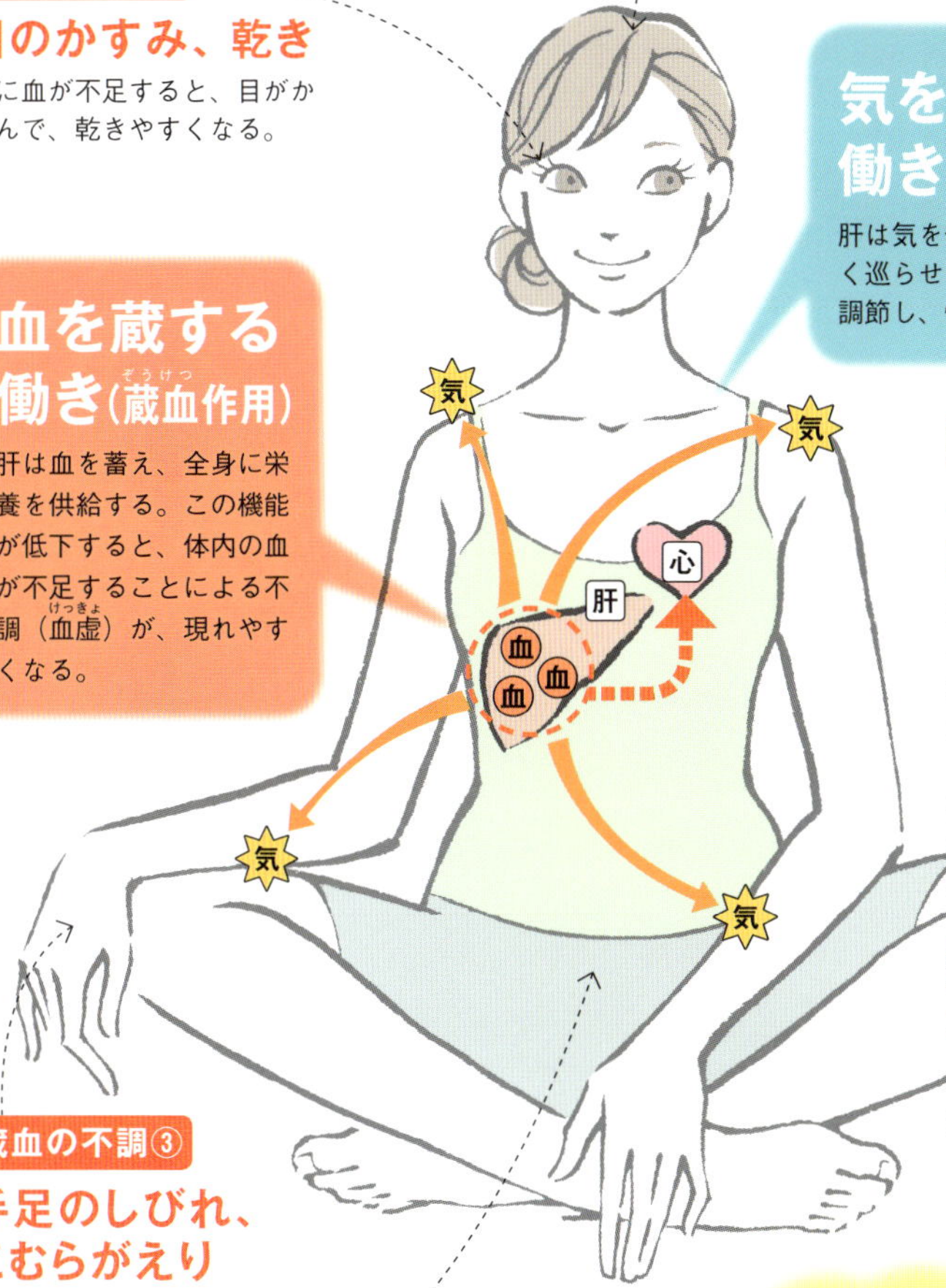

疏泄の不調①

イライラ、憂うつ感

気の巡りが停滞（気滞）すると、憂うつ感を感じ、情緒不安定になる。気が下から上に逆流（気逆）すると、イライラしたり怒りっぽくなったりする。また、のぼせやめまい、頭痛など頭部の症状が現れる。

疏泄の不調②

不眠症

カラダは疲れているのに、頭が冴えて眠れなくなる。

蔵血の不調③

手足のしびれ、こむらがえり

筋（腱、靱帯）が不調に。手足がしびれたり、筋肉がけいれんしやすくなったりする。

蔵血の不調④

月経不順、更年期症状

月経の遅れや月経不順、経血量の減少などが現れる。イライラやのぼせなど更年期症状も生じる。

肝に不調が生じると、筋肉に症状が現れ、目や爪に機能状能が反映される

五臓③

血《けつ》を全身に送り出し、精神の安定を保つ「心《しん》」

血を全身に送り、精神をコントロールする

心《しん》には、血《けつ》を全身に循環させる心臓のポンプのような役目があります。血を貯蔵するのは肝《かん》の働きで、同時に心に送る血の量も決定しています。心は肝から送られた血の栄養分を、臓腑や各組織まで行き渡らせます。

また、**心は、精神・意識などをコントロールする働きをもっています。**そのため、心がスムーズに働いているならば、血はカラダのすみずみまで栄養を巡らせることができ、意識もはっきりして、精神的にも安定しています。

心の不調による精神、循環器の変調

心に不調が生じると、血を全身に送り出すポンプ機能が不調となり、動悸や息切れなど、循環器系の異常が生じます。カラダの末端まで血が行き届かなくなるため、手足の冷えや顔が青ざめるなどの症状も見られるようになります。

また心の異常は、精神面にも影響します。集中力がなくなり、物忘れが増え、不安になる、クヨクヨしがちになる、驚きやすくなるほか、悪化すると意識障害などにつながります。眠りが浅くなって、夜中に目が覚める、夢を見やすくなるなどの睡眠障害も生じるようになります。

心は汗との関係も深いので、心の異常によって、発汗が続くといった症状がみられることもあります。

心の不調は舌に反映される

心と舌は密接な関係にあり、心の異常は舌の状態に反映されます。たとえば、心の血が不足すると全体的に舌が淡白に、また血の巡りが停滞すると、暗い紫色を帯びるようになります。心の働きが亢進ぎみになると、口の渇きとともに、口内炎や舌先が赤くなるなどの症状もみられます。

ここがPOINT

血を全身に循環させ、精神活動をつかさどる

肝から送られた血を全身に行き渡らせるのが、心の大きな働きです。また、精神活動のコントロールにも深く関与しています。

心の働きと不調

心は血を巡らせる循環機能と精神活動をコントロールする機能をもちます。

心に不調が生じると、顔、舌に症状が現れる

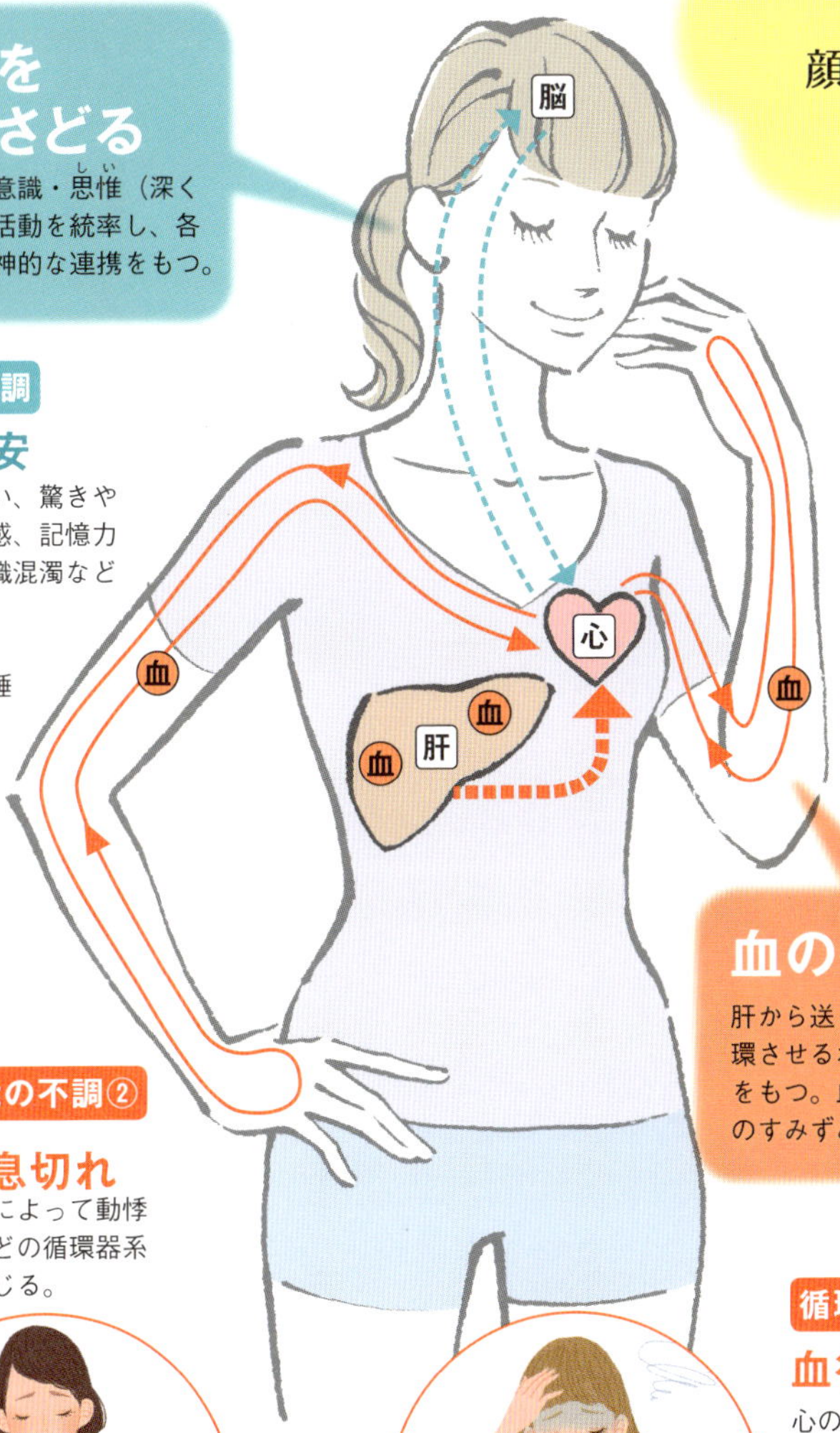

精神をつかさどる

心は精神意識・思惟《しい》（深く考える）活動を統率し、各臓腑と精神的な連携をもつ。

精神の不調

精神不安

落ち着かない、驚きやすい、不安感、記憶力の低下、意識混濁などがみられる。
眠りが浅く、多夢などの睡眠障害も。

血の循環機能

肝から送られた血を全身に循環させるポンプのような働きをもつ。血の栄養分をカラダのすみずみに巡らせる。

循環機能の不調②

動悸、息切れ

心血の不足によって動悸や不整脈などの循環器系の不調が生じる。

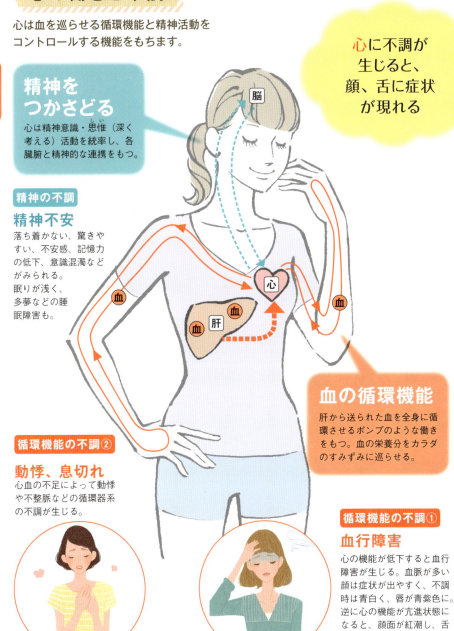

循環機能の不調①

血行障害

心の機能が低下すると血行障害が生じる。血脈が多い顔は症状が出やすく、不調時は青白く、唇が青紫色に。逆に心の機能が亢進状態になると、顔面が紅潮し、舌の色が赤くなる。

五臓④

消化吸収を行い、血《けつ》の巡りを助ける「脾《ひ》」

食べた物を消化吸収し、血の循環を助ける

脾は胃《い》と一緒に働いて、食べた物（水穀《すいこく》）を消化吸収し、気《き》・血《けつ》・水《すい》の元になる水穀の精微《せいび》を作り出して運搬するという重要な役割を担っています。東洋医学では、この消化吸収のことを「運化《うんか》」といいます。運は運搬、化は転化すること（ここでは「消化吸収」）を意味します。

胃では水穀を消化して水穀の精微を作り出します。作られた精微を吸収し、全身に送り届けるために、心《しん》や肺《はい》に運ぶのが脾の役割です。

また、胃で消化された飲食物のうち、必要な栄養分「清《せい》」の部分は脾で吸収されます。残りの部分「濁《だく》」は小腸に運ばれます。小腸ではさらに清濁を分別します。まだ使用できる水分（清）を吸収し、不要となった固形物（濁）を大腸に送ります。

脾は血が血脈《けつみゃく》から漏れ出さないようにする統血機能《とうけつきのう》にもなっています。血を漏れ出さないようにするのは気の作用によるものですが、脾の運化作用が衰えると気が不足し、統血作用も不調となります。

脾の不調による気血の変調

脾の機能が低下するとさまざまな不調が全身に現れます。まず運化作用の低下から、食欲不振、消化不良、下痢や吐き気などの消化器に関する不調が多くなります。結果的に気が不足（気虚《ききょ》）し、全身の倦怠感や気力不足が生じます。また、気の衰えから統血作用が低下し、鼻血や皮下出血、不正出血などが頻繁に生じるようになります。さらには、水がうまく運搬できなくなるため、むくみや痰といった水の不調がみられます。

脾と関係が強いのはよだれと肌肉《きにく》、脂肪、口や唇とされ、脾が弱ると痩せたり、食べ物の味がわからなくなったりします。よだれが出やすいといった変調もみられます。

ここがPOINT

消化吸収をになうエネルギーの元を作る

胃とともに消化吸収をにない、人体を滋養する水穀の精微と水を、飲食物から生成します。脾の機能低下により消化機能が不調になります。

脾の働きと不調

脾には運化、統血、昇清作用がある。脾の不調により、気虚や消化器症状が現れます。

運化の不調①

下痢、むくみ

運化の低下は水の停滞も引き起こす。脾胃に水が停滞すると胃もたれ、むかつきが起こり、腹痛、腹満、下痢をしたり、むくみやすくもなる。

運化の不調②

元気がない、疲れやすい

飲食物が消化吸収されず、水穀の精微が十分に作られなくなるため、気血水が不足する。そのため、気力がない、元気がない、疲れやすいなどの症状が現れる。

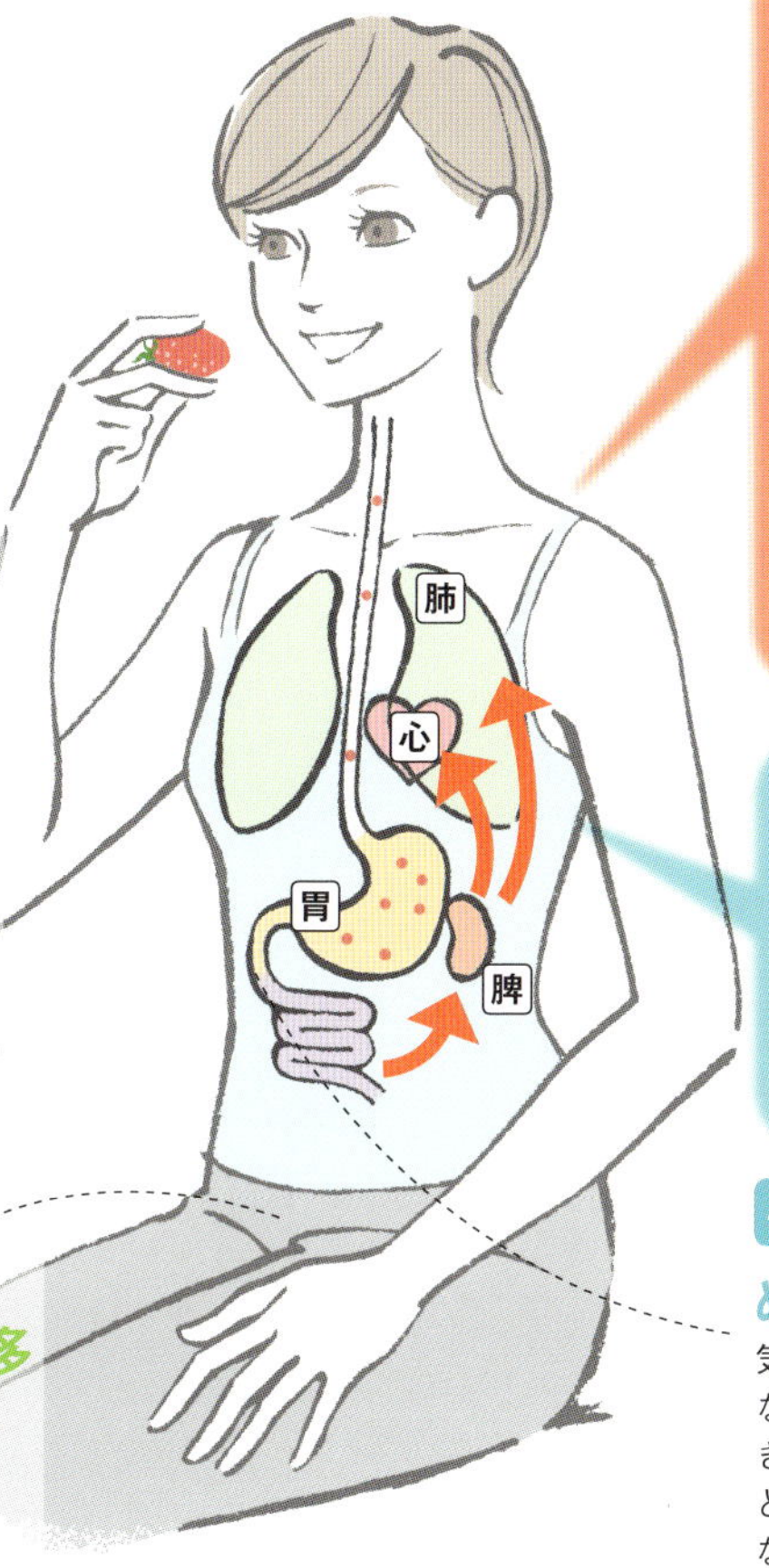

統血の不調

出血、月経過多

統血作用が低下すると、体外に血が漏れ出すようになり、皮下出血、不正出血などが生じる。

消化・運搬（運化作用）

「運化」とは、運搬し（運）、転化させる（化）＝消化吸収するという意味。胃とともに食べた物を消化し、水穀の精微に変化させ、水分を吸収、運搬させる。

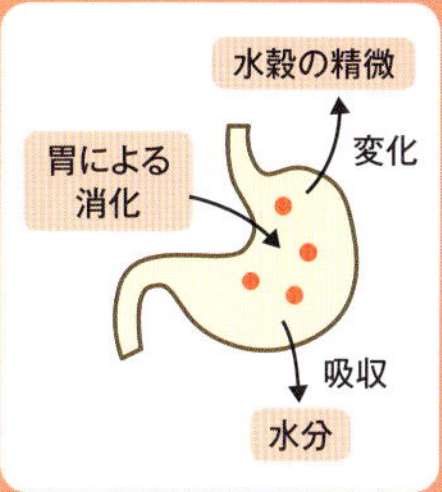

持ち上げる機能（昇清《しょうせい》作用）

気や血を肺や心に上げて全身に巡らせる機能。内臓の下垂を防ぐ役割もある。

昇清の不調

めまい、胃《い》下《か》垂《すい》など

気や栄養分が上方に持ち上がらなくなるため、頭部に栄養が行き届かず、めまい、ふらつきなどが起こるほか、胃下垂や脱肛などの原因にもなる。

統血《とうけつ》作用

血が脈外にあふれるのを防ぐ機能。脾の気の作用によるため、脾が弱ると気が不足し、出血しやすくなる。

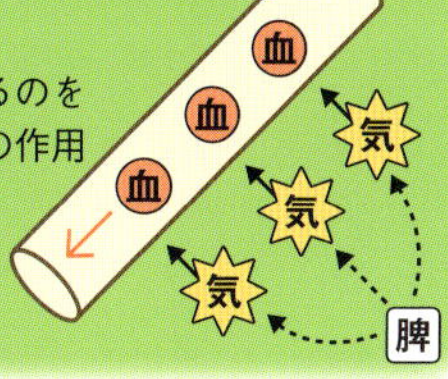

脾に不調が生じると、胃もたれなどの胃腸障害のほか、疲れやすくもなる

五臓⑤

気《き》と水《すい》の巡りと、呼吸をになう「肺《はい》」

呼吸を行い気血の流れに関与

肺は西洋医学と同様、呼吸をつかさどる臓器です。**呼吸によって空気中の清気《せいき》（きれいな空気）を吸い込み、体内を巡って汚れた濁気《だくき》を排出します。**また、肺には宣発《せんぱつ》（上・外方向へ拡散させる）作用があり、この働きにより、濁気を体外に排出するだけでなく、気や水を上方まで巡らせることができます。水は皮膚を潤し、のちに汗として排出されます。同時に、外邪《がいじゃ》（→P.70）の侵入を防ぐための防衛機能をもつ衛気《えき》を体表に巡らせることで、免疫機能の一部もになっています。

肺には気や水を下方向へ降ろす粛《しゅく》降《こう》作用もあり、この作用のおかげで清気を体内に取り込み、水や栄養分を下方の臓器に輸送することができます。

肺の不調による、呼吸器の変調

肺が不調になると、宣発・粛降の機能が低下します。まず**宣発機能が低下すると、本来ならば外邪に対してバリア（免疫）機能を発揮する衛気が体表を覆えなくなり、外邪に対し無防備になります。**そのため、カゼもひきやすくなります。また衛気は汗孔《かんこう》（汗を出す穴）のコントロールも行っており、衛気が十分に行き渡らないと汗孔が閉じなくなります。そのため、寒けがしたり、カラダを動かしていないのに汗をかく自汗《じかん》という症状が現れたりします。

粛降機能が低下すると、カラダの上方で気や水が停滞します。呼吸器に水が滞った場合、痰がからみ、喘息《ぜんそく》などの症状が現れます。また、顔や手足に水が滞るとその部分がむくんだり、尿量が低下したりします。

肺が乾燥したり、熱を帯びたりすると、空咳やのどの乾燥、声がれなどが生じます。外気に直接触れるため、乾燥に敏感で、外邪も侵入しやすい部位といえます。

ここがPOINT

呼吸で気を運行し水の巡りをになう

肺は、呼吸をつかさどるほか、水の運行もになっています。肺が不調になると痰や皮膚の乾燥など、水に関連した不調が生じます。

肺の働きと不調

肺は呼吸を行う臓。気や水を上部に広げる宣発機能のほか、下部に降ろす粛降機能をもっています。宣発・粛降の働きにより、気を体内深くまで取り込むことができます。

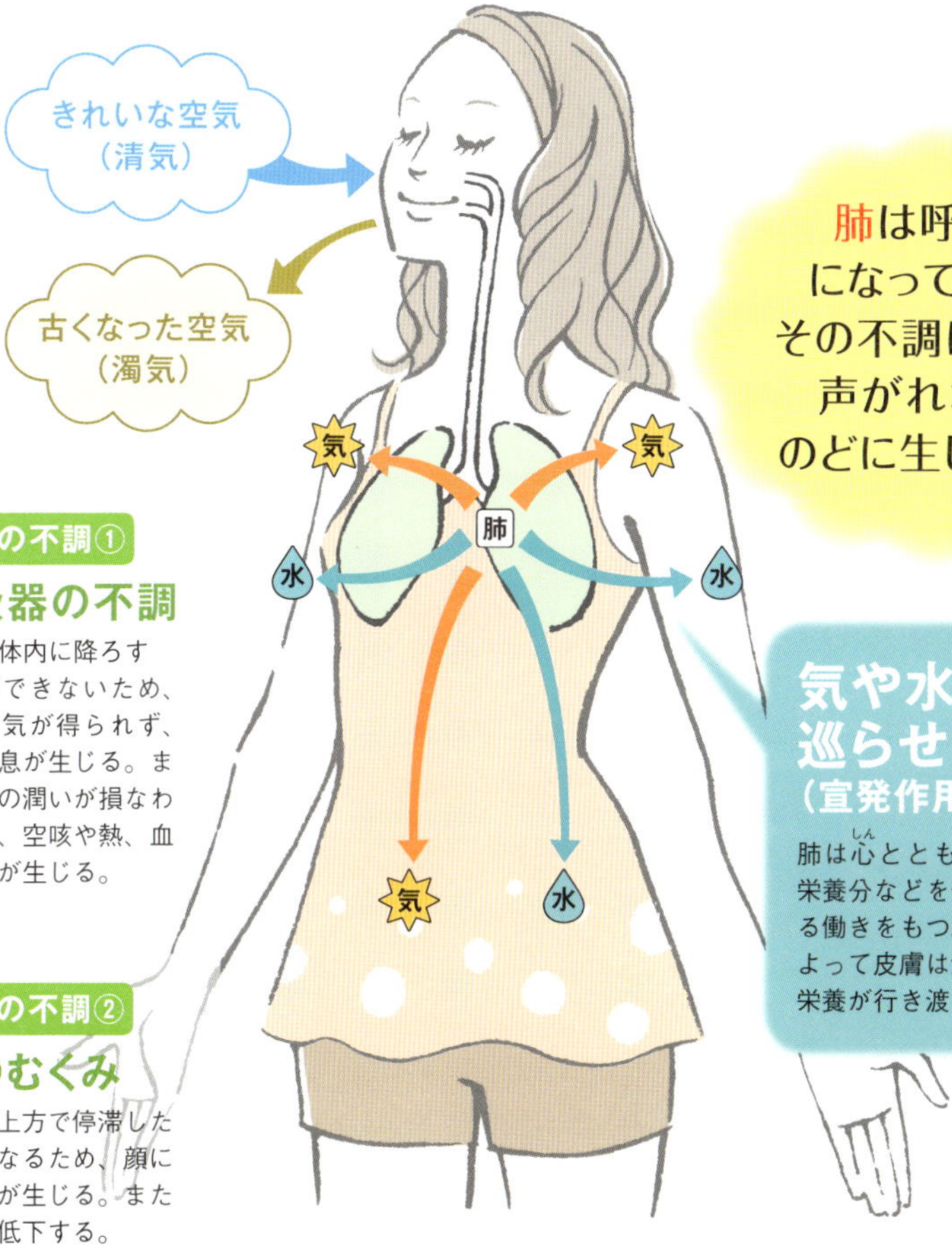

肺は呼吸をになっており、その不調は空咳《からせき》、声がれなど、のどに生じやすい

粛降の不調①

呼吸器の不調

清気を体内に降ろす働きができないため、新しい気が得られず、痰や喘息が生じる。また、水の潤いが損なわれると、空咳や熱、血痰などが生じる。

粛降の不調②

顔のむくみ

水分が上方で停滞したままになるため、顔にむくみが生じる。また尿量も低下する。

気や水を巡らせる（宣発作用）

肺は心《しん》とともに、気や水、栄養分などを全身に巡らせる働きをもつ。この働きによって皮膚は潤い、臓器に栄養が行き渡る。

気や水を降ろす（粛降作用）

気や水をカラダの下の方に運ぶ作用。呼吸のうち、清気をカラダに吸い込む働きがある。排尿も粛降の働きによるもの。

宣発の不調①

カゼをひきやすくなる

宣発作用が不調になると、衛気がカラダに散布されないため、バリア（免疫）機能が衰える。結果的に、カゼをひきやすくなる。

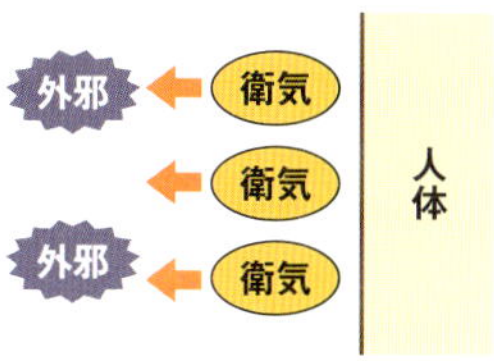

衛気が外邪をはねのける

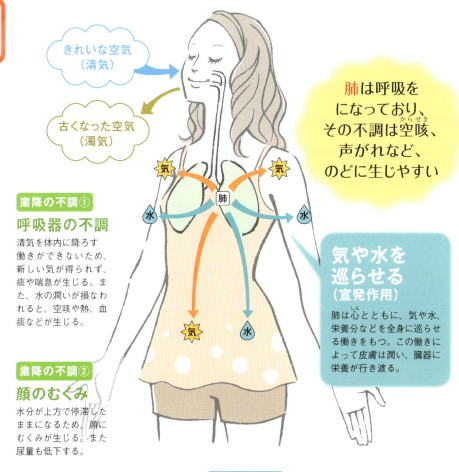

五臓⑥

精《せい》を貯蔵し、水《すい》の代謝に関わる「腎《じん》」

発育や生殖をになう精を貯蔵する腎

腎は、人間の生命活動を維持する精《せい》（腎精《じんせい》）を備えている臓腑です（蔵精《ぞうせい》機能）。**精は、エネルギー源であるとともに、成長や発育、生殖活動の維持をになっています。**

人間はもともと両親から受け継いだ精（先天《せんてん》の精《せい》）を腎に備えていますが、年齢を重ねるごとに、それらは減少していきます。

腎はカラダを循環する水《すい》の代謝もになっています（主水《しゅすい》作用）。全身を巡った水は一度、腎に集まり、有用な水は三焦《さんしょう》（→P.50）を通じて脾《ひ》、肺《はい》、全身へ送られ、不要な水は膀胱《ぼうこう》から体外に排泄されます。また、膀胱の開閉の指示を行うことで、尿量の調節も行います。

また、呼吸によって吸い込んだ気を肺から腎に降ろす納気《のうき》作用もあります。肺の粛降《しゅくこう》（→P.46）の働きの一部ともいえますが、腎が気を取り込むことで、深い呼吸をすることができます。

腎の不調による広範囲の老化現象

精は、骨や脳の元である髄《ずい》になります。そのため精の不足が生じると、髄の不足にもつながり、腰や膝が痛くなる、もの忘れが増える、歯が抜ける、などの症状が現れてきます。

また、腎は耳との関連が深く、耳が遠くなったり、めまいが生じたりなどの症状も現れます。**つまり、腎の働きが低下し蔵精機能が不調になると、広範囲にわたる「老化現象」が生じてくるのです。**

腎の不調は、このほかにもさまざまな症状を引き起こします。

主水作用が不調になると、全身のむくみや尿量の減少、頻尿などが生じます。また、納気作用が不調になると、深い呼吸ができなくなるため、腎に清気を取り込めなくなり、息切れや呼吸困難などが生じます。

ここがPOINT

腎精を貯蔵し、水分代謝をコントロール

腎は精を貯蔵し、全身の水分量を調節します。また呼吸は肺の粛降作用だけでなく、腎の納気作用が働くことで、正常に機能します。

腎の働きと不調

腎は人間の生命エネルギーである精（腎精）を貯蔵するほか、納気作用で肺の呼吸を補助します。ほか、膀胱を調整して排泄にも関わり、水の代謝をになっています。

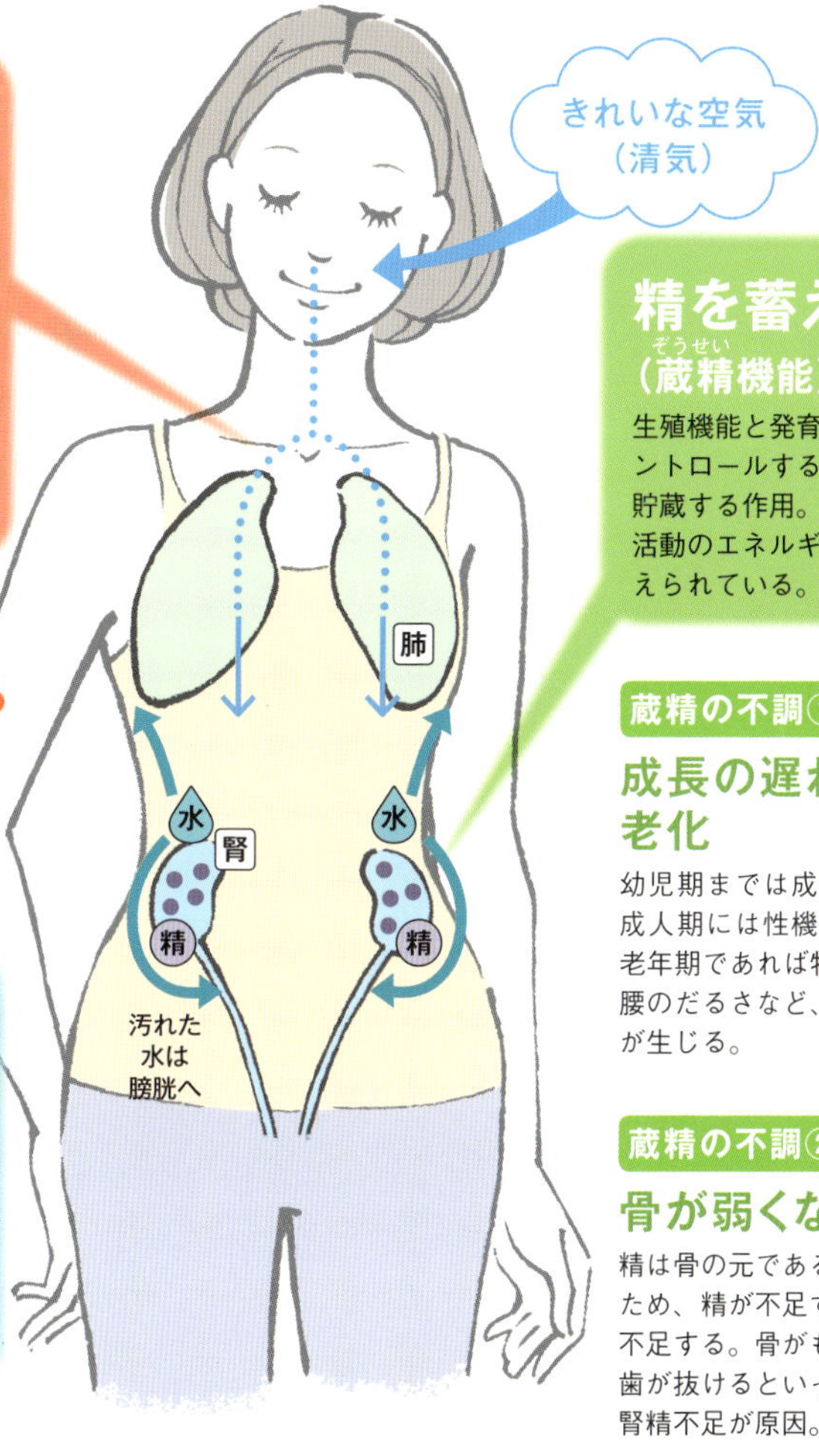

吸気を担う
（納《のう》気《き》作用）

吸入した気（吸気）を肺から腎に降ろす機能。呼吸の「呼」は肺の宣発作用が、「吸」は肺の粛降作用と腎の納気作用がになう。肺と腎が両方機能することで、正常な呼吸が行われる。

納気の不調

呼吸が不調になる

清気を腎に降ろせなくなるため、息切れ、呼吸困難など呼吸に支障が生じる。

水の代謝を行う
（主水《しゅすい》作用）

水液代謝を調整する働き。腎の指令により、きれいな水は臓腑を巡り、汚れた水は膀胱へと輸送され、膀胱から排出される。

主水の不調

水分代謝の異常

水分が停滞し、むくみが生じる。また排尿のタイミングは腎が膀胱に指令しており、尿量の減少、頻尿、失禁などの異常が現れる。

精を蓄える
（蔵精《ぞうせい》機能）

生殖機能と発育成長をコントロールする「精」を貯蔵する作用。精は生命活動のエネルギー源と考えられている。

蔵精の不調①

成長の遅れや老化

幼児期までは成長の遅れ、成人期には性機能の減退、老年期であれば物忘れや足腰のだるさなど、老化現象が生じる。

蔵精の不調②

骨が弱くなる

精は骨の元である髄となるため、精が不足すると髄も不足する。骨がもろくなる、歯が抜けるといった症状は、腎精不足が原因。

**腎に不調が生じると、
耳鳴りや難聴のほか、
もの忘れが増える、歯が抜けるなど、
老化の症状が現れる**

六腑の働き

五臓《ごぞう》を補助し、消化吸収をになう「六腑《ろっぷ》」

消化吸収を行う1本の管

気血《きけつ》や精《せい》を貯蔵している袋状の五臓に対し、六腑は管状になった中空《ちゅうくう》の器官で、基本的に気・血など、物質を貯蔵する働きはありません。**食べ物（水穀《すいこく》）を消化しながら、栄養を吸収し、不要なものを排出するのが六腑の役割です。**

「肝《かん》と胆《たん》」、「心《しん》と小腸《しょうちょう》」というように、五臓と六腑は表裏の関係（→P.24）にあり、相互にサポートし合っていますが、反対に不調も影響しやすい関係となっています。

なお、六腑に対し五臓ですから、臓が1つ不足しています。この不足している分は心を包む心胞《しんぽう》を三焦《さんしょう》と対応させ、六臓六腑《ろくぞうろっぷ》としています。

消化に関わる六腑のそれぞれの働き

食事によって体内に取りこまれた食べ物は、胃《い》、小腸、大腸を通りながら消化吸収され、不要な物は尿や便として排出されます。胆と膀胱《ぼうこう》は、それぞれ小腸と腎《じん》を補助し、三焦《さんしょう》は水や気の通路となっています。個々の働きについて詳細を解説します。

胆は胆汁《たんじゅう》を貯蔵することができます。肝の信号に従って胆汁を分泌し、消化吸収を補助します。

胃は食べ物を消化して、水穀の精微を作ります。水穀の精微は胃→脾《ひ》→肺《はい》・心→全身という流れでカラダに運ばれます。

小腸は、胃で消化されたものを受け取り、まだ使用できるもの「清《せい》」と不要なもの「濁《だく》」を分別。清のうち水分は三焦へ、栄養分は脾へ、濁のうち固形物は大腸《だいちょう》へ、水分は膀胱へ送ります。そして、**大腸**で最後の水分を吸収して便に変え、肛門から排泄させます。

膀胱は腎が分別して不要となった水を貯蔵し、排尿を行います。

三焦は臓腑の隙間にある通路で、衛《え》気《き》と水を全身に行き渡らせます。心

ここがPOINT

消化吸収を行う6つの腑

六腑は管状の中空器官。胆、胃、小腸、大腸、膀胱、三焦の6つがあります。飲食物を消化吸収し、不要な物を排出するのが役割です。

六腑の変調による不調

胆の不調

➡消化、吸収の不良、吐き気などが生じる。

➡肝とは表裏関係にあり、胆気が旺盛な場合はストレスへの抵抗力が強く、逆の場合は不安感が強くなる。

➡胆は決断をつかさどるため、胆の不調により決断がにぶることがある。

胃の不調

➡過度な冷飲食により、みぞおちの冷えや痛み、張り感などが生じる。

➡胃に熱が生じると、胸焼けや口・のどの渇きなどがみられる。

➡吐き気やげっぷ、しゃっくりなどが生じる。

小腸の不調

➡心との関係が深く、小腸の不調が心因性頻尿の原因となることもある。

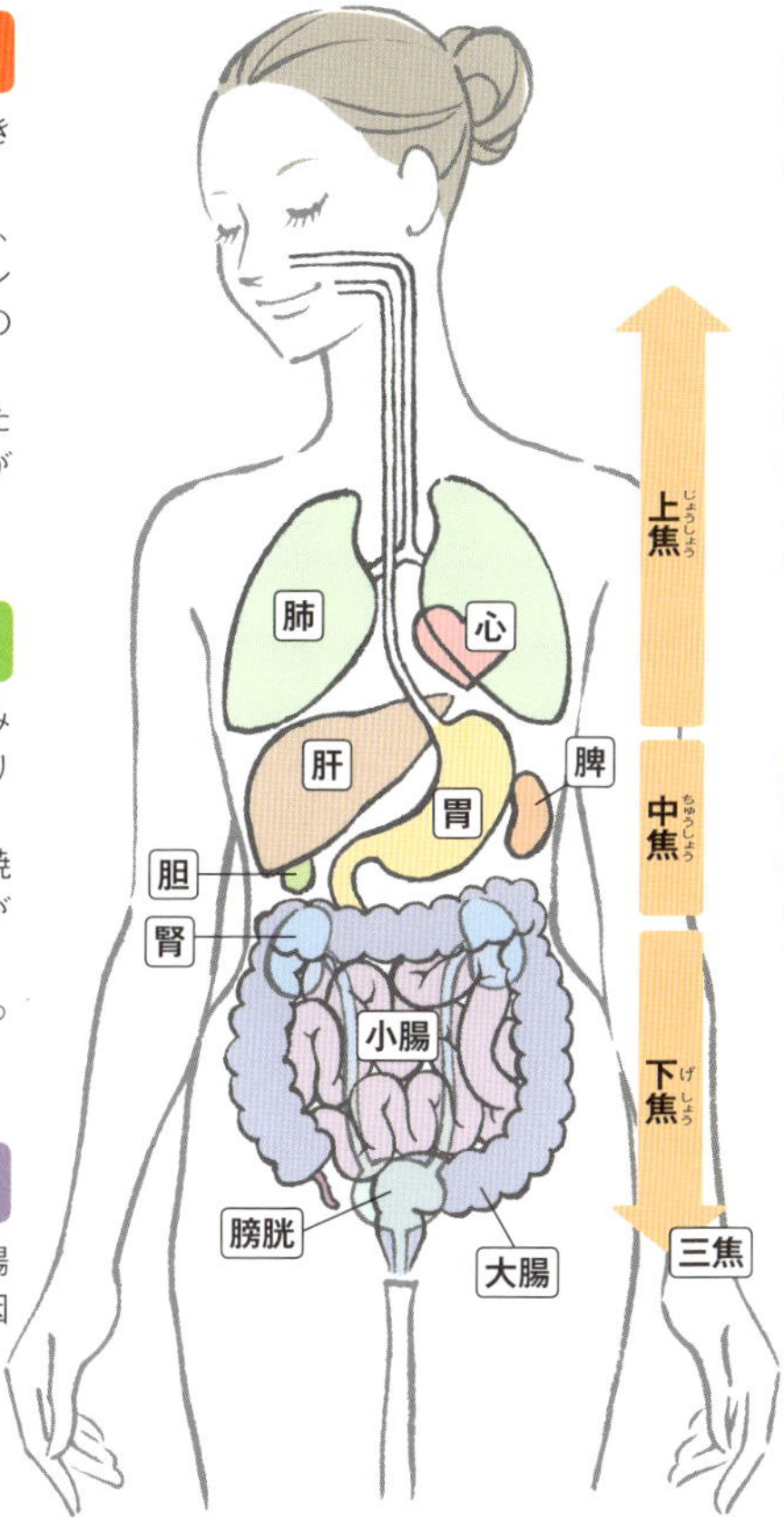

大腸の不調

➡便秘、下痢、ガスがたまる腹部膨脹感などがみられる。

膀胱の不調

➡尿量減少などの排尿困難・障害が現れる。

➡尿を膀胱にためる機能が低下すると、頻尿や失禁が起こる。

三焦の不調

➡水の代謝が不調になると、水が体内で滞って尿量減少やむくみといった症状が現れる。

胞とセットになります。

六腑は消化、吸収、排泄に関わるため、これらが不調に陥ると、消化不良や下痢、嘔吐など消化器官に症状が現れます。

五臓と六腑は相互に影響し合う

五臓（心胞を含めて六臓）と六腑は「肝と胆」、「心と小腸」、「脾と胃」、「肺と大腸」、「腎と膀胱」、「心胞と三焦」という形で表裏の関係になっており、たとえば肺の不調が大腸に影響すると、しきりに咳が出ると同時に、便秘になるといった変調が生じたりします。

なお、臓腑同士の連絡は、経絡《けいらく》（→P.116）を通じて行っています。たとえば、胃の経絡は、脾とも連携しており、脾の不調は脾経を通じて胃に影響を与えます。表裏関係にあると、それだけ関係が深く、互いの病態が影響しやすいといえます。

column

人間のカラダQ&A

Q 「気《き》」の種類って、いくつもあるの？

A 原気《げんき》（元気《げんき》）、衛気《えき》、宗気《そうき》、営気《えいき》の４種類です。

ひとくちに「気」といいますが、実際にはその役割により４つに大別されます。なかでも重要なのは、生命の原動力となる原気（元気）。旺盛なら五臓六腑の働きも順調で、食欲などの欲求をもたらします。衛気は外邪《がいじゃ》（→P.70）の進入からカラダを保護するもので、不調になるとカゼなどをひきやすくなります。臓腑を温め、汗腺《かんせん》の開閉に関する作用もあります。宗気（後天《こうてん》の精《せい》＋大気中の清気《せいき》）は呼吸をにないます。営気は血脈中にあり、血とともに全身を循環し、器官に栄養を補給します。

Q 人間の「精神」はどこにあるの？

A 五臓それぞれに収まっているといわれます。

東洋医学では人間の精神活動の中心を「神《しん》」といい、神は「魂《こん》・神《しん》・意《い》・魄《はく》・志《し》」の５つに分類され、五臓《ごぞう》に帰属されると考えられています。これを五行の五志《ごし》（五情《ごじょう》）「怒《ど》・喜《き》・思《し》・憂《ゆう》・恐《きょう》」に当てはめると、「肝《かん》には魂があって怒る」「心《しん》には神があって喜ぶ」「脾《ひ》には意があって思う」「肺《はい》には魄があって憂う」「腎《じん》には志があって恐れる」というように、それぞれが精神活動をになっています。そのため、精神の異常を心、脳の異常を腎の病変と決めつけず、他の臓との関係も疑ってみる必要があるのです。

Q 汗や涙はどのようにできるの？

A 水《すい》の代謝物「五液」として五臓で生成されます。

気・血《けつ》・水のうち「水」の重要な作用は、全身を潤すことです。なかでも、人間の表面部分を潤す液体を「五液」といい、汗、鼻水、涙、よだれ、つばに分類されます。これらは、五臓それぞれに関連しており、汗は心、鼻水は肺、涙は肝、よだれは脾、つばは腎で生成されます。この五液のおかげで、表面の組織は乾燥せず、潤いが保たれています。

毎日の生活で
実践したい!

第3章

年齢、季節の“変”に対応する日常的なセルフケア

東洋医学で考える「健康」とは、気血水や五臓が過不足なく、
バランスよく働いている状態をさします。
逆にいえば、気・血・水や五臓のアンバランスが、
カラダに起こっている不調の原因といえます。
この章では、崩れてしまったバランスを、
食養生や日常生活の養生で整えていく方法を教えます。

セルフケアとは?

日常的な不調を整える セルフケア概論

不調のサインに気づき、未病《みびょう》のうちにケア

「自分のカラダは自分が一番よく分かっている」と思っている人は多いのですが、実は自分のカラダだから生じる〝過信〟や〝甘え〟によって、自分の状態をなかなか正しく把握できていないことがあります。これは自分のカラダが発する不調のサインをちゃんと受け止めていないことが原因です。

西洋医学では、自分のカラダを知る方法として健康診断などがあります。しかし、検査で「病名」が特定できなければ、適切な治療や薬を処方してもらえない場合もあります。

一方、東洋医学は「朝スッキリ起きられない」「肩がこる」など検査で異常がなくてもみられる自覚症状を、カラダが発するサインとして、健康と病気の間のグレーゾーンである未病のひとつととらえています。

東洋医学では、自覚症状があれば治療の対象となるので、病気だけではなく、老化に伴う症状や未病の段階でも治療することができます。ただ、治療にあたっては、生活の仕方である「養生《ようじょう》」が基本になります。養生をしても改善しない症状に対して、漢方薬を使用します。また、使用する薬の効果を最大限に発揮させるためには、養生が大切になります。

自分の〝モノサシ〟でカラダの状態を判断

セルフケアを実践するにあたって、大切なのは、「自分の心身の状態＝証《しょう》」を知ることです。仮に同じ不調を抱えている人がいたとしても、年齢や環境が違えば、証は異なり、対処法も異なります。他人と自分を比べるのではなく、あくまで過去と今、昨日と今日というように「自分のモノサシ」を使って、自分の不調を発見しましょう。次ページの気《き》・血《けつ》・水《すい》のバランスチェックで、体調を把握することができます。

ここがPOINT

自分のモノサシで変化をチェック

セルフケアの基本は、自分のカラダの状態を知ること。未病の段階なら、食事や日常の養生で健康な状態に戻すことができます。

セルフケアの3つのポイント

一日の体調は時間によっても変化し、いつも同じ体調や気分ということはありません。不調を感じたら、常にステップ1に立ち戻り、“今の状態”をチェックする習慣を身につけましょう。

1 自分のいまの心身の状態を知る

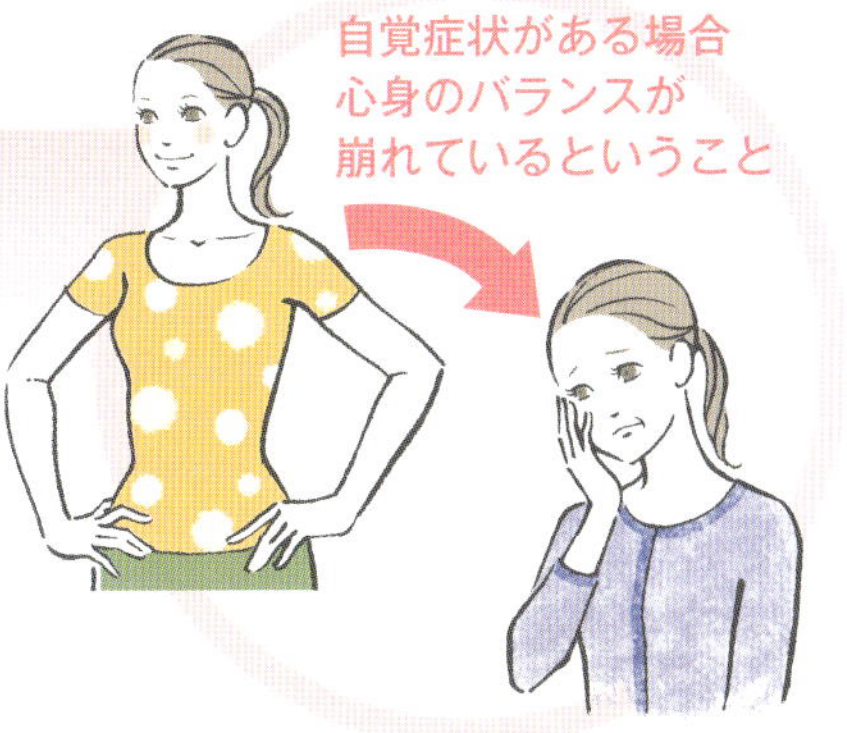
自覚症状がある場合
心身のバランスが
崩れているということ

東洋医学的なセルフケアを実践するためには、まず、自分のいまの心身の状態＝「証」を知ることが必要です。なんらかの自覚症状が現れているということは、カラダのバランスが崩れている状態。特に関連している気・血・水のバランスをチェックしてみましょう。

→P.56

2 心身のどこに問題があるかを知る

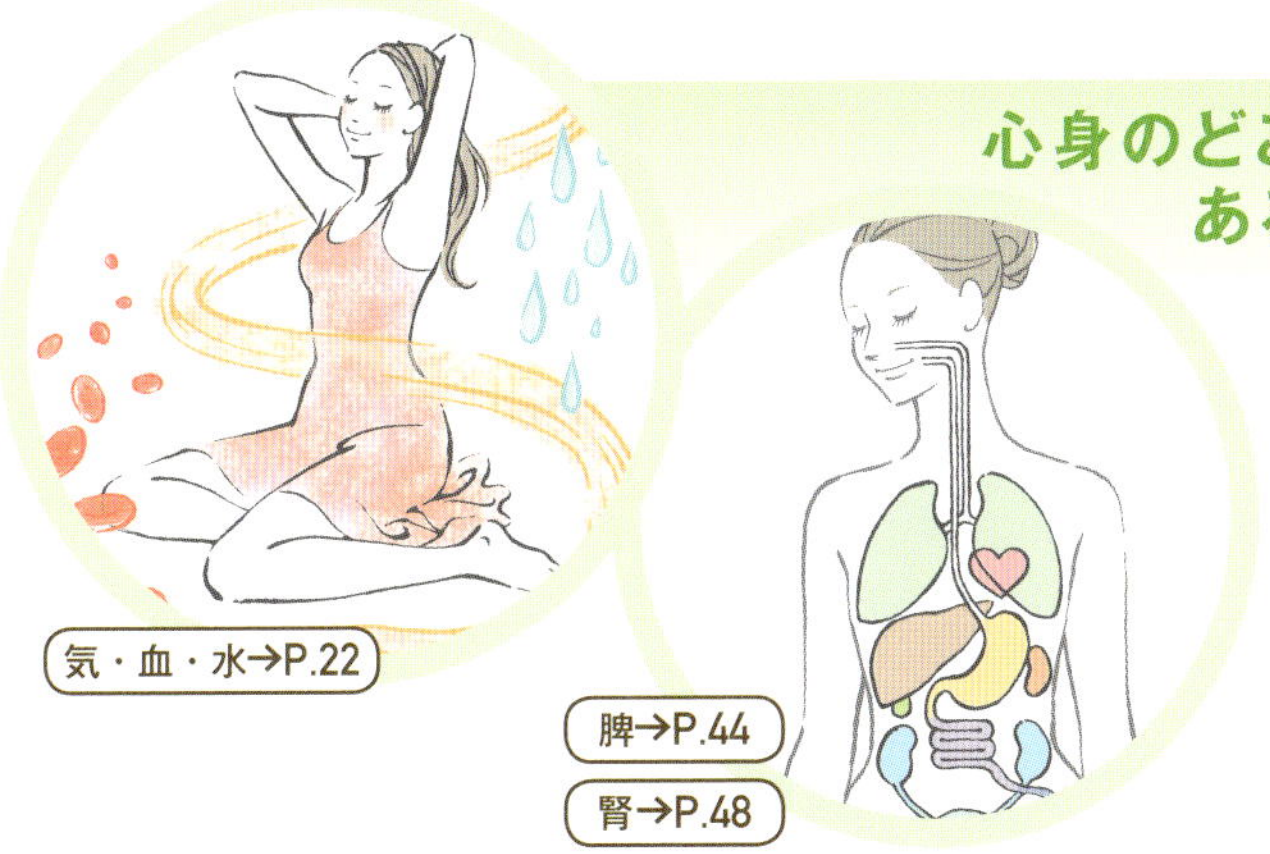

気・血・水→P.22
脾→P.44
腎→P.48

気・血・水のバランスチェックで、自分の体質や弱点などが理解できます。虚《きょ》（足りない）の項目が多い人はかなり老化が進行している危険性があります。また、五臓（→P.24）、なかでも腎や脾は老化に深く関わる臓です。

3 適切なセルフケア＝養生法を実践する

ステップ2で、自分の不調の場所を把握したら、不調の原因を取り除くための養生に取り組みましょう。最も重要で取り組みやすいのは食材の特性を生かした食養生です。ほか、睡眠や運動、感情のコントロールも、日常生活で行うことができる養生です。

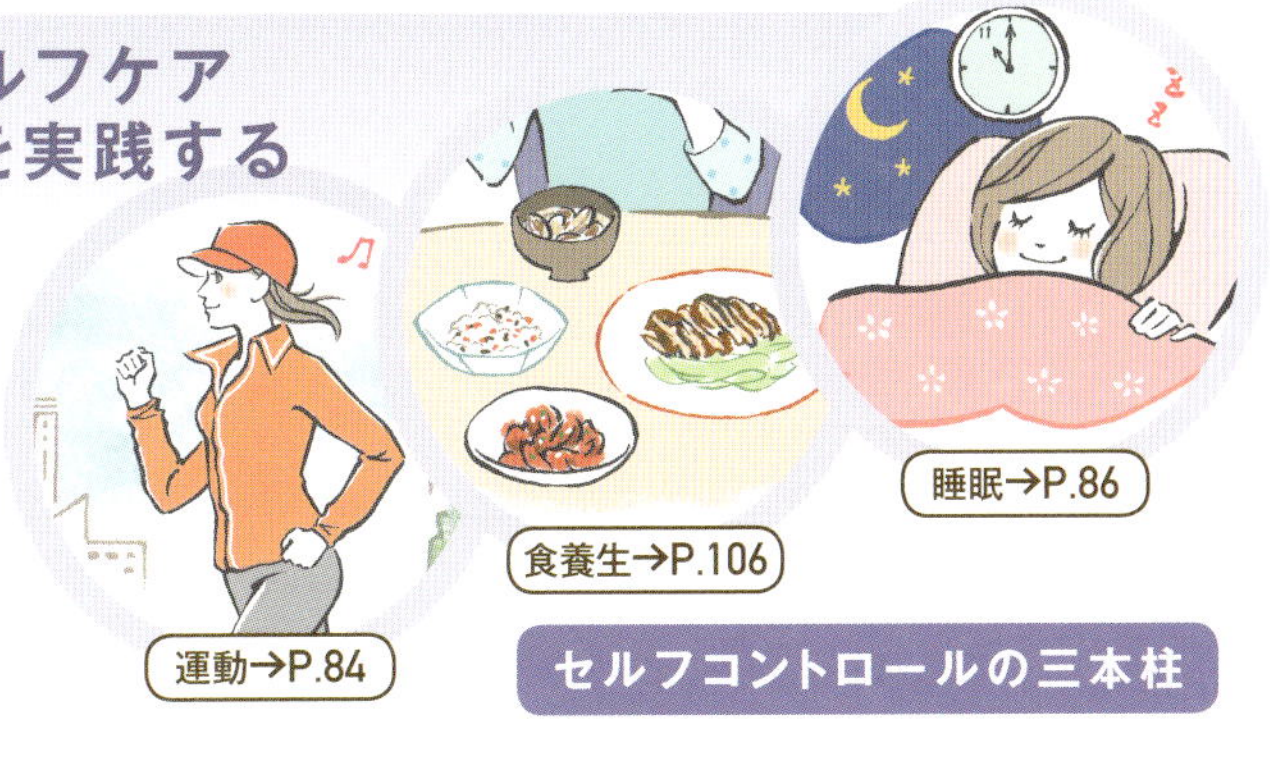

運動→P.84
食養生→P.106
睡眠→P.86

セルフコントロールの三本柱

気・血・水①

気《き》・血《けつ》・水《すい》の不調をチェックしよう

東洋医学では、健康の指標として、気・血・水のバランスを重視しています。現在の自分の体質を把握するために、日々の自覚症状を思い返し、チェックしてみてください。

チェックシートの診断法

気、血、水に関する計6つの項目があります。当てはまるものにすべてチェックを付けてください。6個以上当てはまる項目があれば、それが現在のあなたのカラダの状態（タイプ）です。タイプは体調や年齢によっても変化します。また複数のタイプにまたがることもあります。

気のチェック①

- □ 1. カラダがだるい
- □ 2. 気力がない
- □ 3. 疲れやすい
- □ 4. 食欲がない
- □ 5. 食後に眠くなる
- □ 6. 横になりたくなる
- □ 7. カゼをひきやすい
- □ 8. 声が小さく、力がない
- □ 9. 胃もたれしやすい
- □ 10. 息切れしやすい

気虚《ききょ》タイプ

詳しくは→P.59

気の量が不足している。エネルギーが足りず、ココロもカラダも疲れぎみの状態。

気のチェック②

- □ 1. 冷えやのぼせがある
- □ 2. 動悸がする
- □ 3. 吐き気がする
- □ 4. 咳きこみ、顔が赤くなる
- □ 5. 急に顔が赤く、熱くなる
- □ 6. 急な頭痛におそわれる
- □ 7. 急な腹痛におそわれる
- □ 8. 手足に汗をかきやすい
- □ 9. 焦燥感におそわれる
- □ 10. 物事に驚きやすい

気逆《きぎゃく》タイプ

詳しくは→P.59

エネルギーが上半身だけに上がって、下から上へと逆流している状態。気の巡りが悪い症状のひとつ。悪化すると気虚に。

水のチェック①

- □ 1. むくみやすい
- □ 2. カラダが重い感じ
- □ 3. 関節痛、手足がしびれる
- □ 4. 車酔いしやすい
- □ 5. めまいや立ちくらみがする
- □ 6. 胃がむかむかして、嘔吐する
- □ 7. 飲み物を飲むと、お腹がポチャポチャと音がする
- □ 8. 鼻水が出やすい
- □ 9. 下痢しやすい
- □ 10. ノドが乾きやすい

↓

水毒《すいどく》タイプ

詳しくは→P.61

体内で水の代謝が乱れている状態。水の一部が滞ったり、不足している状態。

気のチェック③

- □ 1. 朝起きられない
- □ 2. 気分が落ち込む
- □ 3. 頭が重い感じ
- □ 4. のどのつまり感
- □ 5. 胸がつかえる
- □ 6. お腹が張る
- □ 7. ゲップが多い
- □ 8. ガスが多い
- □ 9. 残尿感がある
- □ 10. 不安感が強い

↓

気滞《きたい》タイプ

詳しくは→P.59

気の量は十分あるものの、それがうまくカラダの中を巡っていない状態。悪化すると気虚に。

血のチェック②

- □ 1. 髪の毛が抜けやすい
- □ 2. 顔色が青白い
- □ 3. 皮膚が乾燥して荒れやすい
- □ 4. 貧血になりやすい
- □ 5. 爪が割れやすい
- □ 6. 唇が乾燥する
- □ 7. 目がかすむ
- □ 8. 足がつりやすい
- □ 9. 月経不順、血量が少ない
- □ 10. 集中力がない

↓

血虚《けっきょ》タイプ

詳しくは→P.60

血の量や質が低下している状態。血液検査では異常値が出ない場合もある。

血のチェック①

- □ 1. 月経痛がひどい
- □ 2. 眼の下にクマができやすい
- □ 3. 肌がくすんでいる
- □ 4. 鮫肌である
- □ 5. 唇の色が悪い
- □ 6. アザができやすい
- □ 7. 痔がある
- □ 8. 生理前にニキビができる
- □ 9. 手足が冷える
- □ 10. 肩こりがひどい

↓

瘀血《おけつ》タイプ

詳しくは→P.60

血の量は十分だが、流れが滞っている状態。悪化すると血虚に。

気・血・水②

気《き》・血《けつ》・水《すい》の不調とそれぞれの養生法《ようじょうほう》

気の不調は血と水にも影響する

東洋医学では、気・血・水が単独に働くのではなく、それぞれの要素が互いに影響し合って、正常に作用していると考えています（→P.22）。

たとえば、気は全身を動かす原動力ですが、血は気に栄養を載せることで全身を巡り、手足のすみずみまで栄養を与えます。さらに水は気の運搬を潤滑にする作用があります。

そのため、どれかひとつでも、カラダのどこかに滞ったり、不足したりすると、心身にさまざまな変調が現れます。

気・血・水に生じる不調の種類

気の不調には気虚《ききょ》、気滞《きたい》、気逆《きぎゃく》の三種類あります。**「病は気から」というように、気の不調は血や水、五臓《ごぞう》の変調も引き起こします。**気虚とは気が虚《きょ》（不足）しているという意味で、全身のエネルギーが足りない状態です。気滞は気の流れがどこかで停滞している状態、気逆は気の流れが乱れて下から上に逆流する状態です。

血は全身に栄養を運ぶため、**血が不足して血虚《けっきょ》になると、肌つやや顔色が悪くなったり、めまい、筋肉の痙攣、月経不順などが生じたりします。**目や爪に影響が出やすく、目のかすみなども見られます。また、血が順調に流れなくなることを瘀血《おけつ》といいます。瘀血が生じると顔色がどす黒くなり、月経痛や刺すような痛みが同じ場所に生じたりします。

水の不調は水毒《すいどく》といい、体内の水分代謝が乱れている状態をさします。老廃物である痰湿《たんしつ》が溜まり、水の流れが悪くなることや、必要なところに水分が補給されずに水分の偏りが生じることがあります。

それぞれの不調が深刻でない場合は、食事や運動、睡眠といった養生で、気・血・水の働きを整えることができます。

ここがPOINT

気血水の不調は相互に影響する

気・血・水には、それぞれ異なる不調が生じます。また相互に関係しているため、ひとつに不調が生じると、ほかにも影響を与えます。

気の不調と養生

気の変調により、血と水の働きも低下します。また精神面や免疫機能など多様な不調が見られます。

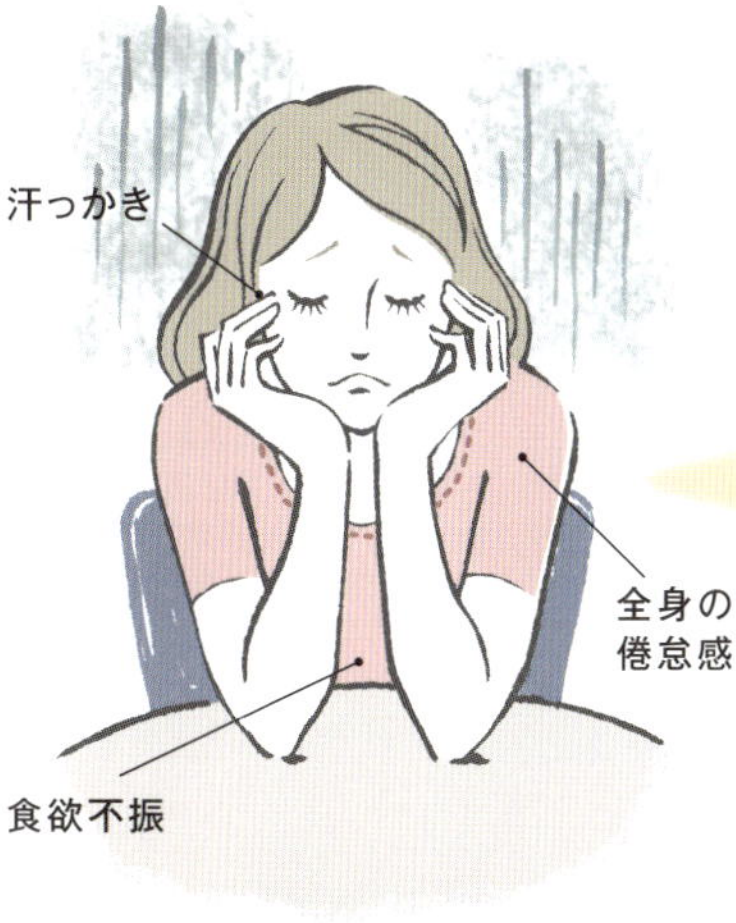
汗っかき
全身の倦怠感
食欲不振

気虚《ききょ》

気が不足している状態。胃腸の働きの低下や栄養不足、過労や加齢による気の消耗などが原因。

■食養生

胃腸の不調から気が不足しています。カラダを温め、気を補う、消化のよい食事が基本です。

➲エビ、牛肉、鶏肉、もち米、イモ類、豆類

■生活養生

不足している気を補うのは、食事です。睡眠も気を増やす働きをします。過労や激しい運動はNGです。

気滞《きたい》

気の量は十分あるものの、気の動きが悪く、停滞している状態。過度なストレスなどが原因。

■食養生

気の流れをよくするのは香りの高い野菜や柑橘類。酸味のある食べ物は肝の機能を高め、気の巡りを促します。➲香味野菜、柑橘類、ミントティなど

■生活養生

日常生活の中で、意識的にONとOFFを切り替えることが必要。1日に5分でも自分の好きなことに没頭できる時間を作るとよいでしょう。

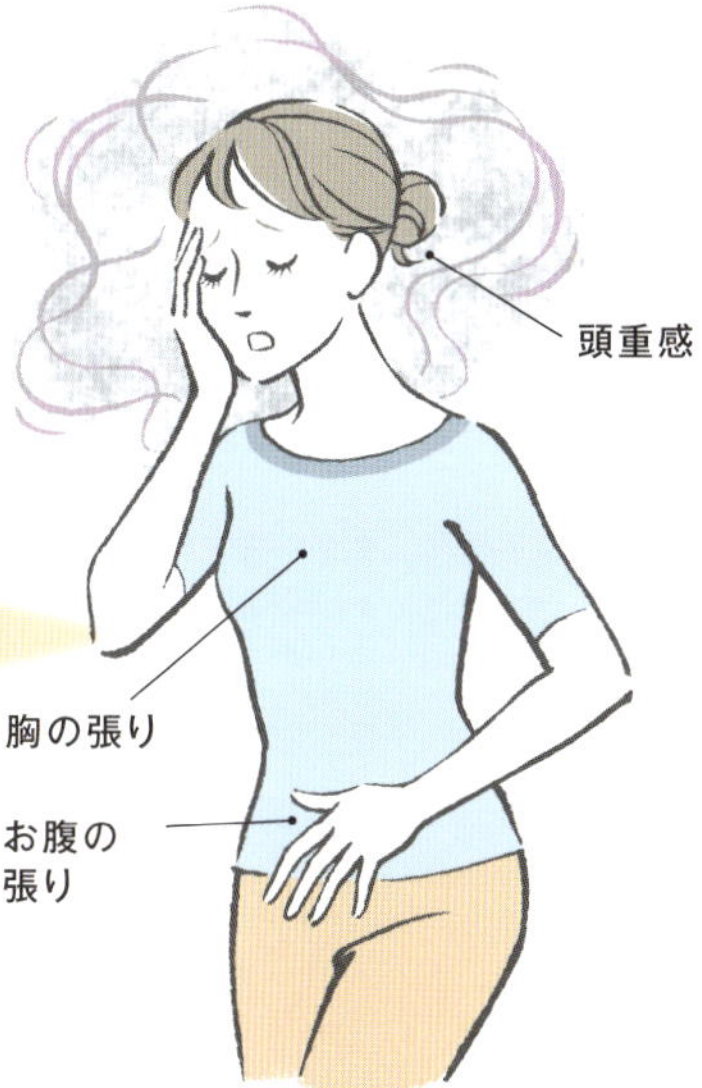
頭重感
胸の張り
お腹の張り

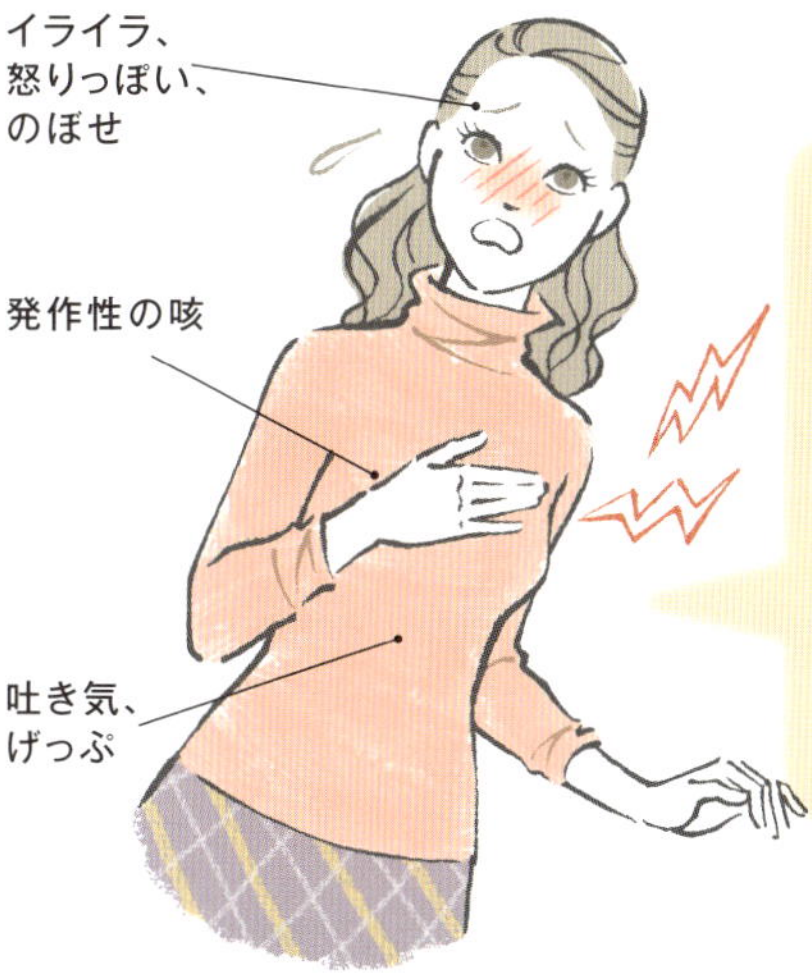
イライラ、怒りっぽい、のぼせ
発作性の咳
吐き気、げっぷ

気逆《きぎゃく》

気が下から上に逆流する状態。発作的な頭痛や胸痛などさまざまな症状が生じる。

■食養生

上った気を下に降下させ、正しく巡らせるには、漢方薬にも入っているシナモン（桂枝）がおすすめ。

➲シナモンティ、シナモントースト

■生活養生

感情の起伏が激しいタイプの人が多いので、普段から穏やかな生活を送るように意識して。イライラしていると感じたら深呼吸してみましょう。

血《けつ》の不調と養生

血の不調で、体内の栄養状態が悪くなり、手足の先が冷えたりします。また精神的にも不安定になりがちです。

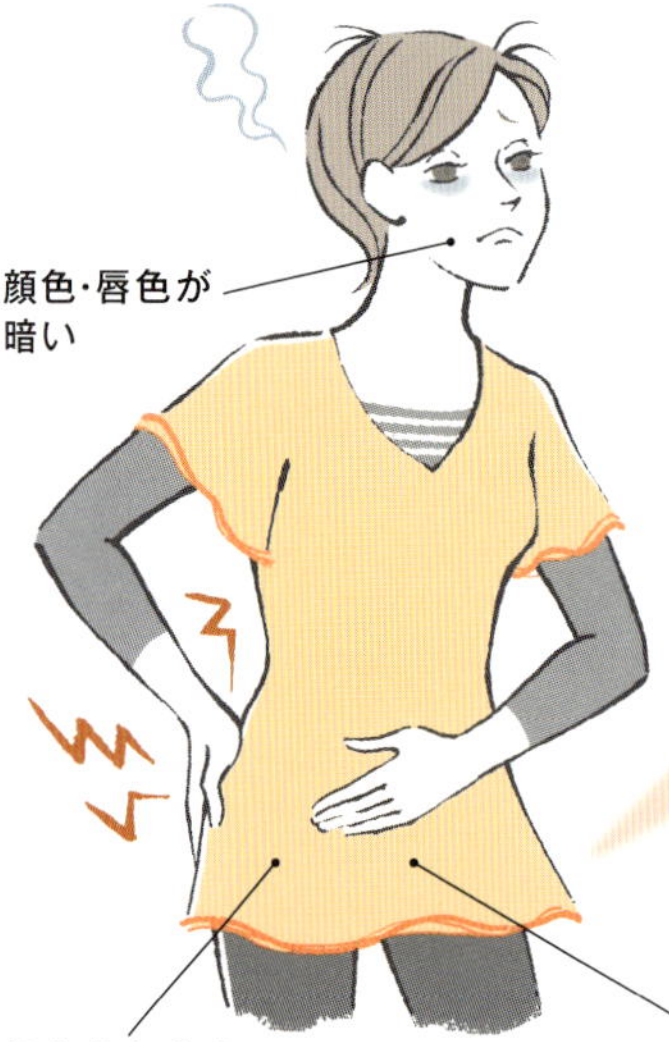

顔色・唇色が暗い
慢性的な疼痛
月経痛

瘀血《おけつ》

血が順調に流れず、カラダの一部で停滞している状態を瘀血といいます。顔色の悪さや冷えなどが生じます。

■食養生

血行を良くする食材がおすすめ。漢方薬にも配合されている紅花（サフラン）が効果的。

➲紅花入りの茶、ニラ、ブルーベリー、納豆、酢、タマネギなど

■生活養生

入浴や足の屈伸運動などで全身に血が行き渡るようにしましょう。普段からこまめにカラダを動かし、エレベーターではなく階段を利用する、1駅分歩くなどでも十分な運動になります。

血虚《けっきょ》

血が不足している状態。栄養不足や多量の出血などが原因。血は肝《かん》と関係が深く、目や爪に影響が出やすい。

■食養生

貧血症状がある場合は、不足する血を補うこと。黒と赤色の食材やカシューナッツ、ほうれん草などは血を増やす働きがあります。

➲黒色（黒ごま、プルーン）と赤色（人参、レバー）など

■生活養生

夜更かしを避け、十分な休息、睡眠をとります。血を貯蔵する肝、血を作る胃腸を補い、カラダが血液を作り出せる状態に戻しましょう。過度なダイエットにも要注意。

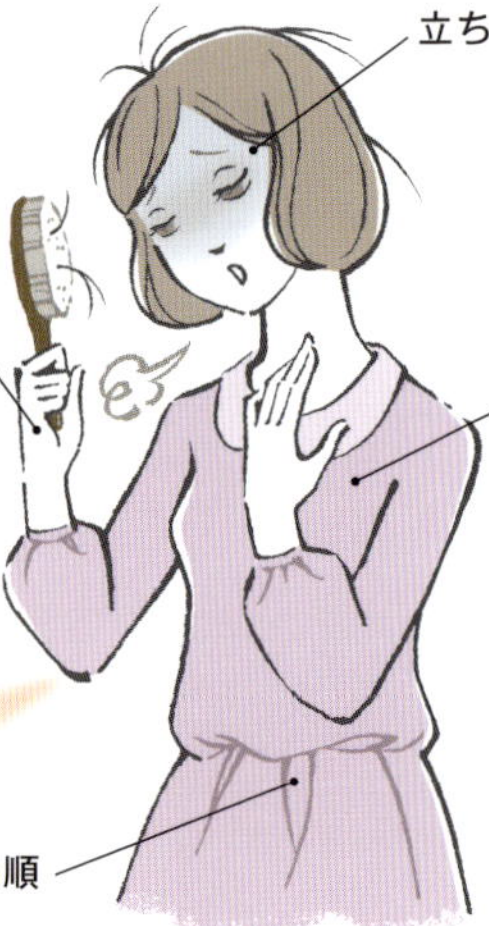

立ちくらみ
しびれ、痙攣
動悸
月経不順

Column

瘀血の状態を舌で見る

瘀血の状態は、舌を見ることで判別することもできます。舌の先を上歯の裏に付けるようにすると、舌の裏に二本の太い舌下静脈《ぜっかじょうみゃく》が見えますが、瘀血の症状が強い時はこの舌下静脈が膨らんで、ぷっくりと盛り上がったような状態になったり、蛇行《だこう》したりしています。

水《すい》の不調と養生

カラダの血以外の水分が水。飲食物から作られる「水穀《すいこく》の精微《せいび》」（→P.44）の液体部分から作られます。水の流れの不調を水毒《すいどく》といいます。

水毒《すいどく》

水の過不足や運行不調をまとめて「水毒」といいます。栄養（水穀の精微）不足や脾や胃の不調により、水の流れが停滞すると、むくみや下痢などの症状が現れます。また、水が不足すると口の渇きや乾燥症状がみられます（右図参照）。

■食養生

「水はけの悪い」カラダに対しては、胃腸の働きを強くすることが大切です。胃腸が弱っている場合は、水分をたくさん摂ると、胃腸に負担が増してさらにむくむので、逆効果です。のどを潤す程度の「ちょこちょこ飲み」にして、カラダを冷やさないようにしましょう。

➲小豆、大豆などの豆製品をはじめ、昆布、アサリ、ナス、トウモロコシ、ハト麦などは、体内の余分な水分を排泄し、水分調整に役立つ。

➲スイカ、メロン、トマト、梨などは、口の渇きやほてりなどの水の不足による熱症状を改善。

➲冬瓜、春雨、キュウリ、カリン、キウイフルーツなどで、体内の水分のバランスを調整する。

■生活養生

運動や入浴で汗をかくことで、余分な水分を体外に排出することができます。汗をかきにくい人は、38～40℃のぬるめのお湯で、20～30分かけてゆっくり半身浴をするのもおすすめです。

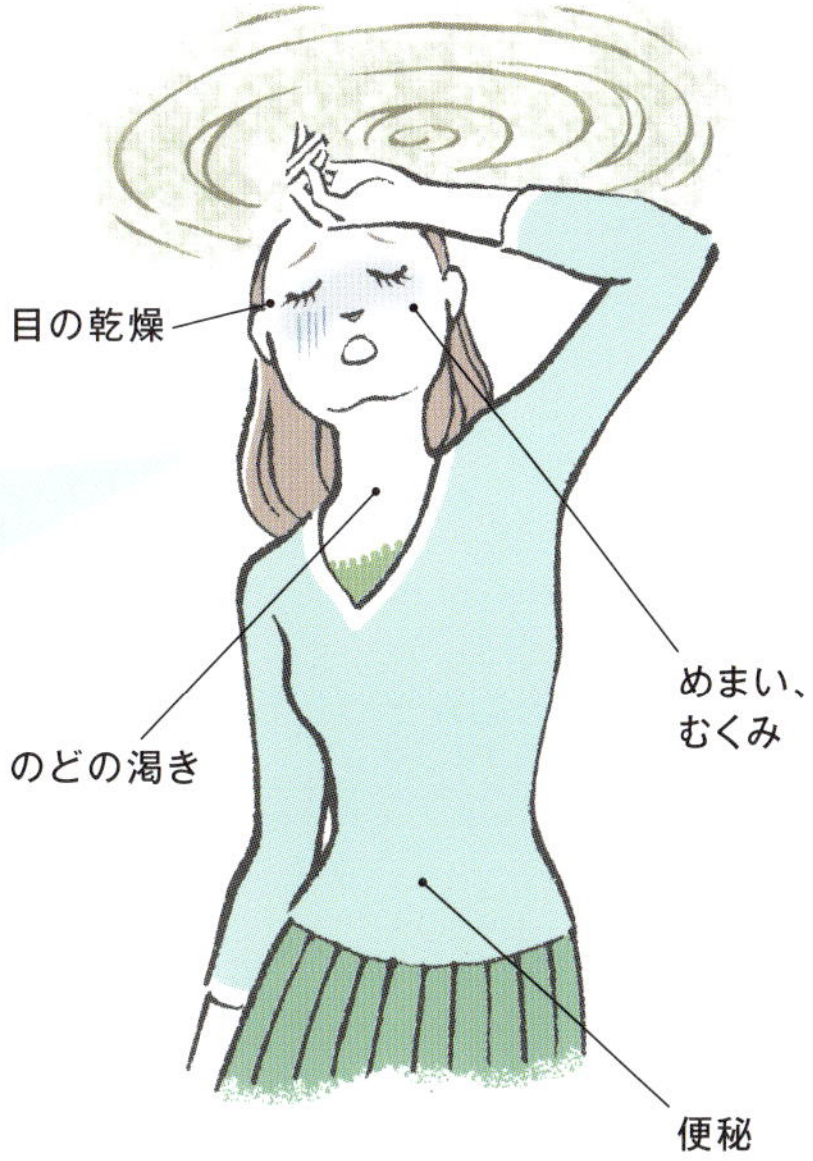

カラダのむくみは舌でわかる

東洋医学において、望診《ぼうしん》のひとつである舌診《ぜっしん》（→P.206）は、水の状態を把握するのに欠かせない診察です。たとえば、舌が腫れぼったくて大きい「胖大舌《はんだいぜつ》」は、胃腸の働きが悪くなった脾虚《ひきょ》が原因で、水分代謝が悪くなっている状態です。また、舌の両側に歯の痕が残る「歯痕《しこん》」も体内に余分な水が溜まっているサインです。

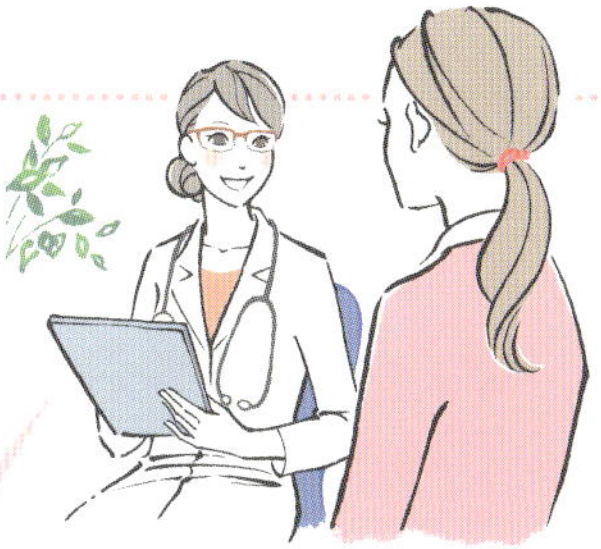

水の不調を見るうえで、舌診は欠かせません

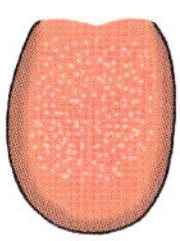

白膩苔《はくじたい》

舌苔が厚く白い状態。冷たいものの摂りすぎなど、冷えによる水毒症のときに現れる。

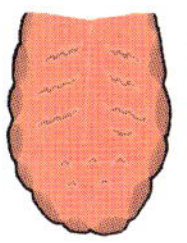

歯痕《しこん》

舌の両脇に歯形が残っている状態。水が停滞してむくんでおり、胃腸も弱っている。

エイジング・ケア①

東洋医学で考える老化ってなに？

ここがPOINT

人間の老化＝陰陽と虚実の変化

人間は、老化に伴って「陽から陰へ」「実から虚へ」と変化します。早め&こまめの養生により、老化のスピードはゆるめられます。

東洋医学からみた老化の2つの流れ

加齢に伴う老化をどのようにとらえているかという点において、**東洋医学ではカラダの中で、2つの大きな変化があると解釈しています。**

まずひとつは、「陽《よう》から陰《いん》への変化」です。陰陽論（→P.26）は医学にも応用されており、新陳代謝が活発に行われている状態を「陽」とする一方、カラダ全体、またはカラダの一部の新陳代謝が低下した状態を「陰」と考えています。老化をこの陰陽論に当てはめると、カラダが熱を発することができる若い頃の陽の状態から、加齢によって冷えて寒さに弱くなる陰に向かっている状態といえます。

もうひとつは、「実《じつ》から虚《きょ》への変化」です（→P.28）。一般的に、「実」は体質が筋肉質で、疲れにくく、胃腸が丈夫な状態です。一方で、「虚」は痩せ型で水太り、疲れやすい、胃腸が弱い状態をさします。すなわち、実はエネルギーである気が充実している状態であり、逆に、虚は気が少なくなっている状態です。人間は誰もが加齢によって実から虚へと移行する性質があり、これを老化のひとつととらえています。

そうしたカラダの変化に気づかず、若い頃と同じように無理をしてしまうと、体調を崩してしまう恐れがあります。

こまめ&先手の養生《ようじょう》で、老化の波をゆるやかに

一般的には20代後半〜30代前半に陽と実のピークを迎え、それ以降は**「陽から陰」、「実から虚」へと年齢を経るごとに進んでいきます。**特に50代以降は、陰と虚を持ち合わせた状態となるので、この年代特有のカラダとココロの養生が必要です。

虚の状態とは車にたとえると、ガソリンが常に少ない状態です。ガソリンが満タンの「実」の車と比べ、

50歳以降はこまめ＋早めのケアを

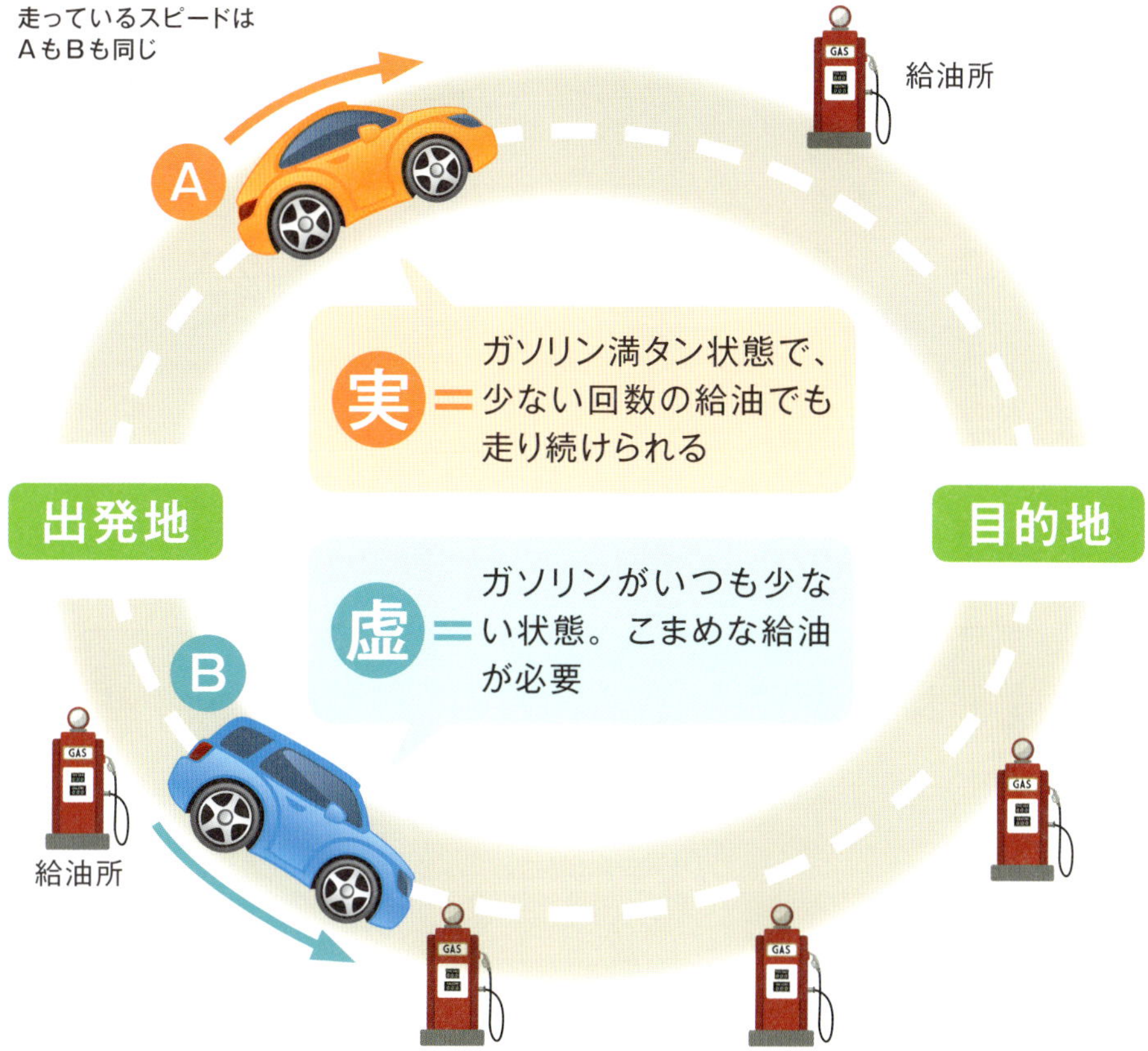
走っているスピードは
AもBも同じ
給油所
A
実＝ガソリン満タン状態で、少ない回数の給油でも走り続けられる
出発地
目的地
虚＝ガソリンがいつも少ない状態。こまめな給油が必要
B
給油所

「虚」の車は、まめに給油しないとすぐにガス欠してしまいます。このイメージは虚証タイプの人にも当てはまります。食事や睡眠によって、原動力となる気を増やすための「こまめな養生」が必要です。

また、年齢とともに老化の度合いをあらわす曲線（→P.65）は下降していくので、現状を維持し、その下降線を水平に保つだけでもプラスの効果があります。

無駄に気を消耗して、老化を早めないためには、「早めの養生」も大切です。たとえば、カゼにいったんかかってしまうと、カゼから回復するためには、一層大きなエネルギーが必要になります。このため、「カゼをひきそうだな」と感じたら、その段階で、温かく消化のよい物を食べ、十分な休養をとって、本格的なカゼをひかないように早めに養生を心がけましょう。

エイジング・ケア②

女性は7年サイクルで心身の変化が生じる

陰陽《いんよう》、虚実《きょじつ》の変化で老化は進行する

東洋医学では、**男性は8年ごとに、女性は7年ごとに、カラダの節目を迎える**と考えています。

これは、約二千年前の中国・前漢《ぜんかん》時代の医学書『黄帝内経《こうていだいけい》（素問《そもん》）』にもすでに記されていますが、女性は老化のサインが男性よりも少し早めに訪れます（左図）。

たとえば35歳（7歳×5）で容姿の衰えが見え始め、42歳（7歳×6）で白髪が目立ち、49歳（7歳×7）で閉経します。28歳のピークを過ぎてからは、老化の曲線が赤色の線のように急激な下降曲線となります。男女ともに、40歳以降から加齢に伴うトラブルが生じてくるために、病院に通う頻度も多くなってきます。

このような心身の変化を東洋医学では、陰陽《いんよう》や虚実《きょじつ》の変化、五臓《ごぞう》に貯蔵されている気が衰退したことによる臓腑の働きの変調、あるいは先天《せんてん》の気《き》（→P.66）の減少といったことが原因と考えています。

一年経つごとに一歳年齢を重ねる以上、「加齢（エイジング）」は自然現象です。**しかし、老化の速度は、各自に合った養生《ようじょう》（生活の仕方）をすることで、ゆるやかにすることができます。**養生によって左図の青色線のようなゆるやかな老化曲線にしましょう。

老化の度合いをゆるめるポジティブ・エイジング

時計の針を逆戻りさせることは不可能です。**加齢（エイジング）に抵抗・対抗（アンチ）するよりも、年齢を重ねることに対して、積極的（ポジティブ）に対処しようと発想を転換してみましょう。**「ポジティブ・エイジング」の発想で、加齢に伴う老化の速度を遅くし、程度を軽減し、時計の針を積極的に遅らせ、ひいては寿命を全うできるようにしましょう！

ここがPOINT

加齢は止められないが、老化速度はゆるめられる

女性は7年ごとに変化が訪れるといわれています。40歳過ぎから急激に老化しますが養生することで、そのスピードをゆるめられます。

女性の老化は7年サイクル

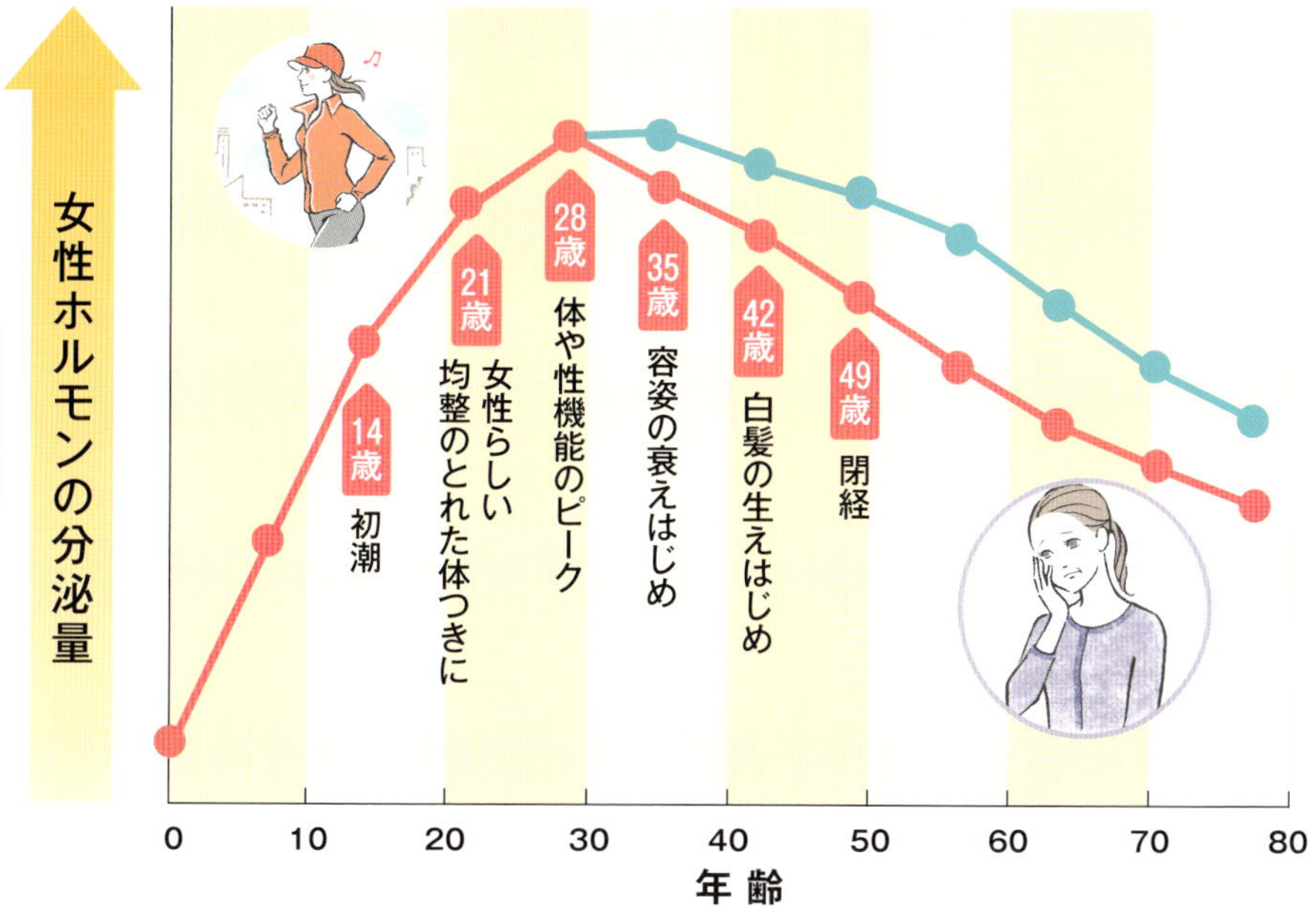

男性の変化は8年サイクル

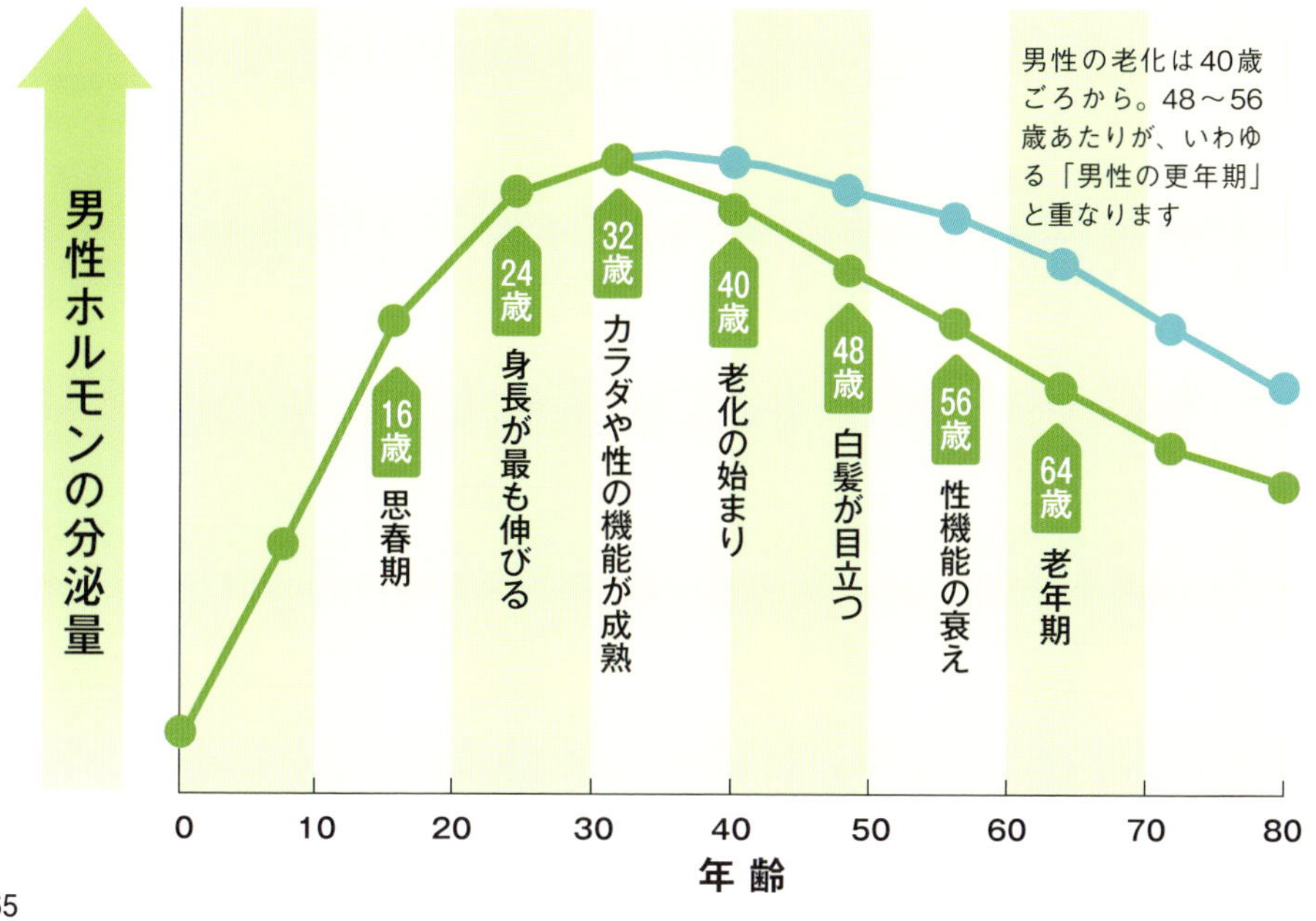

エイジング・ケア③

老化現象に関連する「腎《じん》」の養生《ようじょう》

老化に深く関わる腎の機能

腎（→P.48）は、西洋医学の腎臓機能のほか、カラダを温め、水分代謝や生殖機能にも関わっています。また、生まれた時から備わっている「先天《せんてん》の気《き》」を蓄えています。これは両親から受け継いだ気で、年齢とともに減少していき、徐々に腎の機能が弱まる「腎虚《じんきょ》」の状態になります。たとえば皮膚につやがない、白髪、眼のかすみ、頻尿、耳が遠い、耳鳴りなどの症状は、すべて腎虚によるものです。また、腎は泌尿器系などに関わっているため、腎虚により水分代謝が低下すると老廃物を溜め込み、脂肪が体内に滞るようになります。これがいわゆる中年太りです。腹や尻、太股といった下半身に脂肪がつきやすいのが特徴です。

自分のモノサシを意識して腎をセルフケア

実年齢より老けて見える人には、理由があります。たとえば、若い頃から夜更かしがクセになっている、夜遅くまでお酒を飲む機会が多いといった不摂生を繰り返していると、腎気《じんき》をすり減らして老化が進むことがあります。また、更年期の年代にあたる男性は、働き盛りである一方、休日返上で仕事をしたり、中間管理職としてストレスを抱えていたりと、心身ともに無理しがちです。**腎気は加齢とともに徐々に減っていきますが、無理をすることによって、腎虚の状態がさらに進み、見た目だけでなくカラダのバランスにも不調和が生じ、体調を壊したり、更年期の症状が強く現れたりします。**

そこで大切なのは、「昨日と今日の自分の調子の違い」「若い頃と今の生活パターンの違い」など、自分自身の違いを把握することです。体質の転換点を自覚し、腎を無駄にすり減らしている生活を見直して、老化を加速させないようにしましょう。

ここがPOINT

腎をいたわることが一番の老化防止策

「先天の気」の減少に伴って老化は進行します。後天の気を補うことで、減少した気を補填し、老化速度を緩められます。

腎に貯蔵された先天の気

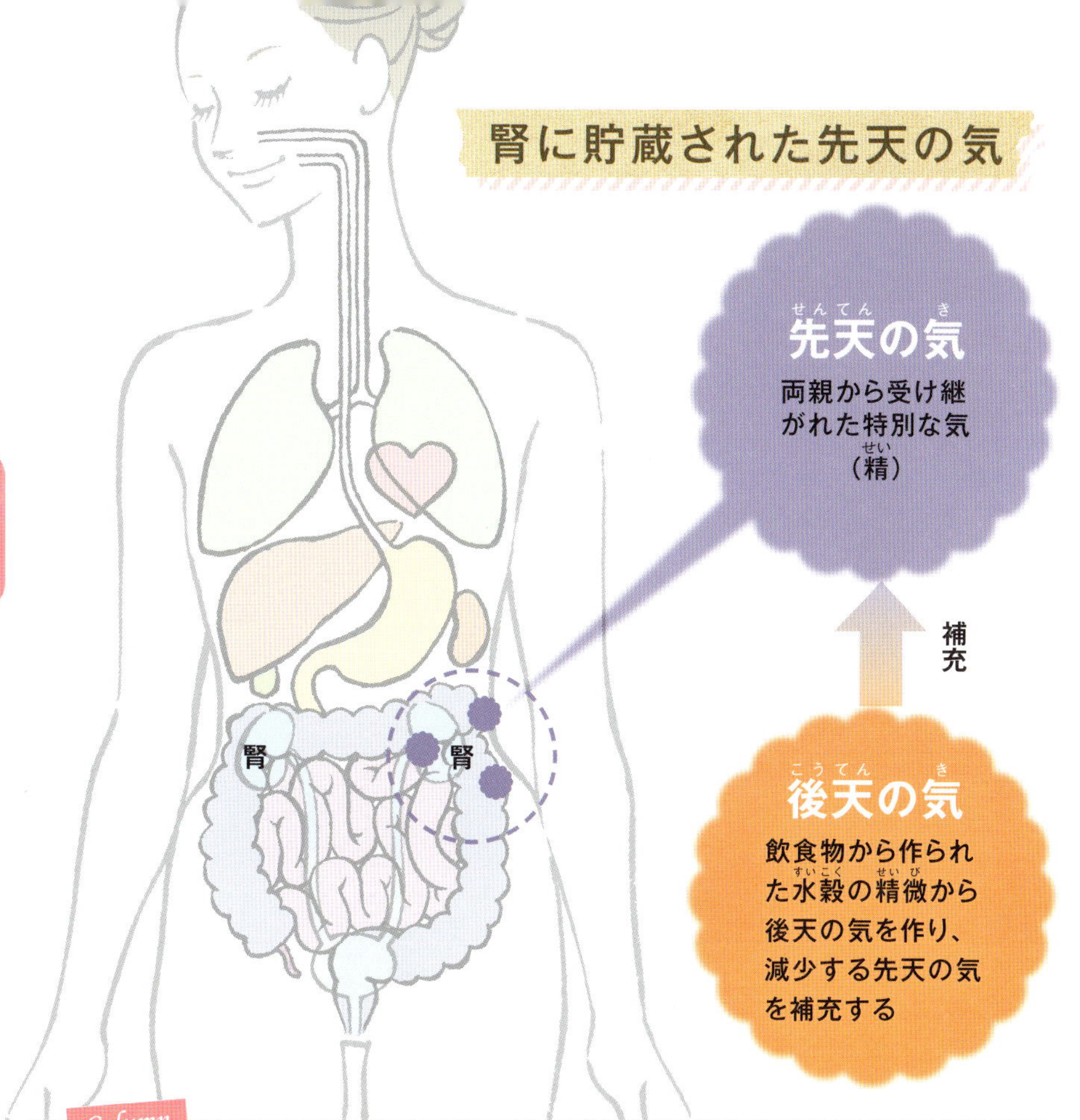
腎
腎
先天《せんてん》の気《き》
両親から受け継がれた特別な気（精《せい》）
補充
後天《こうてん》の気《き》
飲食物から作られた水穀《すいこく》の精微《せいび》から後天の気を作り、減少する先天の気を補充する

Column

加齢により衰えた腎を補う養生法

加齢により衰えた腎を補うためには、まず食養生（→P.106）。腎は五行では「水《すい》」であり、不調があるときは鹹《しお》からさを好みます。腎を補う食材やツボで腎の不調を改善しましょう。

鹹《しお》（塩）からさに苦味をプラス

腎を補う味覚は塩からさ。ただ、塩分の摂りすぎは、五臓の「心（しん）」に悪影響を与えます。このため、心を補う苦味の「にがり」の入った「天然塩」がおすすめです。

ネバネバ食品

腎の働きを補う食材としては、山芋やオクラ、ナメコなどの「ネバネバ食品」がおすすめです。特に“山芋”は山薬（さんやく）という生薬として漢方薬にも含まれています。

腎兪《じんゆ》を押す

おへその高さで、背骨から指2本分外側のツボ。全身のエネルギーとなる気の流れを調整するツボで、押すと痛い場合は、エネルギーの流れが滞っている証拠と考えられます。

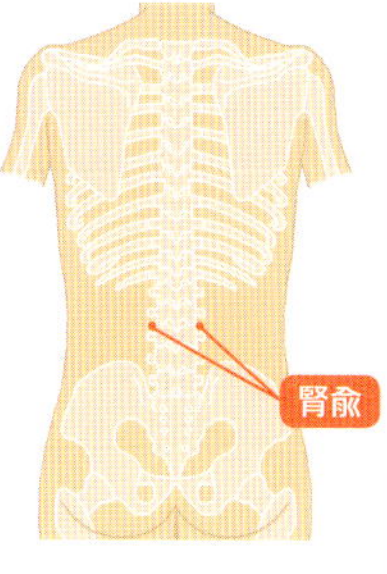
腎兪

エイジング・ケア④

疲れや虚弱には「脾《ひ》」の養生

脾胃《ひい》の不調が生む全身的なエネルギー不足

「最近疲れやすい」と感じたら、それは老化のサインかもしれません。**東洋医学では疲れやすい状態を、気が不足した気虚《ききょ》（→P.59）と考えます。**だるい、疲れやすい、カゼをひく、カゼが治りにくいといった症状は、気虚の代表的な症状です。

中国の古典『黄帝内経《こうていだいけい》（素問《そもん》）』では、〝胃《い》なるものは五臓《ごぞう》の本《ほん》なり〟と記載しており、脾胃を含めた消化器系が五臓の基本であると記述しています。**脾は胃とともに働いて、食べたものを消化吸収し、気の材料となる水穀《すいこく》の精微《せいび》を作るという重要な働き（→P.44）があります。**消化吸収がうまくいかないと、気が十分に作れず、疲れを感じ、気力もわかず、最終的には全身的なエネルギー不足を引き起こし、気虚となります。

気を補う食材を食事に加えましょう

加齢によって、体質は実から虚へと移行します（→P.62）。**虚の状態では、臓腑そのものも虚となり、脾胃（胃腸）の働きも弱くなります。このため、どのような食事を摂るのか、すなわち食養生《しょくようじょう》（→P.１０６）が大切になります。**たとえば、肉類やタイ、タラなどの魚類は、滋養強壮効果が強く、補気《ほき》に最適です。穀類やイモ、大豆やキノコ類も、消化機能を高める働き（補脾《ほひ》効果）があります。

ただし、胃腸の働きが弱っている場合は、調理方法を工夫したり、山芋、ナツメやタイなど、補脾の食材のなかでも、比較的消化のよいものを選んだりしましょう。

カラダのこりの原因は胃腸にもある

年齢を重ねると、血液の流れが悪くなったり（瘀血《おけつ》）、筋肉の衰えによってこりを感じやすくなったりし

ここがPOINT

加齢による老化で脾や胃が弱まる

加齢によりカラダは虚へ移行します。消化機能が弱まると気虚となったり、筋肉に不調が生じます。食養生で気を補うことが重要です。

脾胃をいたわる食事の方法

「ああ夏か」と覚える

脾胃を傷つける「脂っこい、甘い、生、冷たい、辛い（あ・あ・な・つ・か）」食材を控える。カラダを温めて胃腸への負担が少ない鍋料理はおすすめ。

脾胃に効く食材を摂る

肉類やエビ、山芋などは、滋養強壮効果が強い補気の食材。穀類やイモ、豆やキノコ類は消化機能や新陳代謝を高める働きもある。

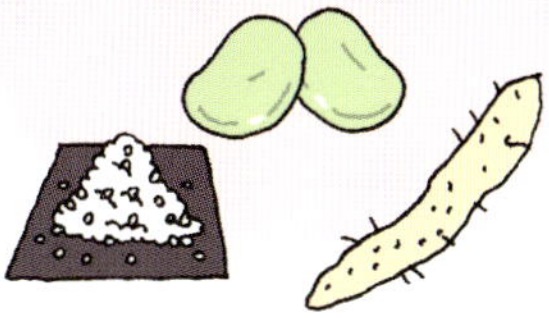

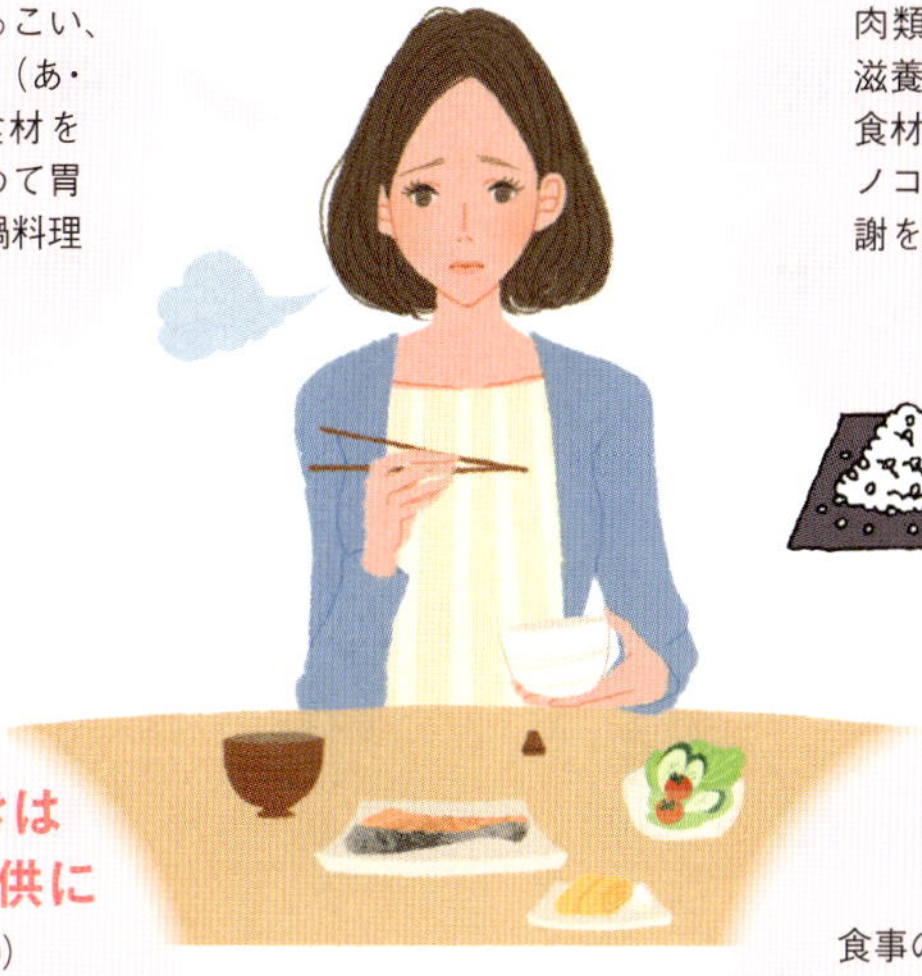

お酒を飲むときは酸味《さんみ》の食材をお供に

食養生の五味《ごみ》（→P.110）では「辛味《しんみ》」に分類されるお酒。飲み過ぎると肝を傷つけ、その不調は脾に影響する。飲酒時は肝を守る酸味の料理を。

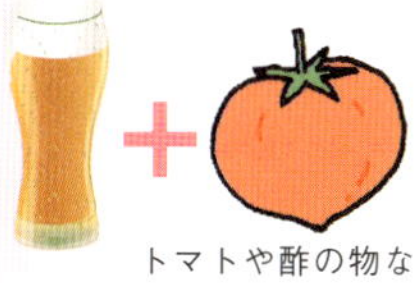

トマトや酢の物など、定番のおつまみはカラダにもよい

腹八分目を心がける

食事の量は腹八分目を心がける。野菜や肉、魚など、さまざまな栄養素をバランスよく食べ、食事は睡眠の3時間前には終わらせる。寝ている間に胃腸を休ませるようにしよう。

ます。

特に、筋肉が衰えている中高年の場合は、少々の運動では、肩こりはなかなか治りません。肩もみや体操をしても、すぐにこった状態に戻ってしまいます。

東洋医学では、脾が筋肉と胃腸の働きに関係していると考えられています。言い換えると、加齢とともに胃腸の働きは弱ってくるので、良い筋肉を作ることができなくなりやすい、ということです。

こりの解消のためには、こりを溜めず、悪化させないための養生が大切です。血行を良くすることはもとより、胃腸の働きを強化することも同時に行う必要があります。

筋肉が衰えることがこりの原因だと説明すると、「運動して筋肉をつけよう！」と考える方もいますが、まずは胃腸の働きを良くして、筋肉を作りやすいカラダにしましょう。

季節別ケア①

気候の変化によるカラダの変調

四季の変化が病気を引き起こす一因

東洋医学では、病気を引き起こす原因を病因といいますが、なかでも環境的な病因、すなわち自然界に生じる気候の変化などを外因《がいいん》といいます。**一年の気候変化を、風《ふう》、寒《かん》、暑《しょ》、湿《しつ》、燥《そう》、火《か》の6つに分類し、それらを六気《ろっき》といいます。**

これらはそれぞれ現れやすい季節が決まっており、風は春に、暑は夏の盛りに、湿は梅雨や夏、燥は秋から冬に、寒はおもに冬にみられます。なお、火は夏に多くみられますが、他の季節にも出現します。

六気自体は自然現象をさすものなので、害があるものではないのですが、**六気の変化が過剰になると人間にとって外因化し、それぞれ風邪《ふうじゃ》、寒邪《かんじゃ》、暑邪《しょじゃ》、湿邪《しつじゃ》、燥邪《そうじゃ》、火邪《かじゃ》という外邪《がいじゃ》になります。これらを合わせて六邪《ろくじゃ》（六淫《ろくいん》）といいます。**六邪は人体に作用して病気を発生させる要因となります。

風邪がカラダに入り込むと、急に鼻水や発熱などが発症します。風邪に寒邪が伴うと、寒けを伴う「風寒《ふうかん》のカゼ」に、また梅雨時に風邪に湿邪が伴うと下痢症状のあるカゼになります。火邪による病気は火のように急な発熱や激しい症状が特徴です。暑邪は熱の邪気で、上半身に症状が現れます。燥邪は乾燥させる邪気で、カラダの水を奪うため肺などに症状が現れます。

六邪には、正気で対抗する

六邪におそわれた際、カラダにある抵抗力（正気《せいき》）が強ければ、それらを退けることができます。季節の変化はいつでも存在するものなので、正気を強く充実させ健康であれば、むやみに恐れる必要はありません。気《き》・血《けつ》・水《すい》のバランスを整えるようにこまめに養生を重ねることが重要です。

ここがPOINT

自然界の気候変化が、過剰になると六邪になる

自然界に生じる気候変化を六気、それが過剰に変化したものを六邪といいます。六邪は人間に影響を与え、病気の原因となります。

六邪の特徴

自然界に生じる季節の変化も、過剰になると病気の原因に。外邪によって、それぞれ症状が異なります。

寒邪《かんじゃ》

冬や気温が低い時期に多い。皮膚や呼吸器官などから侵入し、寒けや手足の冷えを生じさせる。ほか、脾《ひ》や胃《い》に寒邪が入ると下痢や吐き気などの症状がみられる。

風邪《ふうじゃ》

風邪は「風《ふう》の季節」といわれる春に盛んになるといわれる。風がもたらす花粉や黄砂《こうさ》がカラダを刺激して起こる花粉症や、皮膚のかぶれ、発疹なども風邪の影響。

湿邪《しつじゃ》

梅雨時や夏、湿気の多い環境で現れる。湿は濁りと粘りの性質があり、体内に侵入すると経絡《けいらく》や臓腑《ぞうふ》を詰まらせ、下痢やむくみなどがみられる。

燥邪《そうじゃ》

乾燥の強い邪気で、秋から冬に現れる。肌や髪、口などの乾燥をもたらす。肺が邪気に侵入されると空咳《からせき》やのどのイガイガなどが発生する。

火邪《かじゃ》

火が上へ燃え上がるように、急で激しい症状が上半身に起こり、進行が早い特徴がある。高熱や精神不安のほか、水を消耗して、脱水や出血をきたしやすい。

暑邪《しょじゃ》

夏の盛りにのみみられる。高熱や多汗、のどの渇きをもたらす。多汗は水を消耗すると同時に気も排出するので、倦怠感などの症状もみられる。

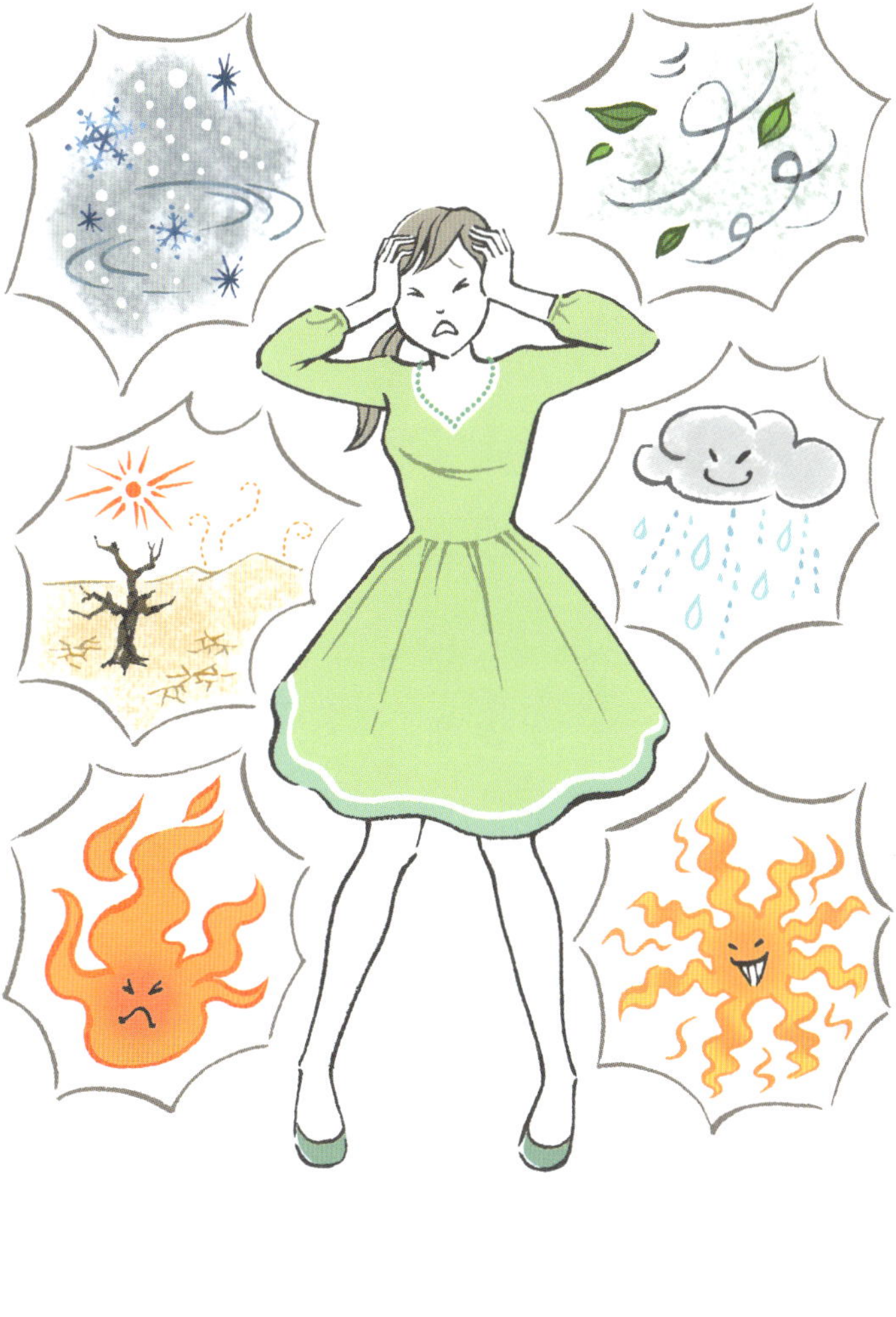

季節別ケア②

季節ごとの日常的な養生法

自然変化にカラダは連動している

東洋医学では、**人と自然はひとつの統一体であり影響し合う存在と考えています。そのため、人体も気候の変化に対応して、生理活動を行うと考えられてきました。**たとえば、自然界は、陽盛《ようせい》（陽気が最も盛んな真夏）から陰盛《いんせい》（陰気が最も盛んな真冬）の時期に変わっていきますが、人間も春から夏に向けて活動的になり、秋から冬にかけて沈静化し、だんだんと休息期に入っていきます。このようにカラダも陽と陰の特性に合わせて、変化していくのです。

春夏秋冬で異なる症状の特徴

春は、別名「風《ふう》」の季節といい、吹き荒れる風《かぜ》が、カラダに害を及ぼす原因になると考えます。風にのって飛んでくる花粉がカラダを刺激する花粉症も風邪《ふうじゃ》のひとつです。ほか、黄砂《こうさ》やホコリなどもカラダを刺激する物質となります。また春は、発散の時期と考えられており、ダイエットに最適。しかし、冬から一転、増加する陽気に対応できないと、憂うつになりやすいので要注意です。

夏は六気《ろっき》の「暑《しょ》」や「湿《しつ》」の時期。一年で最も暑く、湿度も高いため、熱中症への注意が必要です。また、汗（水）の排出とともに、気を消耗するため、気虚《ききょ》になりやすく、いわゆる夏バテの症状がみられます。

秋から冬にかけては「燥《そう》」の時期。カラダを乾燥させ、潤いを奪います。肺にも影響し、空咳《からせき》などが起こります。また、口や鼻、のどが乾燥し、髪や肌がパサパサになります。

冬は「寒《かん》」の時期。カラダの熱を奪われ、寒けや手足の冷えが起きるため、お腹の冷えや下痢が生じます。また、水分が氷になるのと同様に、冷えによって体内の血《けつ》や水《すい》の流れが滞り、痛みやこわばりの症状が現れます。

ここがPOINT

季節変化に合わせて養生法も異なる

四季の変化にカラダが影響されるため、季節ごとに不調も養生も異なります。変化の特徴を把握し、早めに対応することが大切です。

春の養生法

春は肝との関係が深い季節です。季節の変わり目の変化に適応するのに余分な気を消耗するため、自律神経のバランスを崩しやすく、さまざまな症状が現れます。

上半身の不調

春の陽気の高まりにカラダが対応できず、顔がほてる、のぼせ、めまい、頭が冴えてよく眠れない、些細なことでカーッとなるといった「気逆《きぎゃく》」の症状が出やすくなります。

養生法

「OUT&INケア」

体内に溜まった悪いもの、余分なものを、①カラダから排出（OUTケア）したうえで、②質のよい睡眠や食事など、良いものを取り入れる（INケア）と、健康な状態でいられる。

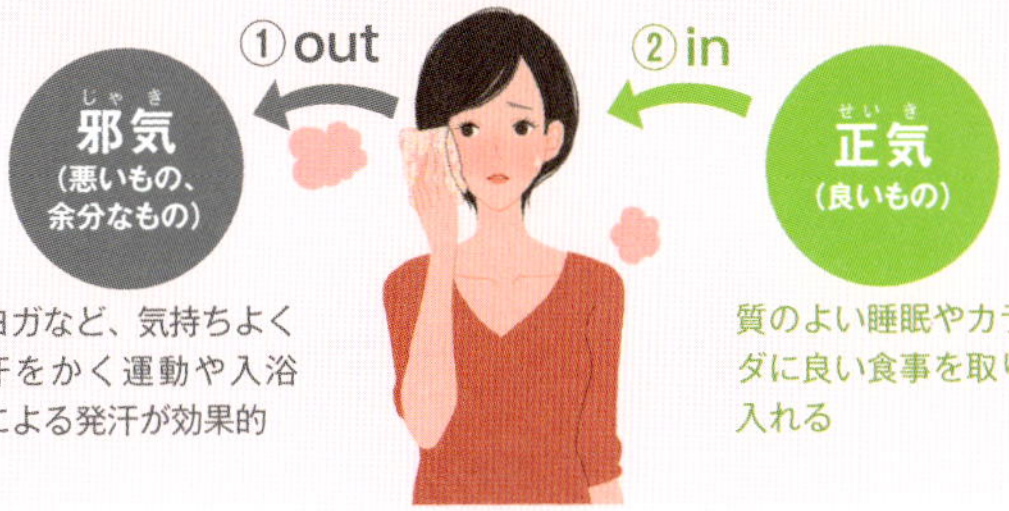
①out
②in
邪気《じゃき》
（悪いもの、余分なもの）
正気《せいき》
（良いもの）
ヨガなど、気持ちよく汗をかく運動や入浴による発汗が効果的
質のよい睡眠やカラダに良い食事を取り入れる

プチうつ

春は陽気の高まりに心身が対応できず、プチうつ（気滞《きたい》）になりやすい季節。とくに中高年は季節の変化への適応力が低下しているため、気を過剰に浪費し、疲れやすい状態（気虚）になりがちです。

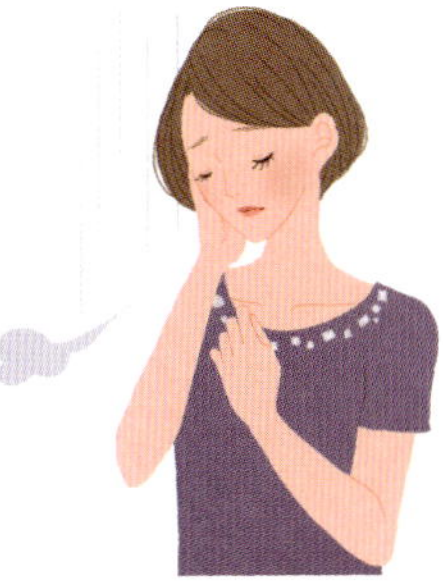

養生法

プチうつには「発汗」と「香り」

気の巡りを良くするように努めます。ウォーキングなど軽い運動や入浴で、汗をかくのも効果的です。食生活では、香りのある野菜（セロリ、みつば、ミントなど）や柑橘類が気の流れをスムーズにします。

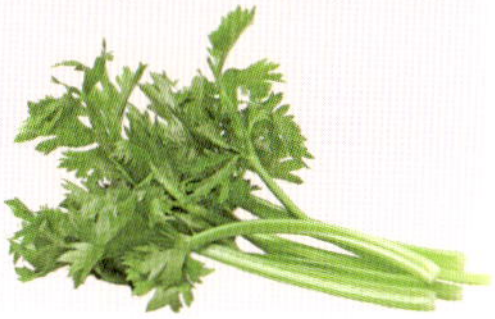

冬の体重増を解消

「冬は蔵する季節」といわれ、寒さに耐えるためのエネルギーや、その元になる脂肪も蓄積されて太りやすい時期です。しかし春になると暖かくなってカラダが動かしやすくなり、冷暖房器具も使う必要がないので、自然な発汗が期待できます。発散の季節といわれる春は、ダイエット向きの季節ともいえるでしょう。

養生法

「脾胃《ひい》」をいたわるダイエット

春になって暖かくなると副交感神経が優位となり、胃酸過多になりやすい状態です。胃腸をいたわりながらのダイエットがおすすめ。胃の裏側にあるツボ「脾兪《ひゆ》」は、胃腸が弱っているときのこりを楽にしてくれます。

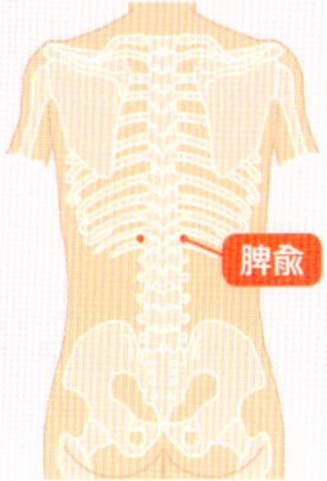
脾兪

夏の養生法

一年でもっとも気温が高く、蒸し暑い夏。夏バテや水分を摂りすぎたことによるむくみ症状などがよくみられます。夏バテ予防には「水分・塩分・栄養」の補給が欠かせませんが、その摂取を間違えるとかえって症状を悪化させるので注意が必要です。

熱中症

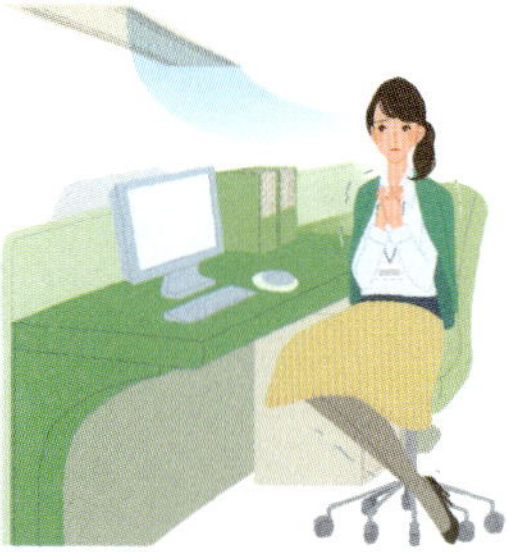

熱中症は炎天下で過ごしている時だけでなく、熱気のこもった室内に長時間いるだけでも発症する場合があります。特に高齢者は、体内の水分量が少なく、脱水症状を起こしやすいうえ、のどの渇きに気づきにくいことがあります。室温計を活用したエアコンの利用がおすすめです。

養生法

寝ている間も「熱中症」対策

エアコンからの風もカラダに害を及ぼす「風邪《ふうじゃ》」のひとつ。エアコンの風に当たりすぎると、カゼをひきやすくなります。タイマーを入れるほか、風が直接カラダに当たらないように風向きも調整しましょう。

夏バテ

夏バテとは、おもに①水分量の摂りすぎで体内の塩分濃度が薄まる、②食欲不振による栄養不足、③熱帯夜による睡眠不足などによって、だるさを感じる状態です。これらが原因となり、水毒《すいどく》や気《き》虚《きょ》へと状態が悪化していきます。水分、塩分、栄養の適度な補給が重要です。

養生法

自家製梅茶&昆布茶

水分と塩分補給には、梅干しや昆布をお茶に入れた自家製の梅茶や昆布茶がおすすめ。スポーツドリンクは糖分が気になる場合、水で少し薄めると良いでしょう。また、冷たい物を一気に大量に飲むと胃腸の働きが悪くなって、だるくなったり、むくみが生じたりします。

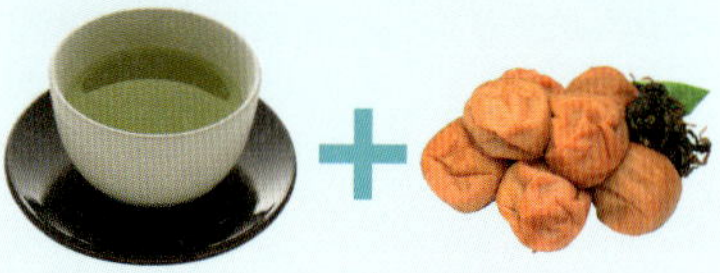

体のむくみ

むくみは水毒《すいどく》症状（→P.61）のひとつ。熱中症対策として水分補給は重要ですが、同時に摂った水分を全身に巡らせ、体外に出すことが必要です。一日中エアコンの効いた部屋で過ごし、夜はシャワーだけで寝るという人は水分の巡りが悪くなりやすいので要注意。

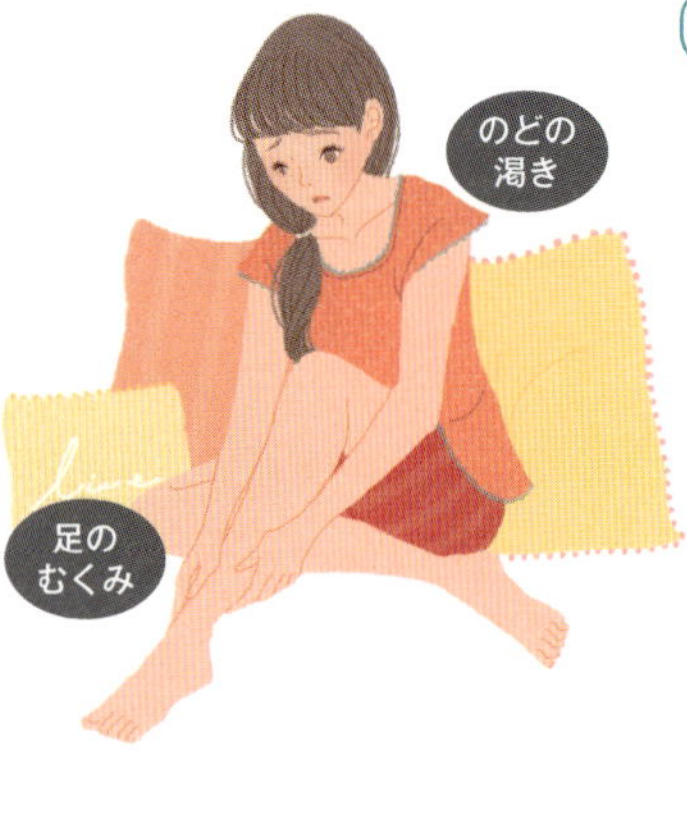

養生法

飲んだら出す、出したら飲む

半身浴でもよいので風呂に浸かり、汗を出して、余分な水分を排出します。夏の水分補給は「水分を飲んだら出す。出したら飲む」という繰り返しを意識するようにしましょう。

高齢者に適した夏の栄養対策

夏の栄養補給といえば「ウナギ」という人も多いはず。疲労回復に効果があるといわれるビタミンＢ１が豊富に含まれているので、夏バテのスタミナ補給には本来ぴったりな食材です。しかし、胃腸が弱りだしている中高年の人が食べると、ウナギの脂分が消化にあたって負担になり、かえって疲れを助長する場合もあります。

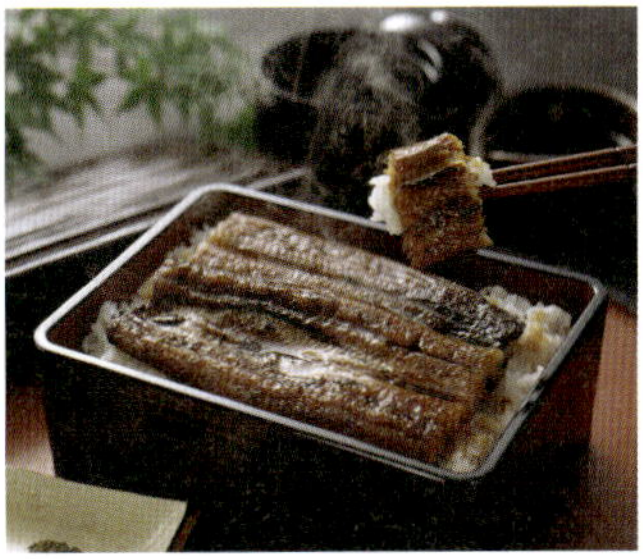

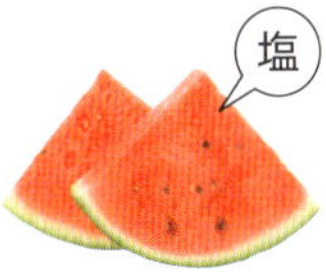

↑夏の弱った胃腸に脂っこいものは負担に
→スイカに塩をふる食べ方は、体内の熱を冷ましつつ塩分が補給できるので、おすすめです

養生法

カラダを温める薬味を活用する

夏は、高温多湿な環境に影響され、胃腸が弱りがち。カラダの熱を取り、余分な水分を排出させる夏野菜（トマト、キュウリ、ナスなど）がおすすめです。ただし、冷たい物ばかり食べると胃腸の働きが悪くなるので、ショウガやネギなど、カラダを温める薬味を一緒に摂るようにしましょう。

梅雨の頭重感

台風や梅雨の時期には、年齢を問わず、頭が重い、ふらつくといった症状を訴えるケースが多くみられますが、これは水の異常である水毒と考えられます。水毒による頭重感やめまいは、体内に余分な水分が溜まっていることや、水分が巡っていないことが原因。水はけのよいカラダにすることが重要です。

養生法

汗や排尿で水はけをよくする

運動や入浴により汗をかくことで、体内から不要な水分を排出すると、水の巡りもよくなります。ウォーキングなどを、汗ばむ程度するだけで十分です。また、水毒を改善する食材として、小豆、大豆、えんどう豆などの豆類や、それらを使った豆腐、豆乳、春雨などの加工品があります。

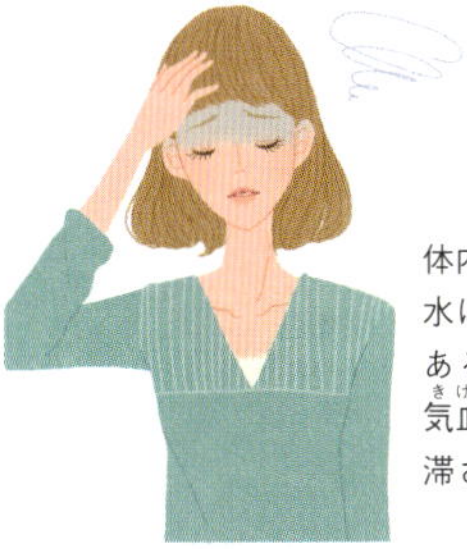

体内に溜まった水は、粘り気のある痰となり、気血《きけつ》の巡りを停滞させます

Column

季節の変わり目に体調を崩す人の養生

「季節の変わり目に調子を崩す」という人は少なくありません。人は年齢を重ねると、「変化」に対する調節に時間がかかるようになります。特に生活に変化はないのに疲れやすい、だるいといった不調を感じるなら、季節の変わり目に生じる温度差という変化に、追いついていないのかもしれません。変化にカラダが順応するためには、日常生活で使うエネルギー（気）とは別に、余分なエネルギーを使う必要があるため、疲労感を感じていると考えられます。

対策として、この時期は、夜更しや激しい運動といった、エネルギーを使いすぎるような行動は控えるようにして、予定は8割くらいにしましょう。また、梅雨時などは、急な温度差でカラダが冷えないように、外出時には羽織り物を持参するなどの「冷え」対策も大切です。

カラダが温度差に慣れるには時間がかかりますが、エネルギーさえあればカラダは必ず適応していきますので、焦らないようにしましょう。

秋の養生法

涼しくなった秋口に体調を崩すケースがあります。これは夏の疲れを解消しないままに活動していることが原因です。また食欲の秋は肥満が気になる時期。糖尿病や高血圧などの生活習慣病を引き起こす原因となるため、特に注意が必要です。

秋太り

食欲の秋といえば、太りやすい季節。中高年にとって肥満は生活習慣病と直結しているので注意が必要です。食欲・睡眠欲・性欲という3つの「欲」は、脳の中枢に集まっており、互いにバランスを取り合っています。旺盛な食欲を我慢するのは大変ですが、質の良い睡眠をとることで、食への欲求は抑えることが可能です。

養生法

質の良い「睡眠」を

睡眠時間は一般的に6時間から7時間半ほど。これを目安に「十分休息できた」という感覚を味わえる長さが、自分の適切な睡眠時間です。また、良質の眠りのためには、夕食を軽めにし、寝るまでの3時間前までにはすませましょう。

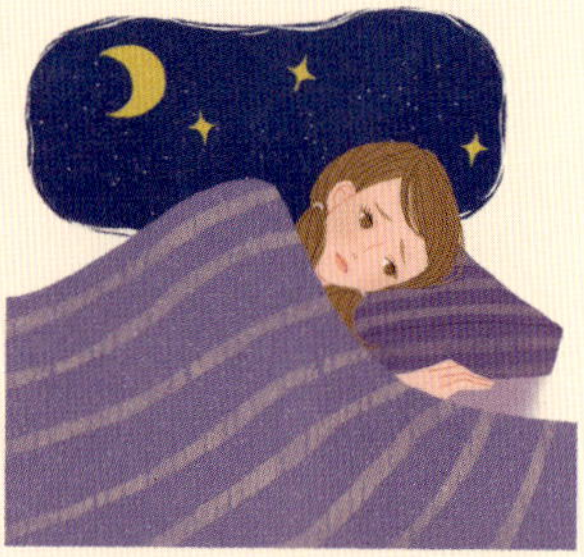

夏の疲れをリセット

「秋口は眠くて仕方ない……」という人は、夏場の暑さで体力を消耗したり、寝不足を積み重ねたりしたことで、エネルギー不足の状態（＝気虚《ききょ》）になっていると考えられます。夏の疲れを秋の早い段階でリセットするには、質のよい睡眠（上記）とともに、胃腸を休める食養生がおすすめです。

養生法

「胃腸」を休める

夏に冷たい物や水分を摂りすぎて、秋は胃腸もお疲れぎみ。胃腸の不調は気虚の原因になります。食欲の秋といえども食事は腹八分目にし、胃腸を休めましょう。そして温かい食事を摂るなどして胃腸の調子を整えていくことが大切です。

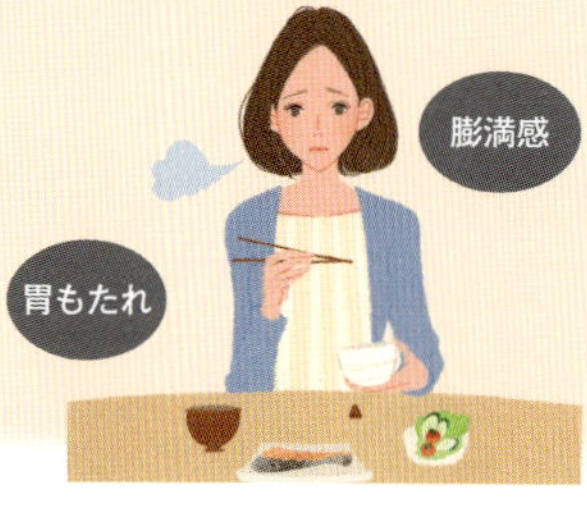

冬に備え、気を補う

秋には、肺《はい》を強くして気を補うことが大切です。肺とは肺臓のことだけでなく、影響を受ける皮膚や鼻、表裏《ひょうり》する（対となる）大腸も含めた概念のこと。そのため、肺が正常でないと、外気の乾燥で侵され、皮膚の乾燥、咳、鼻づまりや便秘などが起こり、冬場の体調に影響することになります。

養生法

「辛味《しんみ》素材」を摂ってカラダを温める

肺と関係が深い味覚は「辛味」です。ネギ、ショウガ、トウガラシといった薬味や香辛料、大根、タマネギ、しそなどの野菜、日本酒などのアルコールも辛味に属します。これらはカラダを温めて気の流れをよくし、肺や気管支などの負担をやわらげます。一方で「辛味」は肝の働きを抑制するため、「酸味《さんみ》」の食物を一緒に摂るとよいでしょう。

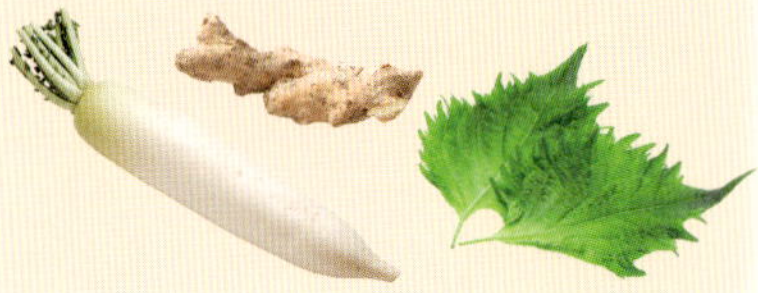

冬の養生法

冬眠をする動物は、秋から食物をたくさん食べ、冬の準備を始めます。東洋医学では秋を「気を補って冬に備える季節」ととらえ、秋の時点で冬の備えを始めますが冬眠をしない人間の場合、冬に入ってからも、エネルギーを蔵《きす》む（大切に収める）必要があります。

腎のケア

腎《じん》は水分代謝や内分泌系機能、成長や発育、生殖や老化などに関係している臓です。冬場は寒さから身を守るために、夏場よりも10%程度多くエネルギーを浪費します。冬の腎気（腎のエネルギー）の無駄遣いは、老化を加速させかねません。腎気を補いながらエネルギーの浪費を防ぐことが大切です。

養生法

ネバネバ食品&塩辛い味

腎気を補うためには、山芋やオクラ、ナメコといったネバネバ食品や、塩辛い味の源である海水に関わりのあるワカメ、ノリ、ひじきなどの海草類がおすすめ。

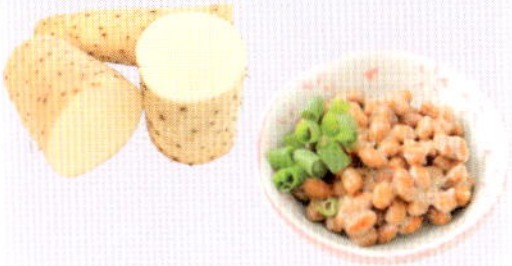

養生法

驚きと恐怖の感情に注意する

感情と五臓《ごぞう》は深く関係しており、「驚く」度合いが過ぎると、腎を傷つけ、精神が不安定になります。また、「恐れ」過ぎても腎を傷つけ、失禁などをもよおすことも。

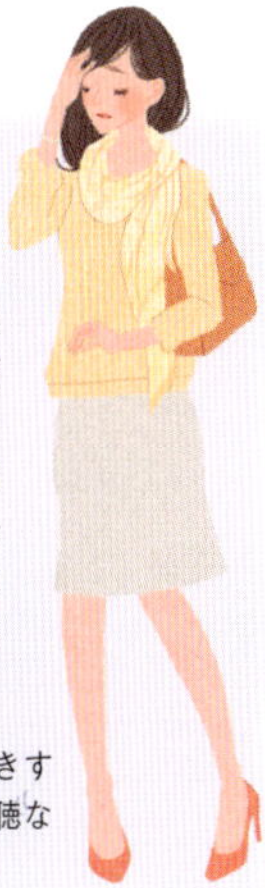

恐怖や驚きの感情が行きすぎると腎を傷つけ、難聴など耳に不調が現れます

冬の肌荒れを予防

気温が低くなる冬には、体内の血液の巡りが悪くなり、皮膚に十分な栄養が行き渡らず、肌荒れを起こすことがあります。ざらざらとしたサメ肌のような症状はその典型です。これは血液がうっ滞して、体のすみずみまで十分に送られていない瘀血《おけつ》（→P.60）の症状です。また、乾燥する秋に血虚《けっきょ》の状態となり、そのまま冬を迎えると、血虚と瘀血がダブルで肌にダメージを与えます。

養生法①

乾燥・血行対策を一緒に行う

冬の肌荒れは、乾燥対策と血行対策を一緒に行うといいでしょう。たとえば顔の場合なら、保湿性の高い化粧品を使ったうえで、マッサージを行い、血行をよくします。蒸しタオルで顔を覆い、肌の血行を促してからスキンケアをすると、さらに効果が高いでしょう。

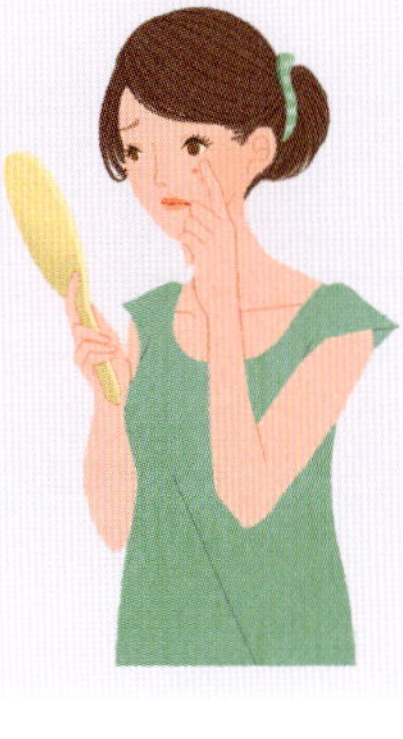

養生法②

血の巡りをよくする食材を

食事は、カラダを温める効果のある食材を摂ったり、火を通して食べるなど、体内を冷やさない工夫をします。また、血の巡りをよくする効果のある食材（黒大豆、プルーン、ニラ、タマネギ、きくらげなど）を積極的に選ぶようにしましょう。きくらげのヌルヌル成分は、肌に潤いをもたらす効果もあるといわれています。

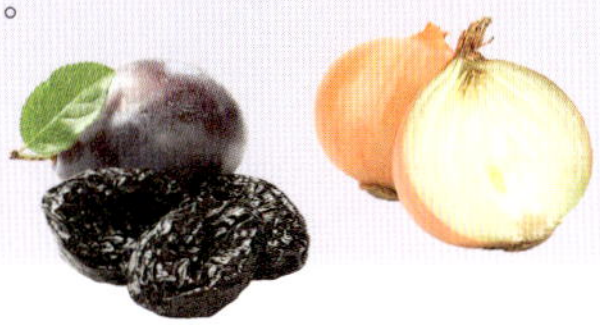

感情が過度になると病気をもたらす

五臓《ごぞう》と関係の深い7つの感情

人間には、喜《き》・怒《ど》・思《し》・悲《ひ》・憂《ゆう》・恐《きょう》・驚《きょう》という7つの感情や情志《じょうし》があるとされ、これらを七情《しちじょう》といいます。**怒りや喜びといった感情はカラダの内側から自然に生じるものですが、その感情が過度になってしまうと、臓腑を痛める原因要素である「内《ない》因《いん》」となります。**

このように精神的なものから病気になることを内傷《ないしょう》といいます。たとえば、長期間のストレスからイライラして食欲不振となり、胃潰瘍を発病する場合がありますが、これは典型的な内傷といえるでしょう。

また、それぞれの感情は、特定の臓腑に関与しており、喜は心《しん》、怒は肝《かん》、思は脾《ひ》、悲・憂は肺《はい》、恐・驚は腎《じん》に属しています。たとえば、考えすぎて胃《い》（脾）が痛い、喜びすぎて精神が興奮して眠れない……など、行きすぎた感情は臓腑へ真っ先に影響を与えます。

臓腑に影響を及ぼす過度な感情

過度の感情は臓腑を損傷させ、七情の変化は臓腑や気の機能に変化を及ぼします（左図参照）。逆にいえば、臓腑や気の機能が失調すると、感情の変化が起こりやすくなります。その場合は、感情と関連がある臓腑の働きを補う食材〈肝には酸味《さんみ》、心には苦味《くみ》、脾には甘味《かんみ》、肺には辛味《しんみ》、腎には鹹《かん》（塩）味《み》〉を意識的に摂るようにしましょう。

内因による不調は、カラダの内部から発生して徐々に進行します。たとえば、気持ちが落ち込んだ状態に乗じて外邪《がいじゃ》が侵入すると、発熱や咳などの症状が現れることもあります。内因を原因とした病気の治療には、安定した精神状態を保つための養生が重要となります。

ここがPOINT

七情＝喜・怒・思・悲・憂・恐・驚の感情

七情が過剰になると「内因」と呼ばれる病因要素となります。臓腑との関係も深く、過度の感情変化は臓腑そのものを傷つけます。

過度な感情が臓腑に与える影響

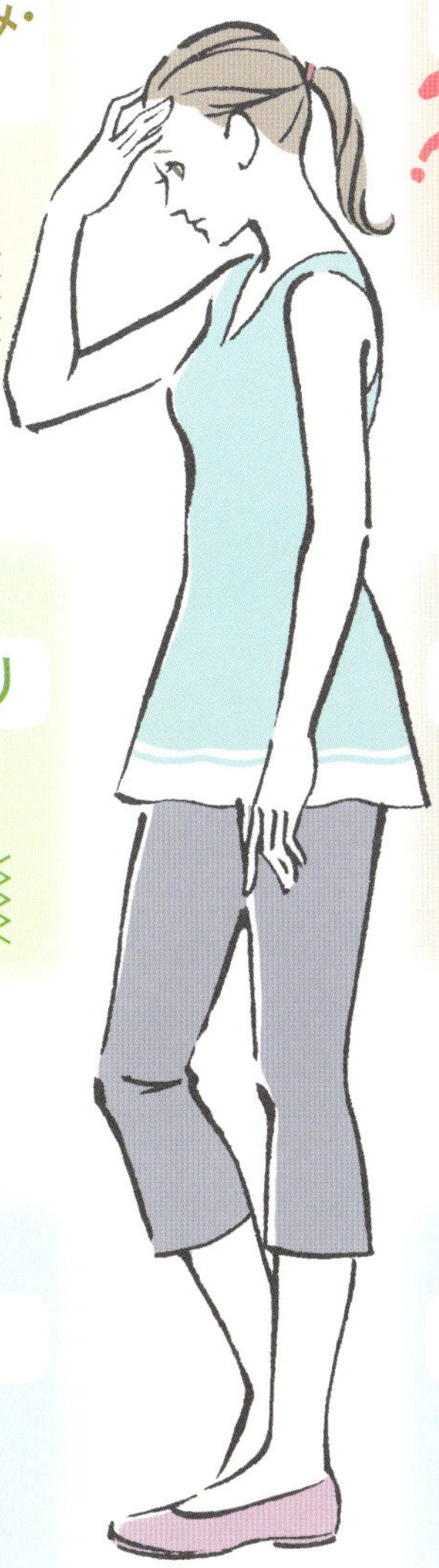

肺

過度の「悲」しみ・「憂」鬱

気が消える
↓
意気消沈、涙が出やすい

心

過度の「喜」び

気が緩む
↓
気持ちを集中できない、不眠

肝

過度の「怒」り

気が上昇する
↓
興奮、目の充血、イライラ、頭痛

脾

過度の「思」慮

気を結ぶ
↓
やる気が出ない、食欲不振

腎

過度の「驚」き

気が乱れる
↓
慌てる、混乱する

腎

過度の「恐」れ

気が下りる
↓
失禁、白髪の増加

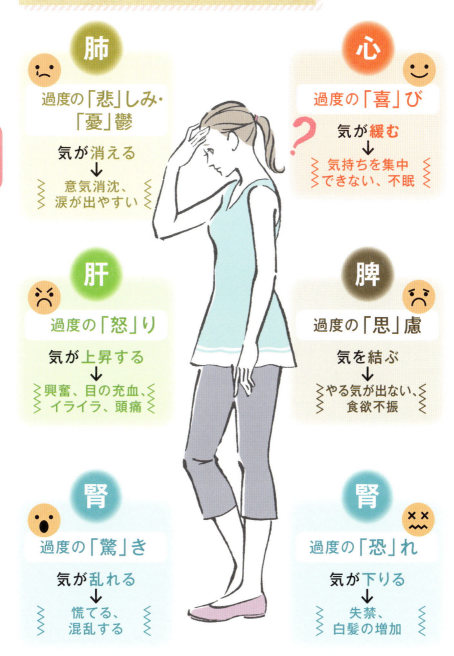

感情のケア②

イライラと鬱《うつ》を解消する「肝《かん》」の養生

ストレスダメージを最も受けやすい肝

肝（→P.40）は、西洋医学で考える代謝や解毒の働きのほか、自律神経をコントロールしており、情緒の安定を助けています。**自律神経は、日常生活において副交感神経と交感神経をうまく切り替えながら、自動的に恒常性を保っており、このバランスによって、心身は常に安定しています。**

ストレスによって肝の異常が生じると、この自律神経の働きが乱れ、「イライラする」といったココロの問題が現れます。イライラは、すなわち肝に影響を与えて、気が逆上した「気逆《きぎゃく》」の状態です。また、気が体内をうまく流れず鬱々《うつうつ》とした気分になる「気滞《きたい》」にもなります。気逆や気滞の状態が持続すると、気が枯渇し、まったくやる気《き》が起きない気虚《きょ》状態に進行します。気逆や気滞の場合は、気を巡らせることで、不調が深刻にならずにすみます。

肝の不調を改善させる日常的な養生

イライラを蓄積すると、それが怒りに変わります。怒りが常態化しているような人は、肩こりや肩甲骨のこわばり、肝と関連が深い目の周りのけいれんなど、怒りの感情が身体に現れます。このような肝の働きの異常に対する養生としては、まず**体内の悪いもの、余分なもの（邪気《じゃき》）を取り除いてから、良いもの（正《せい》気《き》）を取り入れる「OUT&INケア」をおすすめします（→P.73）。**

「INケア」にあたっては、気持ちが高ぶりやすい春は酸味《さんみ》の食材が有効です。また、この季節に芽を出すウドやフキノトウなどの苦味の食材は、陽の気の上昇に伴う肝から心《しん》への悪影響が生じないように働きます。さらに香りの強い食べ物、たとえば、香味野菜などは、気の流れをスムーズにするといわれています。

ここがPOINT

肝の不調が気の不調の原因となる場合も

肝は自律神経をつかさどるため、ストレスを受けると最初にダメージを受けます。結果、気逆や気滞など、気の病状が現れます。

肝の不調をやわらげる養生

肝の乱れに効くツボ

肝は「血《けつ》」の貯蔵にも関与しているため、肝に不調が生じると、瘀血《おけつ》や血虚《けっきょ》などの症状がみられるようになります。その場合、手足の冷えや肩や背中のこり、疼痛《とうつう》などが生じます。

養生法

ツボ押し（天柱《てんちゅう》、上天柱《じょうてんちゅう》、肝兪《かんゆ》）

背中のこりには、後頭部にある天柱や上天柱、背中の肝兪が効果的です。

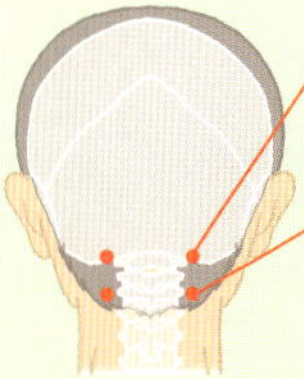

上天柱
首の後ろ、2つの筋肉が頭蓋骨につくところ

天柱
首の後ろ、筋肉の外側にあるくぼみ

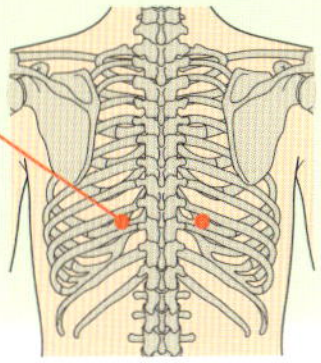

肝兪
肩甲骨の一番下の骨から指2本分下、背骨から指2本分外側の所

酸味で肝を補う

ストレスに弱い肝。バランスが乱れると怒りっぽくなります。ストレスには甘いものと考える人が多いかもしれませんが、実際は酸味のあるものがおすすめ。甘いものは酸味と合わせて摂ると◎。

養生法

酸味のある食材を摂る

肝を補う働きをもつ、酸味の食材がおすすめです。酢の物のほか、スモモやキウイなど、酸味の強いフルーツを積極的に食べましょう。フルーツビネガーを水で割って飲むのも効果的です。

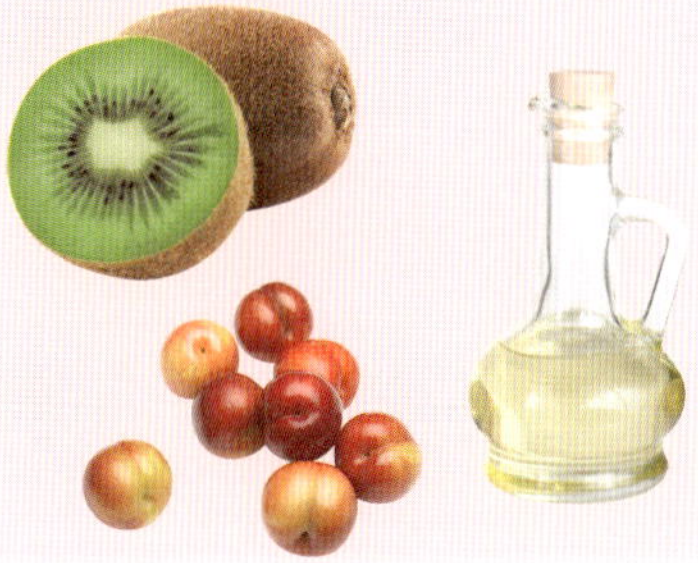

入浴によるストレスケア

ストレスで自律神経の交感神経が極度に緊張し、副交感神経とのスイッチがうまく切り替わらないと、カラダのバランスは乱れます。リラックスさせる副交感神経を優位にするには入浴が効果的。

養生法

37～40℃のお風呂に浸かる

高ぶった交感神経を静めるには、ぬるめのお風呂に20～30分入りましょう。副交感神経が働いて、筋肉が和らぎ、リラックスできます。発汗作用により、新陳代謝も活発になります。

好みのアロマオイルを入れるのもおすすめです

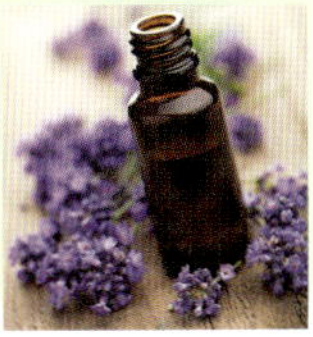

気の高ぶりを抑える食材

冬から春への季節の変わり目は陽気が増加し、あふれる気の高ぶりに心身がついていけず、気の巡りが悪くなります。肝の高ぶりを抑えるには、気をスムーズに流す香りの強い食べ物がよいでしょう。

養生法

香りの野菜、柑橘類を摂る

三つ葉、春菊などの香味野菜やゆず、かぼすといった柑橘類が気の巡りを整えます。

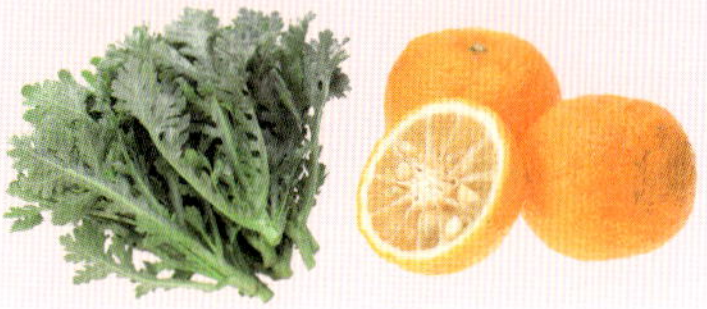

感情のケア③

ストレス耐性を高める「心《しん》」「肺《はい》」の養生

肝《かん》からの影響を受けた心と肺の不調

ストレスは自律神経や情緒のコントロールをになう肝に、まず悪影響を及ぼします。 肝がストレスを受け続けると、次第に「動悸《どうき》がする」「のどがイガイガする」といった自覚症状が現れます。動悸は、血の循環を担っている心に不調があるときのサインです。また、のどのイガイガは、呼吸や水の代謝に関係している肺《はい》が不調のために生じます。つまり、「ストレスによって肝が不調となる→心と肺の働きが低下」という、不調の連鎖が生じている状態です。

この状態を東洋医学では、「相生《そうせい》と相剋《そうこく》」（→P.30）の関係で説明しています。たとえば、肝と心は「相生」の関係にあり、肝は心に血を送り、その働きを増強する「アクセル」の役割を果たしています。一方、心と肺は「相克」の関係で、心は肺の宣発《せんぱつ》・粛降《しゅくこう》の働きを抑制する「ブレーキ」の役割をします。**わかりやすく自動車などにたとえていえば、アクセルが壊れても、ブレーキが壊れても、車は暴走するということです。**

このように、心と肺は、肝の不調の影響を受けやすい臓といえます。心の不調は、動悸など血液循環の不調による症状のほかに、精神面や感情面の異常をもたらします。また、心そのものがストレスの影響を直接受けることもあります。肺の不調は咳やくしゃみ、鼻づまりなどの症状を引き起こすことがあります。

心と肺の不調を改善する日常的な食養生

心のストレス耐性を高めるのは苦味の食材です。フキ、ニガウリ、アロエなどが当てはまります。ただ、苦味食材で心が活性化すると、今度は肺を傷つけます。**心と肺を同時に補うなら、苦味と辛味食材をともに食べると良いでしょう。** 辛味食材はショウガ、唐辛子、ワサビなどがあります。

ここがPOINT

肝のストレスは心、肺に波及する

ストレスは肝から心、肺に伝わります。心のストレス不調の症状は動悸や不眠など、肺は咳やのどのつまり感、さらに便秘などです。

心の不調をやわらげる養生

心の不調に効くツボ

心がストレスによって不調になると、血が巡りにくくなり、動悸や心拍異常、高血圧といった不調が生じます。

養生法

神門《しんもん》

ココロを落ち着け、不眠にも効果的。膻《だん》中《ちゅう》（→P.131）も心気を補う。

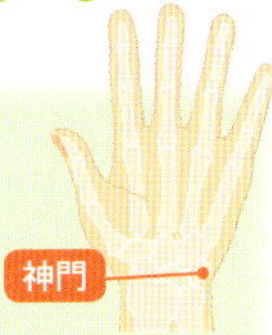

手のひら側。手首のしわの小指側の端

不眠症に効くツボ

眠りが浅い、夢を見やすい、少々の物音で起きてしまう……。このような症状は、心がになう睡眠リズムの調整が不調になっているためです。

養生法

失眠《しつみん》

足のかかとにある失眠は、不眠に効くツボ。

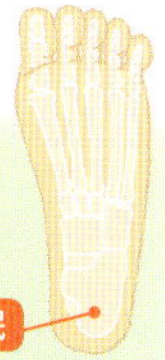

足の裏面で、かかとのちょうど中央部分を強く押す

気逆を改善する食材

心がストレスによってダメージを受けると、物事に驚きやすい、動悸がする、手汗をかきやすいといった「神経過敏」な症状が見られます。これは、気が下から上へ逆流した状態（気《き》逆《ぎゃく》）によるものと考えられます。

養生法

カルシウムを含む食材

神経過敏な状態には、カルシウムを多く含む小魚などを摂るとよいでしょう。またシナモンは気逆の症状に効果があります。

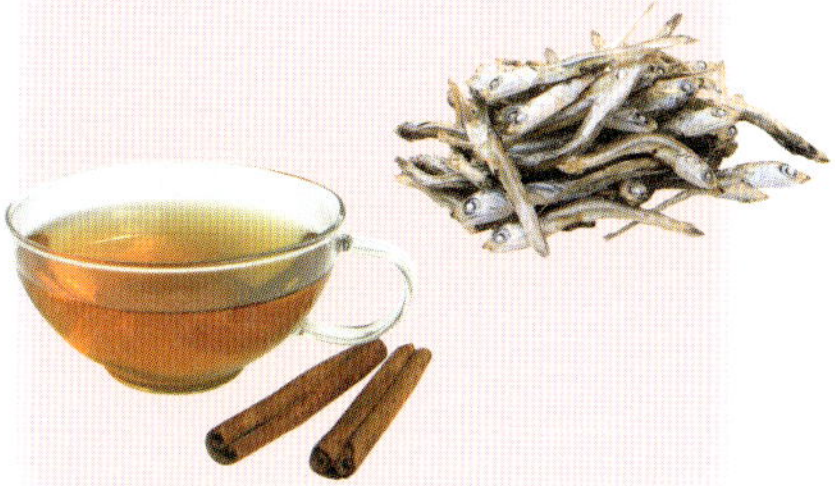

肺の不調をやわらげる養生

肺の不調に効くツボ

秋は「燥《そう》」の季節。肺や皮膚が乾燥しやすくなります。カラダを内側から潤わせることで、皮膚の乾燥やかゆみ、口の渇きなども解消されます。

養生法

天突《てんとつ》

肺の不調に効くツボは、咳やのどの痛みに効果的な天突。ほか呼吸が苦しい時に有効なのは尺沢《しゃくたく》（→P.127）です。

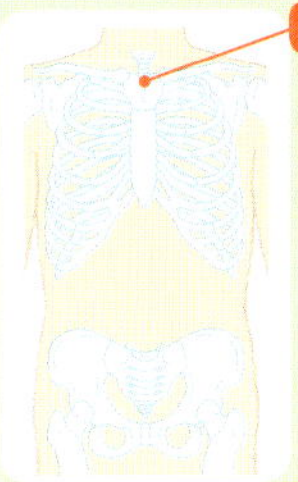

鎖骨と鎖骨の間のくぼみ。斜め下に向かって押す

肺を補う食材

カゼをひいているわけでもないのに、のどがイガイガする、咳が止まらないなどの症状は、肺の不調が原因。肺を補う食材を摂りましょう。

養生法

ハチミツ

気を全身に巡らせる肺。強いストレスを感じると気の運行が滞ります。ハチミツは肺を潤し、不調を改善します。ほか、梨やカリン、ギンナンなども肺に良いとされます。

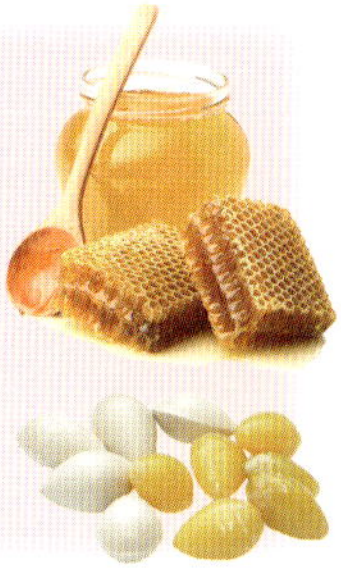

気《き》を巡らせるための「運動」の養生《ようじょう》

運動の養生は中庸《ちゅうよう》の精神が大切

中国の古典には、「カラダを動かさないと気は流れず、気が流れないと邪気《じゃき》が停滞する」と書かれています。**休養や食事、睡眠によって気を補ったとしても、それをうまく体内で巡らせることができないと、気滞《きたい》や瘀血《おけつ》などの不調が生じます。**

疲れたときには、睡眠で十分に気を補ったあと、気を巡らせるために運動するのがおすすめです。家の中でできるストレッチやラジオ体操から始めてみてもいいでしょう。

運動の養生では、年齢や体調に合った方法でカラダを動かすことが重要です。**つらくなったら休憩するなど、中庸《ちゅうよう》（ほどほど）を意識し、無理しすぎないようにしましょう。**

カラダを動かすとエネルギーが消費されます。つまり、運動をするにも気（エネルギー）が必要だということです。しかし、加齢によって、体内の気の量は減っていきますので、運動を行う際には、エネルギーを余計に減らさないように注意することが重要です。

健康のための運動が、かえって気をすり減らして気虚《ききょ》となり、老化を早めてしまうという逆効果にならないようにしましょう。

自分に適した運動負荷＆心拍数で

どのような運動も、①激しすぎず、②汗をかきながら、③続けられる程度に行う、のが目安となります。運動習慣がない人は、テニスやランニングなど激しいスポーツを突然始めるのではなく、まずは簡単な運動、たとえばウォーキングやラジオ体操などから始めるといいでしょう。朝晩の散歩も十分な運動です。徐々に大きな負荷のある運動へと種類を変えていくと飽きずに運動を続けられます。

また、運動の際には、心拍数を意識しましょう。運動をすると、心臓

ここがPOINT

気を巡らせて発散する運動効果

養生のひとつである運動は気を巡らせる効果があります。また、発汗や血流を促すため、体内の老廃物を排出しやすくします。

ほどよい運動量のめやす

Q1 どのような運動がよいか？

- 激しすぎないもの
- 汗をかきながらできる
- 続けてできる程度のもの

Q2 運動する場所は？

精神的にリラックスでき、呼吸が気持ちよく行える場所だと、自律神経も安定します。熱中症にならないためにも、湿度や室温が適当な場所を選びましょう。

Q3 どのくらい運動すればいいのか？

運動強度は、カラダを安静にしているレベル「0%」から、心臓がバクバクして限界に達する状態の「100%」までを示します。あまり運動に慣れていない人や肥満の人、高齢者の場合は、まずは「50%」（楽なレベル）や「60%」（やや楽なレベル）の運動強度で始めましょう。

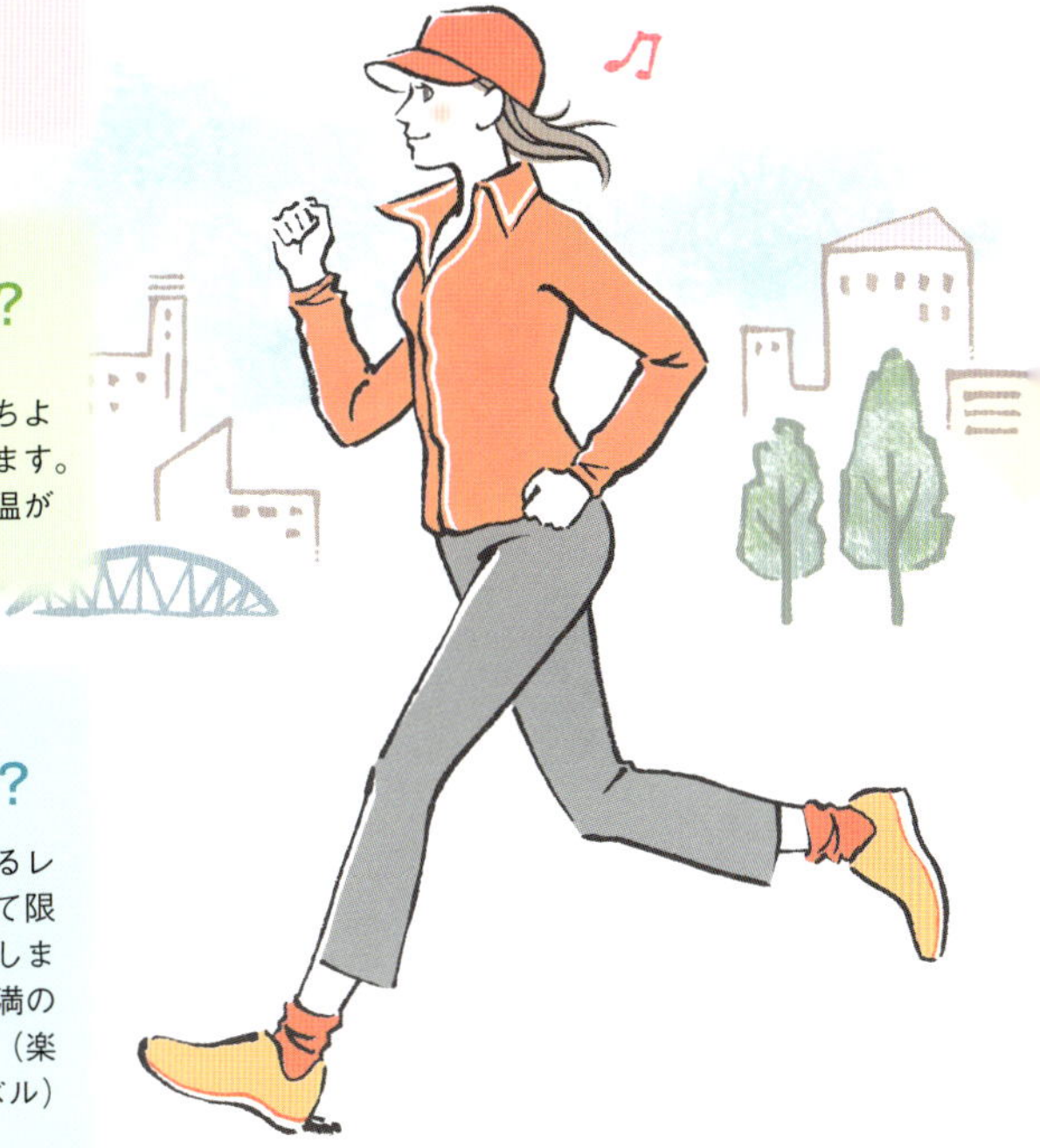

軽いジョギングのほか、ラジオ体操や犬の散歩、ウォーキングなども適した運動です

がドキドキしますが、筋肉を動かすために酸素が必要なため、運動が激しくなるほど、心臓が心拍数を上げて酸素を送り込もうとします。持病や年代によって適切な心拍数があるので、適した数値を医師やスポーツクラブの専門家に相談するとよいでしょう。心拍測定器付き腕時計を利用し、過度な負担にならないようにすることをおすすめします。

まずは週1回でも「規則正しい運動」が基本

運動はどのくらいの頻度で行ったらいいのでしょうか。理想的な運動養生は、毎日、ウォーキングなどの軽い運動を、汗をじわっとかいて爽快だと感じる程度行うことです。「毎日運動するのは、時間的にも体力的にも厳しい」という人は、まず週1回で始めてみて下さい。規則正しい運動が、徐々に体調管理に効果を発揮してくることを実感できるでしょう。

気《き》を蓄えるための「睡眠」の養生《ようじょう》

大人は眠るのにも体力が要る

加齢とともに、眠りに関わる不調が増えてきます。「長く寝られない」「寝つきが悪い」「熟睡感が得られない」――。実は眠るためにも体力が必要で、子どもが長時間寝続けられるのも体力があるからです。

加齢により体内の気が減ってくると、寝るためのエネルギーも不足します。たとえば、高齢者は早起きと言われるのも、気の不足により長時間眠り続けることができなくなっていることの現れです。

中国の古典『黄帝内経《こうていだいけい》（素問《そもん》）』にも「年を取ると気血《きけつ》、特に気が衰えるため、夜はよく眠れなくなる」といった内容が書かれています。また、50歳以降は、加齢によって気が不足しがちなところに、眠れないことで、気を蓄えるチャンスさえも失ってしまいます。

おすすめなのは、日中の30分以内の短い時間に〝ちょこっと寝〟を行うこと。疲労回復と気のチャージに効果的です。

睡眠不足により気をすり減らす

老化にはまだ早い年齢であっても、日ごろから睡眠不足であったり、仕事が忙しすぎたりして、過度なストレスがかかる環境にいる場合は、気を余計にすり減らしているため、実年齢よりも早く、老化が進んでいるかもしれません。

寝つきの悪さや、布団に入っても頭が冴えている感じを覚えたら、自律神経（交感神経と副交感神経）のバランスが崩れている可能性があります。その場合は、寝る1時間前くらいからリラックスした状態を作る工夫を。携帯電話、パソコンやテレビなどの使用は控え、室内の照明を落として静かな音楽をかけるなど、副交感神経が優位な状態になるように環境を整えましょう。

ここがPOINT

睡眠障害は気の不足が原因

熟睡するためには、エネルギーとなる気が必要です。不眠になると気の生成が衰えて、さらに気が不足し、悪循環となります。

気を巡らせるためのよりよい睡眠

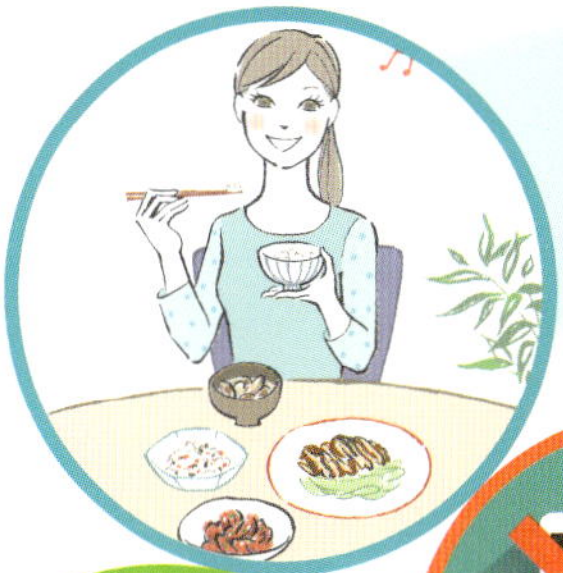

1 睡眠3時間前までに食事を終わらせる

寝る直前に食事をすると、寝ている間も胃腸が働くことになって、安眠の妨げになるので、気をつけましょう。

2 テレビやスマホなど電子機器の使用を控える

最近はスマートフォンなどを見ながら就寝する人も多いですが、交感神経が優位になって神経が高ぶるため、寝つきが悪くなってしまいます。

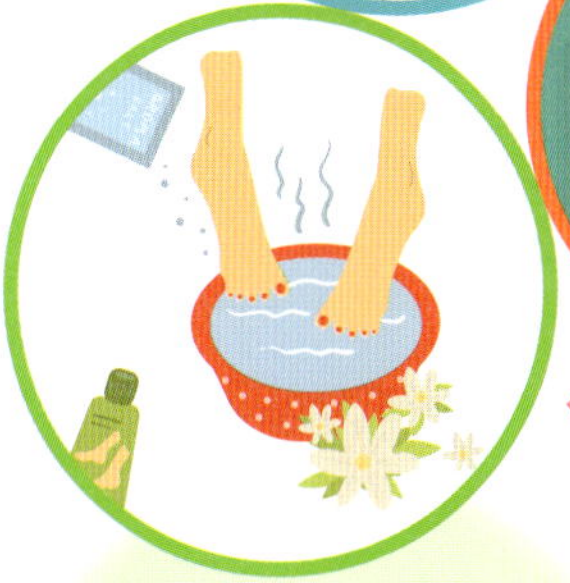

3 風呂や足湯などでカラダを温める

カラダの熱が冷めていく際に眠気が生じます。入浴時間がない場合は、足湯などで温めることも有効です。

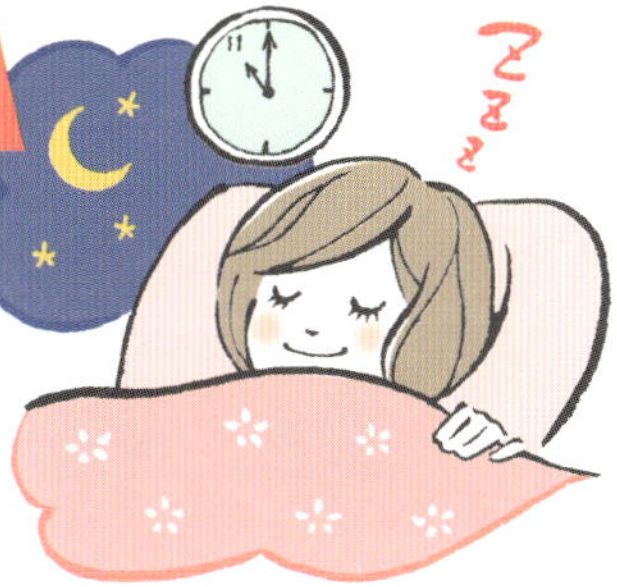

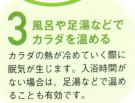

就寝1時間前からは間接照明やゆったりした音楽で、副交感神経を優位にしていきましょう。質の良い睡眠をとると、朝の目覚めが違います

カラダを温め、食事に気をつける

睡眠が不調の場合は、気だけでなく、血も不足している可能性があります。この場合、カラダが冷えていることも多いのが特徴です。

眠気はカラダの熱が手足から放散されるときに生じるので、体内に逃げる熱がないと、眠気が起きません。寝る前に入浴したり、時間がない場合は足浴や手を温めるなど、カラダの末端を温かくしたりして、体内に「逃げるための熱」を準備しておきましょう。

また、夕食は軽めにして、消化する時間を十分に取ってから寝るようにしましょう。寝る直前に食事をすると、睡眠中にも胃腸が働くことになるため、熟睡できず、朝起きても食欲がなく、疲れやすくなってしまうので要注意です。

column

日常におけるセルフケアQ&A

Q お酒は飲まないほうがいい？

A 適量のお酒は気・血の巡りがよくなると考えられています。

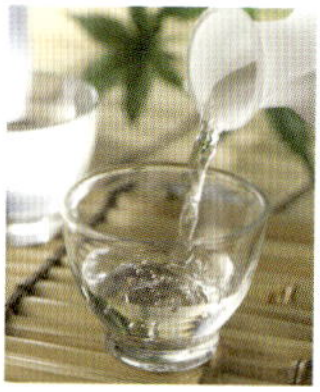

お酒を飲み過ぎると、むくみなど水毒症状が出たり、カラダが熱でほてったりします

「酒は百薬の長」ということわざがあるように、適度のお酒はアルコールが血管を広げ、血行をよくするため、カラダが温まります。また、緊張感をやわらげ、陽気な気分にもします。東洋医学的には血と気の巡りがよくなった状態です。古い文献を読むと、八味丸《はちみがん》（腰痛や頻尿に処方）、当帰四逆加呉茱萸生姜湯《とうきしぎゃくかごしゅゆしょうきょうとう》（冷えなどに処方）など、「水と酒で煎じて服用する」というふうに指示された漢方薬さえあります。現代ではそういった処方は行いませんが、適量の飲酒は健康にも良いと考えられています。

Q 就寝中のこむら返りをケアできる？

A ミネラル分の多い食事とお風呂が効果的です。

ふくらはぎの腓腹筋《ひふくきん》が痙攣《けいれん》を起こして激痛に見舞われるのがこむらがえり。こうした突然の筋肉収縮は、ふくらはぎだけでなく、手足の指、肩などの筋肉にも生じます。原因として血行不良、筋肉の疲労、あるいはミネラルの不足が指摘されていますが、他の病気や薬物によっても出現することがあります。東洋医学的には「血の質、量」が低下した血虚《けっきょ》の状態で現れる症状とされます。お風呂で足浴をして温める、ストレッチをするなどのセルフケアで、血の巡りを促し、スポーツドリンクや野菜、果物でミネラルを補給しましょう。

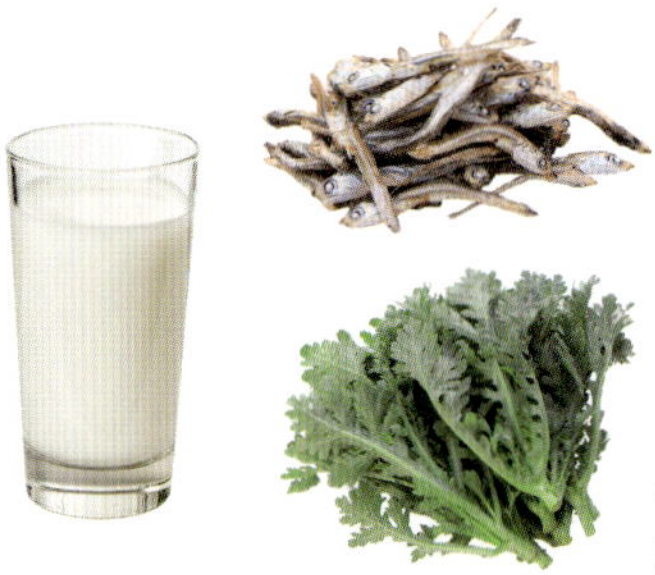

牛乳や小魚、野菜などはミネラルが豊富な食材。積極的に食事に取り入れましょう

漢方薬と
食養生でケアする

第4章

漢方治療で セルフケア

体質や老化の度合いなど、自分の状態を理解したら、
漢方的なセルフケアを実践してみましょう。
まずは、漢方薬による治療のメカニズムと、
食養生の具体的な方法を紹介します。
自分で取り組みやすいのは、食材の特徴を生かした食養生。
カラダの状態によって、市販の漢方薬も組み込んでいくと、
自身の弱点を上手にカバーすることができます。

漢方治療の基本

漢方《かんぽう》治療《ちりょう》ってなに？

ここがPOINT

生薬の薬効を用い、自然治癒力を高める

自然由来の動・植物を加工した生薬、それらを組み合わせたものが漢方薬です。自然治癒力を高め、全身のバランスを整える働きをもちます。

漢方薬による治療で自然治癒力を高める

漢方薬とは、自然界にある植物や鉱石といった素材で作られた生薬《しょうやく》（→P.92）を、一定の割合で配合した薬のことです。これらを使った漢方治療は、「自然《しぜん》治癒力《ちゆりょく》、病気に対する抵抗力《ていこうりょく》・免疫力《めんえきりょく》を引き出す」ことに主眼《しゅがん》をおいています。つまり、**漢方治療とは、西洋医学のように細菌やウイルスを直接殺すことを目的にするのではなく、自然治癒力を向上させ、菌などに対抗できるカラダを作ることを治療目的に考えています。**

たとえば、インフルエンザが流行している時期に、補中益気湯《ほちゅうえっきとう》という漢方薬を患者さんに処方することがありますが、これには免疫力を高める人参（朝鮮人参《ちょうせんにんじん》）や黄耆《おうぎ》といった生薬が含まれています。特定のウイルスを消滅させるのではなく、体内の免疫力を高めることで、ウイルスをはね除け、感染させないようにするのです。

漢方薬がカラダに効くしくみ

漢方薬は通常、複数の生薬を配合しており、生薬を単体で使用、あるいは2種類のみを配合することは、あまりありません。たとえば、先ほどの補中益気湯は、8～10種類もの生薬を配合しています。**生薬には、それぞれの特性、作用、副作用がありますが、作用を強める生薬や、毒性や副作用を弱める生薬など、複数の生薬を配合することによって、生薬を単体で用いるときより効き目が高まるように配合されています。**この「配合の法則」は、二千年以上にわたる臨床経験を通じて発見されてきたもので、現在は副作用の少ない、有効な漢方薬のみが使用されています。

漢方薬を服用すると、生薬の成分は胃腸で消化吸収されます。生薬は異なった5つの味（酸《さん》、苦《く》、甘《かん》、辛《しん》、鹹《かん》）をもっており、それぞれ味によ

漢方薬が効くメカニズム

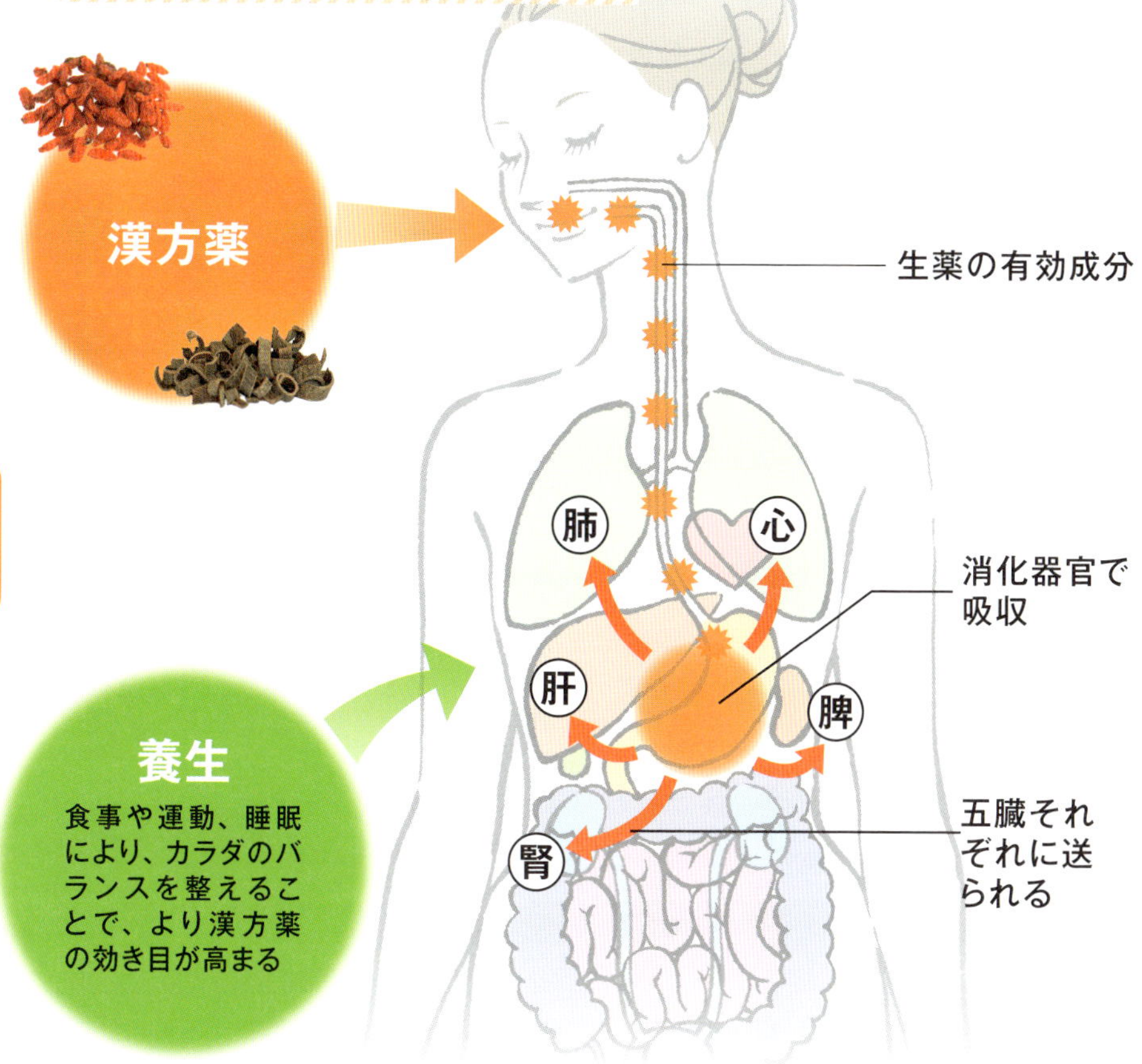

漢方薬
養生
食事や運動、睡眠により、カラダのバランスを整えることで、より漢方薬の効き目が高まる
生薬の有効成分
肺
心
消化器官で吸収
肝
脾
腎
五臓それぞれに送られる

って作用する部位が異なります。たとえば、酸味《さんみ》は肝《かん》、苦味《くみ》は心《しん》というように、経絡《けいらく》（→P.118）を通じて、関係のある五臓へと到達すると考えられています。

漢方薬と養生が漢方治療のポイント

せっかく漢方薬を処方しても、生薬の薬効を吸収する消化器官の働きが低下してしまうと、その効果をカラダに十分取り込むことはできません。**漢方薬を服用する際には、同時に「漢方薬が効くカラダ作り」を心がけることが大切です。**

暴飲暴食、偏食（同じ物ばかり食べる）、冷たいものを摂りすぎるといった行為を避け、常日頃、胃腸がベストな状態で働くように食養生を心がけることが大切です。また、日常生活における養生《ようじょう》（休養、運動、睡眠）によって、気《き》・血《けつ》・水《すい》のバランスを整えることも重要です。

生薬①

自然素材を用いた生薬《しょうやく》の効能

ここがPOINT

生薬には五味と五性がある

薬理効果のある自然物が、生薬です。カラダを温めたり、冷やしたりする作用のほか、生薬の味によっても、それぞれ効能が異なります。

薬理効果《やくりこうか》がある自然物が「生薬」

生薬の多くは植物で、茎や葉、根、花、種子、果実など、あらゆる部位が使われます。貝殻や鉱物、キノコ、昆虫、動物の皮や骨なども原料のひとつです。これらを乾燥させ、細かく砕き、粉末にして用います。有害な部分を取り除く場合もありますが、保存のために蒸したり、乾燥させたりするくらいで、素材の性質はそのまま生かしています。長い年月のなかから、薬理効果《やくりこうか》があると判明しているものだけが、「生薬」として利用されています。

生薬のもつ性質と味の作用

すべての生薬はそれぞれ基本的な性質をもっていますが、代表的なものが五性《ごせい》と五味《ごみ》です。**五性は「カラダを冷やすか、温めるか」という生薬の性質のことで、寒《かん》、涼《りょう》、平《へい》、温《おん》、熱《ねつ》の5つに分類します。**冷えを治療する場合は温《おん》・熱《ねつ》性《せい》の生薬を、熱を生じていれば寒《かん》・涼《りょう》性の生薬を処方します。

五味は、生薬の味を酸《さん》、苦《く》、甘《かん》、辛《しん》、鹹《かん》に分類しています。それぞれの味は、「薬の味」を示すだけでなく、その効能についてもさしており、たとえば甘《かん》は、血《けつ》を補う効果があり、筋肉の緊張をゆるめます。苦《く》はカラダの余分な水《すい》を除去するため、むくみがあるときに用います。また、五味は、決まった臓腑に関連しており(左記)、たとえば「酸」の生薬は「肝《かん》・胆《たん》」に作用し、イライラや怒りっぽさといった症状を緩和します。

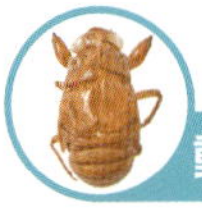

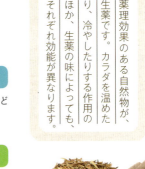

動物性生薬

セミの抜け殻(蝉退《せんたい》)、阿膠《あきょう》など

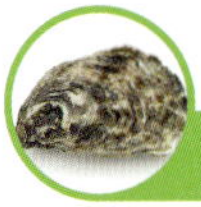

鉱物性生薬

カキ殻(牡蛎《ぼれい》)、ほ乳類の化石(竜骨《りゅうこつ》)、石膏など

植物性生薬

花、根、果実、樹皮、葉や茎など使用部位はさまざま

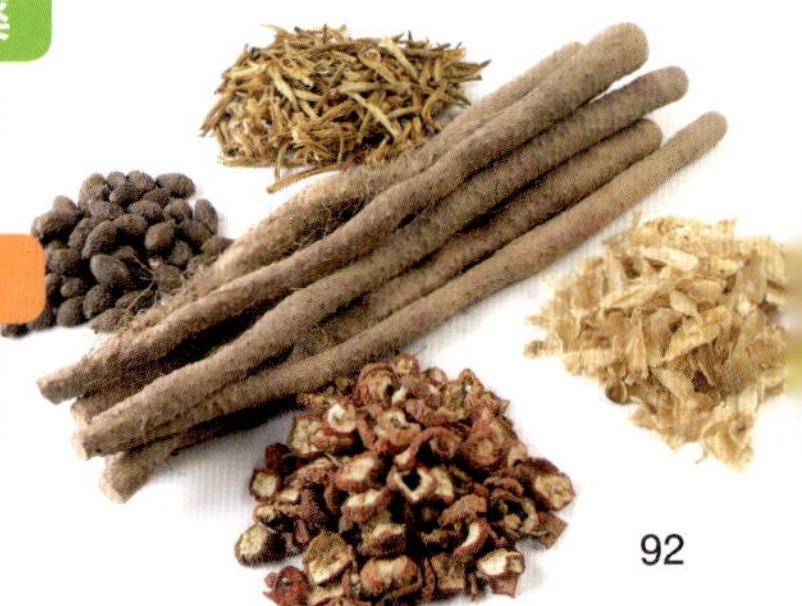

カラダを温める作用と冷やす作用（五性）

五性	特徴	生薬	使用対象
熱《ねつ》	カラダを温める性質が最も強い。発汗を促し、興奮したりすることもある。	乾姜《かんきょう》、呉茱萸《ごしゅゆ》、山椒《さんしょう》、附子《ぶし》	冷え性体質、気虚《ききょ》や血虚《けっきょ》体質、寒邪《かんじゃ》におそわれた際などに用いると、カラダが温まり、気《き》・血《けつ》の巡りがよくなる。
温《おん》	熱性より弱いが温める性質をもつ。カラダをゆるやかに活発化させる。	陳皮《ちんぴ》、当帰《とうき》、人参《にんじん》、麻黄《まおう》、大棗《たいそう》、細辛《さいしん》	
平《へい》	温めることも冷やすこともない。穏やかな性質。	甘草《かんぞう》、桃仁《とうにん》、茯苓《ぶくりょう》	カラダの寒熱《かんねつ》に作用しない性質。さまざまな症状に使うことができる。
涼《りょう》	寒性よりは控えめだが、冷やす性質。カラダの熱を鎮める作用がある。	葛根《かっこん》、芍薬《しゃくやく》、薄荷《はっか》	ほてりやのぼせといった症状、頭に血が上がった血熱《けつねつ》、熱邪《ねつじゃ》におそわれたときなどに用いると、カラダが軽くなる。
寒《かん》	カラダを冷やす性質が最も強い。水を補い、炎症を沈め、毒を排泄する。	柴胡《さいこ》、麦門冬《ばくもんどう》、黄連《おうれん》、黄芩《おうごん》、石膏《せっこう》、山梔子《さんしし》	

生薬の味が示す5つの効果（五味）

五味	臓腑	効果の特徴	生薬	デメリット
酸《さん》（すっぱい）	肝《かん》／胆《たん》	・イライラや怒りっぽさ、憂うつなどを改善。 ・引き締める作用がある。汗、鼻水、血などを必要以上に排出させない。	山茱萸《さんしゅゆ》、五味子《ごみし》、烏梅《うばい》	過剰な摂取によって胃を弱め、筋肉を委縮させる。
苦《く》（にがい）	心《しん》／小腸《しょうちょう》	・カラダの余分なものを除去する作用がある。熱を冷ましたり、水を排出したりする。 ・心など循環器の働きを良くし、精神の高ぶりを抑える。	黄連《おうれん》、苦参《くじん》、山梔子《さんしし》	過剰な摂取によって、胃腸の調子を低下させる。
甘《かん》（あまい）	脾《ひ》／胃《い》	・血を補い、筋肉の緊張を緩める。痛みを取る作用もある。 ・滋養強壮作用があり、消化器の働きを改善する。	甘草《かんぞう》、人参《にんじん》、大棗《たいそう》、山薬《さんやく》	過剰な摂取によって、胃腸の働きを弱め、骨を弱める。
辛《しん》（からい）	肺《はい》／大腸《だいちょう》	・発汗解熱《はっかんげねつ》作用があり、滞った気・血の巡りを良くする働きがある。 ・カゼの初期症状（鼻水、くしゃみ）などに効果がある。	生姜《しょうきょう》、桂皮《けいひ》、細辛《さいしん》、薄荷《はっか》、牛蒡子《ごぼうし》	過剰な摂取により、熱を生じ、精気を消耗する。
鹹《かん》（しおからい）	腎《じん》／膀胱《ぼうこう》	・泌尿器《ひにょうき》、生殖器官《せいしょくきかん》の働きを良くする。 ・新陳代謝を高め、便秘解消効果もある。	牡蛎《ぼれい》、亀板《きばん》	過剰な摂取により、血の巡りが悪くなる。

神戸中医学研究会／『中医臨床のための中薬学』（医歯薬出版,1992）

生薬②

漢方薬《かんぽうやく》と生薬《しょうやく》の構造

漢方薬は2～10種の生薬で構成される

漢方薬は2～10種の生薬を配合して作られます。これらの生薬は上薬《じょうやく》、中薬《ちゅうやく》、下薬《げやく》（または上品《じょうほん》、中品《ちゅうほん》、下品《げほん》）という3段階に分かれており、これを三品分類《さんぴんぶんるい》といいます。

上薬は作用が穏やかで長期間の服用でも副作用がほとんどない上質の生薬です。即効性はありませんが、毎日服用することで体質を改善し、体力を増強、全身の調子を整えることができます。

中薬は上薬に属する生薬を助け、カラダの抵抗力を養う働きももっています。上薬より作用が強いわりに、副作用も少なく、病気の進行をせき止め、新陳代謝を活発にします。

下薬は作用が強く、即効性もありますが、その効き目の鋭さから副作用を伴うことがあります。服用の量や期間に注意が必要な生薬です。

このように効果と毒性がそれぞれ異なるため、処方全体に工夫をこらす必要があります。作用の強いものと穏やかなものを合わせて配合し、ひとつの「漢方薬」として組み合わせることで、生薬の効果の偏りを調整し、副作用を抑え、それぞれの薬効を最大限に引き出すのです。

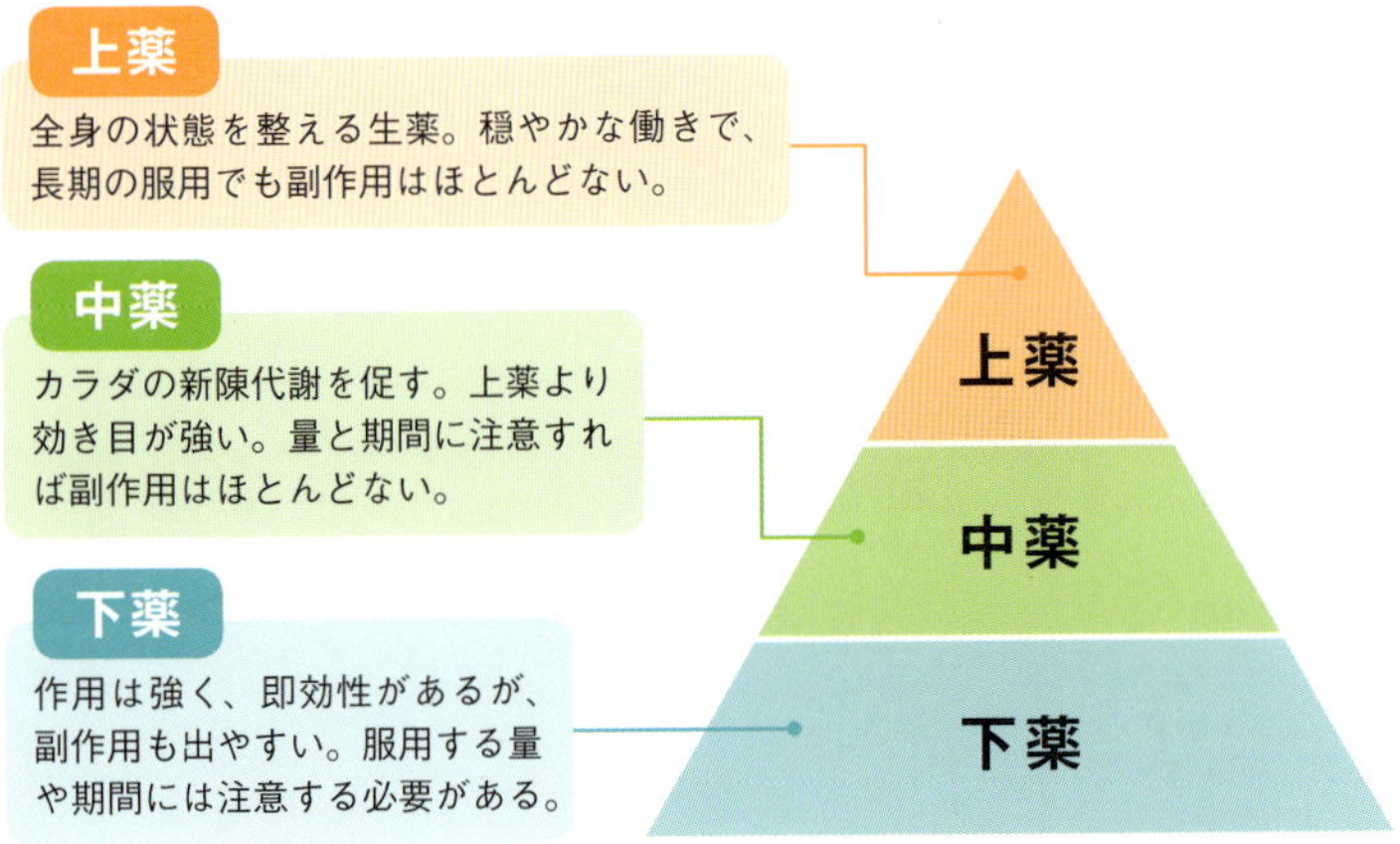

上薬
全身の状態を整える生薬。穏やかな働きで、長期の服用でも副作用はほとんどない。
中薬
カラダの新陳代謝を促す。上薬より効き目が強い。量と期間に注意すれば副作用はほとんどない。
下薬
作用は強く、即効性があるが、副作用も出やすい。服用する量や期間には注意する必要がある。
上薬
中薬
下薬

ここがPOINT

生薬の組み合わせで、副作用を抑える

漢方薬に副作用が少ないのは、生薬の配合ルール「君臣佐使」により、毒性を抑え、かつ薬効を高めるしくみがあるからです。

漢方薬を組み立てるルールは〝君臣佐使〟

漢方薬の処方は、中心となる重要な生薬（君薬《くんやく》）と、その作用を補助

生薬の効能を引き出す君臣佐使

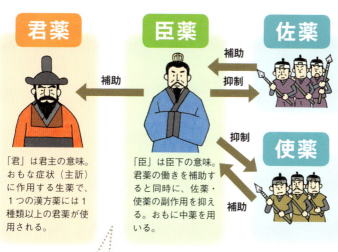

君薬

「君」は君主の意味。おもな症状（主訴）に作用する生薬で、１つの漢方薬には１種類以上の君薬が使用される。

臣薬

「臣」は臣下の意味。君薬の働きを補助すると同時に、佐薬・使薬の副作用を抑える。おもに中薬を用いる。

臣薬 →（補助）→ 君薬
臣薬 →（抑制）→ 佐薬
佐薬 →（補助）→ 臣薬
臣薬 →（抑制）→ 使薬
使薬 →（補助）→ 臣薬

佐薬

「佐」は助けるという意味。他の薬の副作用を抑え、漢方薬全体のバランスを保つ。おもに下薬を用いる。

使薬

漢方薬を調和させる効果をもち、不調のある臓腑《ぞうふ》へ効果を導く牽引役。おもに下薬を使用する。

「君臣佐使」の具体例

※カゼの代表薬「麻黄湯（まおうとう）」の場合

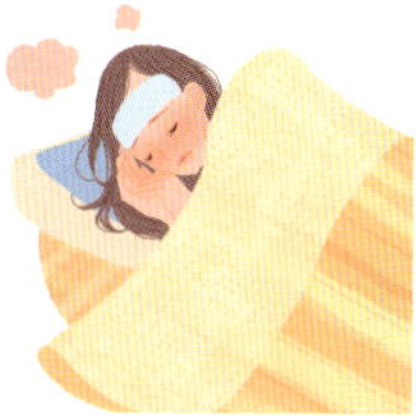

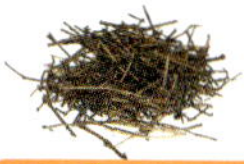

君薬

生薬は「麻黄《まおう》」。発汗作用があり風邪を除く。咳・喘息を抑える。

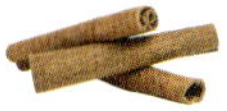

臣薬

生薬は「桂枝《けいし》」。麻黄のもつ発汗作用を補助し、増強する。

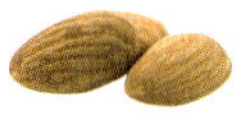

佐薬

生薬は「杏仁《きょうにん》」。君薬の麻黄を補助し、咳と呼吸困難を鎮める。

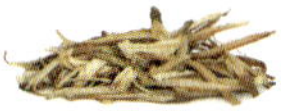

使薬

生薬は「甘草《かんぞう》」。各生薬の働きを調和させ、病邪に働きかける。

し、君薬が十分薬効を発揮できるようにする生薬（臣《しん》・佐《さ》・使薬《しやく》）で構成されています。この配合のルールを「君臣佐使《くんしんさし》」といいます。

君とは君薬（主薬ともいう）であり、病気の原因や症状に対して、おもな治療効果を発揮する薬です。１つの漢方薬には、１種類以上の君薬が必要です。おもに上薬を用います。

臣は臣薬《しんやく》で、君主となる君薬を補助し、その薬効を強めるように働きます。また、佐薬《さやく》と使薬《しやく》を抑制し、副作用などが生じないように作用します。おもに中薬を用います。

佐薬は君薬を補助し、作用の強すぎる生薬を抑える働きがあります。そして、使薬は、実際の病巣《びょうそう》や病邪《びょうじゃ》（外から侵入するものと、体内でできる病理産物）に働きかけ、各生薬の働きを調和させる役目ももちます。佐薬と使薬には、原則として下薬が用いられます。

生薬図鑑①

生薬《しょうやく》～寒《かん》・涼《りょう》性《せい》～

カラダを冷やす性質がある寒・涼性の生薬には、カラダの熱を取る作用のほか、鎮静、解毒、利尿作用などがあります。

寒・涼性

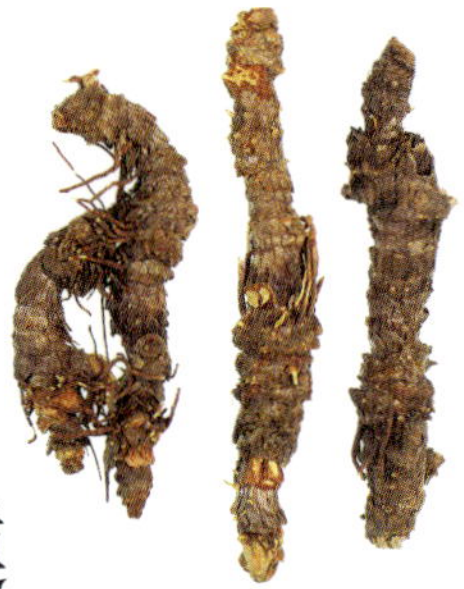

水

黄連《おうれん》

キンポウゲ科オウレンの根茎と根

効能 熱を冷まし、カラダを潤わせる働きがある。胃腸を補い、鎮痛、下痢止めの作用がある。胸苦しさ、動悸、腹痛、嘔吐、下痢にも効果的。

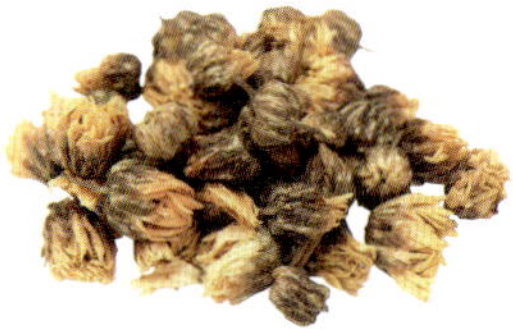

菊花《きくか》

キク科のキク、シマカンギクの頭花

効能 かすみ目を改善する。風邪《ふうじゃ》・熱邪《ねつじゃ》を排除する作用があり、カゼの際にも用いられる。

麦門冬《ばくもんどう》

ユリ科ジャノヒゲの塊根《かいこん》

効能 水不足による乾燥を潤わせる作用があり、咳や痰、口の渇きなどの治療に用いる。ほか、抗炎症、抗アレルギー作用もある。

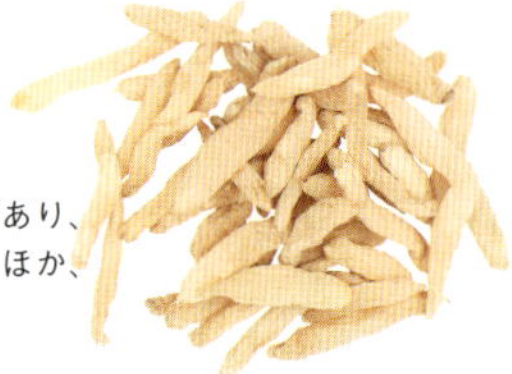

血　水

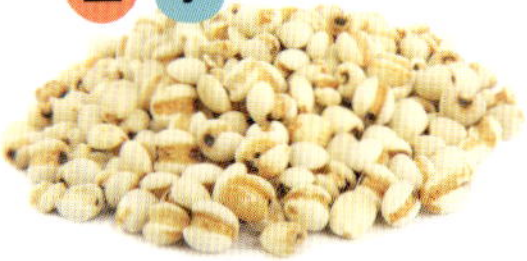

薏苡仁《よくいにん》

ハト麦の外殻を除いた種子

効能 利尿作用があり、体内の余分な水を排出する。熱や膿《うみ》などを排する働きがあるため解熱にも用いられる。肌荒れにも効果がある。

牡蛎《ぼれい》

カキの貝殻

効能 落ち着かない、パニック状態などの精神不安に対する鎮静作用があり、不眠、不安症状にも用いる。胸腹部の動悸や胃痛にもよい。

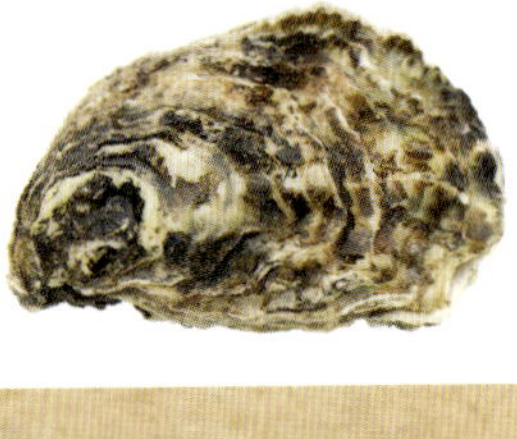

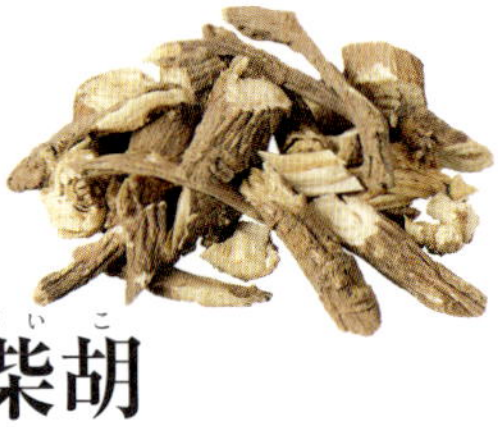

柴胡《さいこ》

セリ科のミシマサイコの根

効能 発汗作用により熱を取り除く。肝《かん》の気《き》の流れを促す作用もあり、みぞおちのつかえた感じなども解消する。

生薬は３種類に大別できる

寒・涼性の生薬

カラダを冷やす性質が強い生薬。炎症を鎮め、毒を排泄する効果もある。

平性の生薬

カラダを温めることも、冷やすこともない、おだやかな性質の生薬。

温・熱性の生薬

カラダを温める性質が強い生薬。おだやかに活性化させ、興奮作用もある。

気　血　水　気・血・水のそれぞれに、特に効果のある生薬

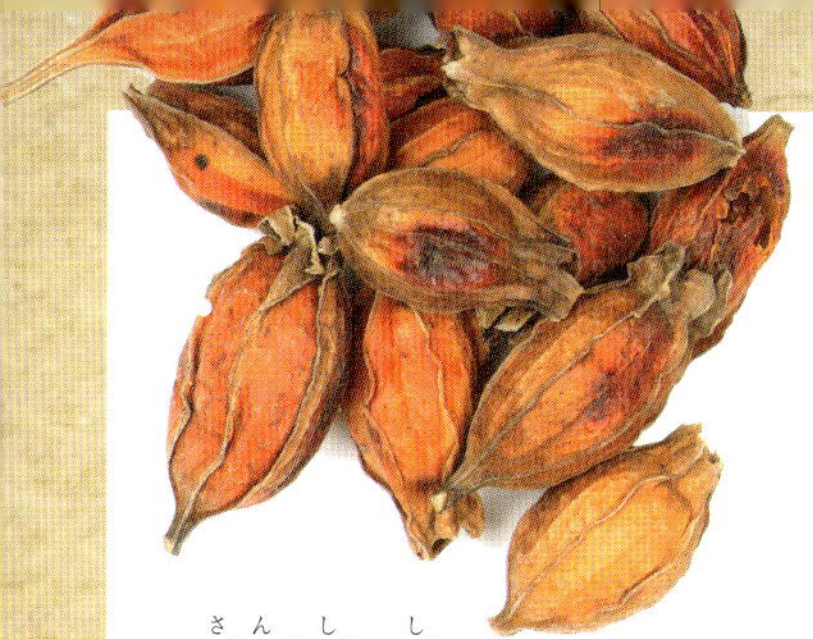

牡丹皮《ぼたんぴ》

ボタンの根、皮

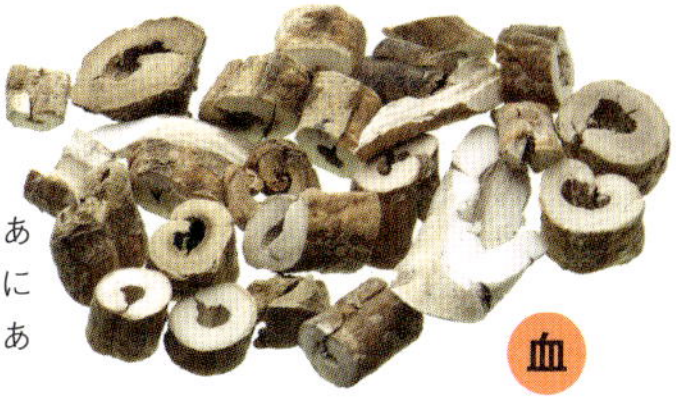

血

効能 血《けつ》の流れをよくする作用があり、月経不順や瘀血《おけつ》の治療などに用いる。また熱を冷ます働きがあり、腫れや打撲にも効果的。

山梔子《さんしし》

アカネ科クチナシの果実

効能 熱を冷まし、胃の障害を取り除く。胆汁の分泌を促進する作用があり、消化不良時に用いたり、黄疸が出ている際に使用する。

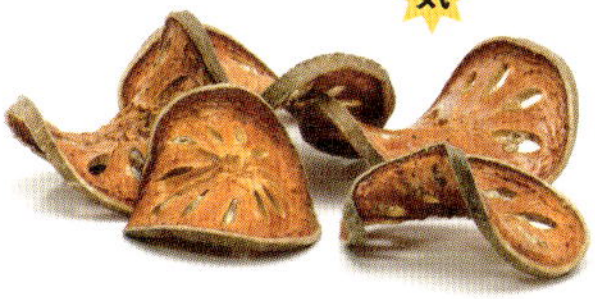

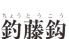

気

枳実《きじつ》

ミカン科植物ダイダイ、夏ダイダイなどの未熟果

効能 気を巡らせるほか、脾胃《ひい》を補い、消化を促進する作用がある。消化器の不具合に使用される。

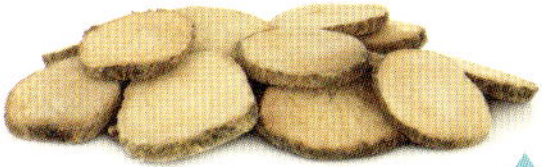

水

沢瀉《たくしゃ》

サジオモダカの塊茎

効能 利尿、渇きを止める薬として利用される。小便が出にくい、あるいは頻尿など、水《すい》の症状などに用いる。

大黄《だいおう》

血

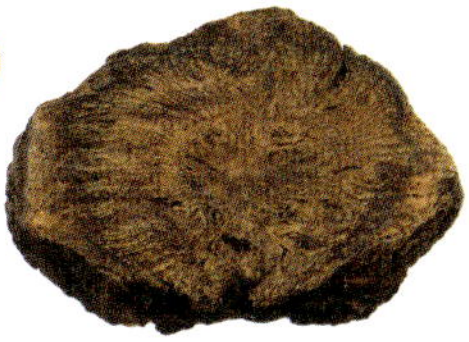

タデ科植物の根茎

効能 胸腹部の膨満感、腹痛、便秘に用いる。炎症や肝障害、興奮状態を鎮める際にも用いる。

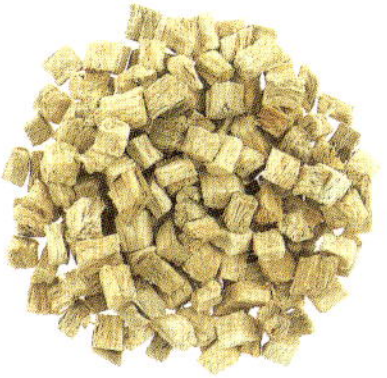

葛根《かっこん》

マメ科、クズの根

効能 発汗・解熱作用がある。乾葛《かんかつ》、甘葛《かんかつ》、葛子根《かっしこん》ともいう。カラダを潤わせ、渇きを止める働きがある。

水
血

地黄《じおう》

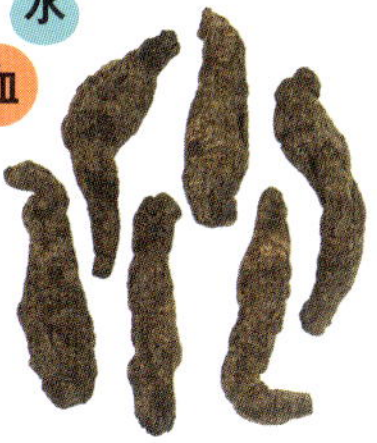

ゴマノハグサ科
アカヤジオウ、
カイケイジオウの根

効能 血を補い、巡りを促す作用がある。血圧を下げるなど、血に関連する症状に用いる。利尿作用もあるため、むくみの解消にも効果的。

血

釣藤鈎《ちょうとうこう》

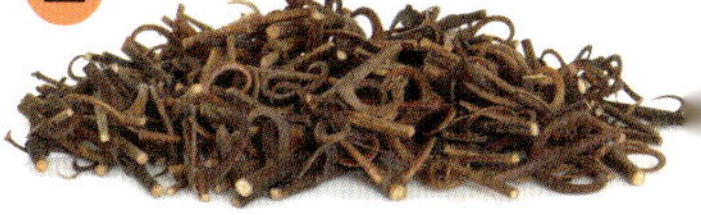

アカネ科
カギカズラの棘

効能 血圧を降下させる働きがあり、興奮状態や痙攣《けいれん》、めまいを鎮める作用がある。

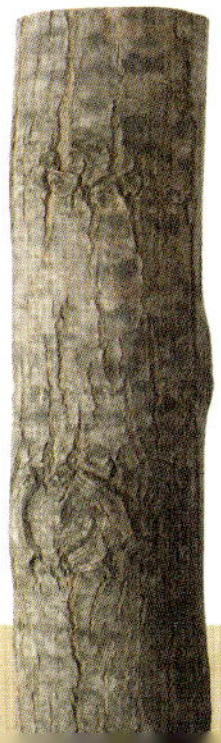

黄柏《おうばく》

ミカン科のキハダ
などの樹皮

効能 熱を冷まし、体内の余分な水を排出する作用がある。下痢など消化器系の不調に効く。ほか抗炎症、鎮静、解熱作用もある。

石膏《せっこう》

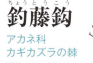

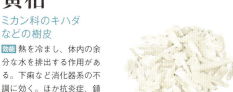

天然の含水硫酸カルシウム

効能 熱を冷まし、渇きを潤す働きがあり、カラダ全体の熱感や激しい口《こう》渇《かつ》に用いる。体内の余分な熱を下げ、イライラを解消する作用もある。

生薬図鑑②

生薬《しょうやく》～平性《へいせい》～

幅広い病状に対応できるのが平性の生薬。カラダを温めたり、冷やしたりしない性質のため、比較的おだやかに作用します。

平性

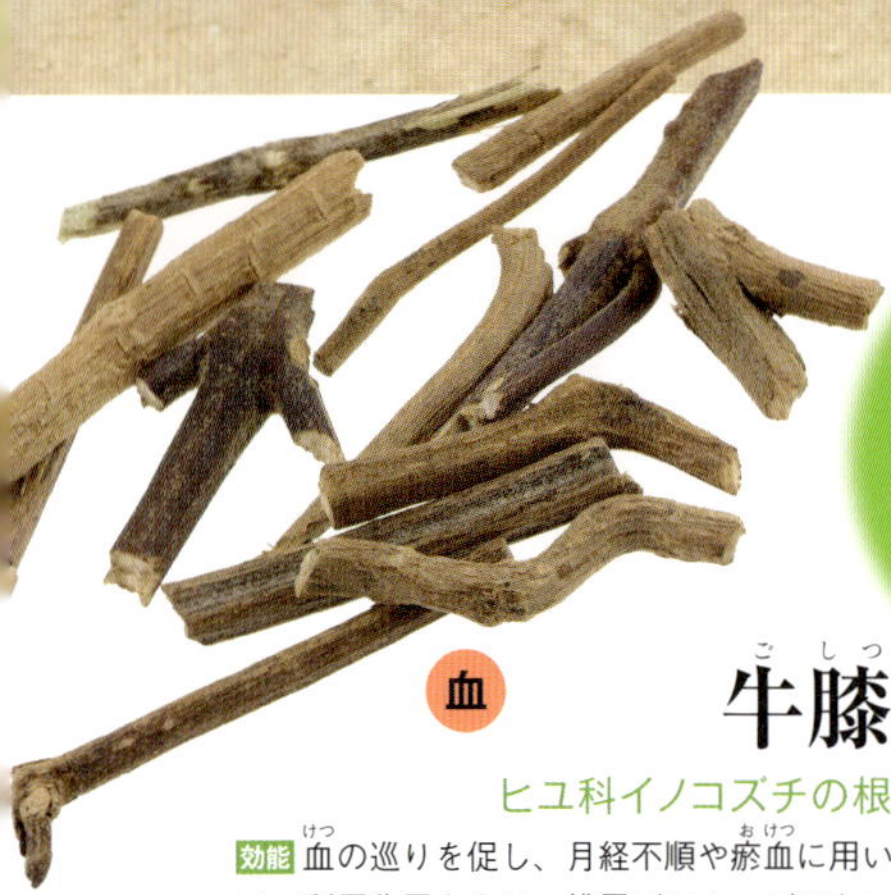

牛膝《ごしつ》

血

ヒユ科イノコズチの根

効能 血《けつ》の巡りを促し、月経不順や瘀血《おけつ》に用いる。利尿作用もあり、排尿がスムーズでないときにも良い。足腰の関節疼痛にも効く。

桔梗《ききょう》

水

キキョウの根

効能 カラダに停滞した痰や膿《うみ》を排出する働きがあり、腫れ物や化膿性の炎症に用いられる。ほか鎮痛作用があり、咽頭痛にもよい。

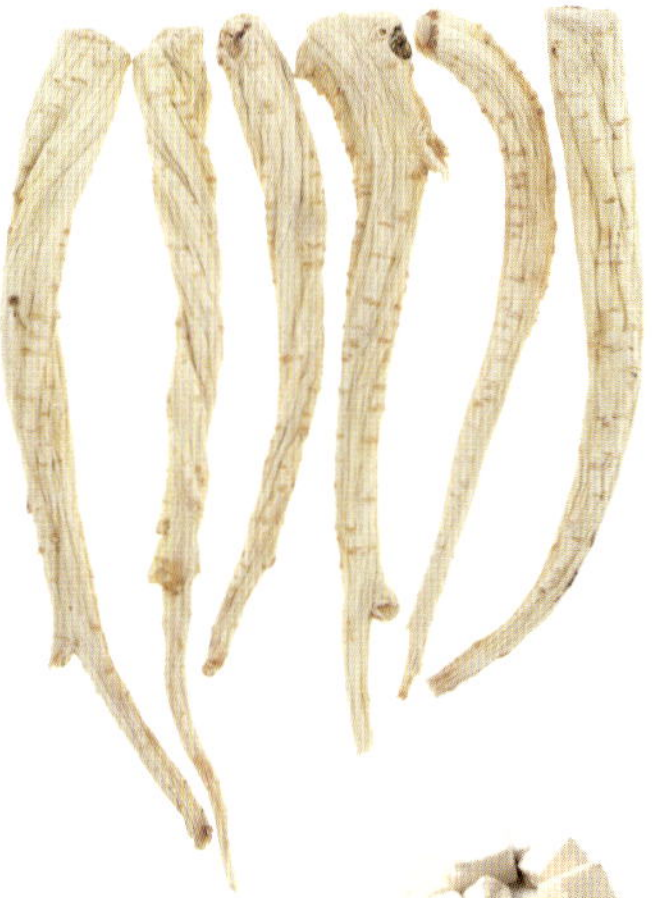

山薬《さんやく》

ヤマイモ科ヤマイモ、ナガイモの根茎

効能 脾や胃の消化機能を高める作用がある。脾虚《ひきょ》による下痢、慢性咳嗽《がいそう》で痰が出るといった症状にも効果的。強壮、食欲不振にも使われる。

気

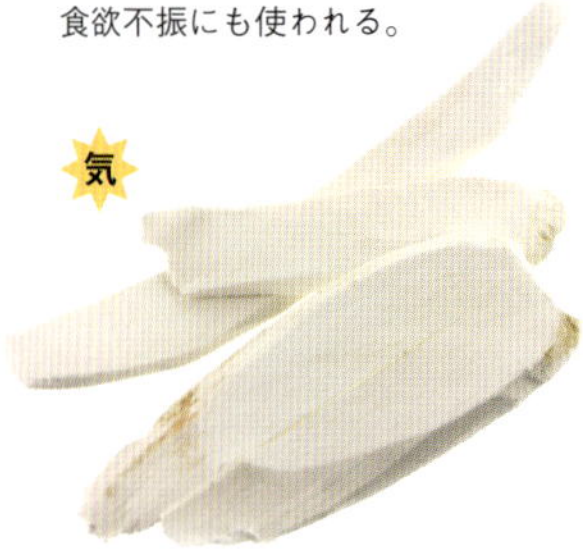

茯苓《ぶくりょう》

水

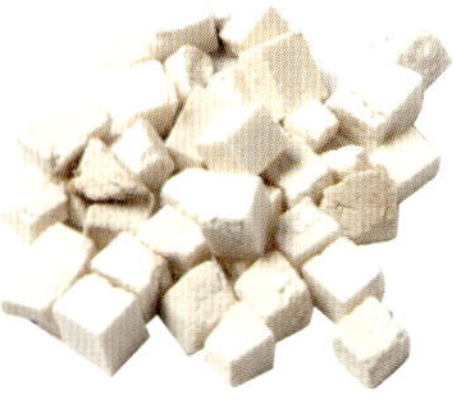

サルノコシカケ科ブクリョウの菌核《きんかく》

効能 利尿作用があり、余分な水を排出し、むくみや消化不良時に効果的。動悸や筋肉のけいれん、頭痛やめまいなどにも良い。

桃仁《とうにん》

血

ヤマモモの種子

効能 血行を促して、瘀血を排除する作用がある。抗炎症作用、抗アレルギー作用があるので、カゼの治療に効果がある。

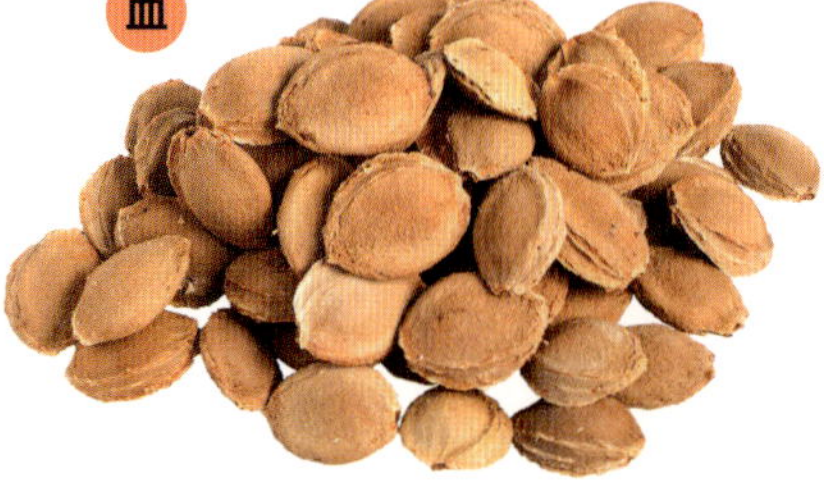

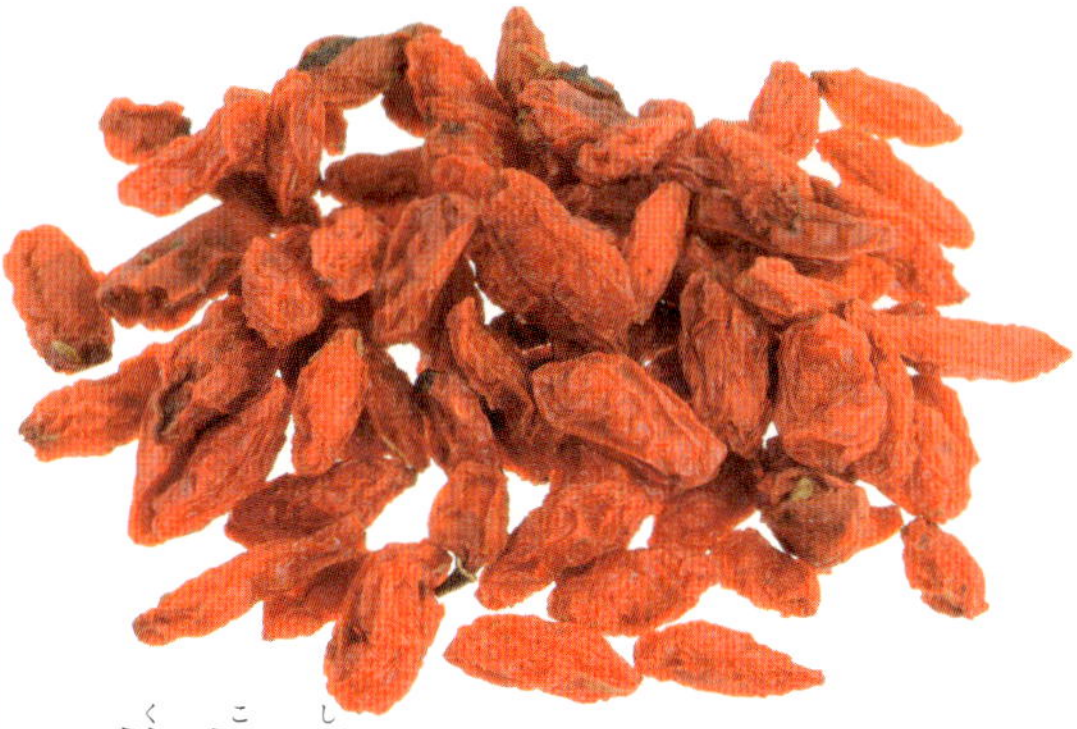

枸杞子《くこし》

ナス科クコの果実

効能 肝《かん》や腎《じん》を養う働きがある。強壮薬としても用いられ、疲労やめまいなどに効果的。血圧、血糖値、コレステロール値を下げる働きもある。

酸棗仁《さんそうにん》

クロウメモドキ科
サネブトナツメの種子

効能 精神を鎮め、神経の興奮、緊張をやわらげる作用があるため、心因性の不眠症や健忘症に用いる。肝を養う働きもある。

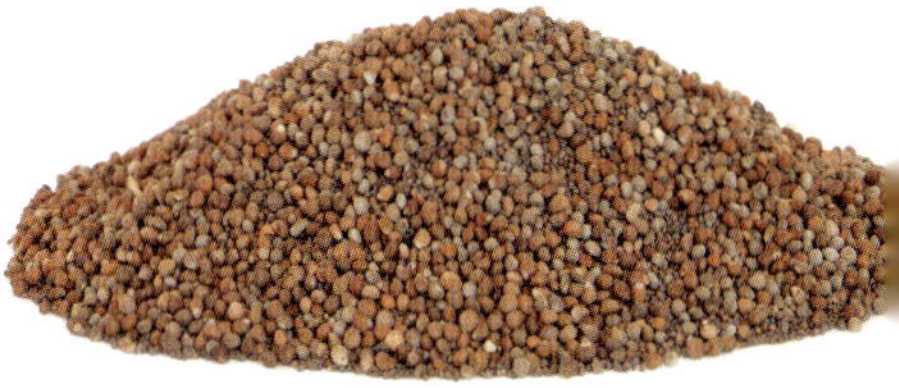

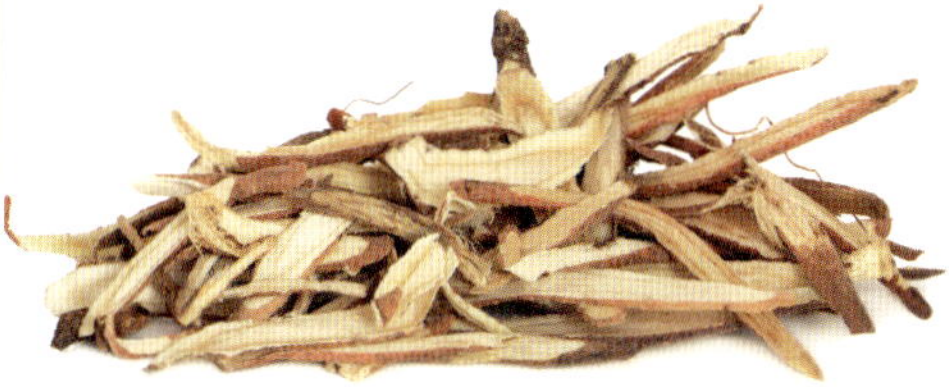

甘草《かんぞう》

マメ科カンゾウの根、つる性の茎

効能 脾《ひ》を補い、気虚《ききょ》を補う作用が強く、さまざまな処方に用いられる。鎮静作用があり、腹部の痙攣や疼痛を抑えるのにも効果的。

香附子《こうぶし》

カヤツリグサ科ハマスゲの
乾燥した根茎

効能 気や血の巡りを促す作用がある。神経症や月経不順、生理痛や神経性胃炎などにも効果的。

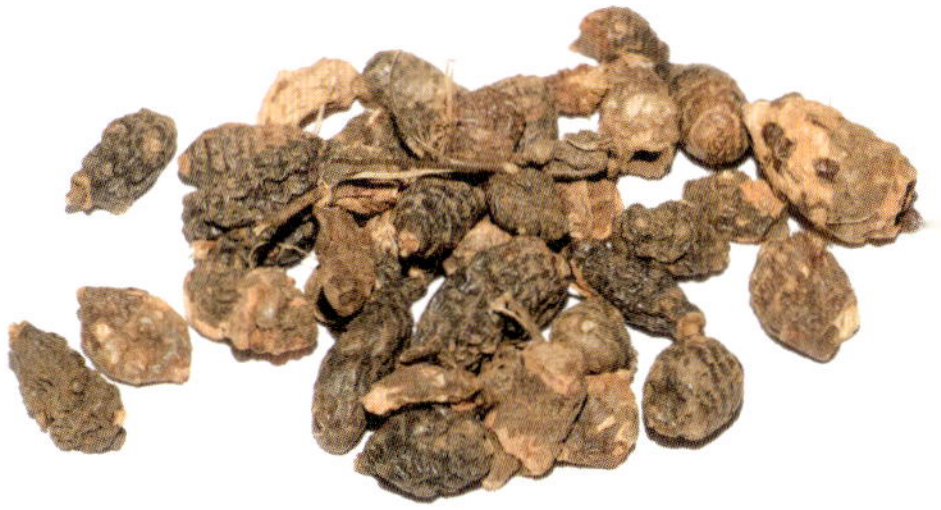

Column

食事にも、薬にもなる身近な漢方食材

生薬でありながら、食用としても食べられる素材を「漢方食材《かんぽうしょくざい》」といい、実は日常的によく食しています。たとえば杏仁豆腐にトッピングされる赤い実は枸杞子、とろろで食べる山芋は山薬《さんやく》という生薬です。ほかにも、蓮の実（石蓮子《せきれんし》）や松の実（海松子《かいしょうし》）、ナツメ（大棗《たいそう》）、葛粉などの葛（葛根）、朝鮮人参《ちょうせんにんじん》（人参）など、多岐にわたります。また陳皮《ちんぴ》はミカンの皮を日陰干しにしたもの。お風呂に入れれば気の巡りを促します。

これらの漢方食材は中華食材店や漢方薬局などで手に入ります。ほか、朝鮮人参やナツメなどは韓国食材店、陳皮やジャスミンなどはハーブショップなどでも手に入ります。

生薬図鑑③

生薬《しょうやく》 ～温《おん》・熱性《ねっせい》～

温性や熱性の生薬には、カラダを温める作用のほか、血の循環を促進する作用、発汗作用、興奮作用、代謝を活発にする働きなどがあります。

温・熱性

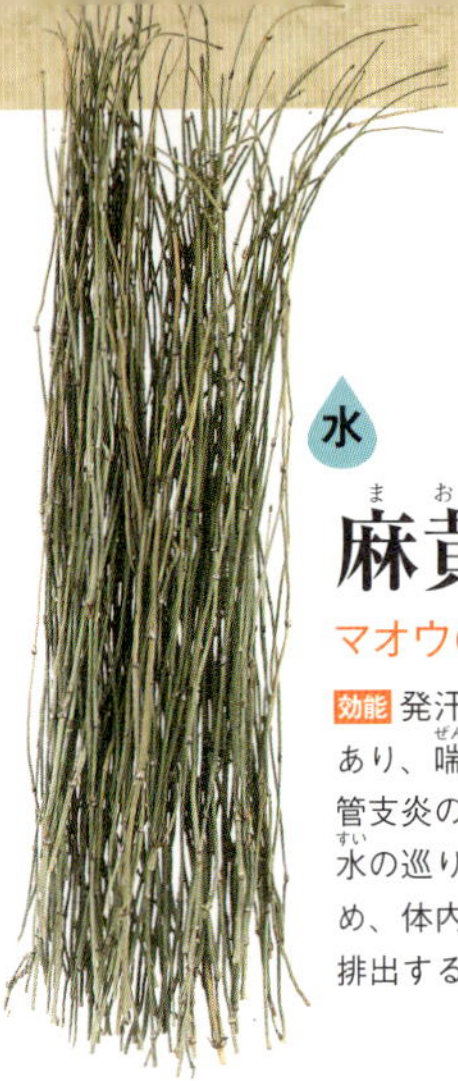

麻黄《まおう》

マオウの地上部茎

効能 発汗・解熱作用があり、喘息《ぜんそく》やカゼ、気管支炎の治療に用いる。水《すい》の巡りをよくするため、体内の余分な水を排出する作用もある。

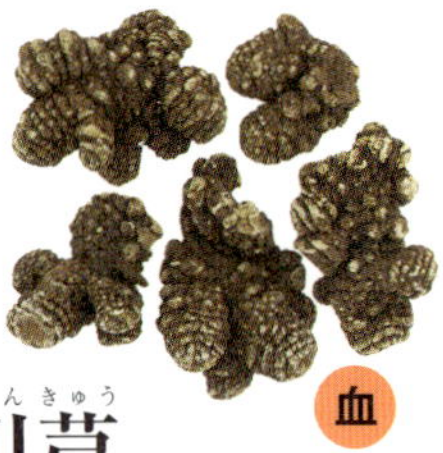

川芎《せんきゅう》

セリ科センキュウの根茎

効能 血《けつ》を増やし、流れを促す働きがある。貧血、冷え、月経痛などに用いる。芎藭《きゅうきゅう》ともいう。

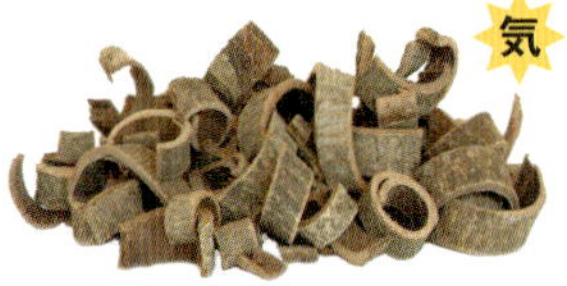

厚朴《こうぼく》

モクレン科ホオノキの樹皮

効能 体内の余分な水を乾燥させる働きがある。胸・腹部の膨満感を解消する。上がった気を下げる作用もあり、精神安定にも用いる。

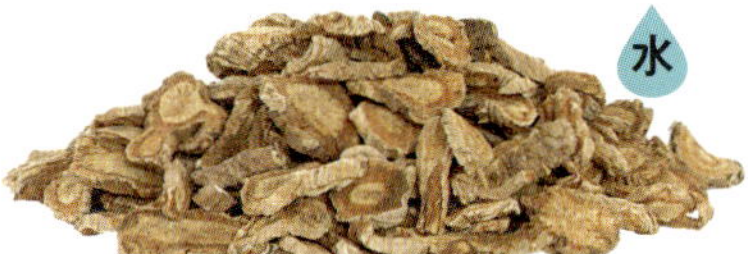

防風《ぼうふう》

セリ科ボウフウの根

効能 防風とはカゼを防ぐという意味。発汗により邪気を取り除く働きがある。関節痛や扁頭痛、結膜炎に用いられる。

山椒《さんしょう》

ミカン科サンショウの成熟した果皮

効能 脾や胃の冷えによる腹痛や悪心、嘔吐といった症状に用いる。脾や胃の血循環を促進する。

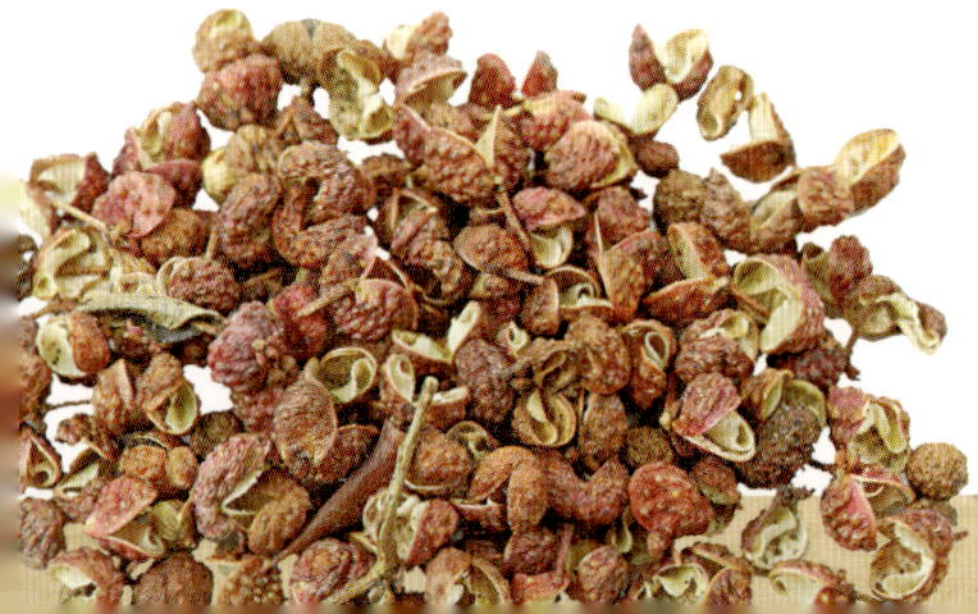

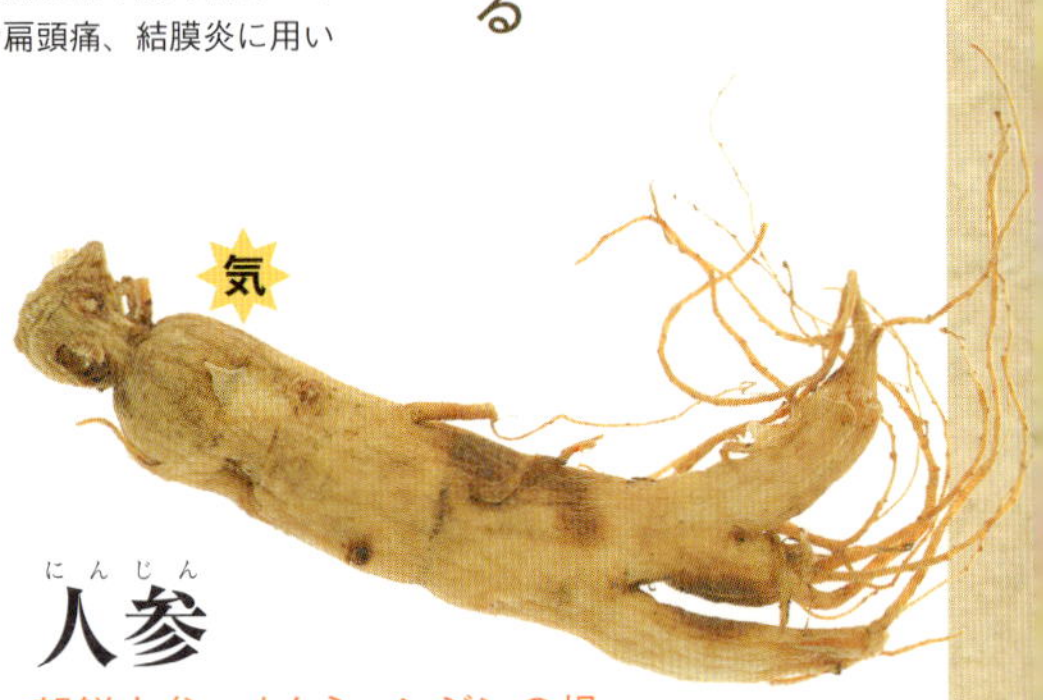

人参《にんじん》

朝鮮人参・オタネニンジンの根

効能 エネルギー源である気《き》を補い、全身の機能低下を回復させる。胃の衰弱を改善する作用もあり、食欲不振、消化不良などにも用いる。

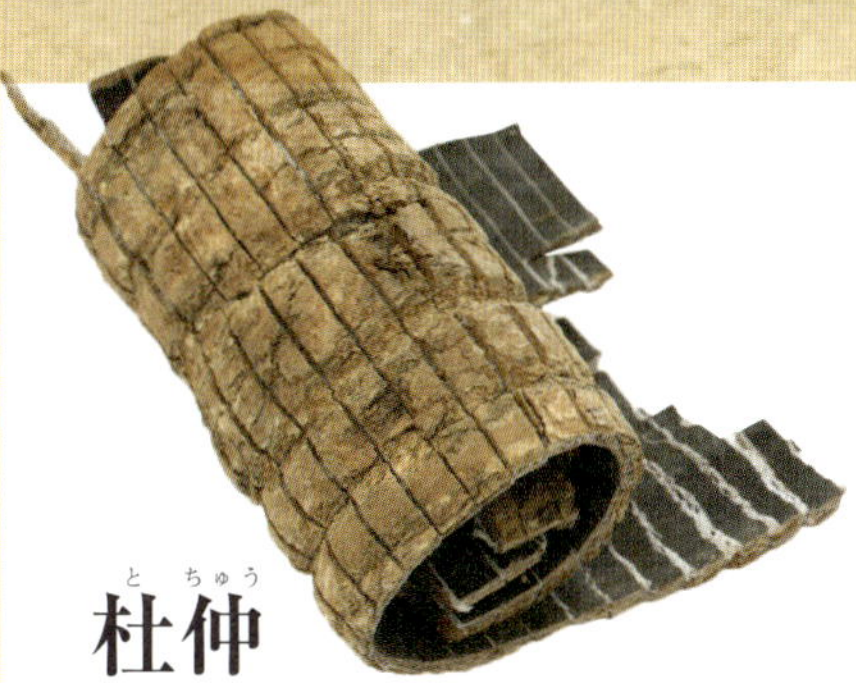

杜仲《とちゅう》

トチュウの樹皮

効能 高血圧やストレス、虚弱体質の解消などに効果的。腎《じん》、肝《かん》の機能を補う働きがあり、腎の不調による膝関節痛を改善する。

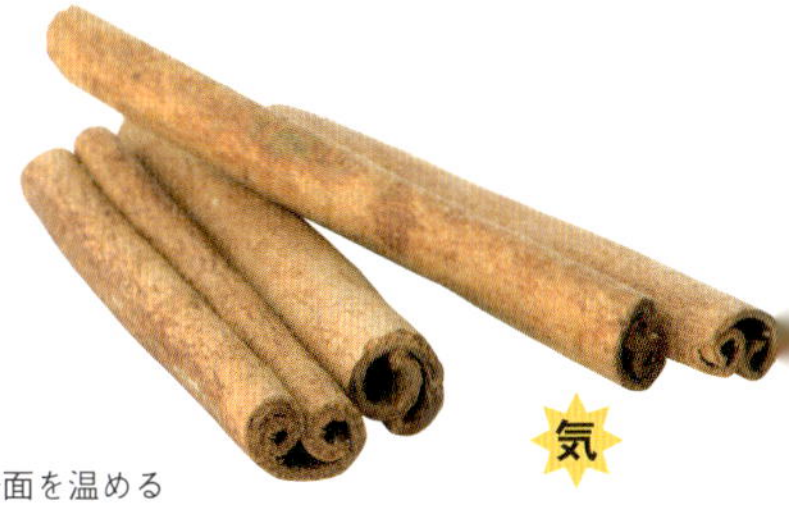

気

桂皮《けいひ》（肉桂《にっけい》）

クスノキ科ケイの樹皮

効能 カラダの表面を温める力が強く、発汗により、頭痛、発熱、悪寒などの症状を治療する。枝（桂枝《けいし》）部分も薬用に使用される。

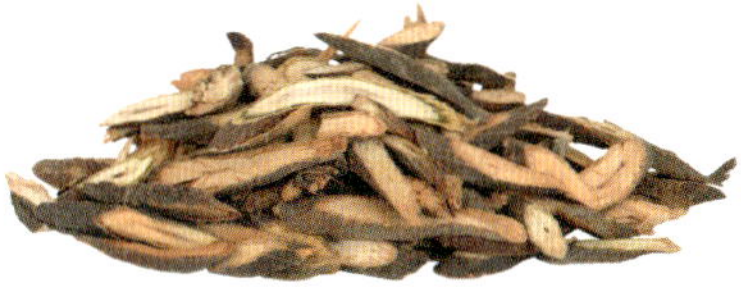

何首烏《かしゅう》

タデ科ツルドクダミの塊根

効能 腎、肝の機能を補う。血を補う働きがある。腎の精《せい》を補うので、膝や腰の疼痛、若白髪などの治療に用いる。

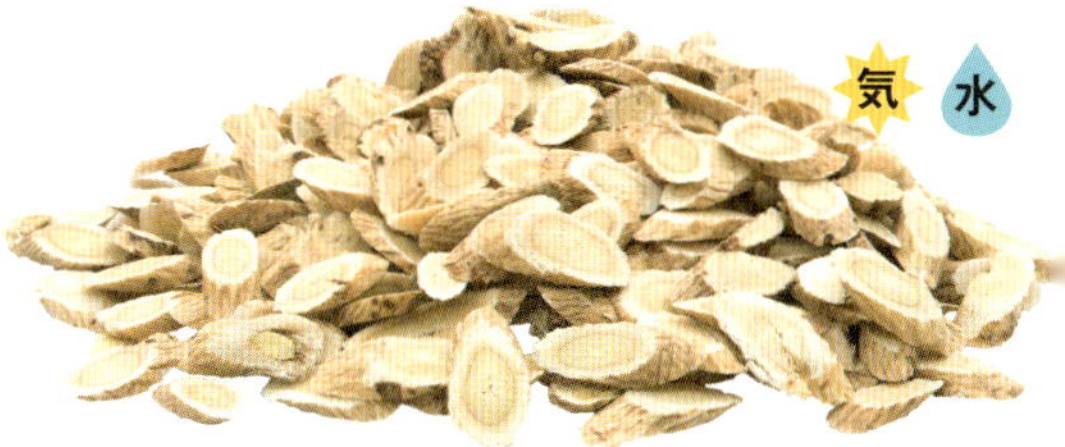

気 水

黄耆《おうぎ》

マメ科ナイモウオウギ、キバナオウギの根

効能 病的な寝汗などの発汗異常を治療する。気を補う作用が強く、強壮、精力減退などにも用いる。利尿作用もある。

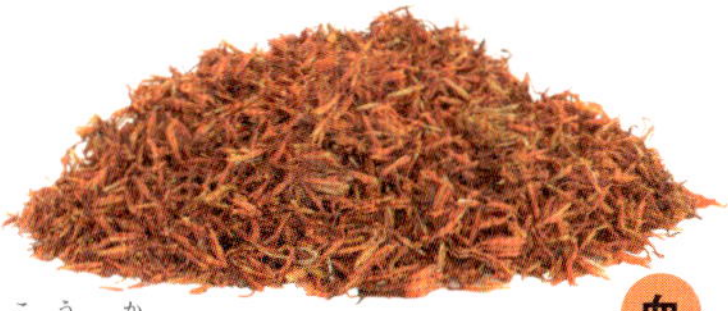

血

紅花《こうか》

キク科ベニバナの花弁《かべん》

効能 血行を促して、瘀血《おけつ》を改善する。血圧降下作用、抗炎症作用のほか、血のうっ滞を改善する作用があり、冷え性、高血圧の治療にも用いる。

陳皮《ちんぴ》

熟したミカンの果皮

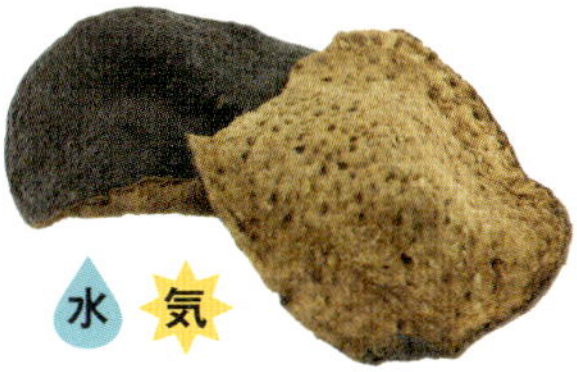

水 気

効能 気の巡りを促し、胃腸を補う作用があるため、胃腸の虚弱、食欲不振の改善などの治療に用いる。痰を排出し、咳を鎮める作用もある。

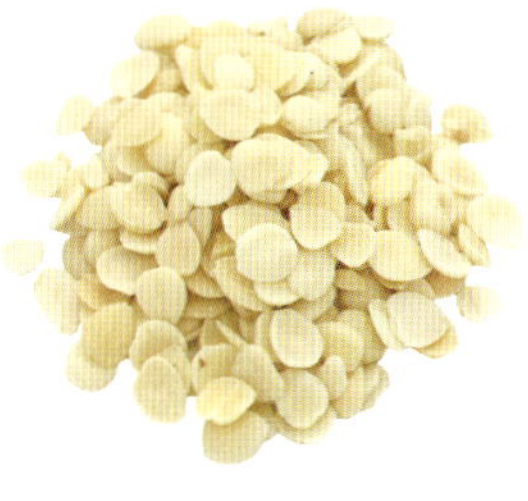

杏仁《きょうにん》

バラ科アンズの外殻を除いた種子

効能 肺を潤す作用があり、呼吸困難や咳、息切れ、胸痛などに用いる。ほか、整腸作用があるため、便秘にも効果がみられる。

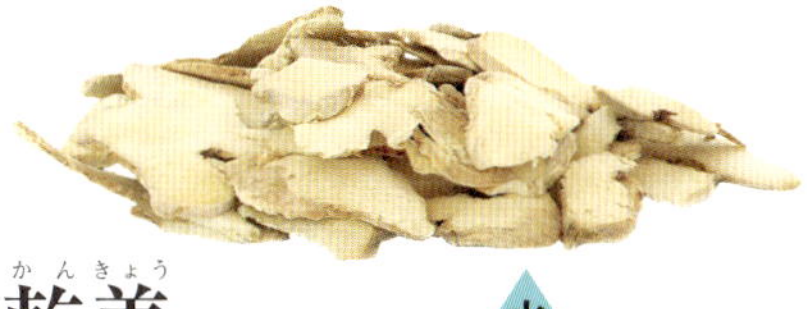

水

乾姜《かんきょう》

ショウガの根茎

効能 カラダを温める力が強く、冷えによる腹痛や手足の冷えに効果的。肺を温めて、咳や喘息などを改善する。

漢方薬①

漢方薬の**種類**と**入手方法**

煎じ薬やエキス剤など、漢方薬の形はさまざま

漢方薬の形状は、いくつかの種類に分けられますが、**最も基本的なものは、煎《せん》じて飲む煎じ薬（湯剤《とうざい》）です。**患者の体質や状態により、生薬の種類や量を加減できるというメリットがありますが、煮出す手間がかかるなどの理由で、煎じ薬の抽出成分を顆粒《かりゅう》や錠剤タイプにしたエキス剤の利用者も増えています。

　エキス剤は携帯性に優れていますが、成分量をオーダーメイド的に微調整することはできません。そのほか、生薬を細かく引いた散薬《さんやく》、粉末を固めた丸薬《がんやく》、膏薬《こうやく》（練り固めた外用薬）などがあります。

漢方薬には医療用と一般用がある

漢方薬は大きく、医療用と一般用の2種類あります。**医療用漢方製剤《いりょうようかんぽうせいざい》は、一般の病院、漢方専門の病院で処方されます。**現在、エキス剤、煎じ薬を含む148処方、および煎じ薬に使用する生薬の200種類以上が保険の適用対象となるため、費用の負担が少なく、長期的な治療に適しています。

　漢方専門の病院では、西洋医学、東洋医学のどちらにも精通した医師がおり、四診《ししん》など東洋医学的な診断に加え、血液検査や心電図といった西洋医学的な検査も受けられます。多くの種類の生薬が利用できるため、患者の状態に合わせた本来の治療が行えます（→P.6）。

　一方、**一般用漢方製剤（OTC製剤）は、漢方薬局やドラッグストアで入手できます。**医師の処方箋《しょほうせん》がなくても買えますが、保険は適用されません。おもに、医療用漢方薬の½～¾処方が販売されていますが、近年は同じ生薬量（満量処方《まんりょうしょほう》）の製品が増えており、成分が濃いぶん、副作用が懸念されるため、服用に際しては注意が必要です。

ここがPOINT

漢方薬は医療用と一般用がある

医療用漢方製剤を処方できるのは、漢方専門の病院や一般の病院。148処方が保険適用となっており、長期的な治療に適しています。

漢方薬の種類

煎じ薬（湯剤）

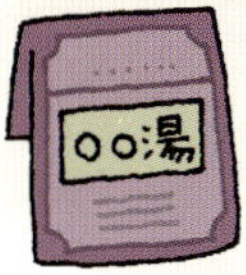

生薬を水から煮出した液薬。ガラス容器やほうろう鍋、土瓶で30～40分煎じ、抽出された煎じ薬を服用する。生薬量の加減も可能。

膏薬

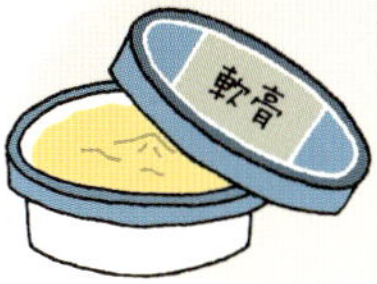

生薬成分を抽出し、ワセリンやミツロウなどで固形にした薬。現在では塗り薬として皮膚疾患、痔やおでき、傷、湿疹などに用いる。

丸薬

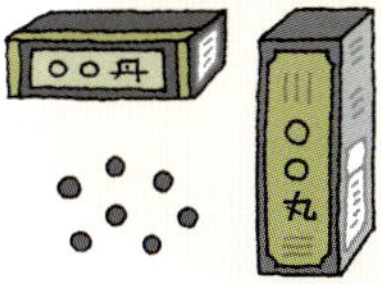

生薬を粉末状にし、ハチミツなどで丸い形に固めた薬。体内でゆっくり溶けていくため、薬効も穏やかで持続性もある。

エキス剤

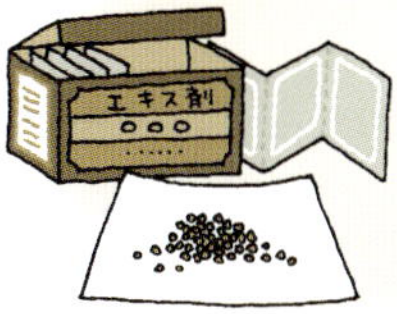

煎じ薬の成分を濃縮した薬で、液体状のもの、乾燥顆粒、カプセルや錠剤に加工されたものがある。保険が利くことが多い。

散薬

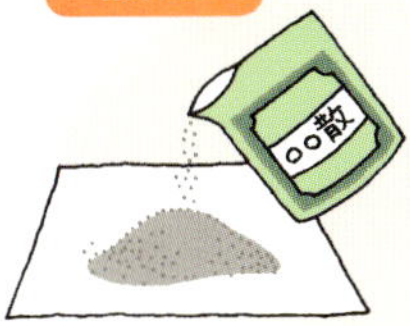

生薬を細かく粉末状にし、混合したもの。一般的に白湯《さゆ》か水で服用する。すぐに服用でき、即効性があるのがメリット。

OTC製剤※

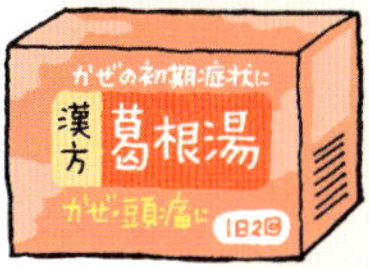

※OTC＝Over The Counter

一般薬局で購入でき、医師の処方箋が要らない一般用漢方製剤。昨今はドリンクタイプもある。ドリンクタイプは満量処方が多く、服用には注意が必要。

漢方薬の入手先

①漢方専門の病院

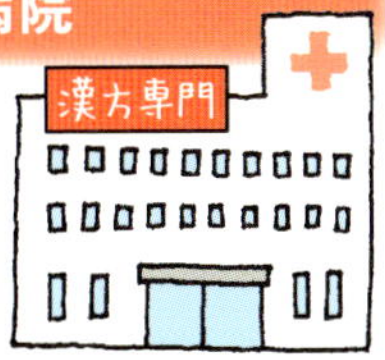

煎じ薬からエキス剤まで、幅広く処方が可能。また西洋医学的な検査に加え、四診など東洋医学的な診断もしてもらえる。

②漢方薬局

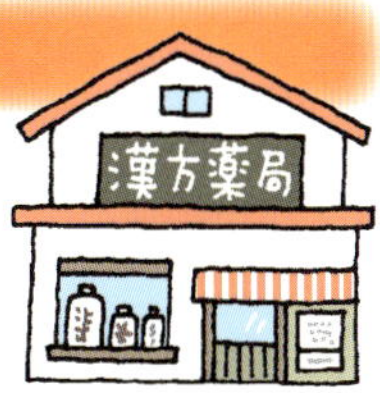

血液検査などの検査はできないが、東洋医学的な診断ができる。保険は利かないが、幅広い種類の生薬が処方可能。

③一般の病院

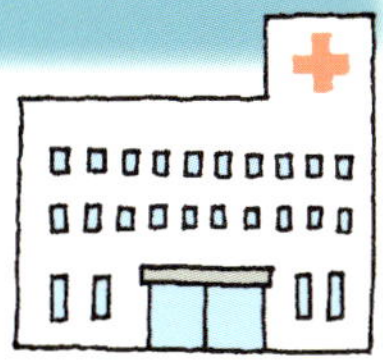

西洋医学の検査を行うが処方薬は漢方薬という形も多い。病名・症状に合わせた画一的な漢方薬を処方する傾向がある。

④ドラッグストア

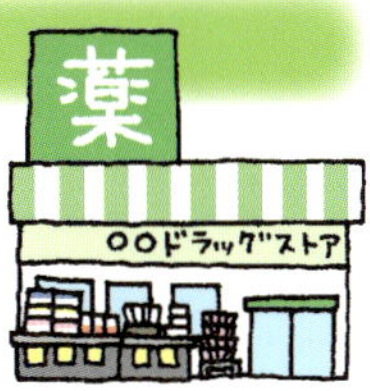

満量処方、1/2～3/4処方など、昨今はさまざまなOTC製剤を販売。できるだけ薬剤師がいる店で相談してから購入したい。

漢方薬②

漢方薬の飲み方と注意が必要な副作用

漢方薬の正しい飲み方

漢方薬は煎じ薬が基本ですが、煎じてから1日以上経つと、成分が変化することもあり、作り置きはできません。面倒でも1日分ずつ煎じて、服用する必要があります（左上図）。飲むタイミングは、食前や食間が一般的。これは空腹時に飲むほうが、有効成分が吸収されやすいためです。食前に服用する場合は食事の約30分前、食間に服用の場合は、食後2～3時間後がよいでしょう。

漢方薬を飲む際には、人肌に温める（温服《おんぷく》）ほうが吸収率がよいです。なかには冷まして服用する涼服《りょうふく》のものもありますが、その場合、室温程度に冷ましてから服用しましょう。いずれにせよ、医師や薬剤師による服用の指示に従うことが重要です。もし、西洋薬を服用している場合は、必ず医師に相談をしましょう。

副作用の少なさが漢方薬のメリット

漢方薬は、二千年以上にわたる長い歴史の中で効果が確認され、その安全性は非常に高いといえます。また、君臣佐使《くんしんさし》（→P.94）といった生薬の組み合わせの法則に従い、副作用が出ないように処方されてもいます。しかし**「漢方薬には副作用がまったくない」という過信は禁物です。**自分の証と合わなくなった漢方薬、間違った方法での服用、西洋薬や健康食品などとの併用が原因で、アレルギー反応など、ごくまれに副作用が出ることもあります。正しい服用方法を知り、過剰摂取や西洋薬との併用などによって生じる深刻な副作用の可能性も覚えておきましょう。

ここがPOINT

証が変わると漢方薬も変わる

診断時にみられる患者の全身状態が、証《しょう》です。季節や生活習慣に変化があると証も変わり、カラダに適応する漢方薬も変化します。

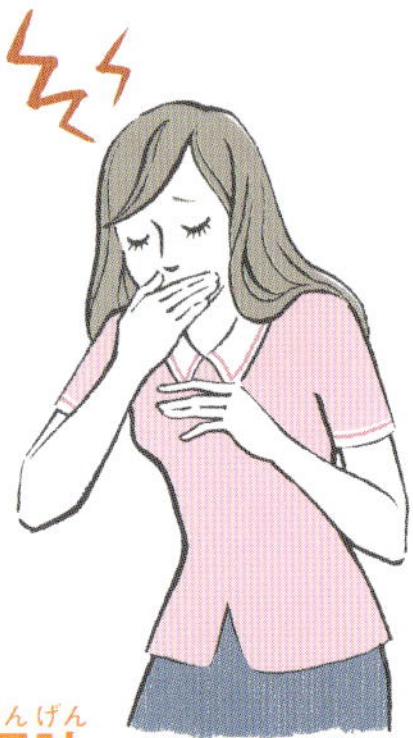

瞑眩《めんげん》

漢方薬を飲んで、一時的にめまい、むかつきなどの予期しない症状が出現すること。薬効により抵抗力が活発化し、病気と戦うために起きる好転反応《こうてんはんのう》といわれます

煎じ薬の飲み方

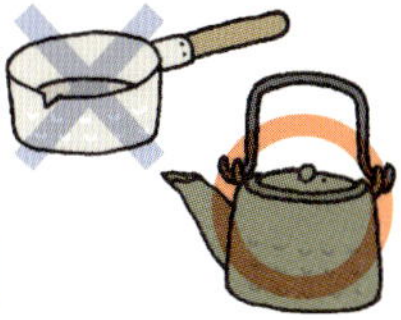

1

土瓶や耐熱ガラスなど、煎じる道具を用意。金属製のものは漢方薬の成分が変わることがあるので避ける。

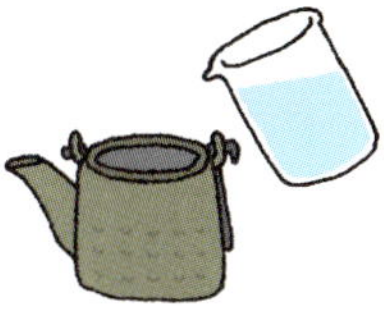

2

1日分に小分けされた漢方薬と指定された量の水を、土瓶や耐熱ガラスの容器に入れて、火にかける。

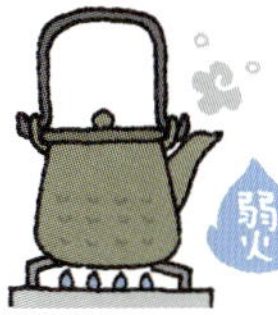

3

最初は強火、沸騰後は弱火で、水が約半分になるまで煮る。吹きこぼれないように蓋をずらすと良い。

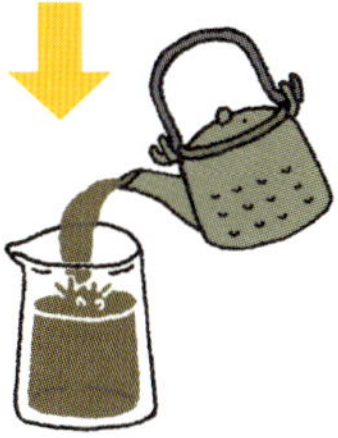

4

熱いうちにガーゼなどで漉す。漉さないと、生薬にエキスが吸収されることもある。

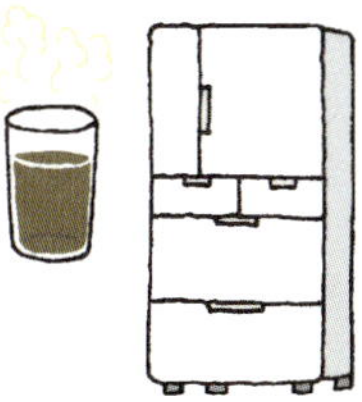

5

直射日光の当たらない冷暗所か、冷蔵庫で保存する。飲むときはレンジなどで温め直すとよい。

副作用を起こしやすい生薬

以下の生薬は副作用を起こしやすいと報告されているものです。証（患者がその時点で表している症候）が合わなくなったときに、出現すると考えられています。

生薬	漢方薬	副作用の症状	注意が必要な人
甘草《かんぞう》	甘草湯《かんぞうとう》、桔梗湯《ききょうとう》、炙甘草湯《しゃかんぞうとう》、四逆散《しぎゃくさん》、四君子湯《しくんしとう》など	血圧の上昇、むくみ、尿量の減少、だるさなど	高血圧の人、高齢者
地黄《じおう》	八味地黄丸《はちみじおうがん》、炙甘草湯《しゃかんぞうとう》、当帰飲子《とうきいんし》など	胃の不快感、下痢、食欲不振	胃腸の弱い人
大黄《だいおう》	大黄甘草湯《だいおうかんぞうとう》、茵陳蒿湯《いんちんこうとう》、乙字湯《おつじとう》、大柴胡湯《だいさいことう》、麻子仁丸《ましにんがん》など	下痢、腹痛、食欲不振、子宮収縮	妊娠中の人
人参《にんじん》	人参湯《にんじんとう》、十全大補湯《じゅうぜんたいほとう》、小柴胡湯《しょうさいことう》、帰脾湯《きひとう》、四君子湯《しくんしとう》など	血圧上昇、のぼせ、顔面の紅潮《こうちょう》、興奮	ほてりやすい人、高血圧の人
附子《ぶし》	牛車腎気丸《ごしゃじんきがん》、真武湯《しんぶとう》、麻黄附子細辛湯《まおうぶしさいしんとう》など	強い動悸、冷や汗、吐き気	高血圧の人、心疾患のある人
麻黄《まおう》	麻黄湯《まおうとう》、麻杏甘石湯《まきょうかんせきとう》、麻黄附子細辛湯《まおうぶしさいしんとう》、葛根湯《かっこんとう》※など	動悸、不整脈、血液上昇、過剰な発汗、尿量の減少	体力が落ちている人、高血圧の人、心疾患のある人
黄芩《おうごん》	小柴胡湯《しょうさいことう》、柴朴湯《さいぼくとう》、柴胡桂枝乾姜湯《さいこけいしかんきょうとう》、乙字湯《おつじとう》など	息切れ、発熱、咳	肝障害の人

※葛根湯の過敏症が増えています。基本的に市販薬は満量処方《まんりょうしょほう》のため、摂取量に注意が必要です。

食養生①

食養生《しょくようじょう》のキホン「薬食同源《やくしょくどうげん》」ってなに？

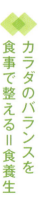

カラダのバランスを食事で整える＝食養生

東洋医学が意味する病気とは、「人間が本来あるべき状態（＝健康）」に対して、バランスが崩れていることを意味します。バランスの傾きが軽いものは、「体質的に偏《かたよ》った状態」とし、この段階なら食養生などにより、その偏りを正すことができます。一方、この傾きが許容範囲を超えると、食養生よりも効き目が強い薬物（漢方薬）治療といった医療的な手段によって、健康な状態に引き戻すことが必要になります。このように、病気を治療するための「薬物」と、体質を改善する「食品」とは、同じ発想で選ばれており、**作用が穏やかなものが食品、作用が強く治療効果が高いものが薬物（漢方薬）に用いられています。これが「薬食同源」の意味であり、食養生の基本的な考え方です。**

食養生を行うための3つのステップを知りましょう

①自分の体質を知ること

食養生では自分の体質、特に「寒熱《かんねつ》」「虚実《きょじつ》」を知ることが大切です。たとえば、「寒熱」（寒証、熱証）の熱証《ねっしょう》タイプの人には、カラダを冷やす涼性《りょうせい》食品が向いていますが、寒証《かんしょう》タイプの人が食べると冷えが悪化してしまいます。同様に、「虚実」（虚証《きょしょう》、実証《じっしょう》）の把握も大切なポイントです。（左下表）。

②季節と人体との調和

乾燥する秋は潤わせる食品、寒い冬にはカラダを温める食品というように、四季の陰陽《いんよう》変化に調和させることで、カラダのバランスが整います。

③食品の性質を知ること

食品には生薬同様、五味《ごみ》・五性《ごせい》の性質があります。冷えには温める食品を摂るなど、食品の特性を知ることで、体調を整えることが可能です。以上のポイントを踏まえたうえで、地元で採れた旬の食材をバランスよく、腹八分目で食べることも大切です。

ここがPOINT

日々の食事が薬となる

自分の体質に合わせ、地産地消の食材をバランスよく、腹八分目程度に食するのが食養生の基本です。日々の食事に取り入れましょう。

食養生のポイント

食養生は自分の体質を把握し、体質に合う食材を食すること。そして季節に配慮するのが基本となります。

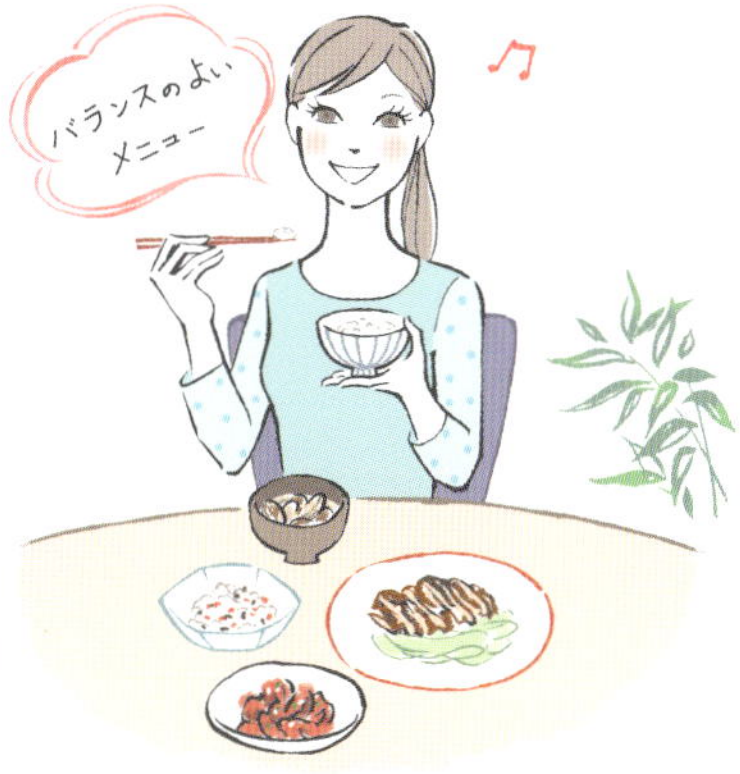

①自分の体質を知ること

体質を把握する

暑がり、寒がりなど、
自分の体質に合う食材は？

熱 ⟷ 寒
実 ⟷ 虚

②季節と人体との調和

季節を考える (→P.112)

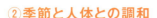

季節変化に合わせて
摂る食べ物は何か？

春　夏　長夏　秋　冬

③食品の性質を知ること

五性《ごせい》を考える (→P.108)

カラダを温める食材か、
反対に冷やすものか？

熱性　平性　寒性　温性　涼性

五味《ごみ》を考える (→P.110)

気《き》・血《けつ》・津液《しんえき》への影響、
五臓六腑《ごぞうろっぷ》を養う食材は？

酸　甘　鹹　苦　辛

体質（寒熱・虚実）に合う食品の性質

体質		体質の特徴	向いている食材	
			食材の特性	代表的な食品
寒熱	寒証タイプ	□冷え性 □温めると心地よく感じる。温かい飲み物を好む □寒い環境には弱く、冷房が苦手	・カラダを温める「熱性《ねっせい》」「温性《おんせい》」の食材（⇒P.108）	●カラダを強く温める（熱性）／トウガラシ、山椒、シナモンなど ●カラダを温める（温性）／イワシ、エビ、ニラ、ニンニク、ネギ、カボチャなど
	熱証タイプ	□のぼせやすい □発熱が盛んで、冷たい飲み物を好む □寒い環境に強く、暖房が苦手	・カラダを冷やす「寒性《かんせい》」「涼性《りょうせい》」の食材（⇒P.108）	●カラダを強く冷やす（寒性）／カニ、アサリ、トマト、昆布など ●カラダを冷やす（涼性）／豆腐、ナス、キュウリ、冬瓜、シメジ、ホウレン草など
虚実	虚証タイプ	□気力体力が弱く、病気に対する抵抗力が弱い □栄養状態が不良 □胃腸が弱い（過食や冷飲食で腹痛や下痢になる）	・体力を補い、抵抗力を強めるような「補う」食品 ・滋養強壮作用がある「甘味」の食材	●気を補う（補気《ほき》）／米、イモ類、豆類、肉類（牛肉、鶏肉）、鶏卵、山芋、栗、クルミ、ナツメ、朝鮮人参《ちょうせんにんじん》など ●血を補う（補血《ほけつ》）／人参、ホウレン草、ひじき、レバー、カキなど
	実証タイプ	□気力体力が過剰で、病気に対する抵抗力が強い □栄養状態が良好 □胃腸は強い（過食、冷飲食をしても問題ない）	・カラダに不要な物（余分な水や熱など）を、排泄させる食品	●熱を取る（清熱《せいねつ》）／緑茶、きゅうり、梨、ワカメ、豆腐、大根など ●水を排出（利水《りすい》）／ハト麦、トウモロコシ、冬瓜など

食養生②

カラダを温める食材と冷やす食材

食材には生薬《しょうやく》同様、五性《ごせい》がある

生薬《しょうやく》の特性として五性《ごせい》がありますが（→P.92）、食材にも同様に食性があり、温《おん》、熱《ねつ》、寒《かん》、涼《りょう》、平《へい》の5つに分けられます。大きく分けると、カラダを温める温熱性《おんねつ》、カラダを冷ます寒涼性《かんりょう》、どちらでもない平性《へいせい》に分けられます。

平性の食材は、温熱性でもなく、寒涼性でもない中間の性質をもっており、長期間にわたって食べても副作用がなく、滋養強壮効果があるものがほとんどです。全身のバランスを穏やかに調節する働きもあります。たとえば、日本人の主食となる米をはじめ、山芋などイモ類、大豆、小豆、黒ごま、牛肉、豚肉や鶏卵、サンマといった食材が挙げられます。

カラダを温め、気・血を巡らせる温熱性食材

温熱性の食材は、カラダを温め、寒気を払い、気《き》・血《けつ》・水《すい》の巡りをよくするという働きがあり、また、その多くに興奮作用がみられます。冷え性（寒証《かんしょう》）の人、手足の冷えや痛みがあるという場合、寒い時期に温まりたいという場合に、非常に効果があります。熱性は温性よりも温める作用が強く、温性は熱性より穏や

温める食材

ショウガ、ネギなど薬味にはカラダを温めるものが多い。気滞《きたい》、瘀血《おけつ》、寒証体質の人は一年を通して食し、気・血の巡りをよくしましょう。

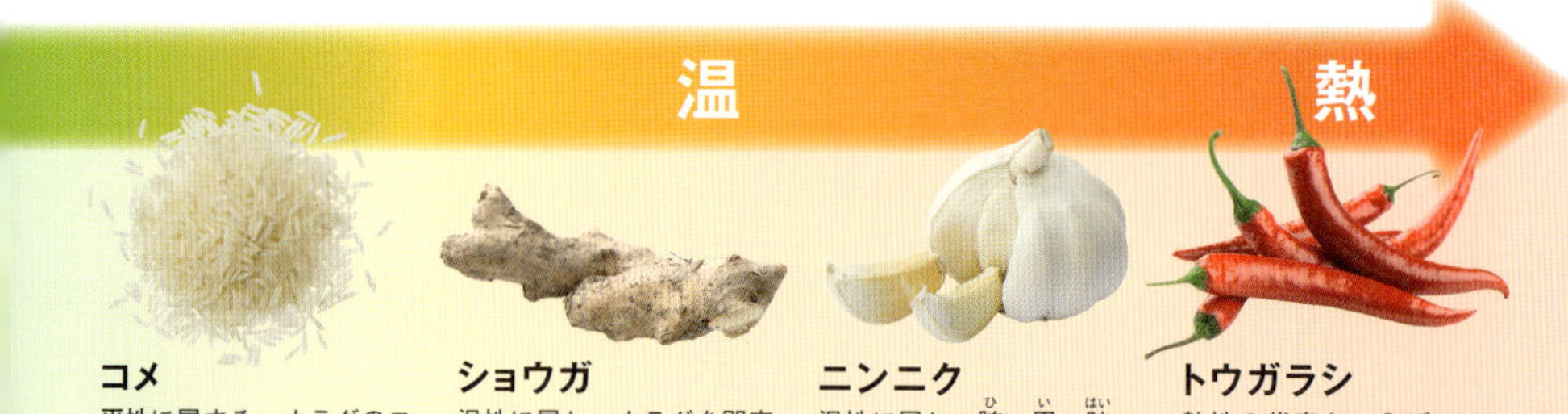

コメ
平性に属する。カラダのエネルギー源となる気を補う食材。胃腸を丈夫にし、消化機能を回復させる。

ショウガ
温性に属し、カラダを即座に温め、発汗を促し、体質的な冷えも改善。カゼによる寒けにも効果がある。

ニンニク
温性に属し、脾《ひ》、胃《い》、肺《はい》、大腸《だいちょう》を養う。解毒の働きがある食材として知られ、腫れ物の改善などにも効果的。

トウガラシ
熱性の代表といえばコレ。カラダの余分な水を排出する。食欲不振や消化不良を改善し、滋養強壮にも効く。

■食材における五性の働き

五性	働き	食材例
熱	カラダを温める性質が最も強い。寒気を払い、気血の流れを良くする働きがあり、興奮作用も伴う。	羊肉、トウガラシ、山椒、シナモンなど
温	熱性より弱いが温める性質をもつ。熱性同様、気血の流れを良くし、カラダをゆるやかに活発化させる。	鶏肉、エビ、アジ、イワシ、カボチャ、ニンニク、ネギ、タマネギ、桃など
平	温めることも冷やすこともない中間の性質。長期間常用しても副作用がなく、滋養強壮効果もある。	豚肉、牛肉、鶏卵、米、大豆、山芋、ジャガイモ、ニンジン、ブロッコリーなど
涼	カラダを冷やす。利尿・消炎作用があり、カラダの余分な熱を排出し、興奮を静める働きがある。	豆腐、緑豆、ナス、キュウリ、ゴボウ、冬瓜、ホウレン草、大根など
寒	カラダを冷やす作用が最も強い。利尿・消炎作用があり、カラダの余分な熱を排出し、興奮を静める。	カニ、アサリ、トマト、レンコン、バナナ、柿など

かに働きます。

熱性の食材は羊肉やトウガラシ、胡椒や山椒、シナモンなど。温性の食材は、鶏肉やイワシ、エビ、カボチャやタマネギ、ニラ、ニンニクなどが挙げられます。

利尿効果を高め、熱を払う寒涼性食材

寒涼性の食材は、カラダに蓄積した余分な熱を排出し、高ぶった精神状態を鎮める働きがあります。暑がりの人（熱証《ねっしょう》）や怒りっぽい人、夏の暑い時期などに効果的です。寒性は涼性よりも冷やす作用が強く、涼性は寒性に比べ穏やかに作用します。

涼性の食材はそば、豆腐、葛《くず》、キュウリやナスなどの夏野菜も該当します。セリ、ミント、セロリなどの香りの強い野菜も涼性が多いです。

寒性の食材には、カニやアサリ、トマト、ニガウリ、バナナ、海草類などが挙げられます。

トマトやキュウリといった夏野菜をはじめ、南国フルーツはカラダを冷やす食材。気逆《きぎゃく》や熱証タイプの人は積極的に摂りましょう。

冷やす食材

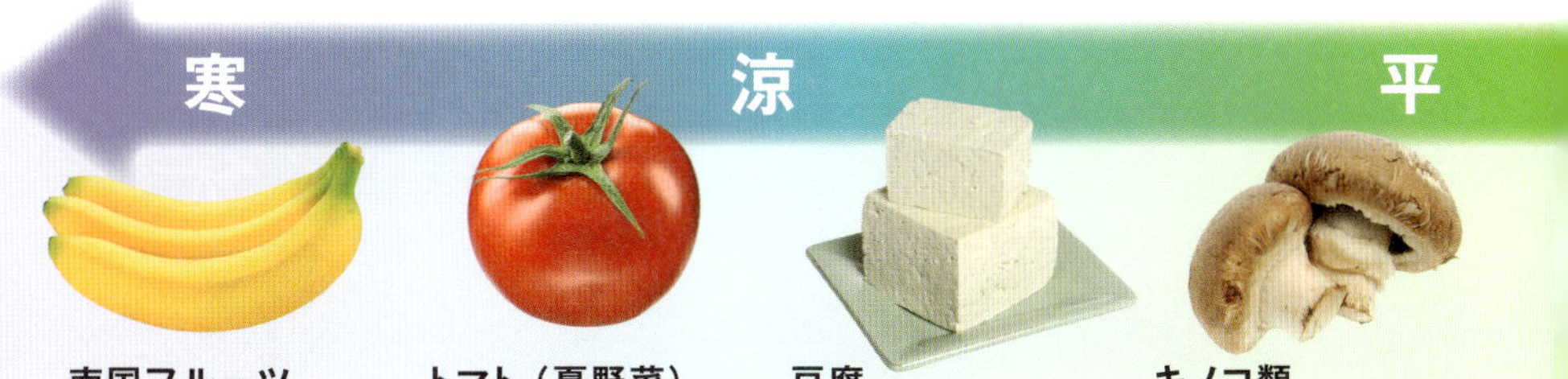

南国フルーツ
バナナをはじめ、メロン、スイカなど南国フルーツはほとんどが寒性。体内の余分な熱を排出する作用がある。

トマト（夏野菜）
寒〜涼性。胃の働きを助け、食欲回復を促す。のどの渇きを止める作用や、肝《かん》の解毒作用も高める。

豆腐
涼性。こもった熱を取って、カラダを潤す食材。脾を補助し、胃腸機能を整える。疲労回復にも有効。

キノコ類
平性。気血の流れを促し、消化器官を養う。干しシイタケは貧血、高血圧に効果のある生薬として使用される。

食養生③

5つの味（五味《ごみ》）をバランスよく摂る

食品がもつ五味の作用

「辛い物を食べたらポカポカしてきた」「甘い物を食べたらイライラが収まった」など、誰でも経験があると思います。これは**辛い食材に気《き》・血《けつ》の巡りを促す作用があり、甘い食材には、疲労回復や精神の緊張をやわらげる作用があるからです。このように我々は、食材の力を日常生活で実感しています。**

この食材の特性を東洋医学では、五味《ごみ》という概念で分類しています。これは五行論《ごぎょうろん》（→P.30）に基づくもので、酸《さん》（すっぱい）、苦《く》（苦い）、甘《かん》（甘い）、辛《しん》（辛い）、鹹《かん》（塩辛い）という5つの味に分かれます。ただし、食材によっては、ひとつの味だけでなく、複数の味をもっているものもあります。なお、五味といっても、食べ物の味のみをさすわけではなく、5つの味はそれぞれの効果・効能（左下表）をあらわしています。

五味の働きと五臓の作用

五味は、「酸は肝《かん》」「苦は心《しん》」「甘は脾《ひ》」「辛は肺《はい》」「鹹は腎《じん》」というように、一定の五臓と関与しています。

たとえば、甘味《かんみ》は脾《ひ》に作用し、消化器官の働きを促し、滋養強壮作用によって虚弱体質を改善します。また、苦味《くみ》は心に作用し、循環器系（心臓や血管）の働きをよくします。血の巡りを促すだけでなく、怒りっぽさなど高ぶった精神状態を鎮めます。

このように**食養生《しょくようじょう》では、五味が五臓に作用する働きを利用して、体質のバランスを整えていきます。**

五味の概念は、生薬と同様ですが、その作用は生薬に比べ、強くありません。しかし、毎日の食事によって、気・血・水のバランスが大きく崩れる前に対応できるため、未病《みびょう》の段階で処置することができるのです。5つの味をバランスよく食べることを心がけるとよいでしょう。

ここがPOINT

食品の味には異なるパワーがある

生薬と同じく、食品にも五味があります。酸味は肝に、苦い味は心に、甘味は脾に、辛味は肺に、塩辛い鹹味は腎に作用します。

五味の働きとその効果

酸

「酸味」のもつ効果

- イライラや怒りっぽさ、憂うつや不安などを改善
- 多汗を解消するため、汗っかきによい
- 頻尿や下痢など、排泄を整える

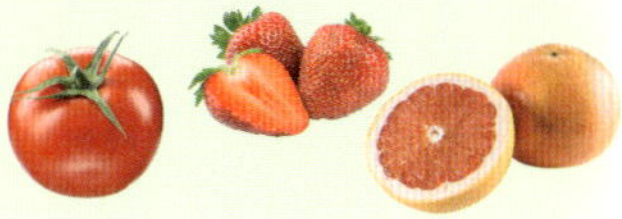

苦

「苦味」のもつ効果

- 怒りっぽさなど高ぶった精神状態を鎮める
- 排泄・利尿作用により、便秘やむくみを解消
- 咳や喘息《ぜんそく》の改善にも役立つ

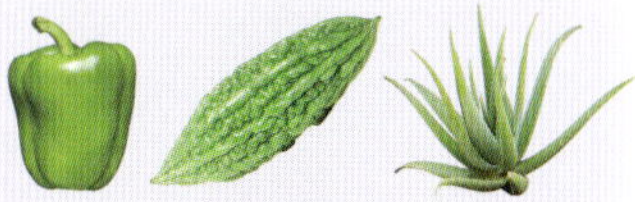

甘

「甘味」のもつ効果

- 消化器官の働きをよくし、虚弱体質を改善
- 筋肉の緊張をゆるめ、痛みをやわらげるため、筋肉痛などにもよい

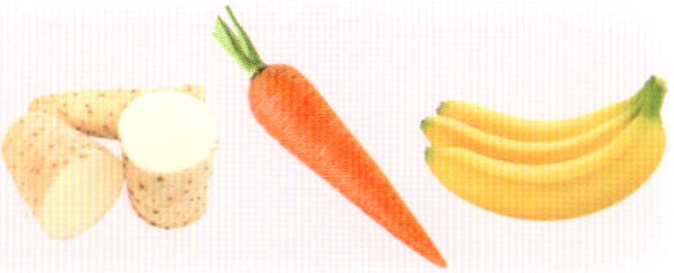

辛

「辛味」のもつ効果

- 気・血の巡りをよくする
- カゼの初期症状（寒け、くしゃみ、鼻水）などに効く

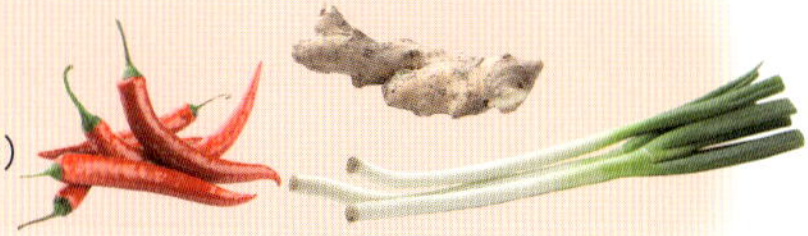

鹹《かん》

「鹹味」のもつ効果

- 新陳代謝を高め、イボなどしこりを改善
- 便秘を解消する効果がある

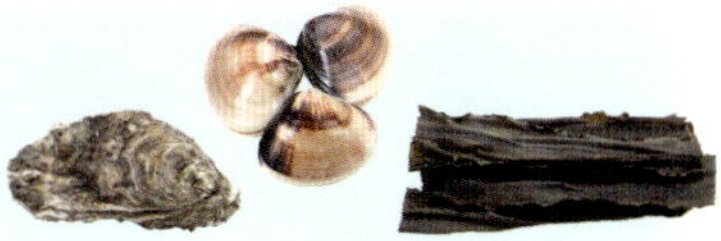

■五味の働き

五味	五臓	働き	食材
酸	肝	肝の働きを調整する。筋肉や内臓を引き締める働きがあり、汗や尿、鼻水など、必要以上に排出しないようにする。過剰に摂ると胃を弱め、筋肉を萎縮させる。	レモン、ミカン、イチゴなど
苦	心	心の働きを調整する。利尿、消炎、鎮静作用があり、高ぶった神経を鎮め、熱を冷ます。便秘などにも効果的。	ニガウリ、緑茶、らっきょうなど
甘	脾	脾の働きを調整する。滋養強壮作用があり、虚弱体質を改善する。痛みをやわらげる作用もある。過剰に摂ると胃腸の働きを低下させる。	鶏肉、ニンジン、山芋など
辛	肺	肺の働きを調整する。停滞した気と血の流れを促進する作用がある。くしゃみや鼻水といった、カゼの初期症状などにもよく効く。	ネギ、タマネギ、ショウガなど
鹹	腎	腎の働きを調整する。泌尿器や生殖器官の働きを良くする。新陳代謝を高め、硬いものを軟らかくしたり、詰まりを解消したりする作用がある。	カキ、ワカメ、シジミなど

食養生④

季節の変化に合った食材を選ぶ

季節に伴って食事内容も変化させる

東洋医学では、自然界の陰陽《いんよう》変化（→P.26）に影響され、カラダの陰陽も変化していくと考えています。そしてカラダと自然の調和を図るためには、その土地で採れる旬の食材を食べることがおすすめです。

また、**一年は春、夏、秋、冬という四季に分けられますが、東洋医学では五行に基づいて、長夏《ちょうか》（夏の土用の頃）を加えた五季《ごき》に分け、各季節に保養すべき五臓を定めています。**

春：陰陽の「陽《よう》」が徐々に高まっていく季節ですが、それに伴って精神

春

柑橘類

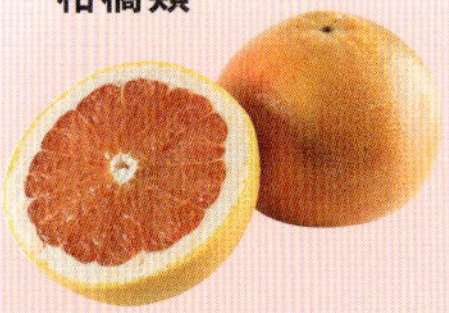

イチゴ

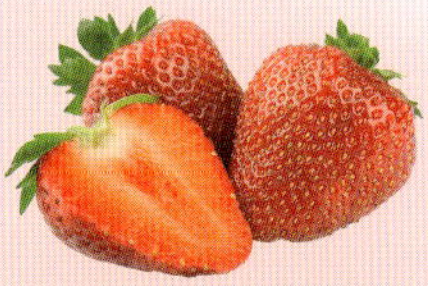

タケノコ

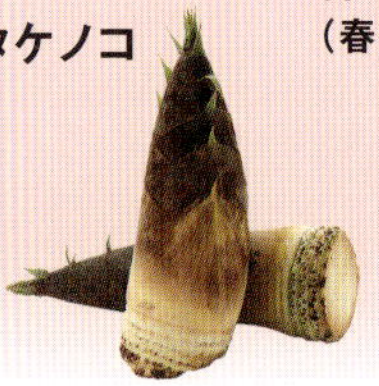

香りの野菜
（春菊、三つ葉など）

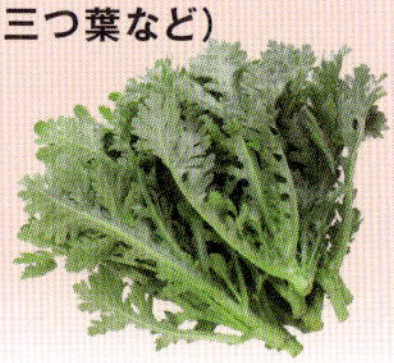

気を巡らせる食材で、肝を整える

柑橘類《かんきつるい》や香草野菜は、体内の気をスムーズに巡らせる働きがあります。イライラや憂うつな気分を感じたら積極的に食べましょう。春が旬のイチゴは、その「酸味《さんみ》」が肝を養います。タケノコには体内のこもった熱を発散させる効果もあります。

夏

セロリ

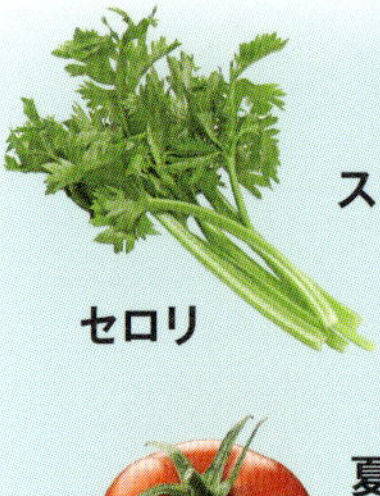

スイカ

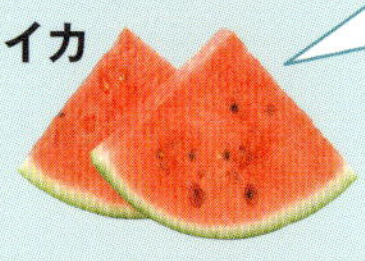

夏野菜
（キュウリ、トマトなど）

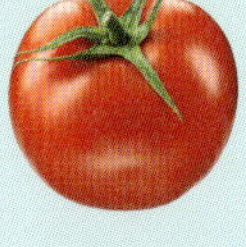

ニガウリ

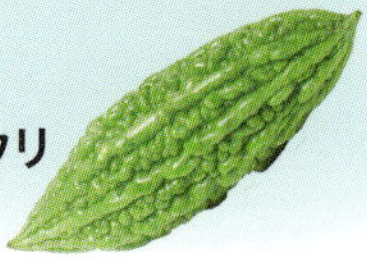

熱を排出させる食材で、心を整える

夏野菜に代表される寒涼性の食材は、カラダの熱を排出させ、失った水を補う働きがあり夏にぴったり。また、ニガウリのような「苦味《くみ》」の食材は、心の調子を整えます。セロリはカラダの熱を取り、頭に上った気を下げる働きがあります。

ここがPOINT

季節の変化に応じた食事を

四季の変化に応じて、人間のカラダも変化します。季節に採れた旬の食材を食べることで、カラダのバランスを整えることができます。

も高揚ぎみになります。しかし、肝《かん》がになう自律神経が過剰に働き、心身の不調和や気《き》の停滞などの不調が現れやすくなります。気の巡りを促進し、肝を補助する作用がある酸っぱい食事を摂るとよいでしょう。

夏：陽気が最も強い時期。夏の蒸し暑さから、カラダに余分な熱や水分が溜まり、むくみや倦怠感、食欲不振などが生じます。熱を冷ましながら、発汗で失われる水《すい》を補う食材を選ぶとよいでしょう。また、暑さが続いた夏の終わり頃は消化機能が低下し、体内の水の巡りが停滞します。脾《ひ》と胃の機能を助け、気・水を巡らせる食材を食べましょう。

秋：乾燥した空気に弱い肺《はい》を潤わせる食材がおすすめ。たとえば豆腐や卵、ハチミツ、梨などがあります。

冬：「陰《いん》」が最も強い時期。気温が下がると、腎《じん》をはじめ全身に不調が現れます。カゼを予防するエビや鶏肉、ニラや栗などを摂りましょう。

秋

カラダを潤す食材で、肺《はい》を補う

乾燥を嫌う肺に水を補うためには、「辛《しん》味《み》」の食材を。ほか、水分代謝を促すブドウやレンコンもおすすめです。秋が旬のサンマには気・血《けつ》を補い、その流れを促す働きがあります。牛乳とハチミツは、肺を潤わせるための最強ドリンクです。

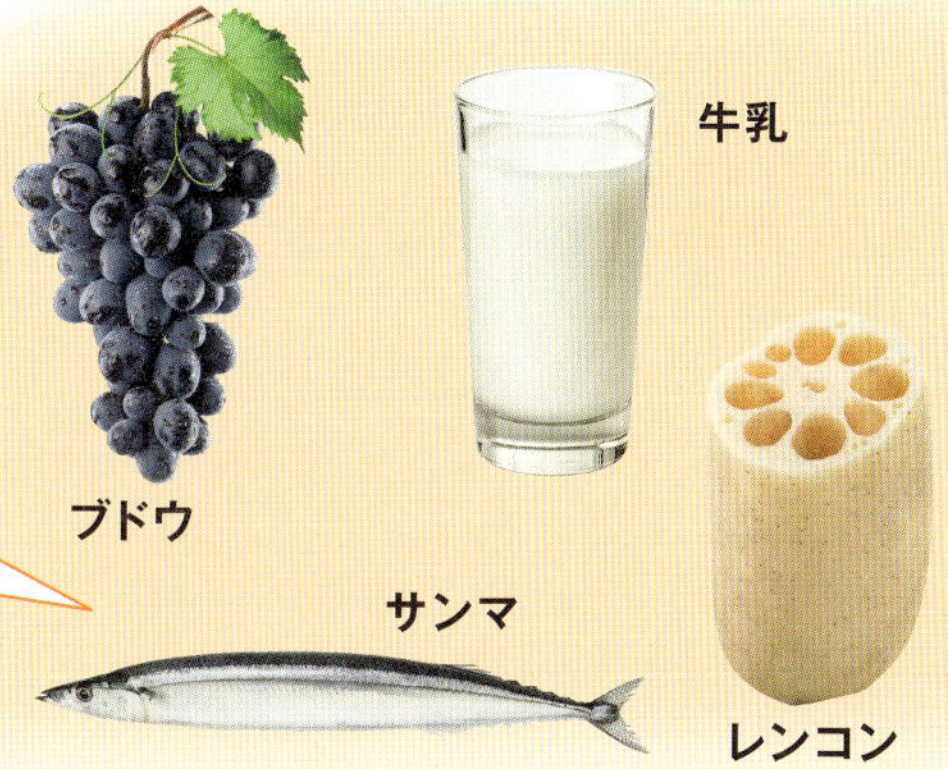
牛乳
ブドウ
サンマ
レンコン

カラダを温めて血行を促し、腎を補う

冬は腎が弱くなるため老化が進みやすくなります。腎を養う「鹹味《かんみ》」の食材には、カキやイカ、タコ、昆布などがあります。また、気温の低下によりカラダも冷えるため、肉類やカボチャ、エビなどの温熱性の食材もおすすめ。気・血の巡りも良くなります。

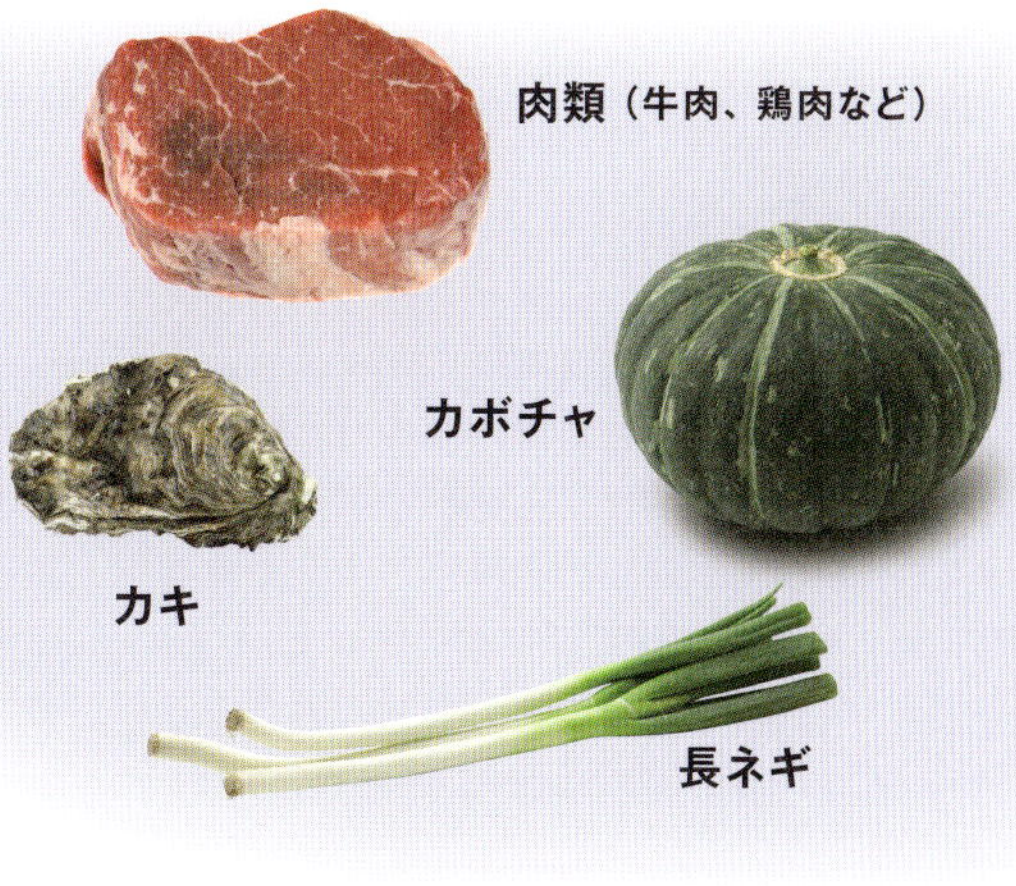
肉類（牛肉、鶏肉など）
カボチャ
カキ
長ネギ

冬

column

漢方治療に関するQ&A

Q 漢方医って、西洋医とどう違うの？

A 西洋医と同様の医師免許に加え、漢方治療に関する専門知識を有しています。

日本における医師免許は、西洋医の免許が唯一の医師ライセンスです。漢方医師といえども、西洋医としての医師免許（国家資格）をもっています。そのうえで、「漢方専門医」になれるのは、日本東洋医学会が定める資格や研修といった条件をクリアし、認定試験をパスした医師のみ。西洋と東洋、一見反発するような医学に見えますが、東西それぞれの特徴を生かし、補完し合いながら治療を進めることができるのは漢方医療独特のスタイルであり、大きなメリットのひとつといえます。

Q 漢方薬で体質改善することは可能ですか？

A 副作用の少ない漢方薬で、じっくり治療します。

漢方治療は、「標治《ひょうち》」という対症療法的な治療のほか、「本治《ほんち》」という病気の根本原因や体質を改善する治療を行います。本来、治療においては、本治を重要視しますが、病気の勢いが強い場合は、標治を行ったのちに本治を行うこともあります。本治では、長期的に服用しても副作用のない漢方薬を用い、じっくり長期的に体質改善を行います。慢性的な病気、生活習慣病などにも向いている治療です。

Q 漢方治療と中医学の違いは？

A 漢方治療とは、日本独特の医療です。

漢方医学は、中国から伝来した東洋医学（中国伝統医学）をベースにしながら、日本独自に発達したものです（→P.16）。したがって、漢方薬とは日本独特の名称で、中国では漢方薬といわず「中薬《ちゅうやく》」といいます。中医学とは、中華人民共和国の成立以降、中国伝統医学に西洋医学を取り入れて、体系化させたものです。中医学では儒教の影響から、他人にお腹を見せることを嫌ったため、腹《ふく》診《しん》が廃れ、脈診《みゃくしん》や舌診《ぜっしん》を重視したといわれています。一方、漢方医学は腹診を重視しています。

ツボ刺激を取り入れて
体調管理に役立てる

第5章

ツボ療法による セルフケア

この章ではツボの選び方や刺激方法など、
カラダの部位別に主要なツボを解説していきます。
これらのツボは症状があるときはもちろん、症状がないときでも、
日頃から刺激しておくと体調管理に役立てることができます。
本章で取り上げたツボで効果が見られないときは、
第7章の末尾にさらに詳しいツボ解説がありますので、
参考にしてください。

ツボ療法①

ツボ療法ってなに？

経絡《けいらく》の上に点在するツボを刺激する治療法

カラダには気・血（↓P.22）を巡らせる通路が走っており、これを経《けい》絡《らく》（↓P.118）といいます。このすぐ上の皮膚を刺激すると、その刺激が経絡に伝わりますが、経絡の上ならどこを押しても同じというわけではなく、刺激が伝わりやすい部分があります。それが経穴《けいけつ》（いわゆるツボ）です。これら経絡とツボ（↓P.232～）は鍼灸を行ううえで最も重要な概念のひとつとなっています。

ツボは12本の正経十二《せいけいじゅうに》経脈《けいみゃく》、カラダの前面中央を通る任脈《にんみゃく》、後面中央を通る督脈《とくみゃく》を合わせた14の経絡の上にあります。なかでも、正経十二経脈には陰経《いんけい》と陽経《ようけい》があり、それぞれ臓腑《ぞうふ》（↓P.24）と深いつながりをもっています。そのため、**経絡を鍼や灸、指圧などで刺激すると、ツボを通じて気《き》が経絡を出入りし、関係の深い臓腑を通じて諸器官の調子を整えます。このようにツボへの刺激を利用した治療をツボ療法といいます。**

ＷＨＯ（世界保健機関）によって認定されているツボの数は３６１個あります。これらを正穴《せいけつ》といい、正経十二経脈と、任脈・督脈上にあります。また、それらの経絡上に位置しないツボを奇穴《きけつ》といいます。

自分でも実践できるツボ療法がある

ツボ療法の種類はいろいろありますが、自分でできる方法で最も手軽なのはツボ押し（指圧《しあつ》）です。お灸も家庭用の商品が販売されていますので、利用しやすいでしょう。

最近は、セルフケアに円皮鍼《えんぴしん》を用いる人も増えています。ただし、円皮鍼の使用には注意点があり、鍼灸師の指導のもとで行うことが大切です。まずは鍼灸院を受診し、正しい利用方法を身につけてください。詳しくは「鍼灸院へ行ってみましょう」（↓P.２２２）をご覧ください。

ここがPOINT

自分でできるツボ療法は指圧、台座灸、円皮鍼

ツボ療法は、ツボに与えた刺激が、経絡を伝って臓腑に作用し、その調子を整えるものです。自分でも実践できる方法があります。

自分でできるツボ療法のいろいろ

東洋医学には、ツボを刺激する治療法として、指圧のほかに鍼灸などさまざまなものがあります。指圧や台座灸《だいざきゅう》、円皮鍼は、自分でも行うことができます。

1 ツボ押し（指圧）でセルフケア

手の届く部位であれば、自分でツボを押して（指圧）刺激を与えることができる。強い刺激を加えたいときや、手の届きにくいツボを押すときには、市販のツボ押し道具なども活用してみよう。

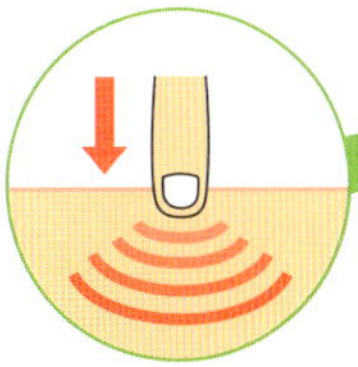

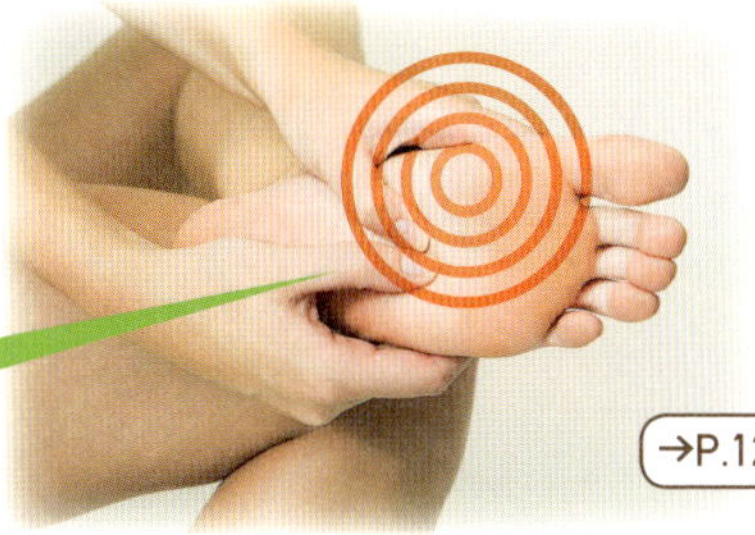

→P.122

2 台座灸でセルフケア

市販のお灸や、その材料であるもぐさを購入して、自分で治療ができる。ツボと直接に関連した臓腑、器官などに刺激を与えるほか、全身を温める効果がある。

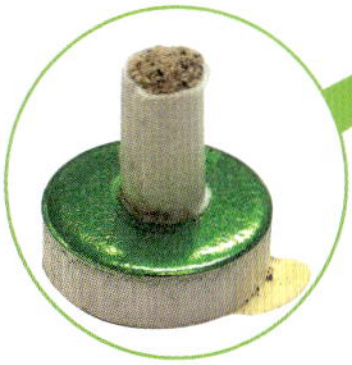

市販の台座灸は、シール式のものが多いので、楽な姿勢でツボに貼りつけてセルフケアを行うことができる

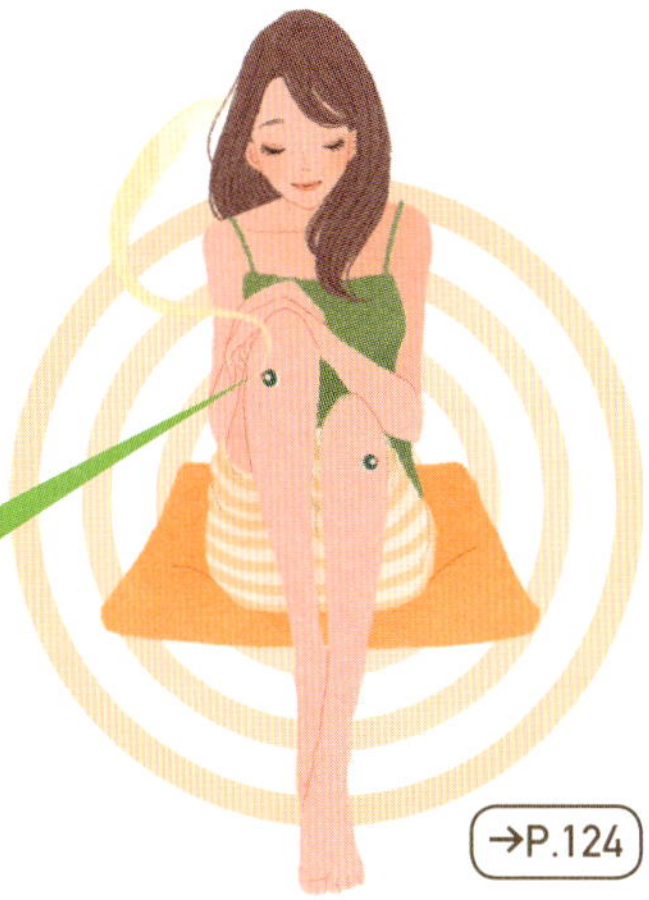

→P.124

3 円皮鍼でセルフケア

長さが0.3～1.5ミリほどの押しピン状の鍼をシールで貼りつけておく治療法で、セルフケアには安全性の高い鍼先のないタイプの円皮鍼を用いる。

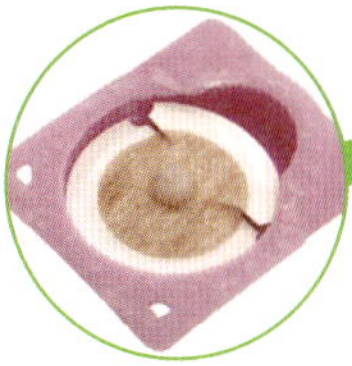

円皮鍼の使用に関しては、鍼灸院を受診して正しい利用方法についての指導を受ける必要がある

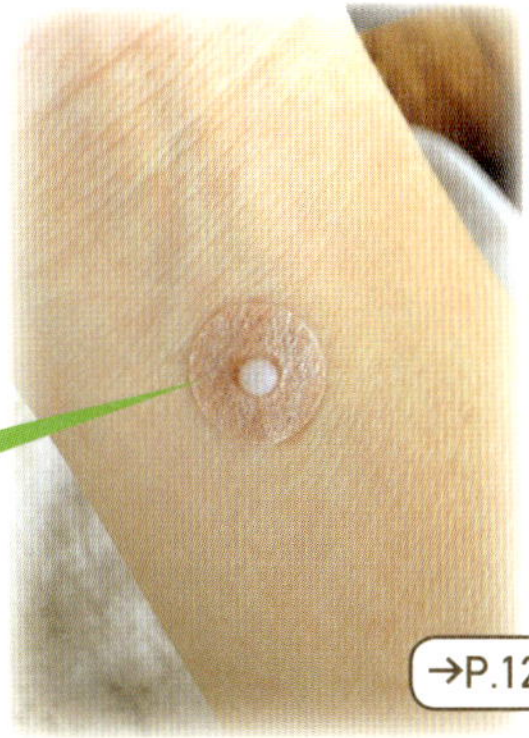

→P.124

ツボ療法②

経絡《けいらく》とツボの関係

ツボ刺激により、関係する臓腑《ぞうふ》を治療する

経絡は、体内の気《き》や血《けつ》が運行する通り道です。この経絡上にあるツボ（経穴《けいけつ》）を刺激すると、気や血は経絡を伝って関係する臓腑に影響し、不調を改善するといわれています。

たとえば、「手《て》の太陰肺経《たいいんはいけい》」という経絡は、皮膚の表面近くでは、おもに腕の部分にありますが、カラダの深部では肺や胸部を通っています。そのため、初期のカゼや、息苦しさ、喘息《ぜんそく》など呼吸器の調子が悪い場合は、臓腑の肺に関係の深い、この「手の太陰肺経」にあるツボを刺激します。

また、この経絡上のツボを刺激すると、肺や呼吸器系の症状だけでなく、ココロの煩わしさなど感情面の調整もみられることがあります。

ツボ療法のさまざまな効果

たとえば歯が痛いときに、親指と人さし指の間にある合谷《ごうこく》というツボを押してみると、痛みが軽くなることがあります。合谷は手《て》の陽明大腸《ようめいだいちょう》経《けい》という経絡上にあるツボですが、この経絡は顔面部を通ることから歯の痛みにも効果がみられるのです。

このように、症状を呈している部位から遠く離れたツボを刺激すると効果的なこともあります。

また、足《あし》の陽明胃経《ようめいいけい》にある足三里《あしさんり》というツボを刺激すると、経絡を通じて胃の症状を緩和するだけでなく、足三里周辺の筋肉の疲れをやわらげる効果も発揮します。

つまり、**ツボは経絡を通じて臓腑に働きかけるだけでなく、感情面に影響を及ぼすほか、遠く離れた部位や、刺激した部位周辺の症状の緩和にも役立つものなのです。**

ツボ療法が、さまざまな症状に効果があることがわかりましたか。なお、経絡とツボに関するもっと詳しい情報が知りたい方は、付録（→P.232～）をご覧ください。

ここがPOINT

経絡とツボを通じたさまざまな効果

ツボ刺激は、臓腑に働きかける以外に、感情面に影響するほか、刺激部位の周辺や、遠く離れた部位の症状改善にも役立ちます。

ツボ刺激が臓腑に伝わるメカニズム

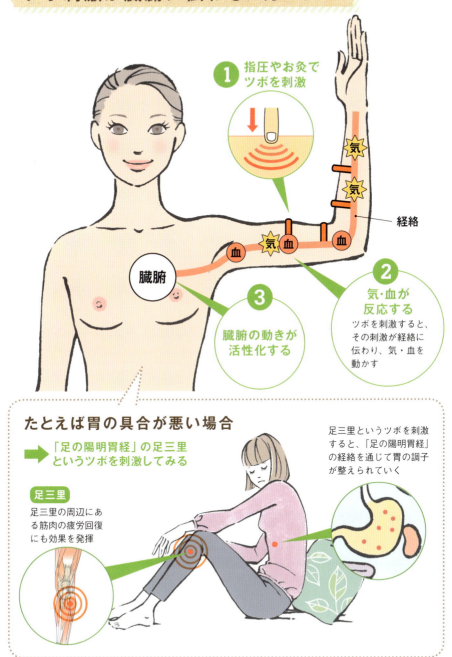

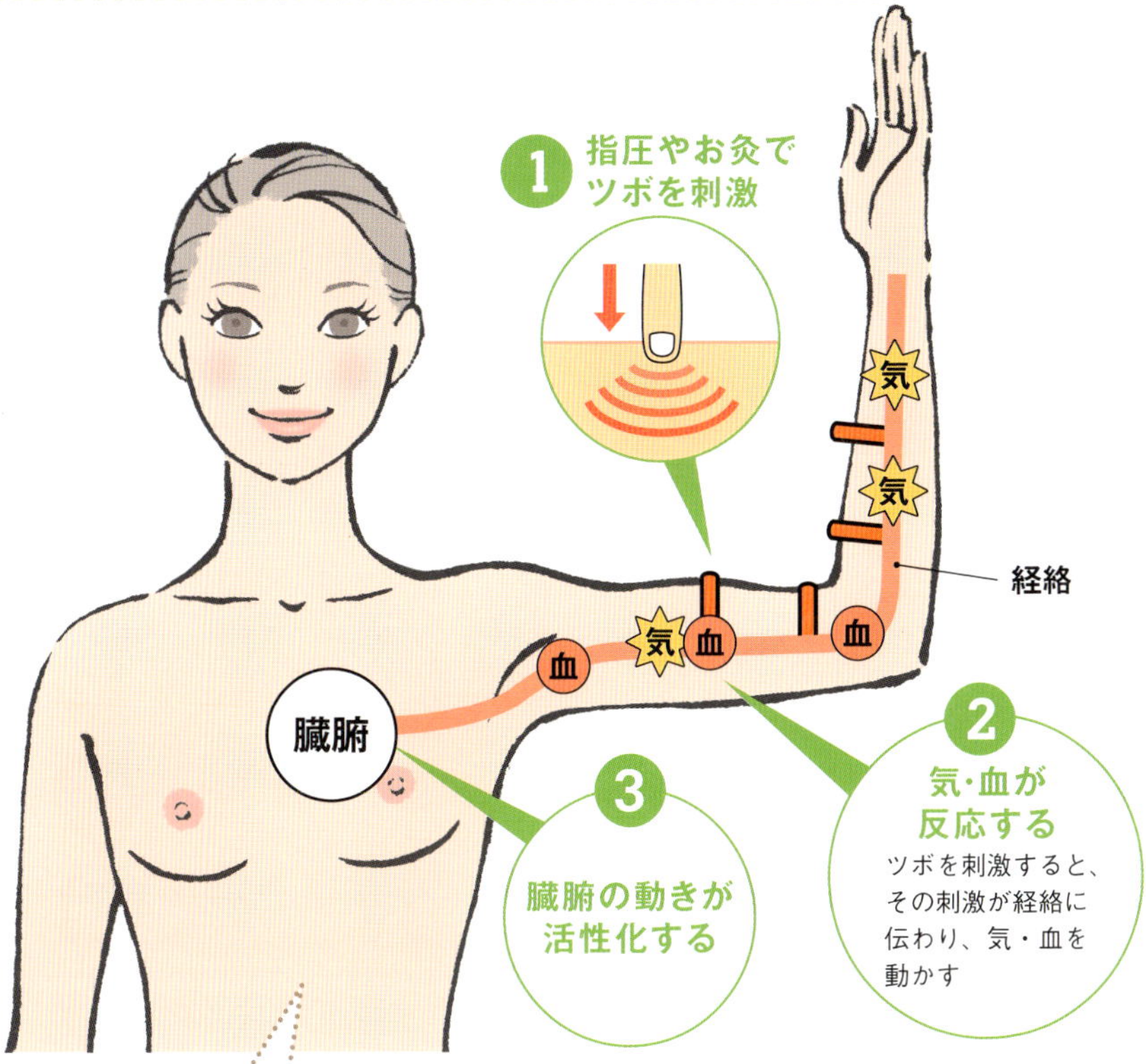

たとえば胃の具合が悪い場合

→「足の陽明胃経」の足三里
というツボを刺激してみる

足三里

足三里の周辺にある筋肉の疲労回復にも効果を発揮

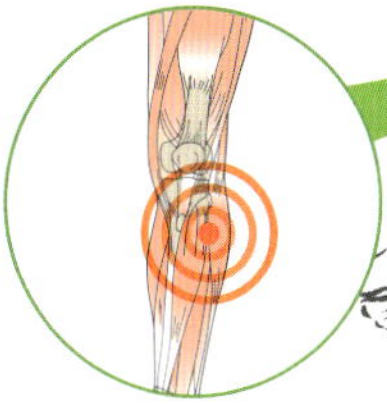

ツボ療法③

上手なツボ探しのコツ

自分の症状に合ったツボの見当のつけ方

たくさんのツボのなかから、自分に合ったツボを探すのは大変です。そこで、専門的な知識があまりなくても、おもなツボが見つけられる方法を紹介しましょう。

まず、気になる症状があれば、その周辺からツボを選ぶことがひとつの手段です。頭痛があれば頭のツボ、胃の痛みがあればお腹のツボというように見当をつけていきます。

また、一見、関連のなさそうなツボが効果を発揮することがあります。たとえば手の甲側にあるツボは目の疲れや耳鳴り、肩こりなどの症状に用いられます。**左図で示すように、どのあたりのツボがどのような症状と関連するのかを知っておくと、見当をつけやすくなります。**

ツボを選択する際に知っておくべきポイント

おおよその見当をつけたら、実際にツボを選択してみましょう。

ツボの位置を確認するには、関節や骨が出っ張った部分などをランドマーク（目印）にして、そこから「外側に2寸（指3本分）」「下に3寸（指4本分）」というように決まった方法があります。すべてのツボでこのような取り方をするわけではありませんが、覚えておくと便利です。

ツボの位置を確認したあとは、指や手のひらを当て、軽くなでてみて、冷えていないか、少しくぼんでいないかといった反応をみるほか、指で押してみて、痛み、コリ、気持ちがよい感じがないかなどの反応をみていきます。このような反応があれば、そこがツボです。上下左右に位置を少しずらしたり、押す方向を変えてみたりすると反応が出てくることもあります。

また、押して症状がやわらぐ部位もツボです。**はじめは2～3つのツボを選択して刺激してみましょう。**

ここがPOINT

ツボを正確にとらえ反応を見極める

セルフケアは、ツボの正確な位置をとらえ、さらにはそのツボの反応をしっかりと見極めることで、効果も高まります。

おもなツボのある場所

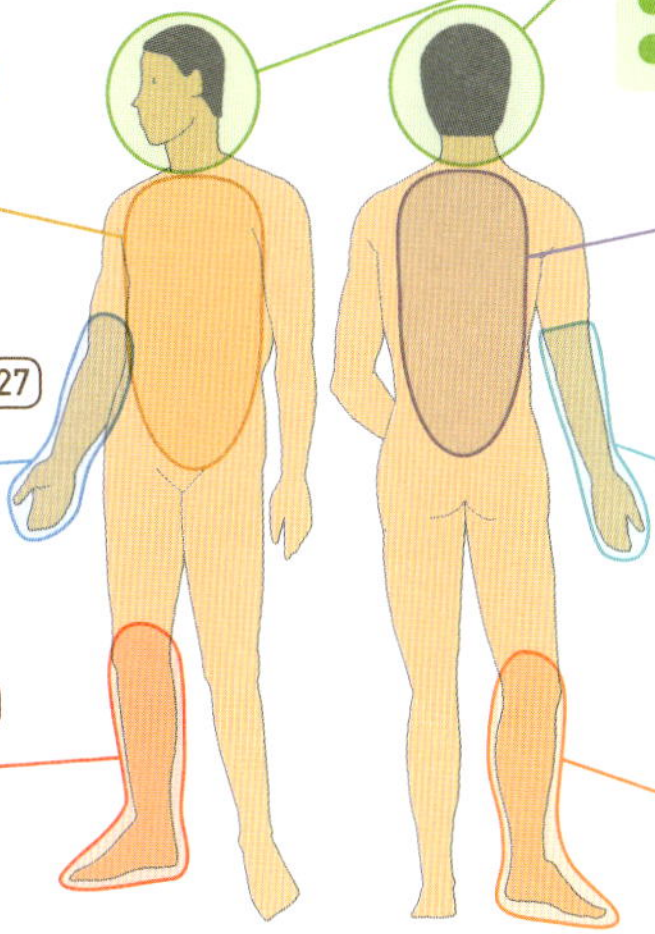

頭・顔・首のツボ →P.135

- 頭、顔、首の症状
- 耳鼻科、眼科系の症状
- 精神症状

胸・お腹のツボ →P.131

- 胸、お腹の症状
- 各臓腑由来の症状
- 精神症状

肩・背中・腰のツボ →P.133

- 肩、背中、腰の症状
- 各臓腑由来の症状
- 精神症状

手のひら側のツボ →P.127

- 手、腕の症状
- 呼吸器、循環器系の症状
- 精神症状

手の甲側のツボ →P.127

- 手、腕の症状
- 頭、顔、首、肩の症状
- 耳鼻科、眼科系の症状

脚の内側のツボ →P.129

- 足、脚の症状
- 泌尿器、婦人科系の症状

脚の外側のツボ →P.129

- 足、脚の症状
- 頭、腰の症状
- 消化器系の症状

ツボの位置を確認する方法（取穴《しゅけつ》）

取穴の際には、カラダの目印になる部分から指を使って距離を測ります。右の三陰交《さんいんこう》というツボの場合は、内果《ないか》（うちくるぶし）のてっぺんから上に3寸といい、指4本分です

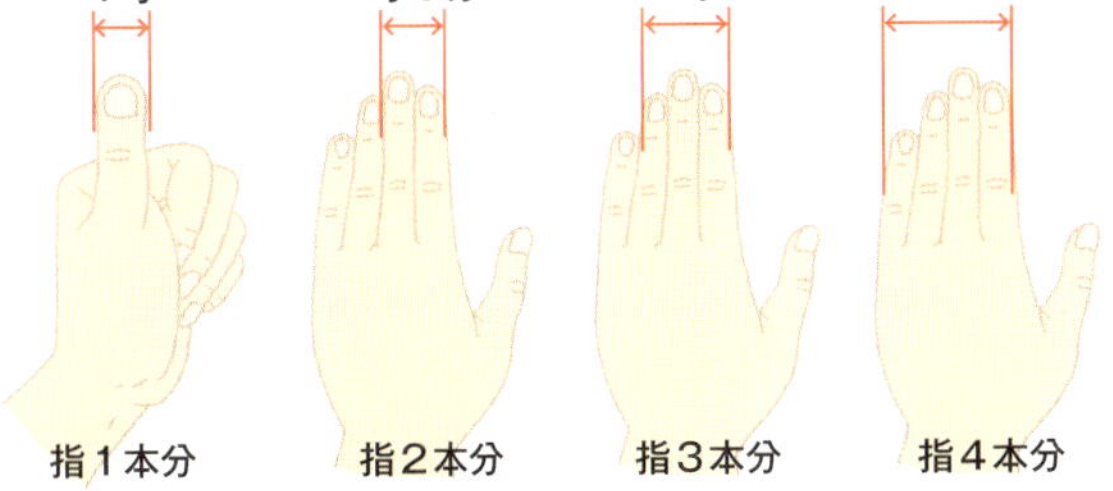
1寸
1寸5分
2寸
3寸
指1本分
指2本分
指3本分
指4本分

三陰交の取穴の場合

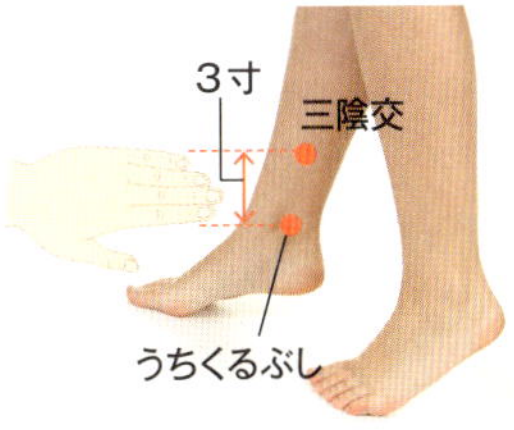
3寸
三陰交
うちくるぶし

ツボのあるポイントの特徴

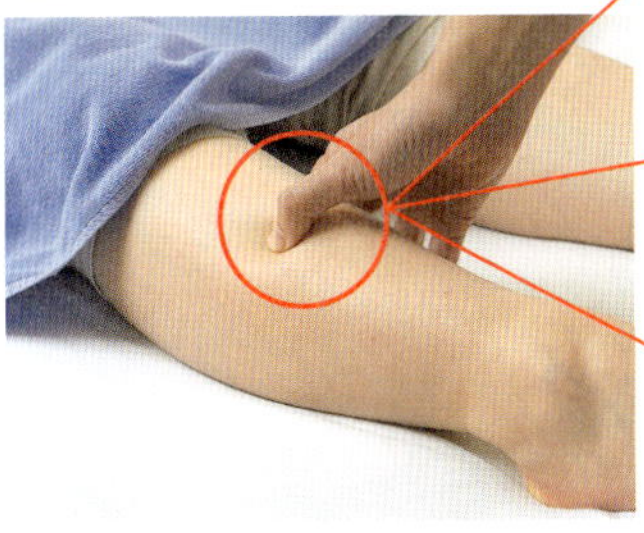

その1 実《じつ》の反応

押すと痛みがある。しこりに触れる。筋肉が緊張している。

その2 虚《きょ》の反応

肌の表面に凹みがある。フニャッと力のない感じがある。押すと気持ちいい。

その3 その他の反応

むくんでいる、古傷がある、冷えている、乾燥している部位なども「ツボ」になる。

セルフケア①

ツボ押し（指《し》圧《あつ》）によるセルフケア

ツボを押す場合は適度な強さで

最も手軽なセルフケアがツボ押し（指圧）です。我々は肩こりや眼精疲労などがあると、自然とツボを押していますが、より効果を得るにはツボの位置を正しく見つけること（→P.120）のほか、上手な押し方を知ることが大切です。

ツボ押しを行う場合は、指の腹をツボに当てて、ゆっくりと力をかけていきます。押す力は3〜5キログラムが目安ですが、押したときに自分が心地よいと感じるくらいでかまいません。一つのツボにつき、5回ほど押します。

強く押しすぎたり、回数が多くなりすぎたりすると、翌日にもみ返しがくることがあります。徐々に回数を増やしたり、力を加減することが大切です。また、過敏な反応を示す部位に刺激を加えると逆効果になってしまうことがあるので注意が必要です。

ツボの場所に応じた適切な方法で指圧

いつでもどこでも手軽に行えるのが指圧のよいところですが、効果的な指圧を行うには、無理のない姿勢で、自然に指で押しましょう。

前ページで説明した「実《じつ》の反応と虚《きょ》の反応」によって、押し方を変えてみるとさらに効果的です。**実の反応が強いときは、指を少し立てるようにして圧をかけ、刺激します。逆に虚の反応が強いときは、指を少し寝かせるようにしてやや弱めの圧をかけます。**また、押す方向を工夫すると指圧の効果がより高まることもあるので、左ページのツボ押しのコツも参考にしてみてください。

指が疲れたときや、爪が長いとき、手の届きにくい場所のツボを刺激したいときは、ツボ押しの道具を利用してもいいでしょう。わずかな力でもツボを刺激できる商品など、さまざまな道具が販売されています。

ここがPOINT

指圧は適度な強さで押圧すること

ツボ押し（指圧）は、最も手軽にできるツボ治療です。一つのツボに5回を目安に押し、やりすぎないことがポイントです。

ツボの上手な押し方

ツボの基本的な押し方

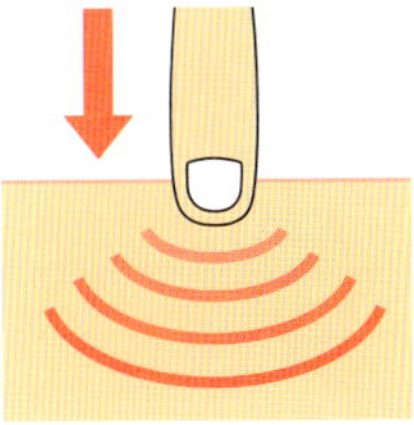

1 爪を立てずに指の腹を当てる

2 ゆっくり2～3秒をかけて押し込み、一定の圧力で3秒間押し続ける

3 2～3秒かけて徐々に力を抜いていく。これを5回ほど繰り返す（1分程度）

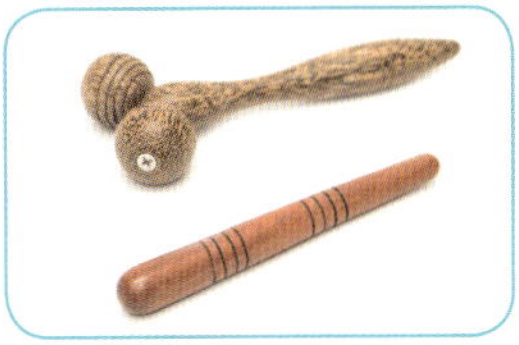

市販のツボ押し道具を使うのもおすすめ

部位別のツボの基本的な押し方

■手のツボ（合谷《ごうこく》）

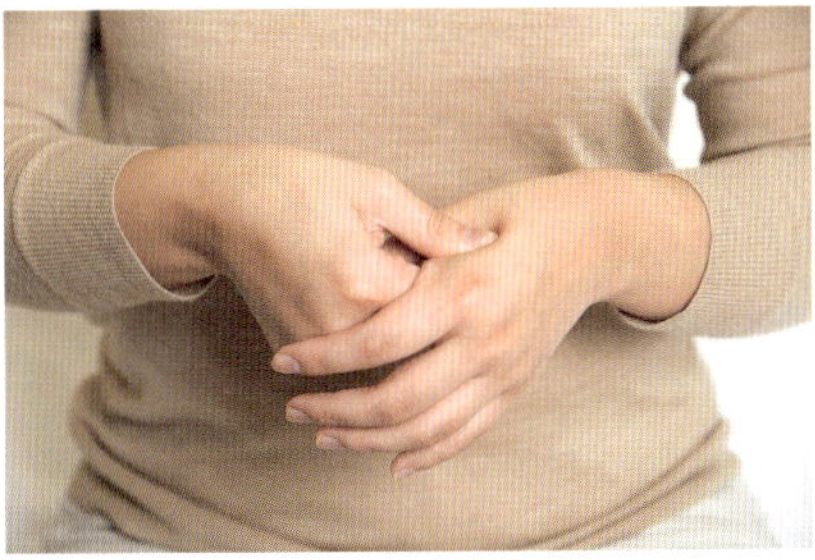

親指をツボに当て、手で挟むようにして小指側に押し込む。

■脚のツボ（足三里《あしさんり》）

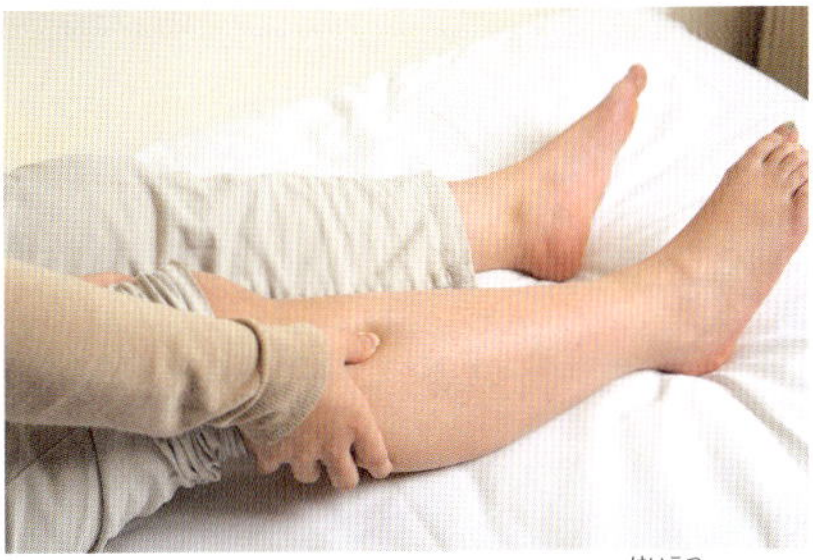

親指または中指で、向こうずねの骨（脛骨《けいこつ》）に向かって、指を立てて押す。ペンのおしりでも可。

■お腹のツボ（中脘《ちゅうかん》）

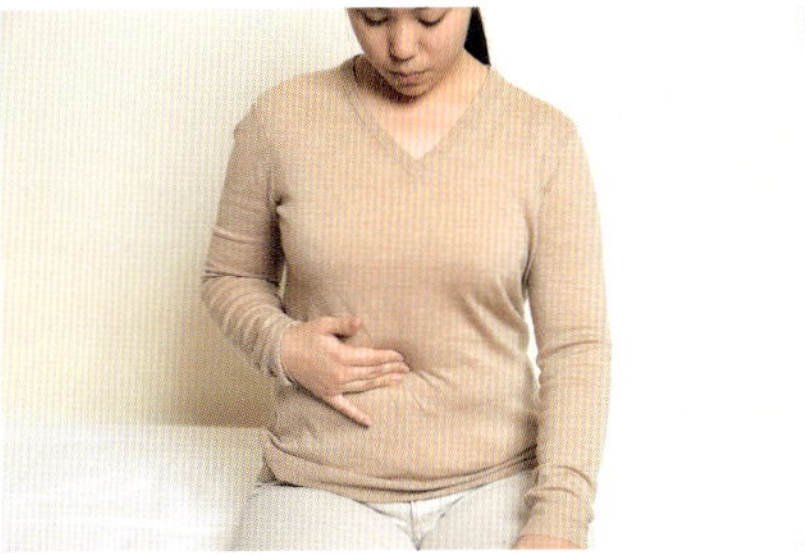

左右どちらかの中指で、やや前屈みの姿勢でやさしく押す。

■頭のツボ（百会《ひゃくえ》）

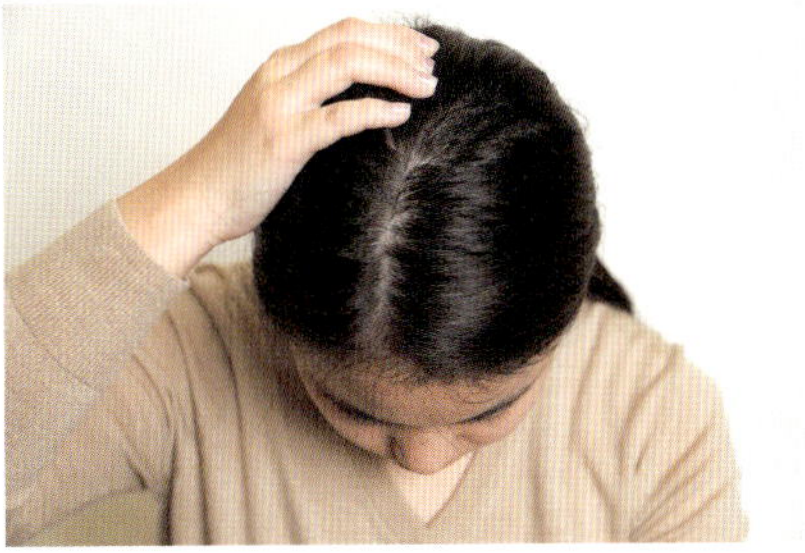

頭のてっぺんのくぼんだところを中指で真下に向けて押す。

セルフケア②

台座灸《だいざきゅう》と円皮鍼《えんぴしん》によるセルフケア

台座灸を行う際は火の扱いに注意

家庭で灸を行う場合、最も簡単なのは台座灸です。火事を避けるため、あるいは火傷の応急処置のためにも、水の入った容器を準備しておきましょう。

市販されている台座灸にはさまざまな種類があるので、はじめはあまり熱くないタイプのものを選びましょう。また、入浴の前後30分くらいは避けて行うと安心です。

ツボを探す際は、P.１２１を参考にします。特に押したときに気持ちがよい感じやフニャっと力《ちから》のない感じがする（虚の反応）とき、冷えているときなどはおすすめです。

ツボになっているところは熱さを感じにくいことがあります。このような場合は、もう一度同じ場所に施《せ》灸《きゅう》してもよいでしょう。逆に熱すぎると感じるときは我慢せずに途中でやめるようにしましょう。

刺激量が多くなると施灸後にだるさが出ることがあります。1日に2～3つのツボから始めましょう。

最近では煙の出ないタイプの台座灸も販売されていますので、煙が苦手な方にはおすすめです。また、使い捨てのカイロやドライヤーなどを使用してもよいでしょう。

円皮鍼を行う際は鍼灸師の指導のもとで

円皮鍼とは置《お》き鍼《ばり》とも呼ばれ、しばらくの間、留めておくことができるので、持続的な効果が期待できます。

ツボを探す際は、P.１２１を参考にしますが、特に押すと痛い、硬いしこりがあるといった実《じつ》の反応がみられるときはおすすめです。最近は、セルフケア用に鍼先がないタイプの製品も出ています。

ただし、**円皮鍼の使用にあたっては、まず円皮鍼を取り扱う鍼灸院などを受診して正しい利用方法についての指導を受ける必要があります。**

ここがPOINT

セルフケアは安全に注意！

セルフケアで台座灸を用いる場合は、火の扱いに十分気をつけて。また、円皮鍼は、鍼灸師の指導のもとで行うようにしましょう。

お灸と円皮鍼のやり方

台座灸の使い方

市販の台座灸は底辺がシール式になっており、もぐさ部分に火をつけて底をツボに貼りつけるだけでかんたんにできる。

＼初めての人にはこれがおすすめ／

台座灸は、穏やかな温熱のソフトタイプから使ってみよう。寒い日に、閉めきった部屋の中でも使える煙の出ないタイプなどもある。

せんねん灸
HP http://www.sennenq.co.jp

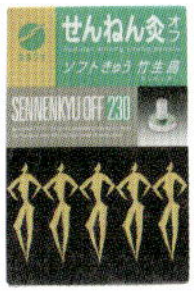

せんねん灸オフ
ソフトきゅう・竹生島

1 ツボを探して印をつける

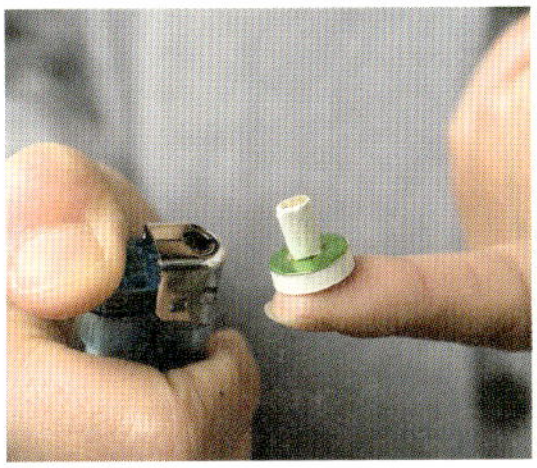

ツボに印をつけたら、台座底のシールをはがし、指先などに載せる

2 もぐさ部分に火をつける

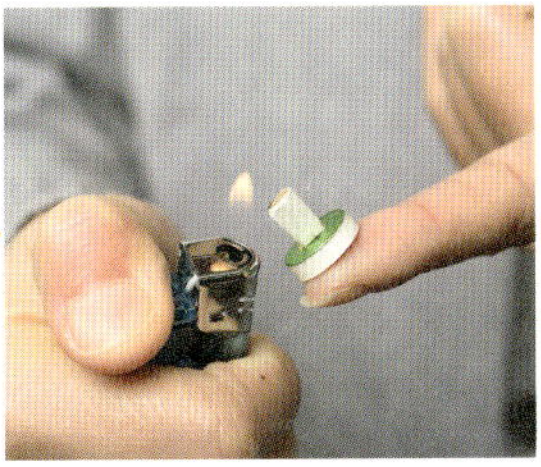

ライターや線香を使って、もぐさ部分に火をつける。火傷に注意して

3 印をつけた部分に底面を貼る

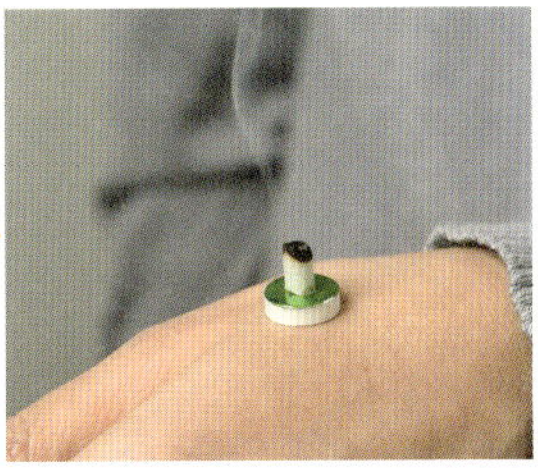

印をつけておいたツボの上に台座を貼る。5分ほど放置しておく

円皮鍼の使い方

家庭でのセルフケアには、パイオネックスなどの使用がおすすめ。個別に滅菌包装され、シールと鍼が一体になっているため安全性も高い。

1 ツボを探して貼る部位を清潔に

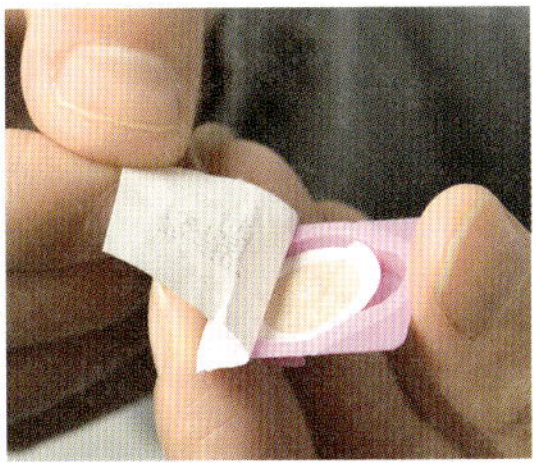

ツボを見つけて貼る部位を清潔にしたら、円皮鍼の包装をはがす

2 円皮鍼を浮かせて取り出す

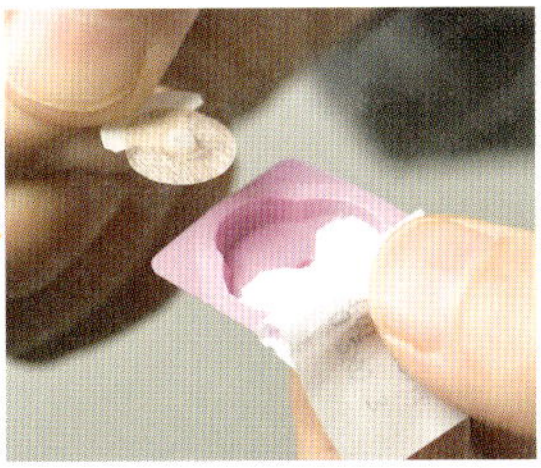

包装のプラスチック部分をへの字に曲げ、円皮鍼を取り出す

3 あたりをつけた部位に円皮鍼を貼りつける

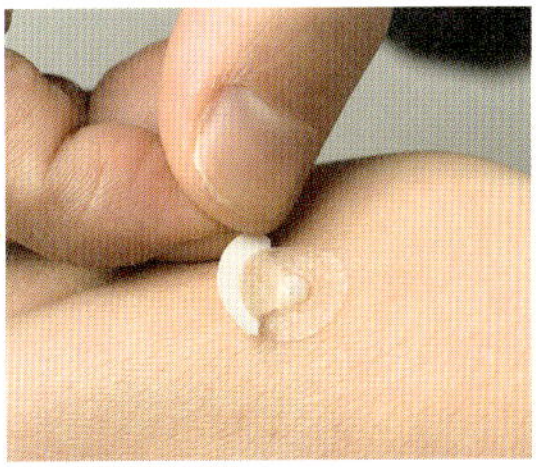

1であたりをつけたツボに円皮鍼を貼り、残った片側の台紙をはがす

＼円皮鍼の注意点／

- まずは鍼灸院を受診して鍼灸師に相談し、正しい利用方法を身につけましょう。

＼初めての人にはこれがおすすめ／

皮膚に刺入しないタイプの「パイオネックス・ゼロ」。鍼先がない、押圧による刺激なので、セルフケアで安全に使用できる。

セイリン
HP http://www.seirin.tv

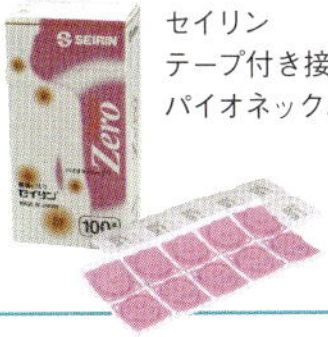

セイリン
テープ付き接触器
パイオネックス・ゼロ

セルフケア③

手・腕のツボ

〜顔や肩、耳鼻科・眼科系の症状 呼吸器・循環器系の症状、精神症状に〜

手や腕の症状以外にも効果的な手・腕のツボ

手・腕のツボは、手や腕の症状以外にもさまざまな効果があります。

手の甲側には、首から上の領域や肩の周辺と関係の深い陽明大腸経《ようめいだいちょうけい》、少陽三焦経《しょうようさんしょうけい》、太陽小腸経《たいようしょうちょうけい》が通っています。顔や肩、耳鼻科・眼科系の症状があるときは、この3つの経絡上にあるツボを使います。

たとえば肘を曲げると外側にしわができますが、その外端にある大腸経の曲池《きょくち》は、顔の吹き出物、肩こり、のどの痛み、目の疲れなどの症状に効果的なツボです。同じ大腸経のツボである手三里《てさんり》や合谷《ごうこく》にも同様の効果があり、これらのツボは反対側の親指を使って指圧します。

また、手のひら側には、太陰肺経《たいいんはいけい》、厥陰心包経《けついんしんぽうけい》、少陰心経《しょういんしんけい》が通ります。これら3つの経絡上のツボは、呼吸器・循環器系の症状、精神症状などに用います。

咳や痰などの症状には、肺経にある尺沢《しゃくたく》や孔最《こうさい》というツボを使います。不安や動悸などの症状があるときは、心包経の郄門《げきもん》付近をゆっくりとていねいに指圧するとよいでしょう。郄門に円皮鍼を貼っておくと気分が落ち着くという人もいます。心経の神《しん》門《もん》も精神症状に効果的なツボです。

手・腕のツボを使ったその他のセルフケアの例

指圧：めまい、耳鳴りなどの症状に三焦経の中渚《ちゅうしょ》を使います。

台座灸：手の冷えに合谷、中渚にお灸をします。しもやけができやすい人にはおすすめです。パソコン作業が多いときは、外関《がいかん》や四瀆《しとく》にお灸をするとよいでしょう。

円皮鍼：二日酔い、つわり、乗り物酔いなどには心包経の内関《ないかん》に円皮鍼を貼っておくと効果的です。テニス肘では、曲池や手三里に円皮鍼を貼ります（円皮鍼は鍼灸師の指導のもとで行いましょう）。

ここがPOINT

手・腕のツボは肩こりなどの症状に

肩こりや、顔の吹き出物、咳・不安などの症状には、関係する肩、顔、胸などを通る手・腕の経絡と、その経絡上にあるツボを使います。

手・腕にあるおもなツボ

手のひら

●は右ページで解説。

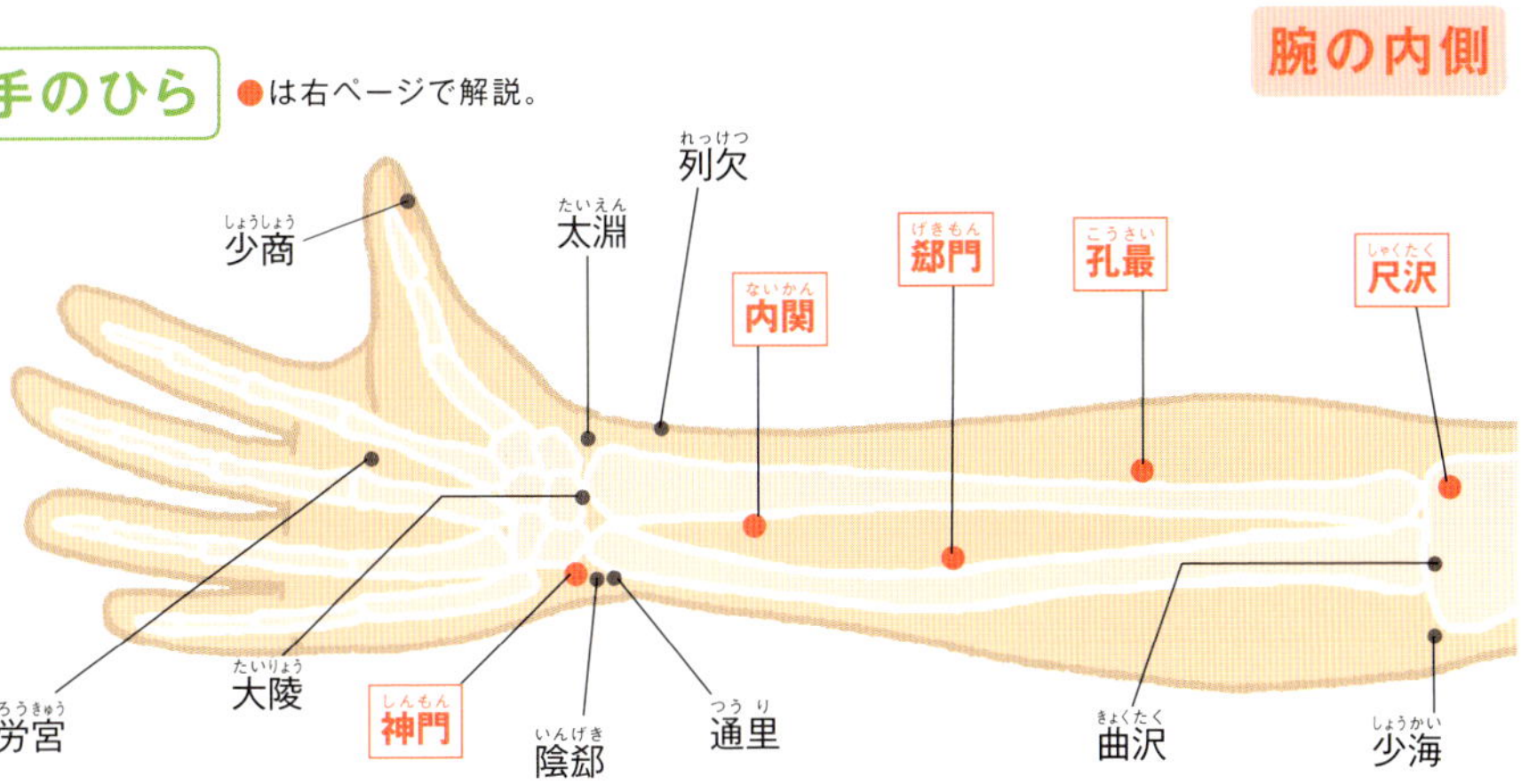

手の甲

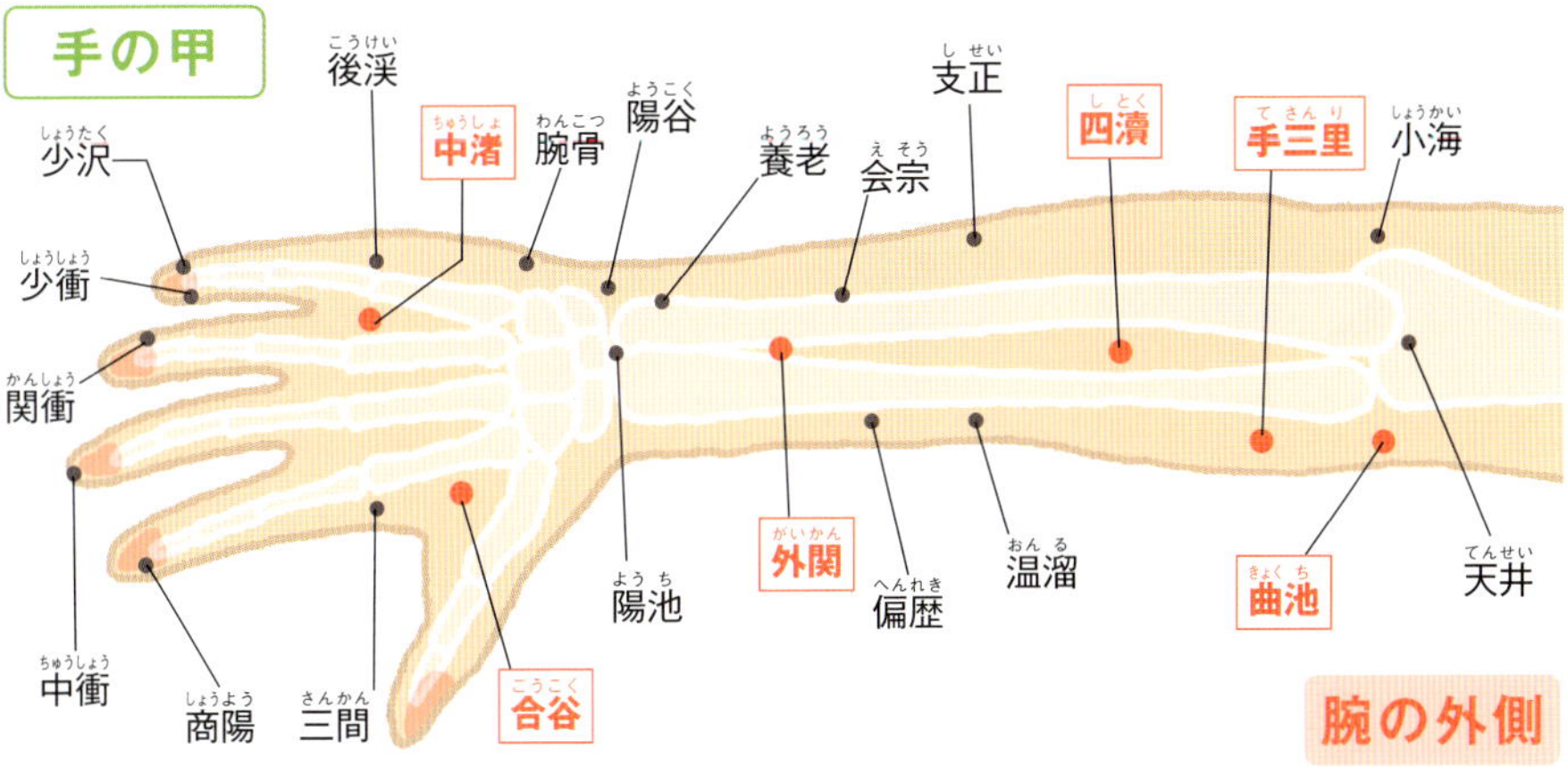

重要なツボの取穴《しゅけつ》方法

曲池
肘を曲げたときにできるしわの外端。

尺沢
肘を曲げたときにできるしわと垂直に交わる腱の親指側。

郄門
手のひら側、手首と肘との真ん中より指1本手首側で、2本の腱の中央。

内関
手のひら側にある手首のしわからひじに向かって、指3本分のところ。

合谷
人さし指と親指の骨が合流するところからやや人さし指側。

中渚
手の薬指と小指の間の骨をたどって、指が止まるところ。

セルフケア④

足（脚）のツボ

～頭や腰、消化器系、泌尿器、婦人科系の症状に～

足や脚の症状以外にも効果的な足・脚のツボ

足・脚のツボは、足や脚の症状以外にもさまざまな効果があります。

足の甲側にある太衝《たいしょう》というツボは、頭痛やイライラするといった精神症状にも効果的です。同じ頭痛でも側頭部が痛むときは足臨泣《あしりんきゅう》、後頭部が痛むときは崑崙《こんろん》を指圧してみるとよいでしょう。崑崙は膝裏にある委中《いちゅう》とともに腰痛にも効果があります。

足の裏側にある湧泉《ゆうせん》、失眠《しつみん》というツボは、むくみや不眠の改善に効果的です。指圧するのが大変なときは、ツボ押しの道具を使ってみましょう。

脚の外側は陽明《ようめい》胃《い》経《けい》、少陽胆経《しょうようたんけい》、太陽膀胱経《たいようぼうこうけい》が通っています。胃もたれ、食欲低下、胃の不快感などの消化器系の症状には胃経の足三里《あしさんり》というツボを用います。このツボにお灸をすると、胃腸機能が改善するほかに、病後の体力回復、虚弱体質の改善や健康維持、足の疲れを取る効果も期待できます。

脚の内側には厥陰肝経《けついんかんけい》、太陰脾経《たいいんひけい》、少陰腎経《しょういんじんけい》が通ります。泌尿器・婦人科系の症状に効果的なツボが多く、特に脾経の三陰交《さんいんこう》というツボは、月経に関連した不調、不妊、更年期障害などに用いられます。指圧やお灸を続けるとよいでしょう（※）。

足・脚のツボを使ったその他のセルフケアの例

指圧：頻尿、足の冷え、むくみなどの症状に対し、照海《しょうかい》、太渓《たいけい》などを指圧します。足の冷えには太衝、足臨泣も効果的です。

台座灸：膝の痛みに対し、梁丘《りょうきゅう》、血《けっ》海《かい》、足三里、陽陵泉《ようりょうせん》、陰陵泉《いんりょうせん》、膝眼《しつがん》などを使い、膝を囲むようにお灸をします。冷えて下痢しやすい人は膝《ひざ》陽関《ようかん》（寒府《かんぷ》）にお灸をしましょう。

円皮鍼：ふくらはぎが張っているときなど、膝裏の委中と、その下方の承山《しょうざん》に円皮鍼を貼ります（円皮鍼は鍼灸師の指導のもとで行いましょう）。

ここがPOINT

適応範囲の広い足のツボ

足・脚のツボは、胃腸の調子を整え、婦人科系、泌尿器系の症状に効くほか、頭痛など離れた部位の治療にも効果があります。

（※）妊娠初期には、三陰交に強い刺激を与えないでください。

足・脚にある おもなツボ

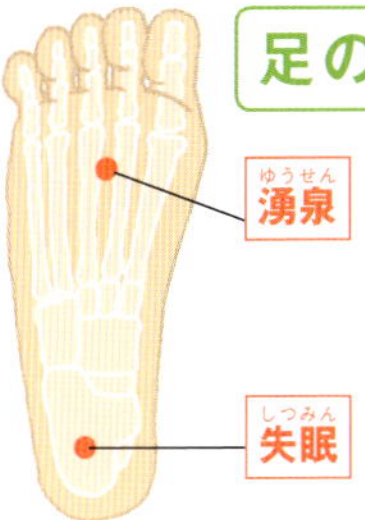

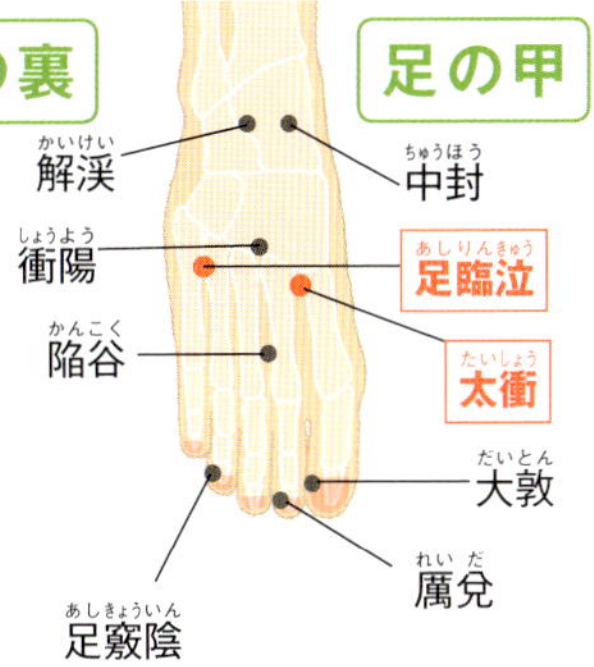

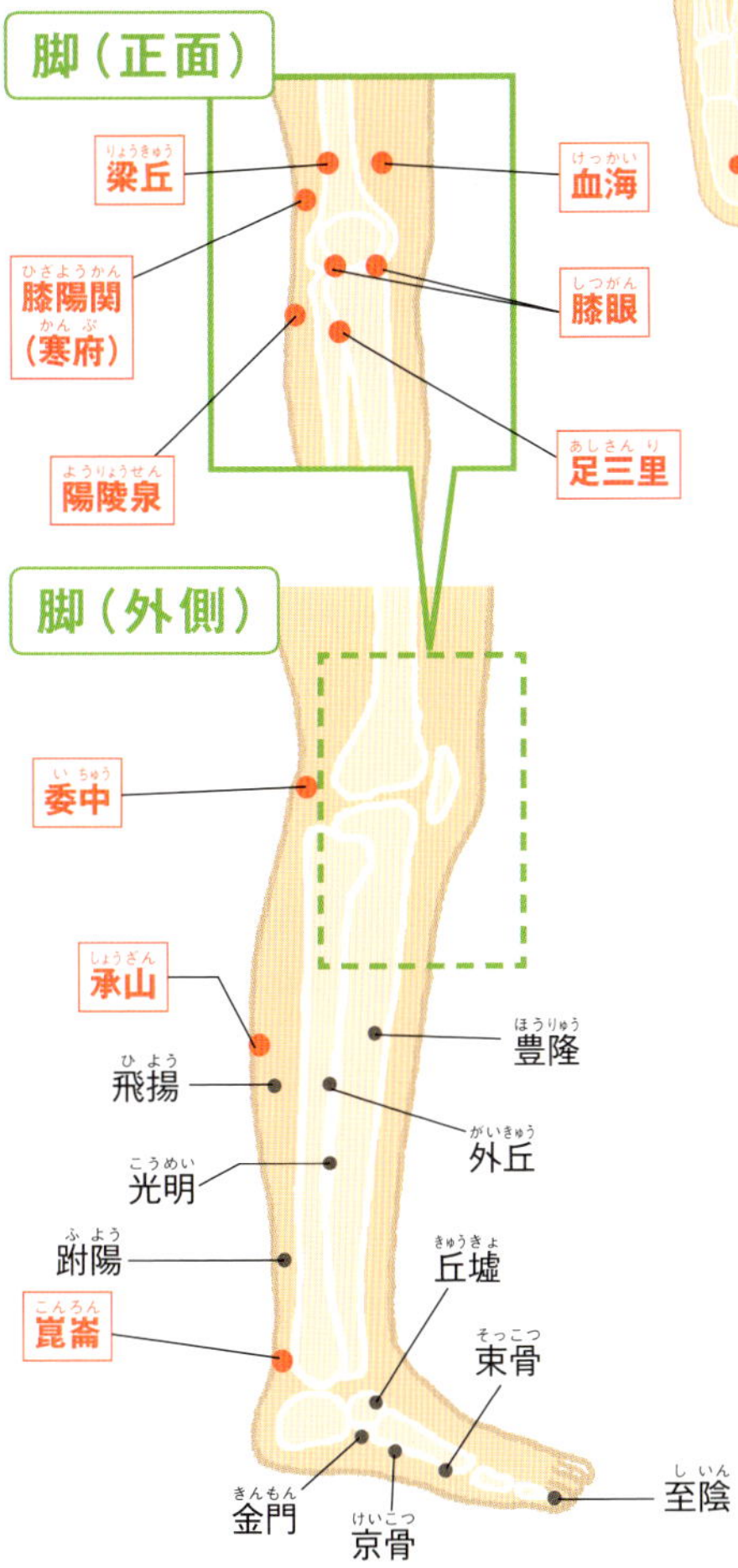

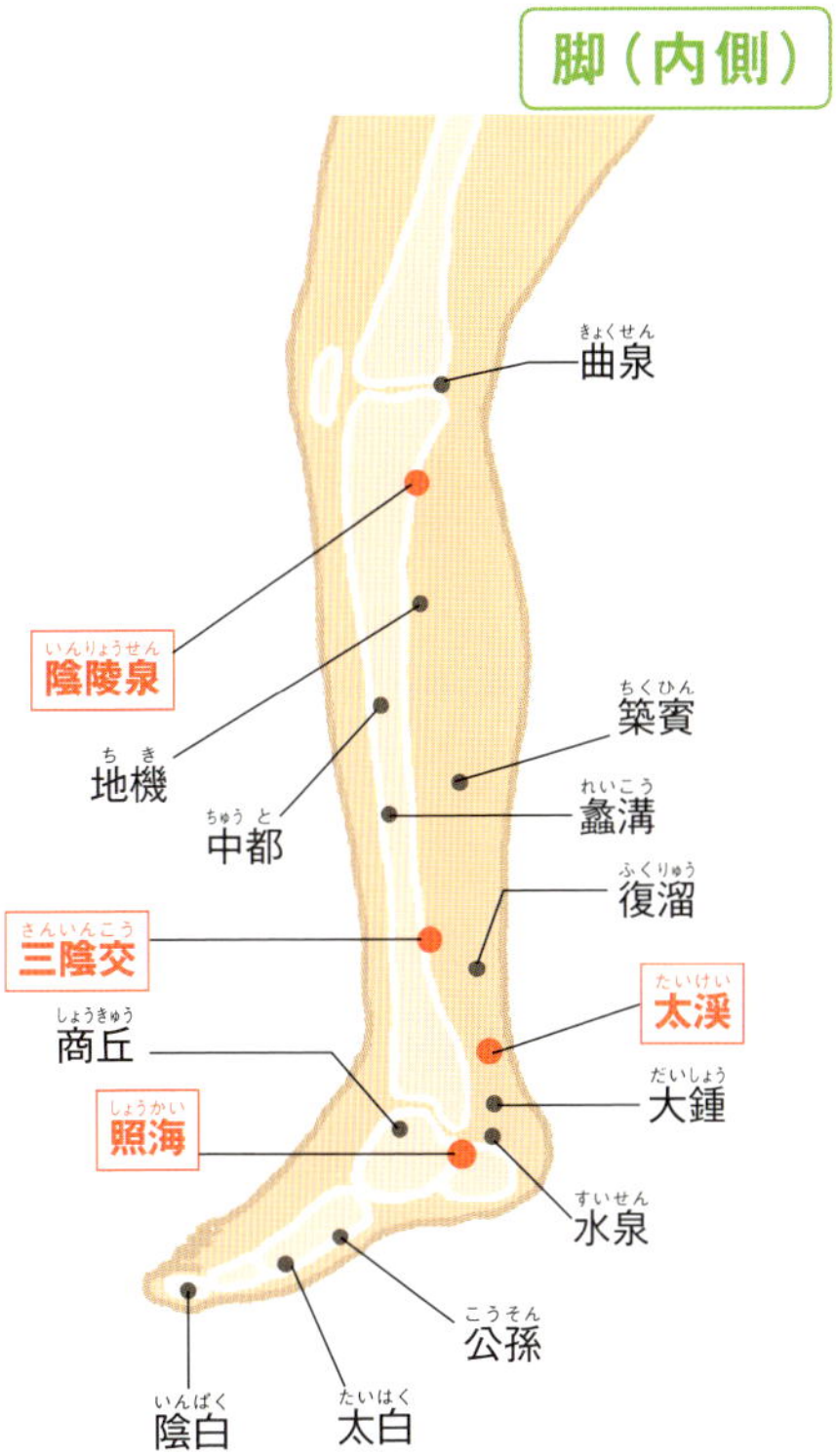

おもなツボの取穴《しゅけつ》方法

足三里

すねの外側で、膝の皿のすぐ下の外側のくぼみから指4本分下。

陰陵泉

脚（下腿《かたい》）の内側にある骨（脛《けい》骨《こつ》）を膝の方に指でなで上げ、指が止まるところ。

三陰交

内くるぶしのてっぺんから指4本分上で、骨（脛骨）の際にあるくぼみ。

照海

内くるぶしの中央から指2本分下のくぼみ。

太衝

足の親指と人さし指の骨の間。足首側になぞって指が止まるところ。

湧泉

土踏まずのやや上の中央、足の指を曲げてへこんだところ。

セルフケア⑤

胸・お腹のツボ
～各臓腑《ぞうふ》由来の症状や精神症状に～

胸・お腹のツボは各臓腑由来の症状に関連

胸のツボは、呼吸器・循環器系の症状に効果があります。咳や息切れや動悸などの症状に、**中府**《ちゅうふ》、**膻中**《だんちゅう》が効果的です。

膻中は不安、イライラなどの精神症状があるときに、押すと痛みや不快な感じが出やすい部位で、みぞおち付近にある**巨闕**《こけつ》、**不容**《ふよう》も同様です。中指を使ってやんわりと押してみましょう。

上腹部の**中脘**《ちゅうかん》、**天枢**《てんすう》というツボは、消化器系の症状に対し、**足三里**《あしさんり》（P.129）と組み合わせてよく用いられます。胃がもたれる、腹が張る、下痢（または便秘）をしがち、という人はお灸を続けてみましょう。胃腸が強化されると、疲れやすいといった症状の改善にもつながります。

ヘソのすぐ上にある**水分**《すいぶん》というツボは水分代謝に関わるとされ、むくみやすい人にはおすすめです。

下腹部にある**関元**《かんげん》というツボは、泌尿器・婦人科系の症状によく使われます。**関元**を指で押したとき、フニャッと力のない感じがして抵抗感がないような場合は、カラダに気《き》や血《けつ》が足りない「虚《きょ》」の状態にあるので、お灸でやんわりと気や血を補いましょう。

胸・お腹のツボを使ったその他のセルフケアの例

台座灸：お腹への刺激としてはお灸が適しています。特にお腹を触ったときに冷えている人にはおすすめです。月経痛や月経不順、不妊などに**大巨**《だいこ》、頻尿や尿漏れなどに**中極**《ちゅうきょく》などのツボが効果的です。便秘には**腹結**《ふっけつ》にお灸をしてみましょう。

円皮鍼：不安感が強く、息切れや動悸などの症状がある人に対し、**中府**や**膻中**に円皮鍼を貼ると、気分が落ち着き、症状が楽になることがあります（円皮鍼は鍼灸師の指導のもとで行いましょう）。

ここがPOINT

気《き》も補う 胸・お腹のツボ

胸のツボは咳や不安の解消にも役立ちます。お腹のツボは胃腸の強化調整に役立つほか、気を補い元気になる効果もあります。

胸とお腹にあるおもなツボ

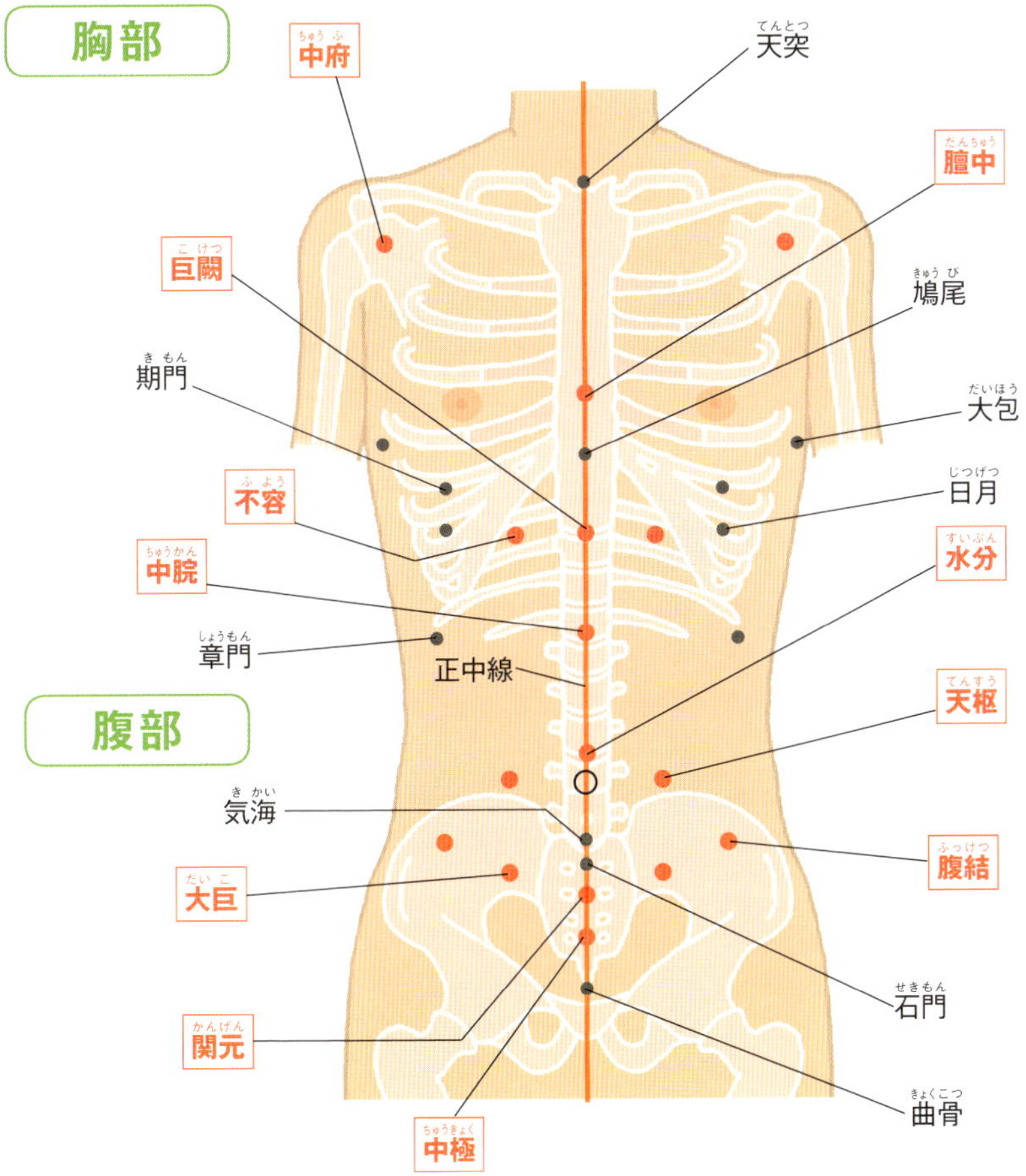

おもなツボの取穴《しゅけつ》方法

中府

鎖骨の下を外側に向けてたどり、指が止まるところから、指１本分下。

膻中

左右の乳首を結んだ線の中央。

中脘

みぞおちとへその中間。

水分

へその中央から上に親指１本分。

関元

へそから指４本分下がったところ。

大巨

へその下、指３本分、さらに横（外側）に３本分。

セルフケア⑥

肩・背中・腰のツボ

～各臓腑《ぞうふ》由来の症状や精神症状、慢性症状に～

臓腑由来の症状に関連し慢性の症状に効果がある

肩・背中・腰のツボへの刺激は自分で行うのは難しいので、鍼灸院などで治療を受けることをおすすめします。ご家族などの助けを借りて行う場合は、うつぶせになってツボを刺激してもらいましょう。

背中のツボは比較的長く続く慢性の症状に用いるとよいといわれています。背中には**肺兪**《はいゆ》、**心兪**《しんゆ》、**肝兪**《かんゆ》、**脾兪**《ひゆ》、**腎兪**《じんゆ》というように、臓腑の名前がついたツボが集中しています。

肺兪や**心兪**というツボは、咳や息切れ、動悸などの呼吸器・循環器系の症状に効果があります。**心兪**から**肝兪**あたりにかけては、不安やイライラなどの精神症状があるときに押すと痛みや硬いしこりに当たりやすいところです。背骨と背骨の間のくぼみにある**霊台**《れいだい》というツボも同様です。このツボはお灸がよいでしょう。

脾兪付近は胃もたれや腹が張るといった消化器系の症状に効果があります。**腎兪**や**志室**《ししつ》あたりは泌尿器・婦人科系の症状や腰の痛みに効果的です。**脾兪**や**腎兪**あたりは特に慢性的に疲れやすい人におすすめです。

頻尿、月経痛や月経不順、不妊など泌尿器・婦人科系の症状には**次髎**《じりょう》というツボもよく用いられます。

肩・背中・腰のツボを使ったその他のセルフケアの例

指圧：**大腸兪**《だいちょうゆ》は腰痛や便秘に用いられるツボです。そこからやや外側にかけての範囲を指圧してみましょう。

台座灸：カゼの予防やひきはじめには**大椎**《だいつい》や**風門**《ふうもん》、不妊や下半身の冷えには**次髎**や**中髎**《ちゅうりょう》のお灸が効果的です。自分では刺激しにくい部位なので使い捨てのカイロなどを使用してツボ周辺を温めるとよいでしょう。

円皮鍼：**肩井**《けんせい》、**天髎**《てんりょう》、**膏肓**《こうこう》などに円皮鍼を貼っておくと、肩こりのほか、頭痛の解消に効果的です（円皮鍼は鍼灸師の指導のもとで行いましょう）。

ここがPOINT

五臓六腑《ごぞうろっぷ》の調子も整える背中のツボ

背中には、五臓六腑の名前が付いた兪穴《ゆけつ》や、肩こり、腰痛に効果的なツボ、慢性の症状に対して効果のあるツボが集まっています。

肩・背中・腰にあるおもなツボ

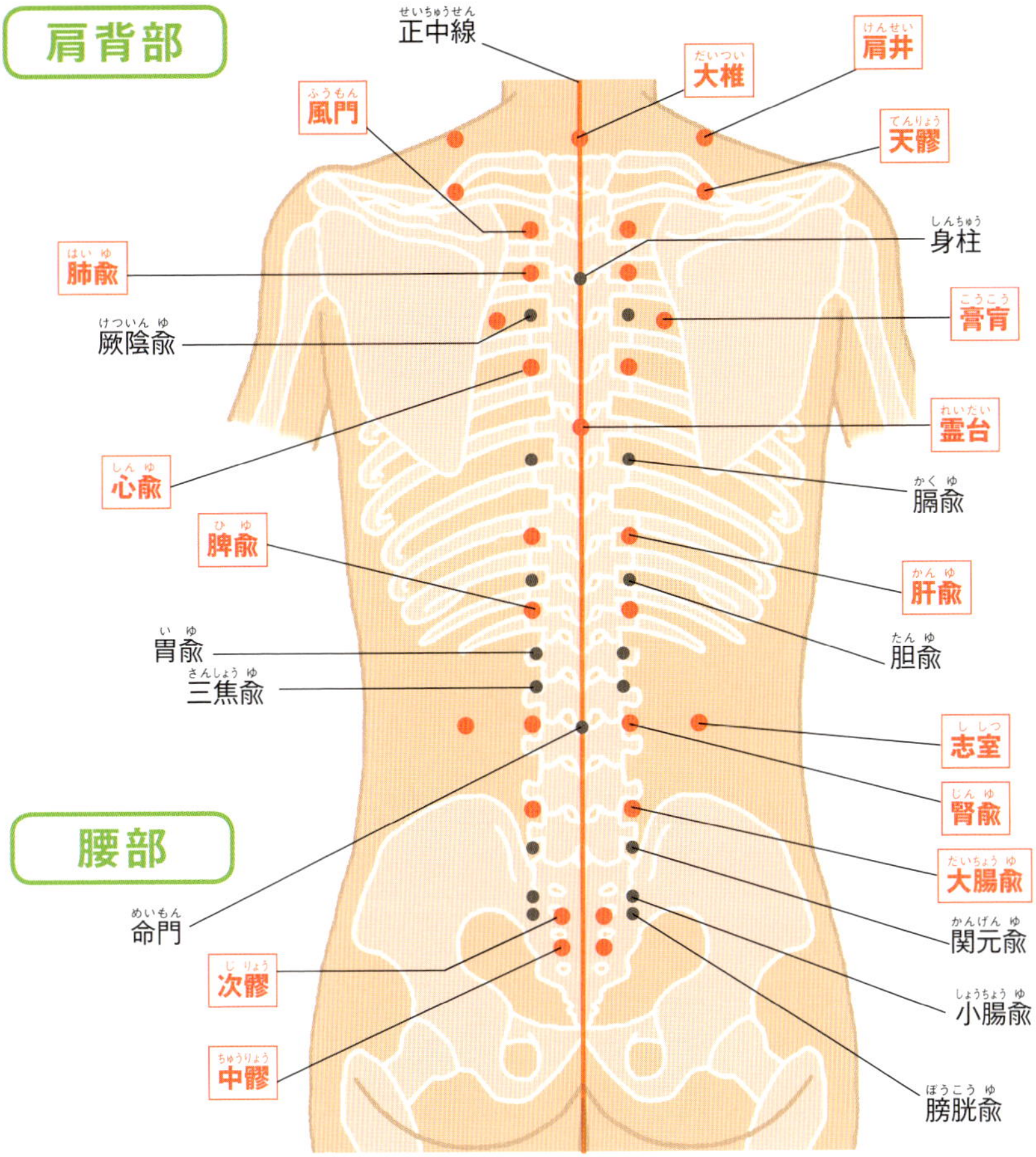

おもなツボの取穴《しゅけつ》方法

肺兪

上から３番目の肋骨の下（肩甲骨内角の高さ）で、背中の正中線から指２本分外側。

心兪

上から５番目の肋骨の下で、背中の正中線から指２本分外側。

肝兪

上から９番目の肋骨の下（肩甲骨の下端から肋骨２本分下の高さ）で、背中の正中線から指２本分外側。

脾兪

肩甲骨の下端と腰骨上端の真ん中。

腎兪

へその高さ、背中の正中線から指２本分外側。脊柱の両脇を走る筋の中にある。

志室

背中の正中線から指４本分外側。へそと同じ高さにある。

セルフケア⑦

頭・顔・首のツボ

～目、耳、鼻、口の症状や精神症状、美容に～

頭・顔・首のセルフケアにお灸は用いない

頭・顔・首のツボ刺激は基本的に指圧を行うのがよいでしょう。お灸は自分で行う場合、火傷の危険があるので避けましょう。

頭痛には、頭頂部にある**百会**《ひゃくえ》がよく使われます。前頭部の痛みには**攅**《さん》**竹**《ちく》、側頭部の痛みには**太陽**《たいよう》、後頭部の痛みには**風池**《ふうち》を用いるとよいでしょう。**百会**や**風池**といったツボは、めまいにも効果的です。めまいがある人では**百会**を押すと腐ったミカンのようにブヨブヨしていることがあります。これらのツボに指圧したときに過敏な反応がみられたときは、強く押さないよう注意が必要です。

目の疲れには**攅竹**、**太陽**、**天柱**《てんちゅう》、耳鳴りや耳閉感には**聴会**《ちょうえ》、**翳風**《えいふう》、**完**《かん》**骨**《こつ》、鼻水や鼻づまりには**上星**《じょうせい》、**迎香**《げいこう》、口の渇きに**下関**《げかん》、**頬車**《きょうしゃ》などが効果的です。それぞれの症状に応じて指圧をしてみましょう。

不安やイライラなどの精神症状がある人では、頭・顔・首の筋肉が緊張していることが多くみられます。

また、近年では顔面部への施術を中心とした美容鍼も女性の間で人気が高まっています。さまざまな効果が期待できる頭・顔・首へのツボ刺激を積極的に取り入れてみましょう。

頭・顔・首のツボを使ったその他のセルフケアの例

指圧：**天柱**、**風池**など首の後ろにあるツボは、首のこり、頭痛、めまい、不眠、目、耳、鼻、口などの諸症状など、多くの症状に応用できます。中指や親指を使って反対側の目の方向に向けて指圧しましょう。

円皮鍼：耳鳴りや耳閉感、乗り物酔いなどに**翳風**の円皮鍼《えんぴしん》が効果的です。緊張して眠れない人、睡眠中に歯ぎしりする人は、**太陽**、**下関**、**頬車**あたりのツボに円皮鍼を貼ったまま眠るとよいでしょう（円皮鍼は鍼灸師の指導のもとで行いましょう）。

ここがPOINT

美容のほか、花粉症などのアレルギー症状にも

顔や頭のツボを使った治療法では美容鍼《びようしん》が有名ですが、そのほかにも花粉症など、さまざまな症状に指圧や鍼灸は効果を発揮します。

頭・顔・首にあるおもなツボ

※ツボは督脈上のツボ以外は左右対称にあります

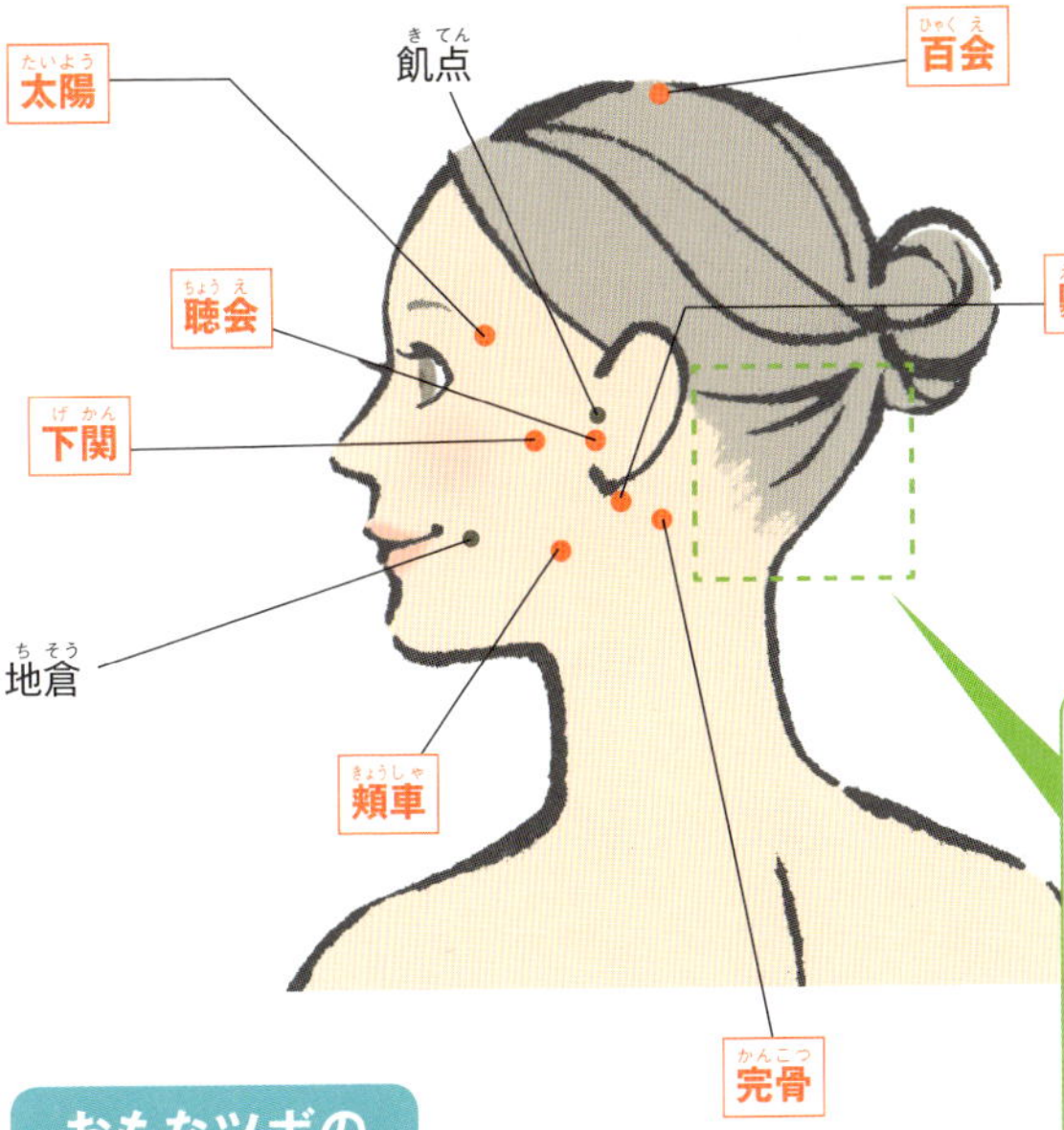

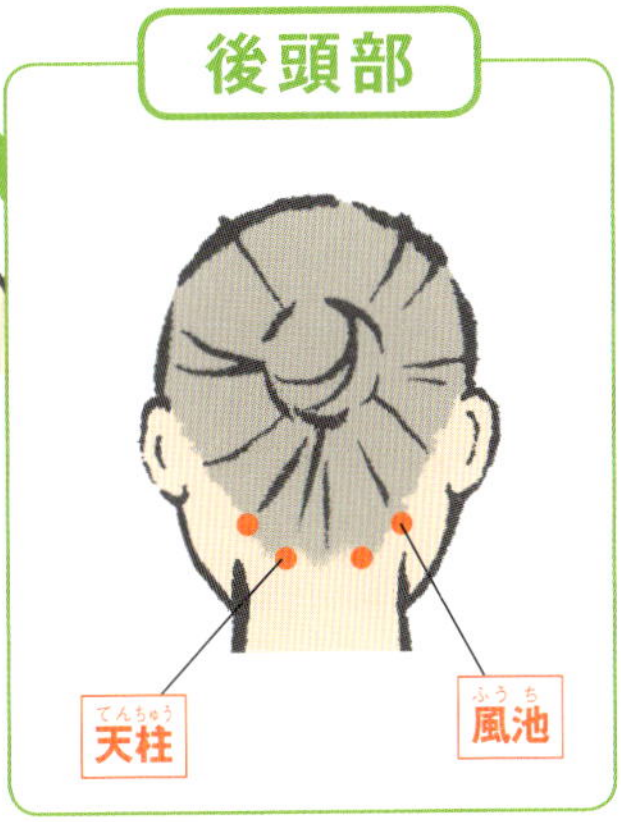

おもなツボの取穴方法

百会

頭頂部。左右の耳を前に折って、その上角を結んだ線の中点。

攢竹

眉毛の内端のくぼみ。

迎香

鼻翼《びよく》（鼻の一番外側）の高さで、ほうれい線上。

風池

後頭部の骨のくぼみ。正中線《せいちゅうせん》から指3本分外側。

天柱

首の後ろを上下に走る筋の両側、頭蓋骨に付く部分の外側。

翳風

耳たぶの下側で、骨と骨の間にあるくぼみ。

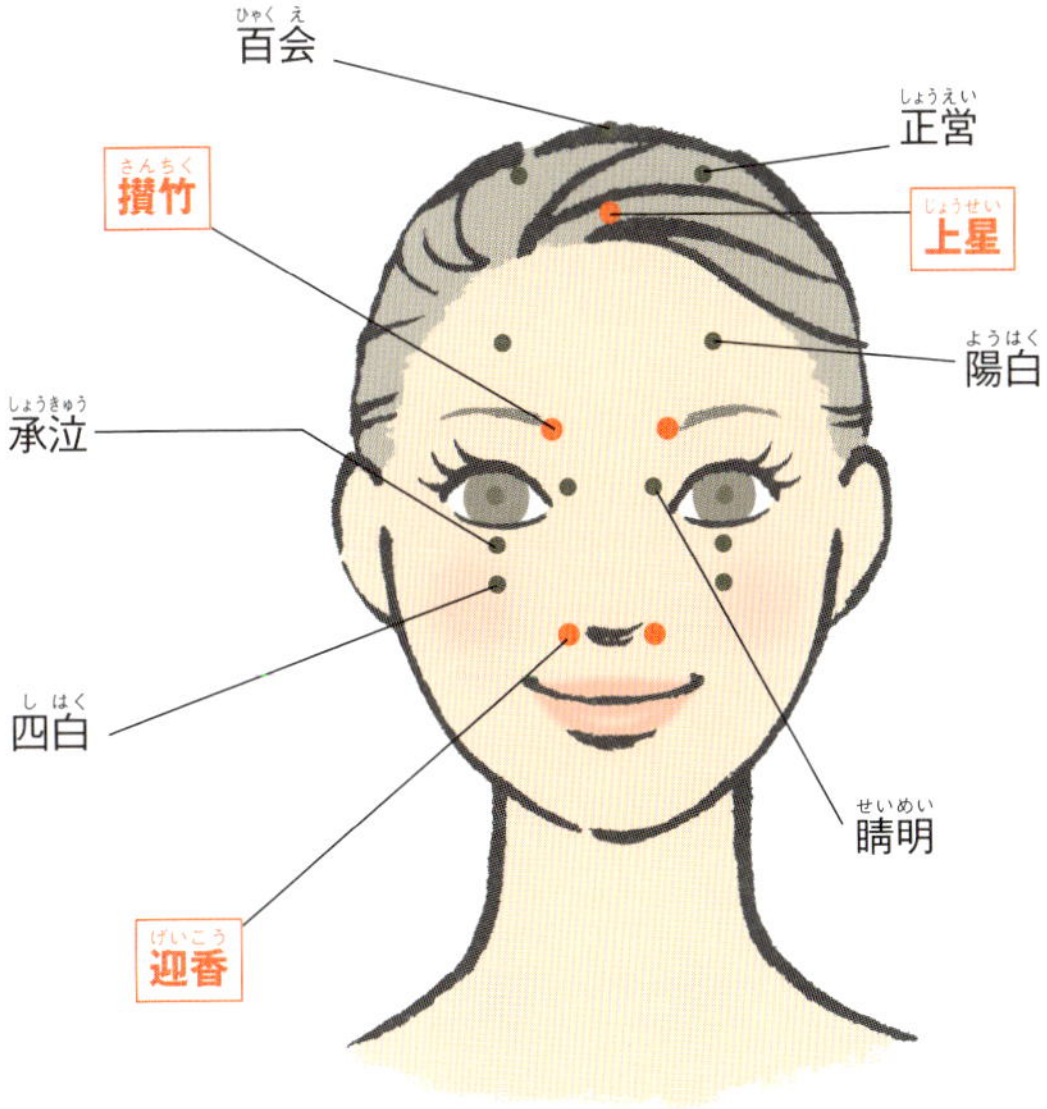

column

手軽に押せる耳《じ》鍼《しん》療法

Q 耳にもツボがあるって本当?

A 耳には耳介点という反応点があります。処置が簡単で、適応が広いのが特徴です。

カラダのどこかに異常が生じると、耳(耳介《じかい》)の特定の部位に反応が現れます。この現象を生かした治療法が耳鍼療法(耳介療法)であり、耳に現れる反応点を耳介点《じかいてん》(耳介治療点)といいます。

下図のように、狭い耳介にたくさんの耳介点があり、消化器系、呼吸器系、循環器系、神経系、内分泌・代謝系、整形外科系、婦人科系、泌尿器科系、歯科など、さまざまな症状に効果があるほか、ストレスや禁煙などにも効果があります。

耳介点には鎮痛効果を示す点もあり、痛みの治療として応用できることが証明されています。耳の中央を走る軟骨の先端あたりに位置する胃点《いてん》は、肥満の治療に用いられます。

耳鍼療法は、それだけが単独で行われる場合は少なく、一般的な鍼灸治療と併用することが多いです。試してみたい方は、鍼灸師に相談してみましょう。

耳介点の押し方

耳鍼療法の適応は広く、消化不良や便秘、頭痛や肥満、月経痛など多岐にわたります。セルフケアの場合は指の先で耳介全体を押したり、綿棒などで圧痛がある地点を探して指圧するとよいでしょう。

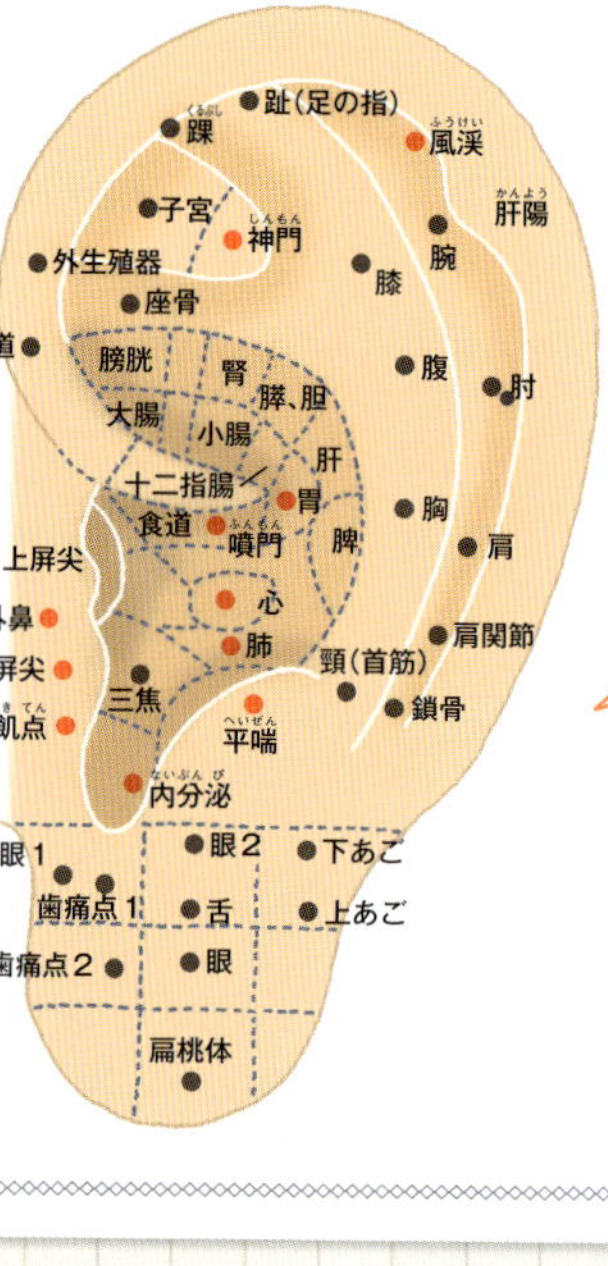

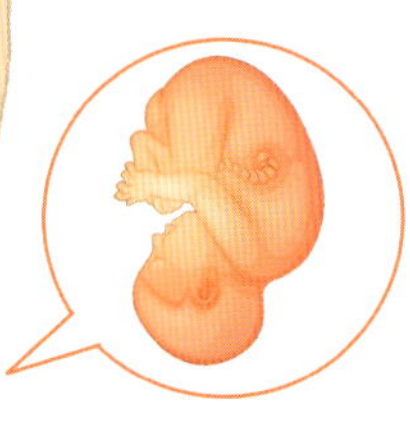

耳ツボの分布は、胎児の正常位と同じ

耳ツボの分布は、まるで胎児の正常な位置(頭、カラダ、手足)を投影しているかのような配置になっています

痛みや不調、
美容に効く養生

第6章

自分でできる症状別セルフケア

頭痛や不眠、疲れやすいなど、日常に起こる不調の数々。
まずは、セルフケアで整えていきましょう。
頭痛ひとつとっても、原因はひとつではなく、
症状の原因をしっかり分析することが重要です。
セルフケアには、市販の漢方薬やツボ刺激、
食養生といったさまざまなアプローチがあります。

日常の不調 01

疲労《ひろう》、倦怠感《けんたいかん》

疲労や倦怠感は、気が不足した「気虚《ききょ》」の状態と考えます。気を補う治療を中心として、脾《ひ》や胃《い》、腎《じん》に効くケアを行います。

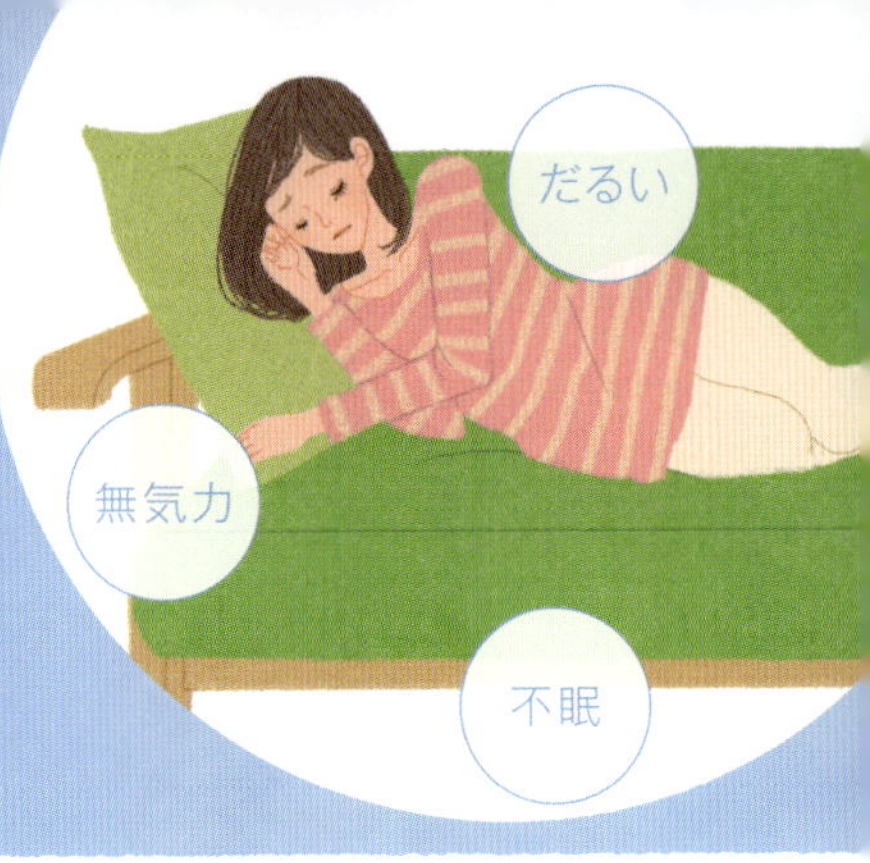

東洋医学では疲労や倦怠感が長引く場合、全身の気が不足している「気虚」の状態にあると考えます。胃腸の消化吸収の不調により、活動のエネルギー源が作れなくなることで、肉体的な疲労や倦怠感が生じます。まずは補剤《ほざい》と呼ばれる気を補う漢方薬を処方し、消化吸収の機能をになう脾や胃のバランスを正し、栄養状態を回復させるよう働きかけます。

中高年で、腰痛や下半身の脱力感などを伴う場合は、加齢による腎の働きの低下（腎虚《じんきょ》）が原因と考えられます。この場合は、腎の働きを補助する処方を行います。また、肉体的な疲れだけでなく、無気力、不眠といった精神症状がみられる場合は、体内で気が滞っている状態（気滞《きたい》）と考え、気を巡らせる漢方薬を処方します。

なお、慢性疲労には、甲状腺や糖尿病などの疾患が隠れていることもあります。症状が長期にわたる場合は、病院での診察をおすすめします。

「疲労、倦怠感」の代表的なタイプ

慢性的な疲労とともに胃腸症状がみられる

A 気虚タイプ

慢性疲労で最も多いのは、気が不足した「気虚」によるものです。胃腸の不調により消化吸収機能が低下しているため、胃腸を養いつつ、気を補う処方を。補中益気湯《ほちゅうえっきとう》や人参養栄湯《にんじんようえいとう》が一般的です。病後など極端に体力がない場合は、滋養強壮効果が高い十全大補湯《じゅうぜんたいほとう》も効果的。

中高年で、腰痛や冷えなどを伴う疲労

B 腎虚タイプ

加齢により、腎機能が衰える「腎虚」（→P.66）の状態になると、生命エネルギーが不足し、体力が低下します。疲労のほか、冷えや腰痛、下肢痛、排尿障害、夜間の頻尿などが現れる際は、腎虚による疲労と考えられます。腎を補う代表処方には八味地黄丸《はちみじおうがん》があります。

不眠や抑うつ感など精神症状がみられる疲れ

C 気滞タイプ

疲労感とともに、不安や抑うつ気分、のどの異物感を伴う場合は、気が循環障害をきたしている「気滞」状態にあると考えられます。胃腸が弱い人は香蘇散《こうそさん》、問題がなければ加味帰脾湯《かみきひとう》などが代表的な処方薬です。柑橘類や香味野菜など、香りの強い食材も効果的です。

漢方薬

まずはコレ!

ABCのファーストチョイス

補中益気湯《ほちゅうえっきとう》

気を補う漢方薬。疲労感とともに消化機能の不調がある場合に用いる。脾の働きを補う黄耆《おうぎ》、気を補う人参《にんじん》を処方。

主薬はコレ!

人参《にんじん》、黄耆《おうぎ》

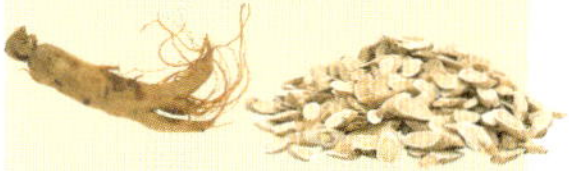

病後や術後で、体力が低下

A 十全大補湯《じゅうぜんたいほとう》

滋養強壮効果が高く、術後など体力が著しく衰えている際に。冷えや貧血、食欲不振を改善。

呼吸器症状、不眠症

A 人参養栄湯《にんじんようえいとう》

咳嗽《がいそう》（痰のある咳）を鎮め、胃腸の働きを高める。滋養強壮作用があり、気力や体力を補う。

高齢者で腰痛、頻尿など

B 八味地黄丸《はちみじおうがん》

腎虚に対する代表的な処方。腎を補い、腰痛や排尿障害に効く。カラダを温める働きもある。

顔色が悪い、不安･抑うつ傾向

C 加味帰脾湯《かみきひとう》

虚弱体質で血色が悪く、不安感や不眠、考えすぎや胸騒ぎ、憂うつを伴う疲労に。

ツボ

中脘《ちゅうかん》

胃腸の働きを活性化させ、倦怠感などを緩和させる。胃に水が溜まった感じを解消する。

【取穴方法】

へそとみぞおちの中間

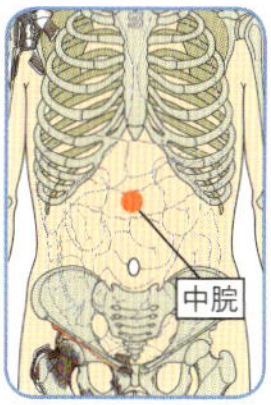

照海《しょうかい》

腎経に属するツボ。疲れやすいといった全身の疲れのほか、腰痛や足の冷えにも効く。

【取穴方法】

内くるぶしのてっぺんから指2本分下のくぼみ

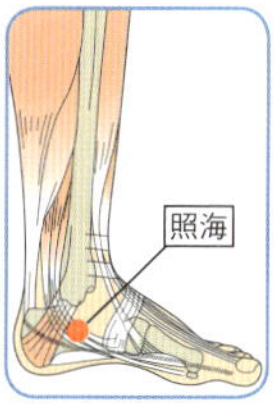

関元《かんげん》

気の源といわれるツボ。気の流れを調整することで、疲労を改善させる効果がある。

【取穴方法】

へそから指4本分下がったところ

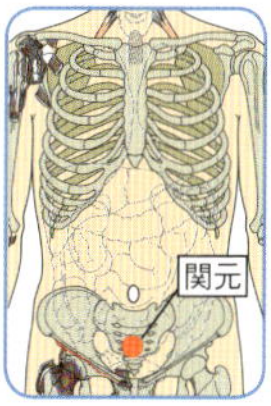

食養生

C 滞った気の巡りをスムーズにする食材

➡気を巡らせ、精神を安定させるのは、香りの高い野菜や柑橘類

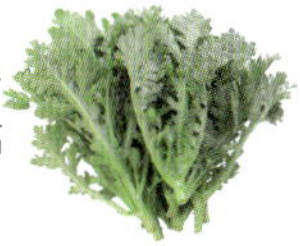

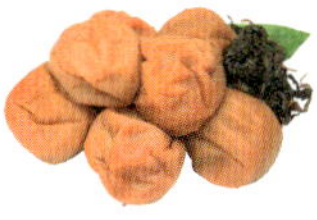

⬅気の流れをつかさどる肝を補う酸味の食材を。梅干しや黒酢など

B 腎の働きを強化する食材

⬇腎虚にはコラーゲンを多く含む牛すじが効果的。ほか、イカやウナギも腎の働きを高める

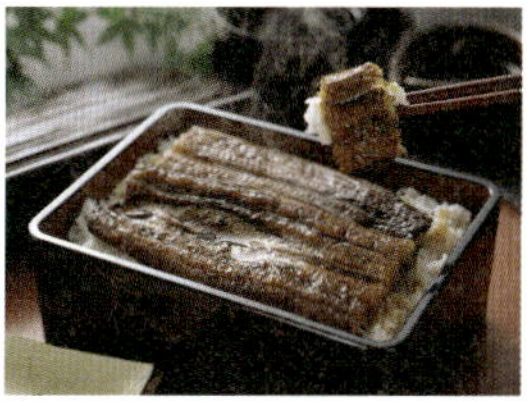

A 胃腸の働きを活発にする食材

➡消化酵素を含み、胃にやさしい山芋や長イモがおすすめ

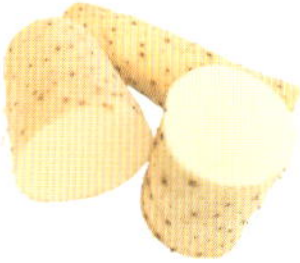

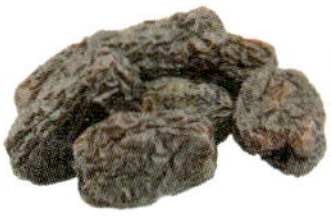

⬅生薬でもあるナツメは、消化器官の働きを補う作用がある

日常の不調 02

頭痛

東洋医学において頭痛の原因は、胃腸虚弱や水《すい》の巡りの悪さと考えられています。カラダのこりや気圧などにも影響されます。

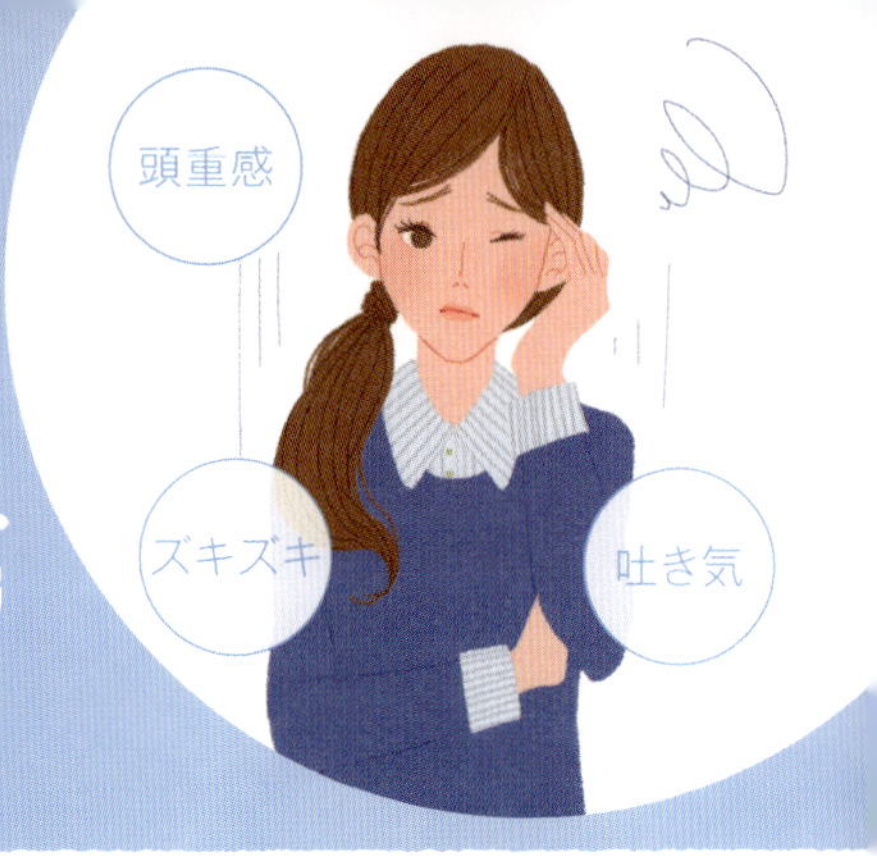

慢性頭痛とは、カラダに不調があるわけでもないのに、不定期に頭痛が繰り返される症状のことです。

現代医学では、大きく片頭痛と緊張型頭痛に分けて考えます。片頭痛は、脈拍とともにズキズキと側頭部が痛み、動くと痛みが増したり、吐き気をもよおしたり、光をまぶしく感じるなどの前兆があります。一方、緊張型頭痛は首や肩がこり、頭全体が締めつけられるような鈍痛や頭重感があります。

東洋医学では治療に際し、胃腸が弱い（脾虚《ひきょ》）タイプか、そうでないかを勘案します。脾虚の人は、胃腸の冷えのために、頭痛をきたし、胃には水が停滞します。胃腸に問題がない人は、首のこりによる頭痛を考え、生薬の葛《かっ》根《こん》を含む漢方薬を処方します。また、天気の変動に影響されやすい人は水毒《すいどく》が原因の頭痛と考えられます。

慢性頭痛には脳の疾患など、重大な病気が潜んでいる場合も。長期間続くときは医師の診察をおすすめします。

「頭痛」の代表的なタイプ

胃腸が弱く
ズキズキと脈動を感じる

A 脾虚・裏寒タイプ

頭の片側または両側に生じるズキズキした強い痛みが特徴です。動くと痛みが増し、吐き気や光をまぶしく感じるといった症状がみられます。胃腸虚弱による冷えが原因のひとつと考えられますので、薄着を避けるなどカラダを温める養生を心がけましょう。

慢性頭痛のほか、
首から肩にこりがある

B 肩・首こりタイプ

同じ姿勢を続けることで、首の後ろから背部、肩にかけてこりが生じ、頭全体が締めつけられるように鈍く痛むのが特徴です。胃腸に特に問題のない人は、葛根を含む処方（葛根湯《かっこんとう》、葛根《かっこん》加朮附湯《かじゅつぶとう》など）が効きます。胃腸が弱い人は、桂枝人参湯《けいしにんじんとう》を飲むとよいでしょう。

天気が悪くなると
頭痛が悪化するタイプ

C 水毒タイプ

「雨が降る前に頭が痛くなる」などと訴える人は、カラダの水の巡りの悪さが原因と考えられます。むくみやめまい、歯痕舌《しこんぜつ》（→P.207）などの症候がみられることが多く、頭痛が生じると、吐き気や嘔吐感が現れることも。利尿作用のある食品を摂る食養生が有効。

漢方薬

まずはコレ!
A B C のファーストチョイス

呉茱萸湯《ごしゅゆとう》

片頭痛をはじめ、吐き気、冷えなどに効果があるが、本格化した頭痛には効き目が半減する。早めの服用を心がけること。

主薬はコレ!
呉茱萸

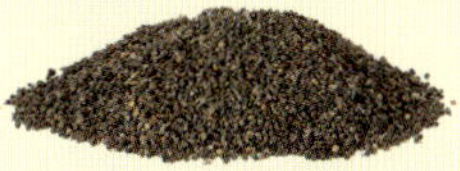

胃腸虚弱なし →

B 葛根湯《かっこんとう》

首のこりがひどく、胃腸虚弱がない人向き。発汗を促進して、熱を冷まし、痛みをやわらげる。

冷え性ではない。雨天で悪化する →

C 五苓散《ごれいさん》

冷えはなく、雨天など、気圧の低下に伴って片頭痛が起きる人に。吐き気の治療にもよい。

冷え性、むくみ、歯痕など →

C 半夏白朮天麻湯《はんげびゃくじゅつてんまとう》

冷え性の人で、めまい、むくみ、歯痕舌など水毒の症候がみられる場合に。胃腸が弱い人向き。

女性、月経前後に悪化 →

その他 当帰芍薬散《とうきしゃくやくさん》

月経の前後などに頭痛が悪化する場合は、血の異常（瘀血《おけつ》・血虚《けっきょ》）を改善する漢方薬が効果的。

ツボ

風池《ふうち》

頭が重くぼんやりするときや、首や肩のこりからくる頭痛に効く。カゼをひいた際にも効果的。

【取穴方法】
後頭部の骨のくぼみ。正中線から指3本分外側

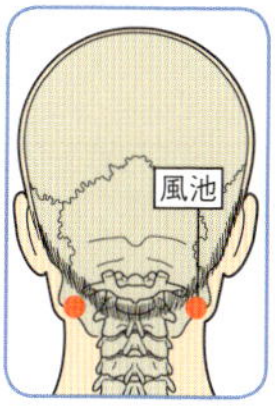

太衝《たいしょう》・足臨泣《あしりんきゅう》

締めつけられるような痛みに効く、鎮痛作用の強いツボ。こめかみが痛む場合は足臨泣。

【取穴方法】
太衝：足の親指と人さし指の骨の間
足臨泣：足の小指と薬指の間

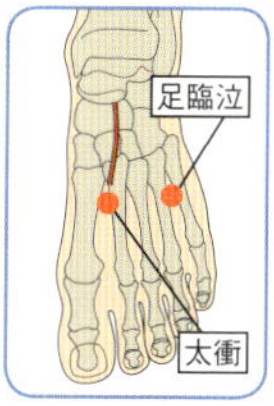

崑崙《こんろん》

膀胱経《ぼうこうけい》に属するツボで、首の後ろのこりや後頭部の頭痛を解消してくれるツボ。

【取穴方法】
外くるぶしとアキレス腱の間にあるくぼみ

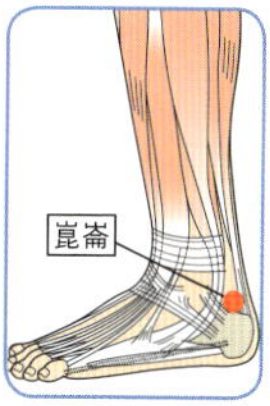

食養生

その他 チョコやチーズ、赤ワインに注意

⬇チョコレートやチーズ、赤ワインなどは頭痛を誘発する場合がある。好きな人は注意が必要

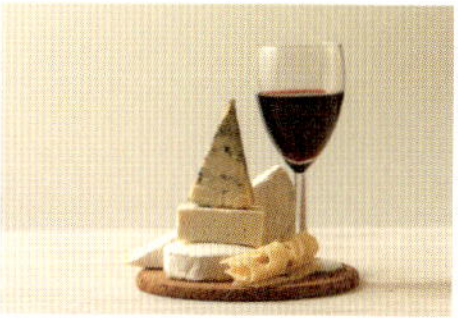

C 水を巡らせて吐き気なども解消

⬇小豆、キュウリ、昆布、冬瓜は水分代謝を促し、めまいや吐き気を抑える効果もある

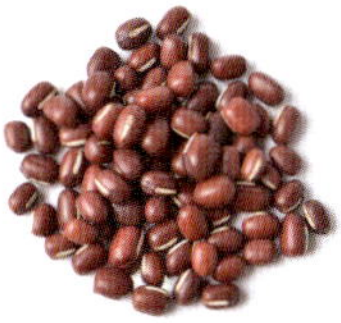

A B カラダを温め、気の巡りを調整

⬇ショウガ、長ネギなどはカラダを温める。ほかシソ、シナモンは気の巡りを整える

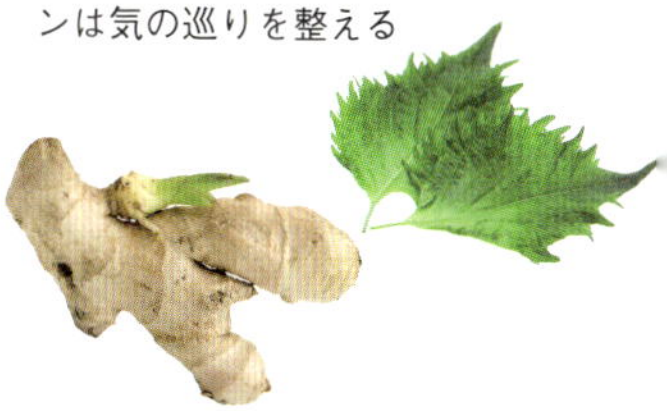

日常の不調 03

目のトラブル

眼精疲労やかすみ目、ドライアイといった目の不調に加え、頭痛などを伴うことも。目と関係の深い肝や腎を補いましょう。

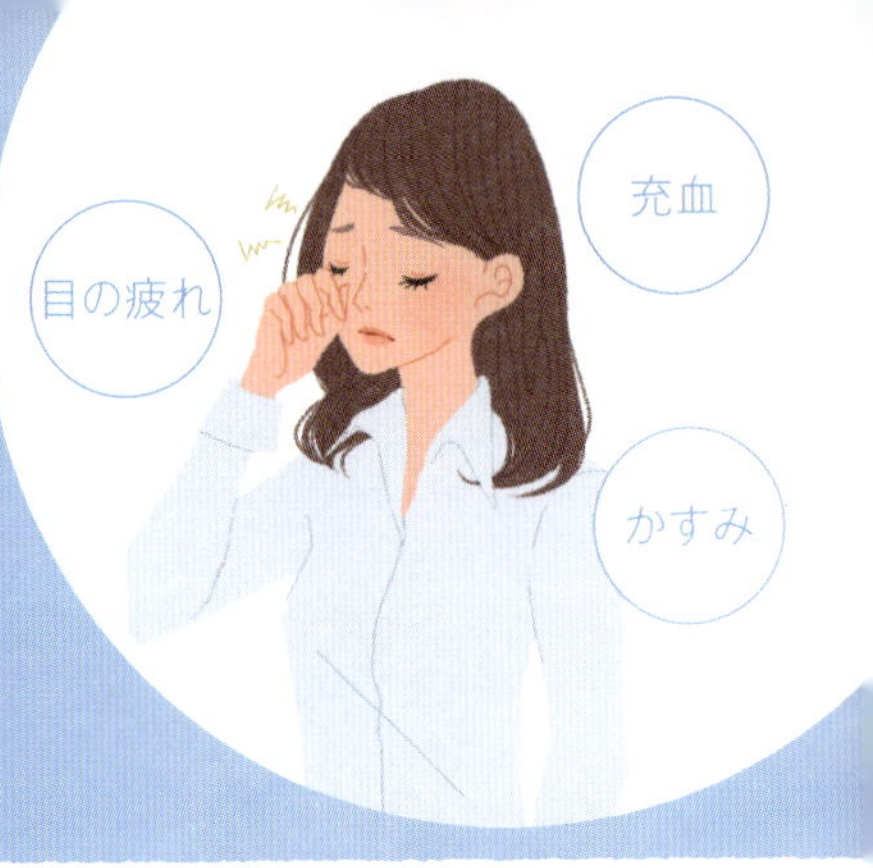

目の疲れは、かすむ、痛む、ドライアイ、充血する、物がぼやける、二重に見えるといった、直接目に現れる症状のほか、頭痛や肩こり、吐き気など、全身的な症状を伴うこともあります。長時間パソコンやテレビの画面を見続けたりして、目を酷使している人に多くみられます。

東洋医学では、目は肝《かん》と最も関係が深く、目を酷使すると目の栄養源となる血《けつ》を消耗し、肝の働きも低下させると考えます。また、中高年で、老眼などの症状がみられる人は、加齢により腎《じん》の働きが低下している状態（腎虚《じんきょ》）と考えられます。このように肝や腎の働きが低下している人が目を酷使すると、気《き》や血を消耗して、眼精疲労が生じたり、目の症状が現れます。治療においては、肝と腎を補うことで、全身の不調とともに、目の不調が改善されます。

眼精疲労が続き、視力障害や、目の異物感やかゆみなどが頻繁に起こる場合は、眼科に相談してみましょう。

「目のトラブル」の代表的なタイプ

目の酷使により、肝の働きが低下

A 肝の不調タイプ

目を長時間使い続けて、物が見えにくくなったり、目がかすんだりする場合は、肝の働きが低下している状態です。眼精疲労に伴い、イライラや抑うつ、神経過敏、不眠などの精神的な症状もみられます。肝を補う酸味の食品などを摂る食養生がおすすめです。

加齢などにより、腎の働きが低下

B 腎虚タイプ

目の疲労やかすみ目とともに、足腰の疲れやしびれがある場合は、腎の働きが低下した「腎虚」の状態と考えられます。中高年や、体力が比較的低下している人に多い症候です。冷えのある場合は八味地黄丸《はちみじおうがん》、ほてりがある人は六味丸《ろくみがん》が効きます。

動悸、息切れや、めまいがある

C 水毒《すいどく》タイプ

動悸やめまい、立ちくらみ（起立性低血圧）、胃に水が溜まったようなポチャポチャ音がする場合は、水が停滞した状態「水毒」と考えられます。仮性近視、あるいは壁の模様をじっと見つめていくとふわふわ揺れて見える人もいます。むくみを改善するツボも効果的です。

漢方薬

まずはコレ!

A B C のファーストチョイス

杞菊地黄丸《こぎくじおうがん》

肝と腎機能の低下による疲れ目などに働きかける。腎を養う六味地黄丸《ろくみじおうがん》に、視力減退を補う枸杞子《くこし》と菊花《きくか》を加えた処方。

主薬はコレ!

地黄《じおう》

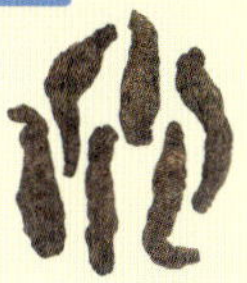

イライラ、抑うつなど、ストレスがある →

A 柴胡桂枝湯《さいこけいしとう》

肩こり、汗をかきやすい状態を改善する漢方薬。口が苦い、カゼをひきやすい人によい。

ほてりやのぼせがみられる →

B 六味丸《ろくみがん》

滋養強壮作用が強く、のぼせ、ほてりがある場合に使用。耳鳴りなど腎虚の症状にも効く。

冷え性がある →

B 八味地黄丸《はちみじおうがん》

六味丸同様、滋養強壮作用が強く、腎を補う。カラダを温める生薬を配合している。

体力が弱く、めまいを伴う →

C 苓桂朮甘湯《りょうけいじゅつかんとう》

朝起きにくく、起立性低血圧をきたしやすい場合に。仮性近視やめまい、のぼせや動悸にも適応。

ツボ

天柱《てんちゅう》

目の疲れだけでなく、頭重感を感じるときに。首の血行をよくして、頭に血が巡りやすくなる。

【取穴方法】
首の後ろを上下に走る筋の両側、頭蓋骨に付く部分の外側

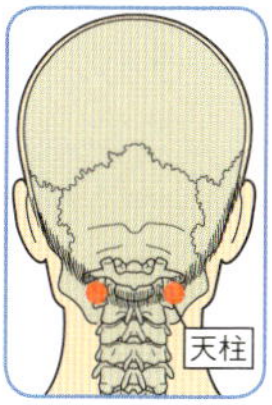

合谷《ごうこく》

首から上の症状全般に効果のあるツボ。特に眼精疲労やかすみ目など、目の症状に効果がある。

【取穴方法】
手の甲側。人さし指と親指の骨が合流するところからやや人さし指側

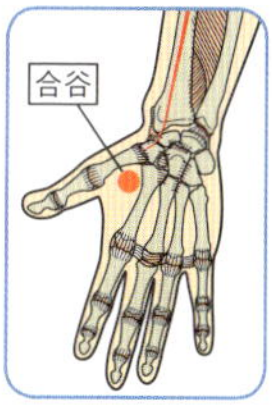

攅竹《さんちく》

目の疲れやかすみ目、目の周辺の筋肉疲労に効く。頭がぼーっとしてしまうような場合にも。

【取穴方法】
眉毛の内側の端のくぼみ

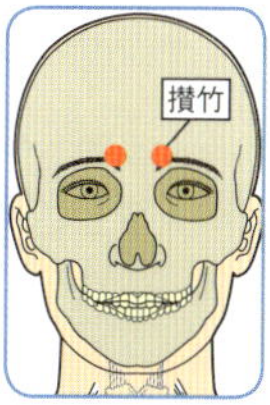

食養生

A B C 疲れ目や充血などに効果があるもの

➜菊花、ニガウリ（ゴーヤ）、ブルーベリー、干しブドウ、ウナギなどは、目の症状全般に効く食材

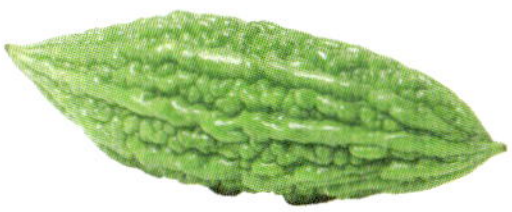

B 腎の調子を整え、目の疲れを取る

➜クコの実、ハト麦、山芋、アサリ、黒豆などには、腎の不調を改善する働きがある

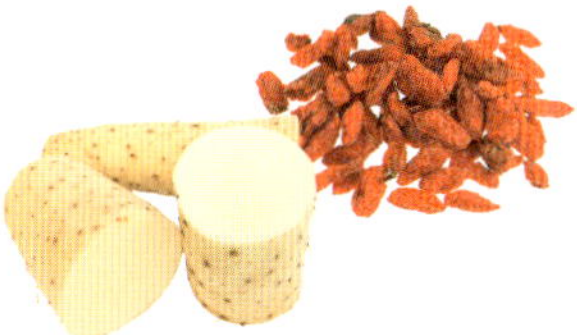

A 目と関係が深い肝の働きを助ける

➜アサリ、シジミ、ニンジン、カキ、レバー、イカ、梅干しなどは肝の働きを助ける食材

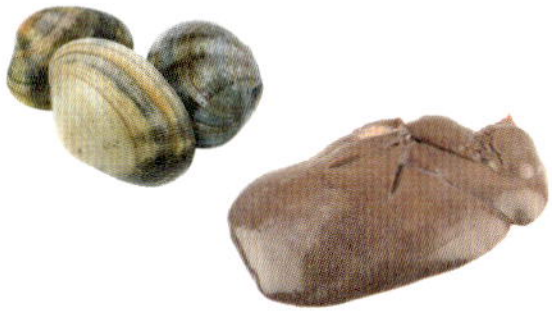

日常の不調 04

カゼ

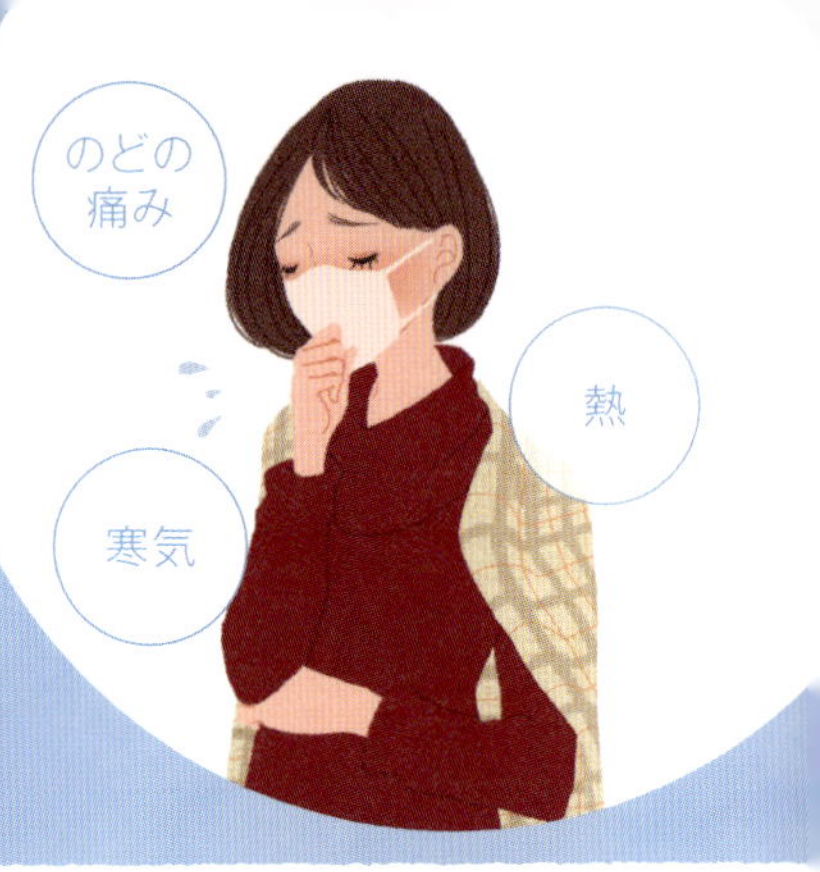

「万病の元」といわれるカゼは、症状が軽いひきはじめのうちに、早めのケアをすることが重要です。十分な休養も大切です。

カゼはウイルスの感染により、鼻から気管にいたる呼吸器系が炎症を起こした状態をさします。空気が乾燥する冬に発病しやすい病気です。

カゼには、くしゃみ、鼻水、咳、のどの痛み、発熱、頭痛、全身のだるさなど、さまざまな症状がありますが、**東洋医学ではまず、体力のある実証《じっしょう》（発汗がない）か、体力のない虚証《きょしょう》（発汗のある）に分けます。そして、各タイプに合った方法で、「体温を上げて、白血球の働きを高め、ウイルスを倒す」ことで、カゼを治癒に導きます。**

初期のカゼで多いのが、発汗がないタイプで、体温を上げ、発汗を促す漢方薬を処方します。また発汗がある場合は、カラダの低下した機能を補いつつ発汗を促します。鼻炎症状がみられる場合は、体内で停滞している水の巡りを促すような処方を行います。

なお、解熱薬は38・5度以上あるとき、あるいはつらいときなど、最小限に留めるとよいでしょう。

■「カゼ」の代表的なタイプ

汗をかかず、比較的、体力もある

A 実証タイプ

体力はあるが、肩や首のこり、頭痛などがみられる、発汗のないカゼには、発汗・発熱作用によって熱を下げる「葛根湯《かっこんとう》」が向いています。ただし、汗をかいている人、胃腸が弱い人には不向きです。

汗をかき、熱感があるカゼ

B 虚証タイプ

汗をかき、熱感が感じられ、頭痛や寒けといった症状は、体力がない人（虚証）のカゼです。汗をかく人には「桂枝湯《けいしとう》」が適応します。また、高齢者でのどの痛みがある人には「麻黄附子細《まおうぶしさい》辛湯《しんとう》」、胃腸の弱い人には「香蘇散《こうそさん》」がおすすめです。

鼻水や痰、呼吸器に異常があるカゼ

C 鼻炎カゼタイプ

サラサラと水っぽい鼻水、水っぽい痰が出る人は、体内の水の巡りを調整する漢方薬「小青竜湯《しょうせいりゅうとう》」が効果的。気管支拡張の作用もあるため、ヒューヒューといった音がする咳があったり、気管支喘息《ぜんそく》や気管支炎を起こしやすい人にも向いています。

漢方薬

まずはコレ!

A C のファーストチョイス

葛根湯《かっこんとう》

体力がある実証タイプの初期のカゼに。発汗により熱を下げ、痛みを緩和する。虚証、汗をかいている人には不向き。

主薬はコレ!

葛根

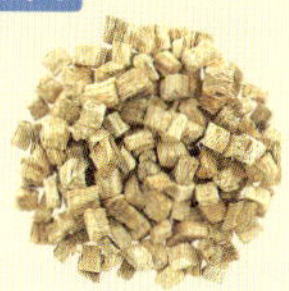

実証
熱、寒けが見られる

A 麻黄湯《まおうとう》

熱や筋肉痛・関節痛があるカゼに効果的。発汗作用によって熱を下げる。実証の人向け。

虚証

B 香蘇散《こうそさん》

葛根湯同様、発汗を促して熱を冷まし、痛みをやわらげる。葛根湯が合わない虚証の人向け。

虚証
寒気が強い

B 麻黄附子細辛湯《まおうぶしさいしんとう》

高齢者の、のどが痛い、寒けがひどいカゼに効果的。不眠や倦怠感がある人に。胃腸が弱い虚証の人向け。

水っぽい
鼻水、痰が出る

C 小青竜湯《しょうせいりゅうとう》

水の巡りの不調を解消する漢方薬。水のような鼻水や痰に効果的。気管支拡張作用もある。

ツボ

上星《じょうせい》

鼻炎による鼻水、鼻の通りが悪いときに刺激するとよい。呼吸器の症状にも効果がある。

【取穴方法】
顔の髪の生え際から親指幅1本分上

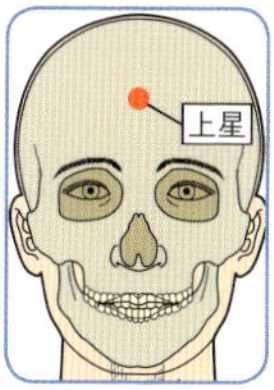

大椎《たいつい》

熱を下げ、邪気《じゃき》（風邪）を除くツボ。灸をしにくい場合は、蒸しタオルで温めるだけでもよい。

【取穴方法】
頭を前に曲げ、首の後ろの一番突出している骨のすぐ下

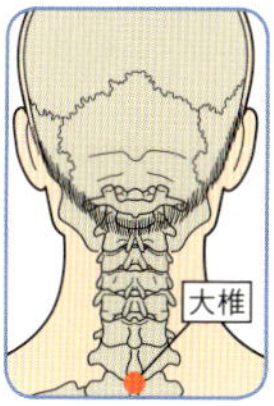

風池《ふうち》

風邪《ふうじゃ》はカラダに入ると風池に溜まるといわれる。カゼの初期には温めると効果的。

【取穴方法】
後頭部の骨のくぼみ。正中線から指3本分外側

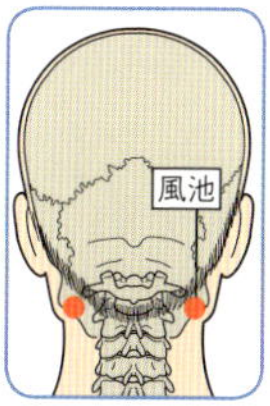

食養生

C 水の巡りを促してのどを潤す

➡夏野菜は利尿作用がある。トウモロコシや冬瓜、キュウリなど

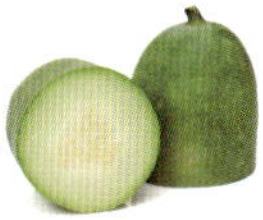

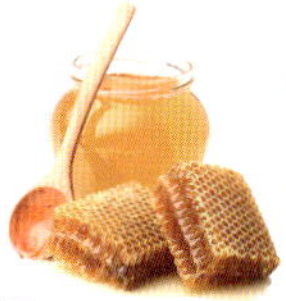

⬅大根やハチミツ、梨は肺を潤し、咽頭痛を鎮静させる

B 生薬でもある葛《くず》は熱のあるときの特効薬

⬇葛（葛根）は熱を取る作用がある。すり下ろしリンゴを加えた葛湯がおすすめ

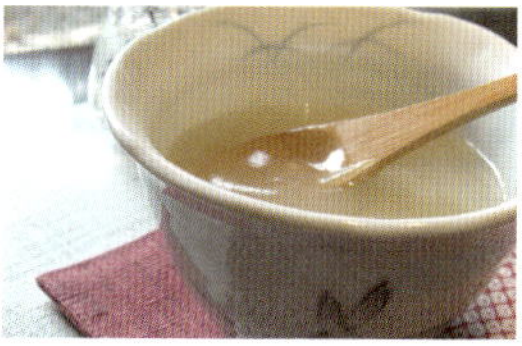

A カラダを温めて軽く発汗を促す

⬇発汗作用のある食材はショウガ、ネギ、シナモン、ニラ、トウガラシなど。熱いうどんもよい

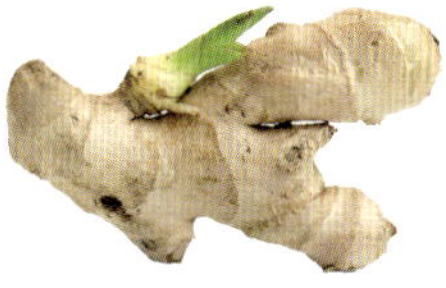

日常の不調 05

肩こり

肩こりは、誰でも経験する日常的な症状です。ひとくちに肩こりといっても、首や肩甲骨のあたりがこる場合もあります。

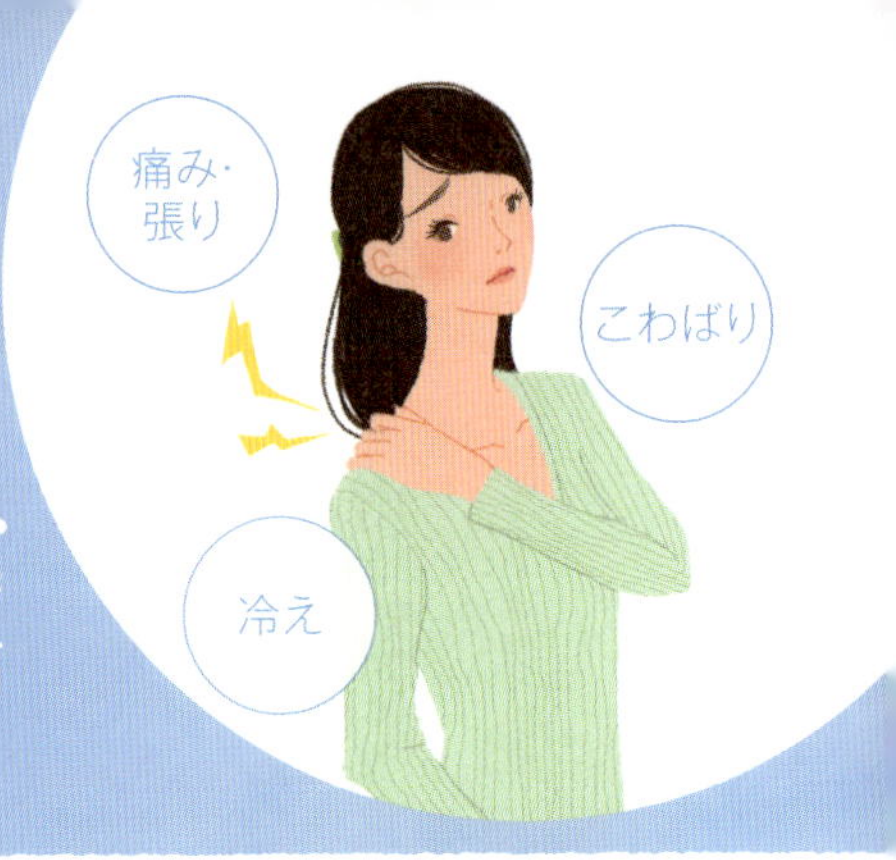

肩こりとは、首（うなじ）、肩、肩甲骨の周囲がこる、張る、痛むなどの症状がみられる状態で、悪化すると頭痛やめまいなども現れます。

東洋医学では、肩こりは気・血の停滞（気滞《きたい》、瘀血《おけつ》）を原因と考えるほか、後頭部局所の筋肉の過度な緊張による場合もあります。

女性に多いのは血の滞り（瘀血）から生じる肩こりですが、頭痛や便秘のほか、月経障害、更年期障害、月経前症候群などの症状もみられます。

イライラなど精神症状を伴う場合は、気がうっ滞した気滞状態と考えられ、首の側面がこるのが特徴です。

首や背部がこるのは、おもにカゼや眼精疲労などが原因となりますが、湿気により頭重感や関節痛が悪化して起こることもあります。

治療では、症状によって気《き》・血《けつ》・水《すい》のバランスを整える処方を行います。また鍼《はり》や灸《きゅう》でカラダのこりをゆるめるツボを刺激するのもよいでしょう。

■「肩こり」の代表的なタイプ

血の巡りが滞った状態で、温めると楽になる

A 瘀血タイプ

肩こりに伴い、月経障害、更年期障害、月経前症候群などがみられる場合は、血の巡りが滞った瘀血が原因と考えられます。女性に多く、頭痛や自律神経失調なども伴いがちです。桂枝茯《けいしぶく》苓丸《りょうがん》が代表薬ですが、便秘症状がみられる場合は、桃《とう》核承《かくじょう》気《き》湯《とう》もよいでしょう。

肝の気が停滞し、イライラも伴う

B 気滞タイプ

感情のコントロールは、肝がになっていますが、ストレスの許容範囲を超えると、肝に気が鬱積し、のぼせやイライラとともに、肩こりが現れます。うなじ、首の側面、肩にかけてこるのが特徴です。このタイプには、生薬の「柴胡《さいこ》」を用いた漢方薬を処方します。

うなじから背中まで突っ張ったようなこり

C 首こりタイプ

首から背中にかけて、こったり、突っ張ったり、しびれた感じがあるタイプ。初期のカゼのほか、慢性副鼻腔炎や目の使いすぎ、扁桃腺炎などでも生じます。また、梅雨など湿気の多い時期などは、水の停滞を伴って、むくみや重だるさなども現れます。

漢方薬

まずはコレ!

ABCのファーストチョイス

葛根湯《かっこんとう》

肩こりに最も多く処方される。首から背中を中心としたこりによく効く。体力がなく、胃腸の弱い人には不向き。

主薬はコレ!

葛根

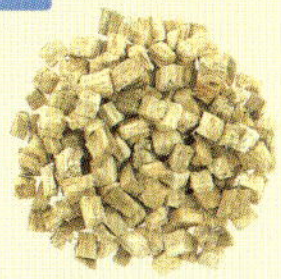

頭痛、のぼせ →

A 桂枝茯苓丸《けいしぶくりょうがん》

瘀血が原因で生じる肩こりの代表処方。血の巡りを促し、上半身ののぼせや手足の冷えを改善。

カーッと熱が出たり、寒くなる →

A 加味逍遙散《かみしょうようさん》

更年期障害など、愁訴《しゅうそ》とともに肩こりがある人に。上半身の熱を冷まし、精神的な不安定さを改善。

イライラする、筋（すじ）がピクピクする →

B 抑肝散《よくかんさん》

気滞が原因の症状には柴胡を用いた処方が効く。イライラして怒りやすく、落ち込みやすい人に。

カゼをひきやすい →

B 柴胡桂枝湯《さいこけいしとう》

中間証向けの処方。しょっちゅう風邪をひく、汗をかきやすいタイプの人によく効く。

ツボ

天柱《てんちゅう》

首こりによく効くツボ。頭痛をやわらげ、筋肉の緊張をほぐし、血の巡りをよくする。

【取穴方法】
首の後ろを上下に走る筋の両側、頭蓋骨に付く部分の外側

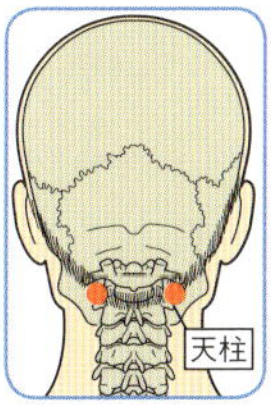

手三里《てさんり》

首、肩のこりだけでなく、全身疲労や胃腸の疲れにも効果的。大腸経に属するツボ。

【取穴方法】
手の甲側。肘を曲げるとできるしわから、手首の方向に指３本分

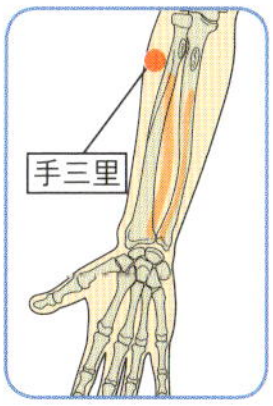

肩井《けんせい》

肩こりによく効くツボで、鍼灸《しんきゅう》治療でよく使われる。ツボ押しでも症状を緩和しやすい。

【取穴方法】
首の付け根の突起と肩先の中央の部分

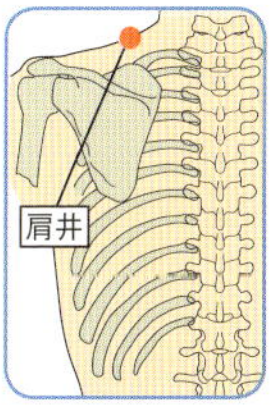

食養生

C 寒さやこりをやわらげる温性食材

➡温性で、体力を増強するタマネギ、カボチャなど

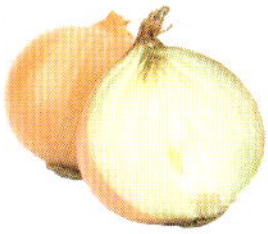

⬅温性食材は体内を温め、気血の巡りを促す。ショウガ、ワサビなど

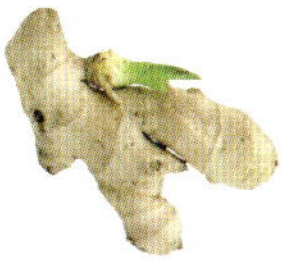

B 気の巡りを促し、緊張をほぐす

⬇シソ、セロリ、ミントなどの香りの野菜やミカンなどの柑橘類を。そばやゆり根などもよい

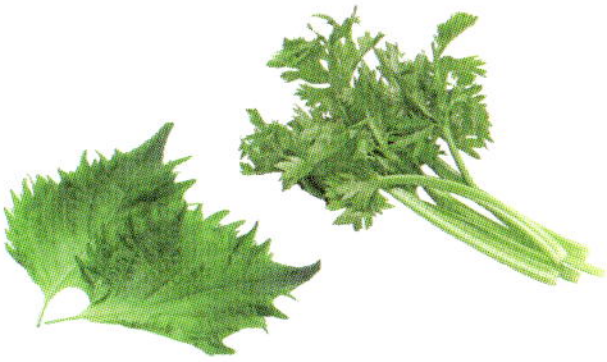

A カラダを温めることで血行をよくする

⬇カラダを温めるニンニク、ショウガ、ニラ、シナモン、くず湯、ベニバナなど

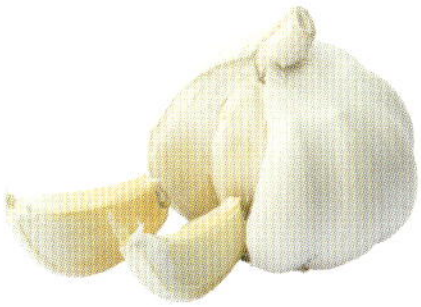

日常の不調 06

便秘

便秘の認識は、一般的には排便量や回数の減少などによります。最近は便意の欠如を訴える人も増えています。

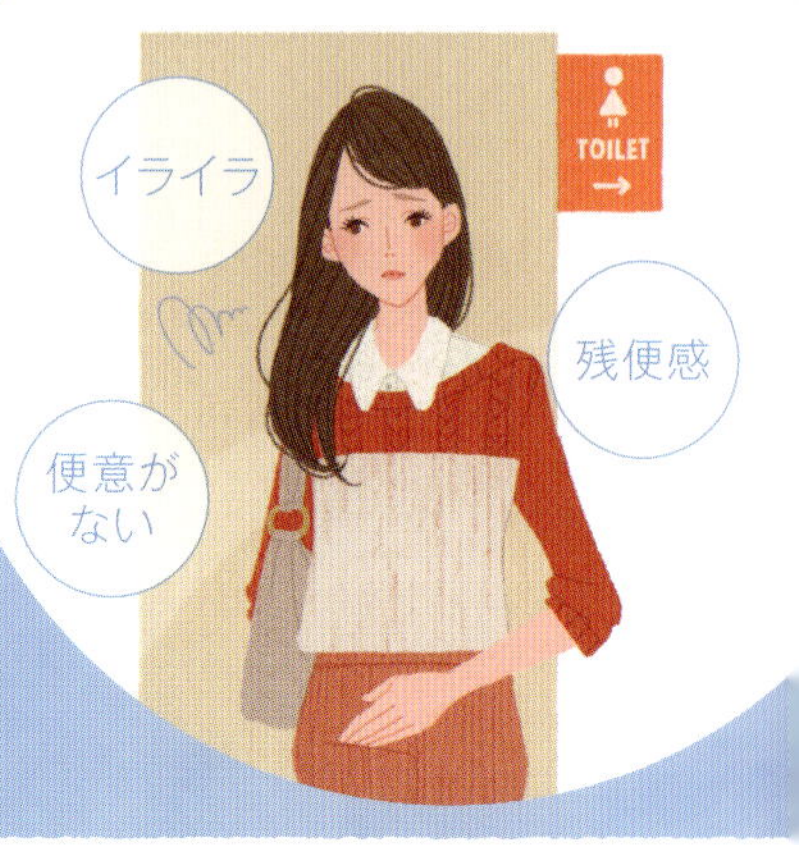

東洋医学では、各自の体質に合わせて、自然な便通があるように体調を整えることを理想としています。便秘の場合、まず実証《じっしょう》か虚証《きょしょう》かを勘案します。腹の緊張が強く、**毎日排便がないと苦しく、硬い便の場合は実証、腹の緊張が比較的弱く、便がコロコロとしているタイプは虚証と考えます。さらに実証には、強い実証と軽い実証がみられます。**強い実証は、カラダの熱が強い人（陽実証）で、のぼせ体質などにより、胃腸に熱が蓄積され、水分が少なくなって大便が硬くなる、頑固な便秘タイプです。生薬の大黄《だいおう》と芒《ぼう》硝《しょう》が配合された処方を用います。一方、軽い実証は、大黄のみの処方が良いでしょう。虚証タイプは、強い下剤を飲むと、腹痛や下痢でかえって衰弱することもあるので注意が必要です。

便秘は排便習慣の欠如からきている場合も。便意がなくても、朝5分早く起きて、コップ一杯の水を飲み、トイレに座って力んでみることも大切です。

「便秘」の代表的なタイプ

便が硬く、出にくい
頑固な便秘

A 強い実証タイプ

頑固な便秘で、何をしても出ないというタイプ。のぼせ体質の人に多く、胃腸の熱によって水分が少なくなり、便が硬く出にくくなります。最も強い処方は桃核《とうかく》承気湯《じょうきとう》。左下腹部の抵抗圧痛、気の上昇による肩こり、イライラなど精神症状を伴う際に適応します。

一般的な便秘症状に、
多彩な症状を伴う

B 軽い実証タイプ

実証の人は、1日でも排便がないと苦しいため、穏やかな効き目の漢方処方がおすすめ。便秘以外の特徴があることも多く、残便感があるなら調胃承気湯《ちょういじょうきとう》、イライラなど精神症状を伴う場合は、三黄瀉心湯《さんおうしゃしんとう》というように、便秘以外の症候を勘案して、使い分けます。

下剤を飲むと、
下痢を催すタイプ

C 虚証タイプ

体質的に虚弱（虚証）で、下剤（大黄や芒硝など）の入っている処方を飲むと下痢をするタイプ。腸の動きが悪く蠕動《ぜんどう》運動がうまくいっていないような人には大《だい》建中湯《けんちゅうとう》を。疲労感があり発熱を繰り返す人(特に女性)には加味逍遥散《かみしょうようさん》が穏やかな排便を促します。

漢方薬

まずはコレ!
A B C の
ファーストチョイス

大黄甘草湯《だいおうかんぞうとう》

大黄と甘草が入ったゆるやかな効き目の漢方処方。便秘以外に特別な症状がないとき、幅広く使える。

主薬はコレ!

大黄、甘草

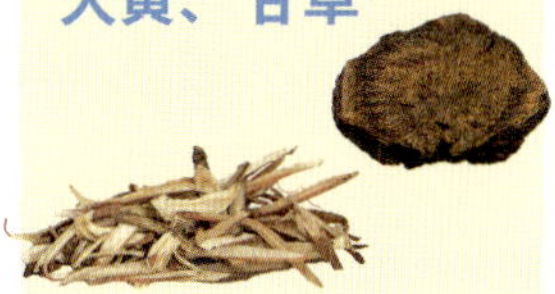

左の下腹部痛、月経痛など →

A 桃核承気湯《とうかくじょうきとう》

便秘に対する漢方処方で一番強い。強い実証向け。左下腹部に抵抗圧痛が見られる場合に用いる。

残便感がある →

B 調胃承気湯《ちょういじょうきとう》

大黄、芒硝という2種類の下剤を処方。大黄甘草湯が効かず、残便感が残る場合に使用する。

のぼせ、精神不安 →

B 三黄瀉心湯《さんおうしゃしんとう》

顔面の紅潮やのぼせ、精神不安、みぞおちの詰まり感がある場合に。軽い実証向け。

虚証、胃腸が弱い →

C 大建中湯《だいけんちゅうとう》

腸の蠕動運動が弱く、術後で虚弱ぎみの人に。漢方薬に敏感な反応をしてしまう人にも使える。

ツボ

腹結《ふっけつ》

へそ周りの痛みや腹痛、お腹の張り、ガスによる張りなどを解消するツボ。脾経《ひけい》に属する。

【取穴方法】
右図の天枢から指3本分外側、さらに下に指1本分くらい

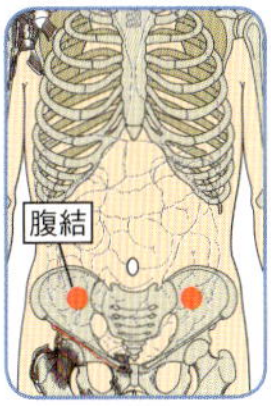

天枢《てんすう》

便秘に対して即効性の高いツボ。下痢にも効果があり、消化器官を整える効果がある。

【取穴方法】
へその中央から指3本分外側

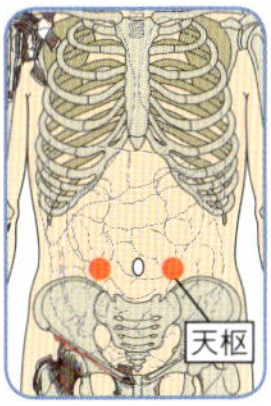

神門《しんもん》

消化器系を調整し、腸の蠕動運動を促してくれる。ストレスを軽減する作用もある。

【取穴方法】
手のひら側。手首のしわの小指側の端。小さな骨の真下

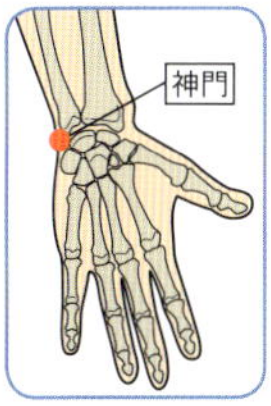

食養生

C 腸の働きを盛んにし、消化吸収を整える

↓ニンニクは腸粘膜を刺激し、腸壁の吸収を盛んにするため、便秘が解消されやすい

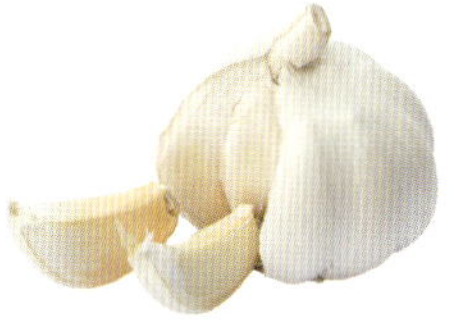

A B 繊維と酵素の働きで便通がスムーズに

↓繊維分を豊富に含んでいる大根は、酵素の働きもあり整腸効果が高い。常食すると便通が快調に

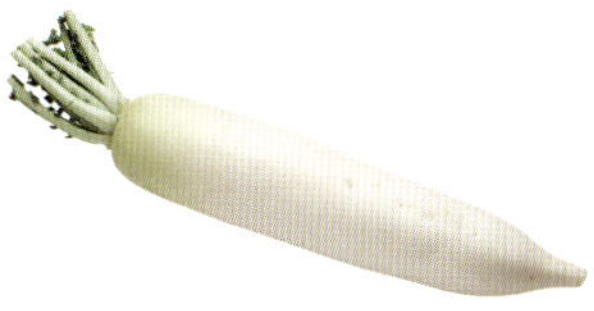

A B 胃腸の熱を冷まし、便をゆるめる

↓サトイモは消化を促進し、便をゆるめるので慢性便秘の解消に最適。腹中の熱を冷ます働きも

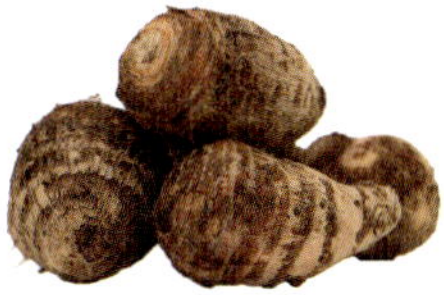

日常の不調 07

胃の不調

胃の不調といっても、食欲不振や胃痛、吐き気を伴う不調などさまざま。おもな原因は、気・水の不調やストレスと考えられています。

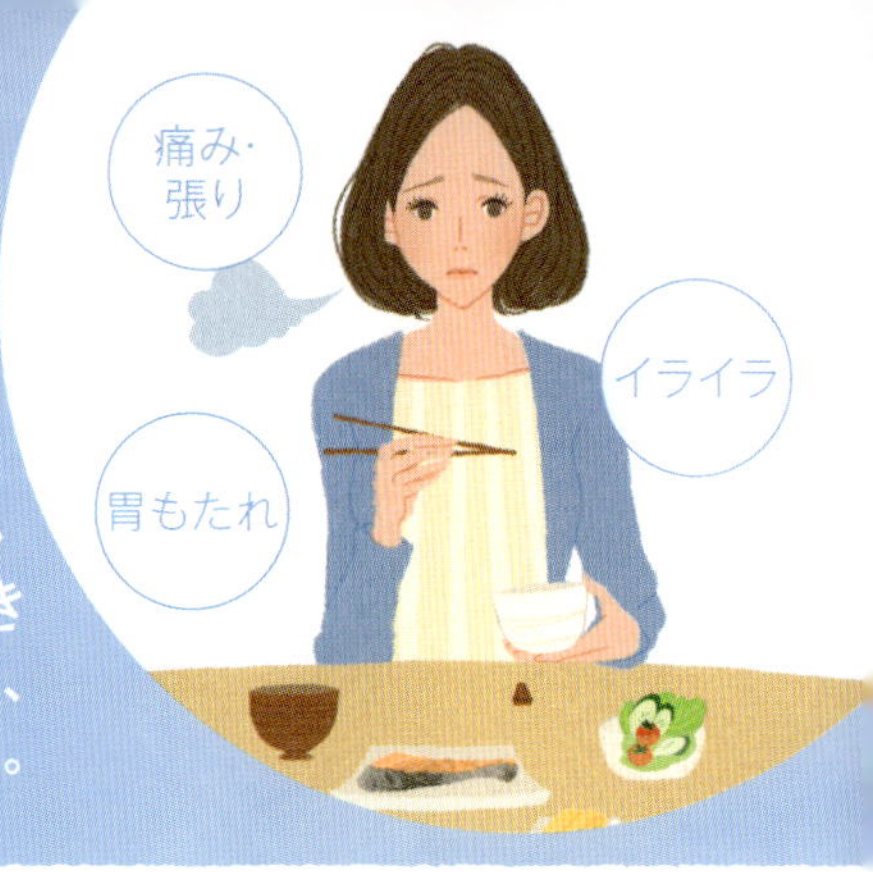

胃の不調には、幅広い症状がみられますが、日常的に生じるものは食欲不振、胃痛、胃もたれなどでしょう。東洋医学では、これらの原因を気や水の巡りの不調と考えています。**食欲不振は、多くの疾患でみられる症状ですが、「以前から胃が弱い」という場合は、脾胃《ひい》の働きが低下した脾《ひ》虚《きょ》の状態と考えられます。**脾虚が慢性化すると水の停滞（水毒《すいどく》）と結びつき、悪心《おしん》や吐き気などが生じます。

また、急性的な胃痛は、暴飲暴食や体内の水不足により、胃が炎症を起こしている状態です。激しい痛みのほか、胸焼けや口の渇きなどが多く現れます。

ほか、過度な精神的ストレスを受けると、肝《かん》の不調によって気が停滞（気《き》滞《たい》）し、イライラを伴う胃痛や胸のつかえなどの症状が現れます。

なお、胃の不調には、慢性胃炎や慢性膵炎、ガンといった重病が隠れている場合もあります。長期の不調は、医師による診療を受けましょう。

「胃の不調」の代表的なタイプ

もともと胃腸が弱く、むくみがみられる状態

A 食欲不振タイプ

慢性的な食欲不振がみられる場合、消化吸収の機能をつかさどる脾と胃の働きが低下している状態（脾虚）です。この状態が慢性化すると、水の巡りの悪さ（水毒）と結びつき、むくみや悪心、嘔吐感、冷えなどが現れるようになります。

急な胃痛が生じる胃炎の症状

B 胃痛タイプ

胃に炎症が生じている状態と考えられ、急性な胃痛が現れます。寒涼性の生薬を含む漢方処方（清熱薬《せいねつやく》）により、胃の熱を取る治療を行います。長期にわたって痛みが続く、あるいは痛みがひどい場合は、医師に相談し、内視鏡検査を受けることをおすすめします。

イライラ、不眠を伴うストレスが原因の不調

C 気滞タイプ

精神的ストレスによって自律神経系の働きが乱れ、胃腸が異常を起こした状態です。肝の不調が脾に影響し、気の停滞・不足した状態（気滞、気虚《ききょ》）を引き起こします。肝を補養しつつ、気を補ったり、流れを促す漢方薬の服用や食養生が効果的です。

漢方薬

まずはコレ!

A B C のファーストチョイス

六君子湯《りっくんしとう》

胃もたれや水毒による食欲不振、胃痛、吐き気などの症状に適応し、胃腸の働きをよくする。虚《きょ》証《しょう》で、冷え性がある人に。

主薬はコレ!

人参《にんじん》など6種類

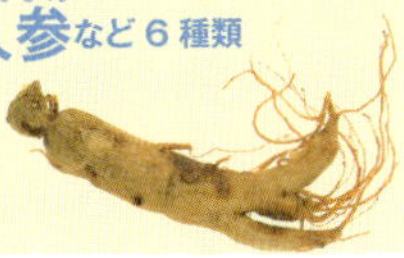

みぞおちのつかえを伴う食欲不振 →

A 半夏瀉心湯《はんげしゃしんとう》

胃腸の働きを良くし水の停滞を改善。みぞおちのつかえ、げっぷ、吐き気、下痢がある場合に。

汗をかく、口の渇き、尿の減少 →

A 五苓散《これいさん》

吐き気や悪心を改善し、食欲を回復させる。めまいやむくみ、口の渇き、尿の減少にも適応。

冷え性があり、空腹時に悪化 →

B 安中散《あんちゅうさん》

炎症や痛みを鎮め、胃腸を整える生薬を配合。胃痛・腹痛、胃もたれ、胸やけなどに効果的。

ストレスがあり、のどのつかえ感がある →

C 半夏厚朴湯《はんげこうぼくとう》

精神的ストレス、のどの異物感や不眠症状がある人に。不安神経症による吐き気にも効果的。

ツボ

中脘《ちゅうかん》

消化器官（脾と胃）の機能全般を強化するツボ。胃もたれや嘔吐感、食欲不振などを改善。

【取穴方法】
へそとみぞおちの中間

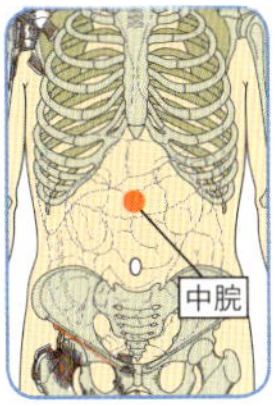

不容《ふよう》

嘔吐や胸のつまった感じ（胸脇苦満）、胃けいれんなど、胃の症状全般に効果がある。

【取穴方法】
みぞおちから、肋骨の骨に沿って指3本分下がったところ

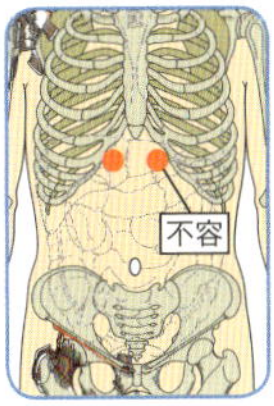

足三里《あしさんり》

胃腸の不調全般に効く、胃経《いけい》に属する万能ツボ。体力増強、疲れにも良い。

【取穴方法】
すねの外側で、膝の皿のすぐ下の外側のくぼみから指4本分下

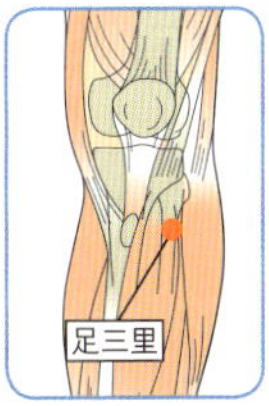

食養生

C 肝を養い、気を調整し、イライラも鎮める

➡ミントや春菊など香味野菜は、肝に作用し、精神を安定させる

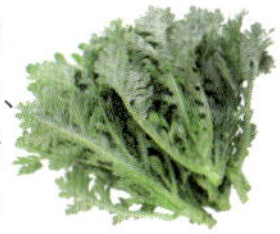

⬅柑橘類、梅干し、酢など、酸味のある食材は肝の働きを高める

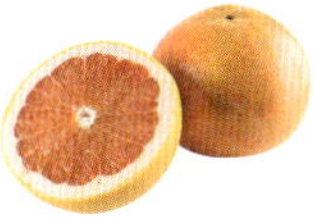

B 胃の炎症を抑え、消化を促進させる

⬇大根には、炎症を抑える成分や、消化を助ける酵素が含まれる。大根おろしがおすすめ

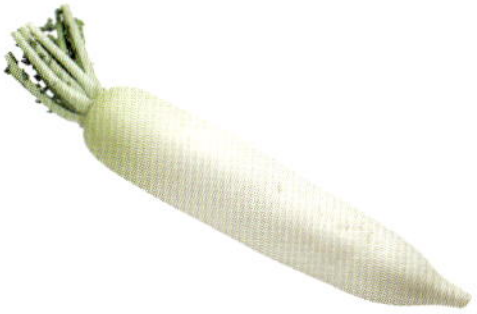

A 消化吸収をになう胃腸の機能を高める

➡胃腸の働きを助けるのは、ジャガイモや山芋などのイモ類

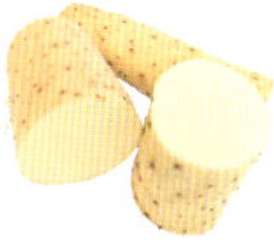

⬅水が停滞している症状には、スイカや冬瓜、小豆など

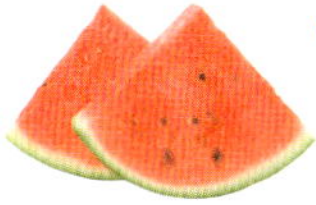

日常の不調 08

花粉症（アレルギー性鼻炎）

冬から春にかけて暖かくなってくると、空気中の花粉量も急激に増加し、花粉によるアレルギー性鼻炎に悩む人が急増します。

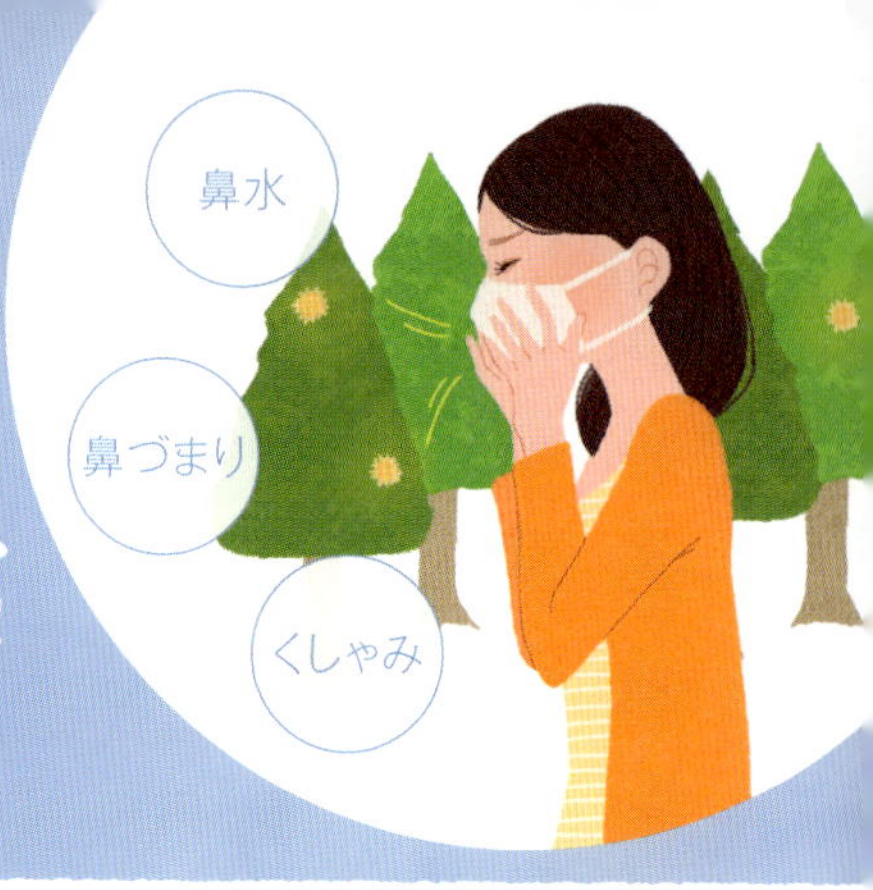

花粉によるアレルギー性鼻炎は、鼻水、鼻づまり、くしゃみが三大症状です。東洋医学では、これらの状態を「水分代謝の異常＝水毒《すいどく》」ととらえています。

水毒とは、水の代謝や排泄が正常に行われていない状態のことで、花粉症の場合、鼻や気管支に水が蓄積されていると考えています。したがって、治療では余分な水を排出する利水剤《りすいざい》を用いますが、寒証《かんしょう》か熱証《ねっしょう》、陰証《いんしょう》かにより、処方は異なります。

花粉症の多くは、水毒に寒証が結びつき、水のような鼻水が出る寒証タイプです。一方、熱証タイプは熱によって水が失われ、粘りのある濃い鼻水が特徴です。また、高齢の人や体力が著しく消耗している人は、気《き》・血《けつ》が衰えた陰証となります。この際は鼻水に、倦怠感、手足の冷えなどが伴います。

花粉症の人は、日頃から余分な水分の摂取に気をつけ、カラダを温めるように心がけましょう。

「花粉症」の代表的なタイプ

水様性の鼻水と、寒気を伴う

A 寒証タイプ

寒邪《かんじゃ》や陽気不足によって生じている寒証に、水毒が結びついたタイプ。「水のようなサラサラした鼻水」が止まらないのが特徴です。冷えは症状を悪化させるため、カラダを温める小青竜《しょうせいりゅう》湯《とう》のような漢方処方を飲むほか、薄着をしないことも重要です。

強い鼻炎症状と鼻水がひどいタイプ

B 熱証タイプ

強い鼻炎症状があり、鼻水がひどいのがこのタイプ。特に症状がひどいときは、熱を冷ます作用がある石膏《せっこう》が入った越婢加朮湯《えっぴかじゅつとう》などを使います。この漢方薬は麻黄も多く、炎症を抑える働きも強いですが、食欲減退などの副作用も出やすいので注意が必要です。

高齢者に多く、だるさや寒けを伴う

C 陰証タイプ

透明な鼻水が出るほか、寒がり、元気が出ない、倦怠感がある、足下の冷えが強いといった症状がみられます。加齢などにより、冷えが強いことが原因のことも。虚証の人向けの利水薬と温める作用の生薬（乾姜《かんきょう》や細辛《さいしん》など）が入った麻黄附子《まおうぶし》細辛湯《さいしんとう》などが適応します。

漢方薬

まずはコレ!
ABCのファーストチョイス

小青竜湯《しょうせいりゅうとう》

くしゃみ、鼻水、鼻づまりの症状を軽減。お腹を叩くとポチャポチャ音がする、冷えにより、症状が増悪する人に。

主薬はコレ!

麻黄《まおう》

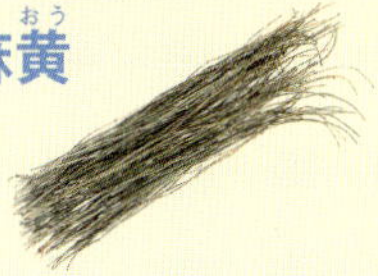

胃腸が弱い →

A 苓甘姜味辛夏仁湯《りょうかんきょうみしんげにんとう》

咳や痰を軽減する。カラダを温める作用があり、冷え性や胃腸虚弱などにもよい。虚証向け。

鼻水や炎症がひどい →

B 越婢加朮湯《えっぴかじゅつとう》

石膏、麻黄が入った処方。麻黄は働きも強いが食欲低下や動悸などの副作用に注意。

肩こり、頭痛など →

B 葛根湯加川芎辛夷《かっこんとうかせんきゅうしんい》

鼻づまりのほか、肩や首のこり、発熱、頭痛を取る。熱や腫れ、痛みも軽減する。

倦怠感、寒けなど →

C 麻黄附子細辛湯《まおうぶしさいしんとう》

鼻水の症状だけでなく、元気がない、倦怠感が強いなど、高齢者や新陳代謝が落ちている人に。

ツボ

天柱《てんちゅう》

鼻の症状全般に効き、水分代謝を改善する。そのほか、頭痛、肩や首のこりにも効果がある。

【取穴方法】
首の後ろを上下に走る筋の両側、頭蓋骨に付く部分の外側

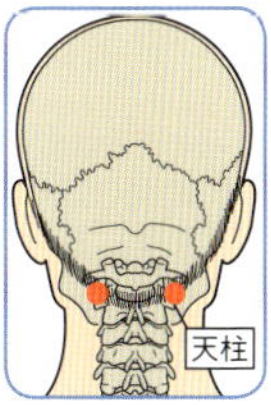

迎香《げいこう》

鼻水、鼻づまりなど鼻に関わる症状全般に効く。鼻が利かないときにも通りがよくなる。

【取穴方法】
小鼻の脇のくぼみ

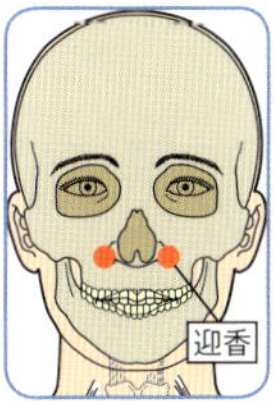

上星《じょうせい》

くしゃみ、鼻水など、アレルギー症状に効果のあるツボ。蓄膿症の特効ツボともいわれる。

【取穴方法】
顔の髪の生え際から親指幅1本分上

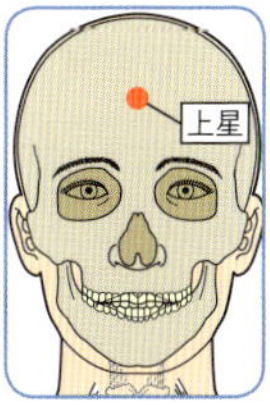

食養生

C カラダの冷えを改善し免疫の働きを正常化

アジやイワシ、サバなどの青魚は温性なうえ、EPAやDHAがアレルギー症状やわらげる

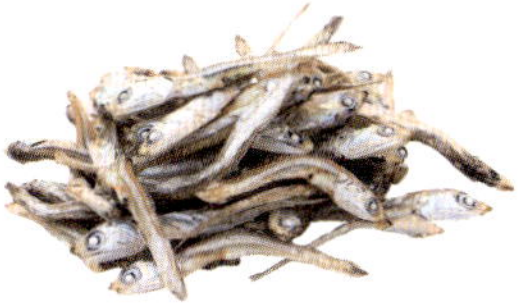

B カラダの熱を冷まし、水の代謝を整える食材

アサリやシジミは、熱を冷まし、利尿効果が高い食材

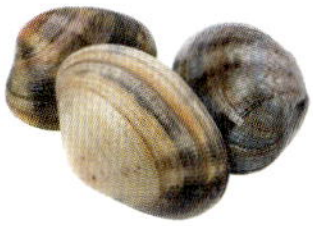

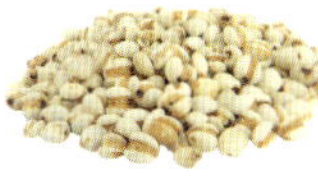

カラダの水分代謝を正常に戻してくれるハト麦

A C 温熱性の香辛料で、冷えを解消する

一般的に、香辛料は温熱性で、体を温める働きがある。ネギ、ニンニク、ショウガ、ナツメグなど

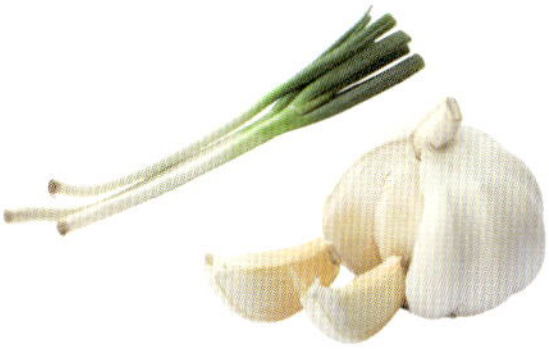

夏バテ

高温多湿の日本の夏。夏バテは誰でも経験する症状のひとつです。熱《ねつ》（暑《しょ》）邪《じゃ》などの影響で「気の不足＝元気がない」状態になります。

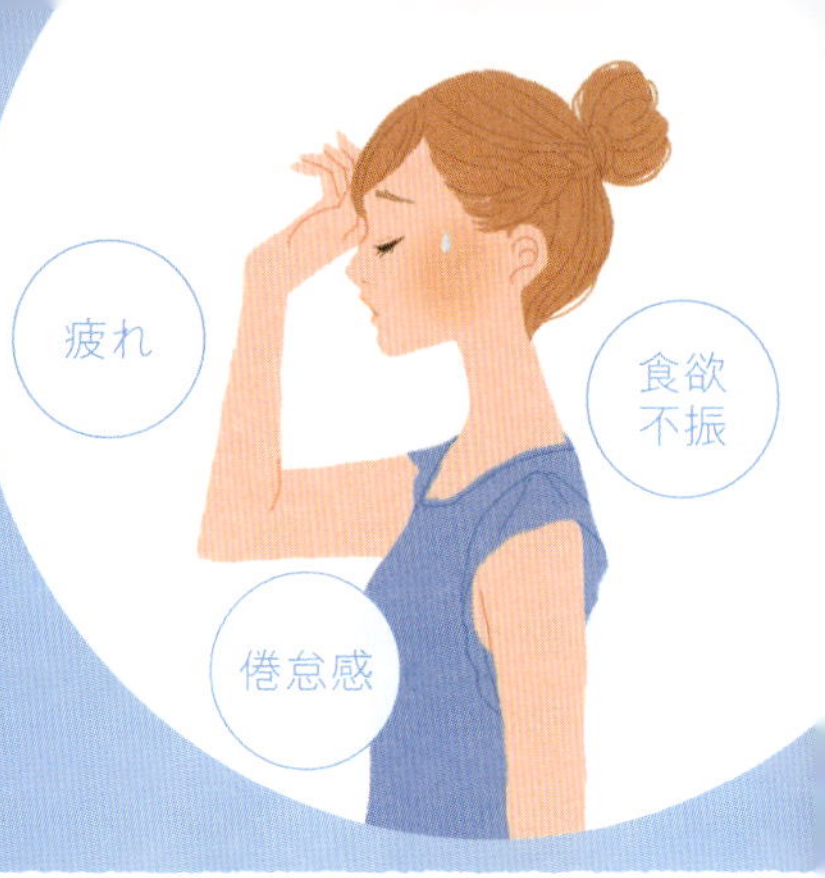

夏場の暑い時期は、じっとしていても汗が出て手足が重く、動くと立ちくらみや息切れが生じます。食欲がなく、冷たい飲み物ばかりが欲しくなる状態、いわゆる夏バテの症状です。**この夏バテ特有の倦怠感は、暑さによる体力の消耗、食欲不振による気の不足（気虚《ききょ》）が原因。この場合、食欲を回復させ、気虚を改善することが重要です。**

またこの時期、実証《じっしょう》の人はもともと体熱が高く、発汗も多いため、より多量に発汗し、体力を消耗してしまうことがあるため注意が必要です。

熱中症で、水分調整が正常でなくなった場合、「のどの渇きが癒されないのに尿量は少ない」ということがあります。このような水毒《すいどく》症状は、水の巡りを促す利水剤《りすいざい》の処方が効きます。

なお、漢方薬は予防的な働きが強く、脱水症状で緊急を要するときは、点滴により速やかな栄養補給をすることも大切です。

「夏バテ」の代表的なタイプ

食欲が低下し、
全身の倦怠感がある

A 気虚タイプ

夏の暑さと湿気で消耗して、食欲が低下しており、冷たいものばかり欲しくなるタイプ。漢方処方では気を補う補気剤《ほきざい》を用いますが、清《せい》暑益気湯《しょえっきとう》が一般的です。キュウリやナスなどの夏野菜は、カラダの熱を冷ます働きがあるので、積極的に摂ることをおすすめします。

多量に発汗し、
体力を消耗した状態

B 実証タイプ

カラダの体温の高さと、夏の暑さから、多量に発汗し、体力を消耗しているタイプ。実証の人に多い症状です。熱を冷ましながら、失った水分を補う処方を用います。代表的な漢方薬は白虎加人《びゃっこかにん》参湯《じんとう》ですが、これは日焼けしてカラダがほてっているときにも有効です。

水分調整が不調になり
体内に水が停滞する

C 水毒タイプ

暑さから大量の水を飲んでしまうなど、水分調節がうまくできない状態。ほか、湿気に影響されることで、体内に水が停滞している状態です。この場合は、五苓《ごれい》散《さん》に代表される利水剤を用い、体内の余分な水を排出します。尿量が少ないときにも有効です。

漢方薬

まずはコレ!

ABCのファーストチョイス

清暑益気湯《せいしょえっきとう》

胃腸の消化機能を促進して食欲を回復させ、気を補い、熱を冷ます処方。発汗や下痢などで消耗した水も補う。虚証の人向け。

主薬はコレ!

白朮《びゃくじゅつ》、人参《にんじん》など

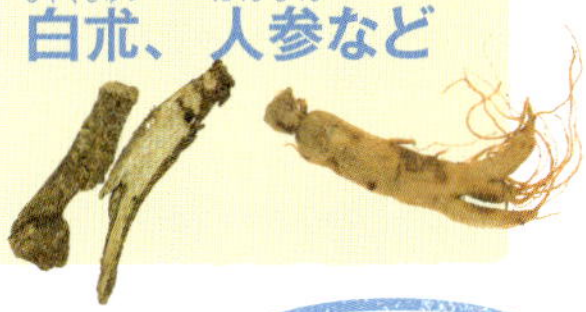

食欲不振 →

A 六君子湯《りっくんしとう》

水分代謝の不調から生じる食欲不振などを正し、滋養強壮に効く漢方薬。虚証の人向け。

食欲不振、微熱 →

A 補中益気湯《ほちゅうえっきとう》

微熱、熱中症に伴う食欲不振や下痢が長引いているときによい。補気のほか、水の巡りを整える。

実証、汗が多い、のどが渇く →

B 白虎加人参湯《びゃっこかにんじんとう》

カラダの熱を冷まし、水を補う。1日2ℓ以上の水が飲めるほど、のどが渇いた状態の人に。

むくみ、尿が少ない →

C 五苓散《ごれいさん》

むくみやすさ、尿が出にくい、汗をかくなどの症状に。軽度の熱中症まで対応できる。

ツボ

水分《すいぶん》

文字どおり、水の巡りを整えるツボ。水分の停滞によるむくみ、めまい、尿量の低下などを改善。

【取穴方法】
へその中央から、指1本分上

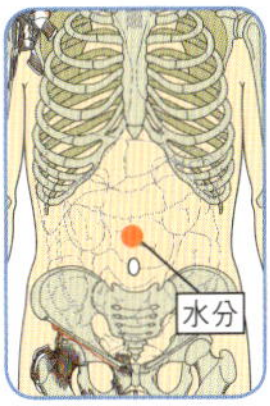

足三里《あしさんり》

体力増強、疲れ、むくみに効く。脾《ひ》と胃《い》の機能を高める作用もある万能ツボ。お灸にも良い。

【取穴方法】
すねの外側で、膝の皿のすぐ下の外側のくぼみから指4本分下

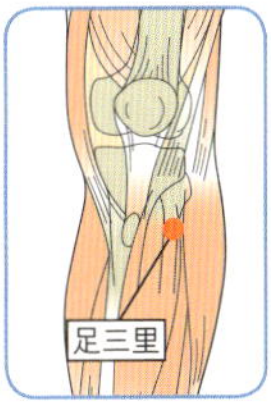

中脘《ちゅうかん》

消化器官（脾《ひ》と胃《い》）の機能を強化するツボ。食欲不振を解消し、気虚を改善する。

【取穴方法】
へそとみぞおちの中間

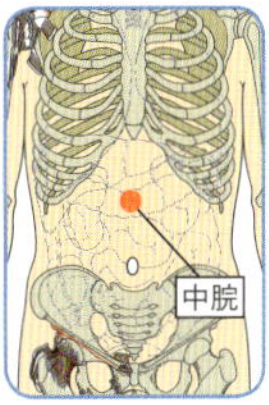

食養生

A B C のぼせを取る麦茶は常温でいただく

⬇麦茶の原料になる小麦は熱を冷ます作用がある。胃腸に負担をかけないように常温で飲む

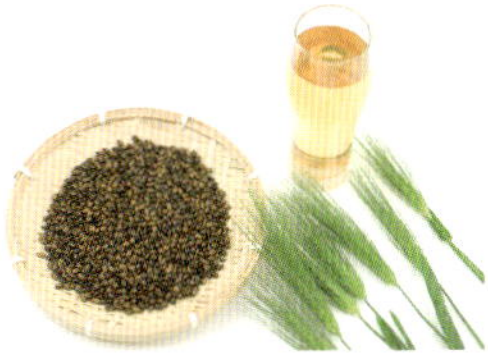

A B C カラダの熱を冷まし、余分な水を排出する果実

⬇スイカ、メロンなどの夏の果実は、夏野菜と同様、熱を取り、余分な水を排出する

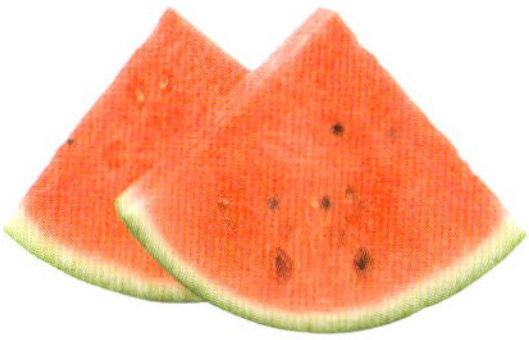

A B C カラダの熱を冷まし、余分な水を排出する野菜

⬇キュウリ、冬瓜、トマト、ニガウリなど、夏野菜には熱を取り、水分を排出させる働きがある

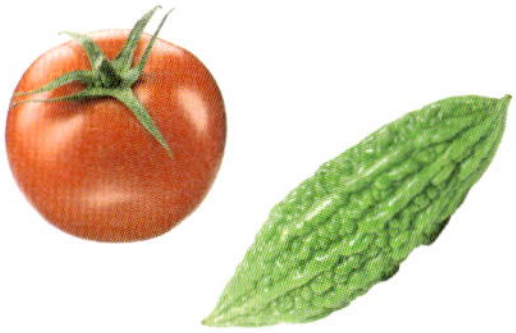

日常の不調 10

むくみ

女性に多くみられるむくみ。水分の代謝の異常によるものと考えられています。肺や腎、胃腸などをケアし、水の巡りを整えます。

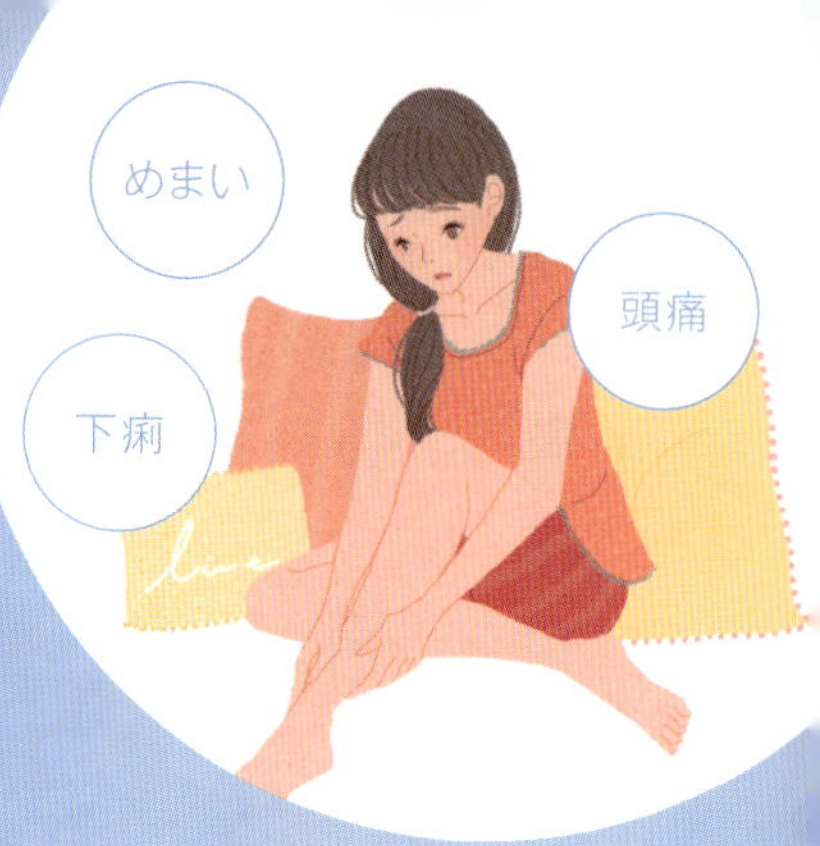

むくみは、下半身や顔に症状がみられるほか、手や舌にも現れます。**東洋医学においてむくみとは、水の巡りの異常（＝水毒《すいどく》）と考えています。**口の渇き、水を飲んでいるのに尿は出にくい、めまい、頭痛などが典型的な症状で、治療においては、水の代謝に関係のある肺《はい》・腎《じん》の機能を回復させるようにします。

胃腸が弱い人も水毒になりやすいため、胃腸の働きを整える治療も行います。

月経痛や冷えがひどい女性は、血《けつ》の滞りである「瘀血《おけつ》」が原因で、全身がむくむことがあります。また、中高年以上の場合は、腎機能が低下する「腎《じん》虚《きょ》」によってむくみが生じることもよくみられます。ほか、長時間同じ姿勢を続けた場合もむくみやすくなります。

むくみが長く続いている人は、腎臓や心臓などの重要な疾患が隠れている場合もあるので、医師に相談してください。

「むくみ」の代表的なタイプ

のどが渇き、多飲するのに尿量が少ない状態

A 水毒タイプ

口が渇き、水を飲むのに尿量が少ない、あるいは頭痛やめまいを感じる、舌がぽってりと腫れ、両脇に歯痕《しこん》があるなどの症状がみられます。水の巡りが悪くなり、体内で停滞した「水毒」の状態です。水の代謝を調節する漢方薬（利水薬）を服用するとよいでしょう。

めまいが多く、月経異常がある

B 瘀血タイプ

月経不順や月経痛など月経異常がみられ、顔色が悪い、皮膚が鬱血《うっけつ》して赤黒い、冷え性といった徴候がある場合は、瘀血によるむくみと考えられます。虚証《きょしょう》の人には当帰《とうき》・川芎《せんきゅう》を含む処方、実証では桃仁《とうにん》・牡丹皮《ぼたんぴ》などの生薬を含む漢方薬を用いるとよいでしょう。

中高年以上に多く、腰痛なども伴う状態

C 腎虚タイプ

水の巡りをになう腎の機能が低下している状態（腎虚）でも、むくみが生じます。中高年以上、あるいは虚弱体質の人に多く、腰痛や下肢の痛み、排尿障害、口内の乾燥、手足のほてりなどを伴います。腎機能を高める八味地黄丸《はちみじおうがん》、牛車腎気丸《ごしゃじんきがん》が一般的な処方です。

漢方薬

まずはコレ！
ABCのファーストチョイス

五苓散《ごれいさん》

水の循環を改善し、余分な水分を排出する。口の渇き、尿量の減少、吐き気、下痢、汗をかく（自汗）、頭痛にも適応。

主薬はコレ！

茯苓《ぶくりょう》

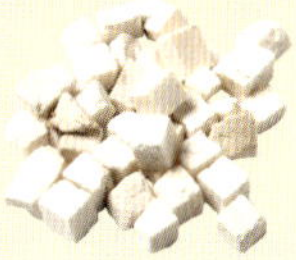

水太り、多汗症

A 防已黄耆湯《ぼういおうぎとう》

水の巡りを改善する。水太りぎみ、虚弱体質の人向けで、むくみや多汗、肥満症に効果がある。

顔色が悪い、華奢

B 当帰芍薬散《とうきしゃくやくさん》

血行を促進し、利尿作用のある生薬を配合。体力が低下し、めまいやむくみのある人に使われる。

顔色がいい、ガッチリ型

B 桂枝茯苓丸《けいしぶくりょうがん》

当帰芍薬散と同様、血や水の巡りをスムーズにする。瘀血があって、実証の人に用いられる。

高齢者、排尿障害

C 八味地黄丸《はちみじおうがん》

腰痛や下肢の痛みといった腎虚の徴候に用いる。効果が出ない場合は牛車腎気丸に替えてもよい。

ツボ

陰陵泉《いんりょうせん》

胃腸機能を整え、体内の余分な水を排出するツボ。月経時のむくみの解消に効果的。

【取穴方法】
脚（下腿）の内側にある骨（脛骨）を膝の方に撫で上げ、指が止まる所

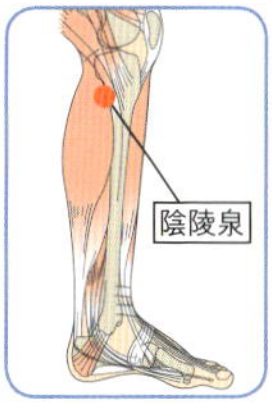

三陰交《さんいんこう》

３つの経絡が交差する三陰交は、血の巡りを整えるのに効果的なツボ。月経時のむくみを解消。

【取穴方法】
内くるぶしのてっぺんから指４本分上。骨（脛骨）の際にあるくぼみ

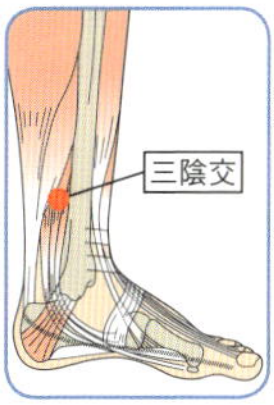

水分《すいぶん》

名前どおり水に関係が深いツボで、水の巡りの調整に高い効果を発揮。余分な水分を排出する。

【取穴方法】
へその中央から指１本分上

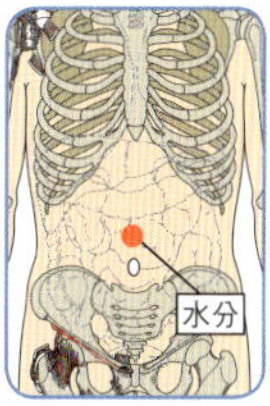

食養生

C 腎の機能を高め水の巡りを整える

腎を養う食材は、黒豆、黒米、ニラ、エビ、黒ゴマ、キクラゲなど

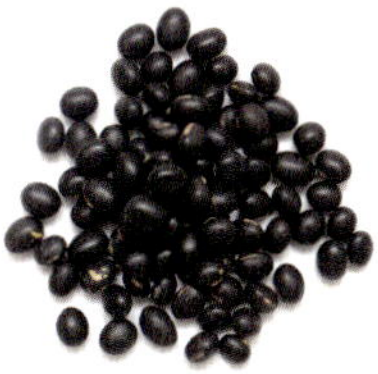

B 血の巡りを促進する食材

瘀血を解消するのは、ブルーベリー、プルーン、ほうれん草、黒砂糖、よもぎ、パセリなど

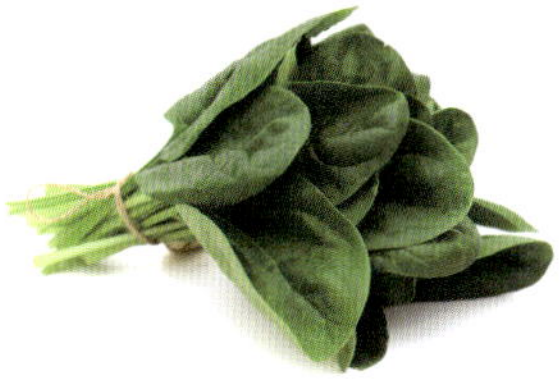

A 利尿作用を高め余分な水分を排出

利尿作用のある食材は、小豆、ハト麦、トウモロコシ、スイカ、冬瓜、キュウリなど

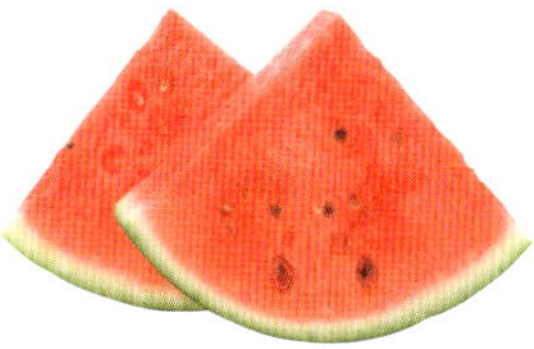

日常の不調 11

めまい

めまいは、貧血や水分代謝の不調、血圧との関連（→P.164 ~ 167）からも生じます。まずは原因を見極めることが大切です。

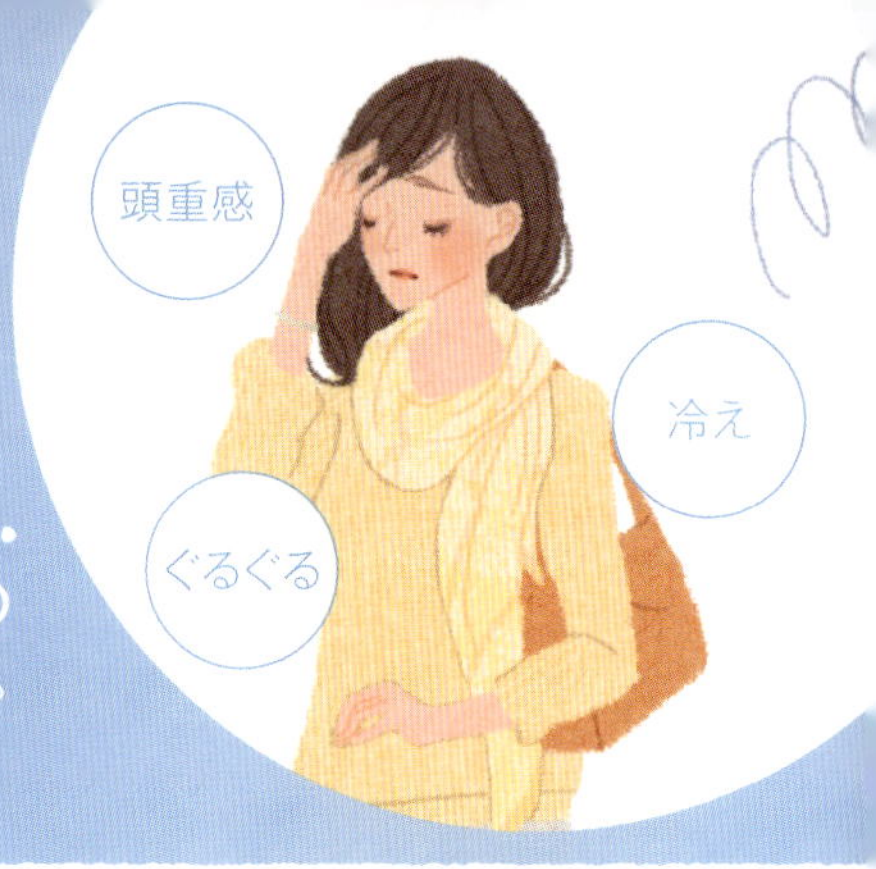

めまいには、立ちくらみから、ぐるぐる回るような回転性のものまで、多彩な症状があります。

西洋医学では、耳や脳の異常が原因とされますが、**東洋医学では、頭部の気《き》・血《けつ》・水《すい》が適切に巡っていないために、めまいが生じると考えられています。**

気・血・水の巡りが悪くなる原因に、胃腸の不調が挙げられます。胃腸の働きが弱くなると、気や熱が生成できなくなり、頭部に必要な「水」を持ち上げるエネルギーが不足してしまいます。結果的に、ふらつき、立ちくらみなどが生じるようになります。

一方、回転性のめまいは、飲料の摂りすぎなどが原因で、余分な水が頭に停滞している、あるいはストレスで熱が過剰になっている状態です。余分な水分摂取を減らし、カラダを温めて、気や水の巡りを促すことが大切です。

またストレスを溜めないように生活するのも養生のひとつです。

「めまい」の代表的なタイプ

ふわふわとしためまい感がある

A 気《き》虚《きょ》タイプ

ふらつき、ふわふわとした浮動感を覚える人は、胃腸虚弱と冷えがおもな原因です。胃腸の不調により、熱を生成できず、水を頭部に上昇させるエネルギーが不足しているためです。過労や睡眠不足に気をつけ、冷飲食を控えて胃腸を冷やさないように、養生します。

胃腸の働きが弱く冷えの強い状態

B 水《すい》毒《どく》タイプ

水毒（余分な水が停滞している状態）により、気や血の流れが停滞し、頭部に行き渡らない状態と考えられます。めまいや手足の冷え、立ちくらみがあるほか、疲労に伴って症状が悪化する傾向にあります。余分な水を排出する漢方薬の服用やツボ刺激を行いましょう。

神経過敏な状態で、回転性のめまいがある

C 気《き》逆《ぎゃく》タイプ

ストレスや不安感などが続くと、体内で熱が過剰になります。その熱によって、気が上に突き上がると、気逆状態になります。この場合、回転性のめまいのほか、頭痛やほてりを伴うこともあります。気をスムーズに巡らせる治療や養生を行って、気の循環を改善します。

漢方薬

まずはコレ！

A B C のファーストチョイス

苓桂朮甘湯《りょうけいじゅつかんとう》

余分な水を排出し、気の流れを調節して、脳に循環させます。動悸、息切れなどを伴う高血圧や立ちくらみにも適応。

主薬はコレ！

茯苓《ぶくりょう》、白朮《びゃくじゅつ》

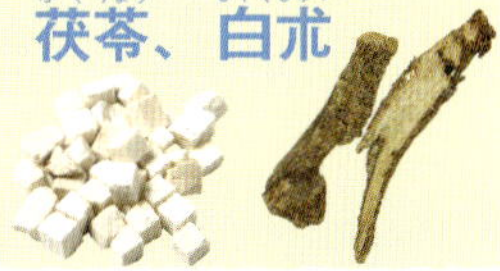

ふらつき、下痢 ←

A B 真武湯《しんぶとう》

カラダを温め、水の巡りを改善。ふわふわとしためまい感、下肢の重だるさを解消する。

食欲不振、頭重感など ←

A B 半夏白朮天麻湯《はんげびゃくじゅつてんまとう》

水の巡りをよくするので、水の停滞を原因とするめまいなどの症状を改善する。虚証向け。

肩こり、月経異常、更年期障害など ←

C 桂枝茯苓丸《けいしぶくりょうがん》

めまい、肩こりに効果があるほか、血行を正し、上半身ののぼせや手足の冷えを改善する。

神経質、疲れやすい ←

C 桂枝加竜骨牡蛎湯《けいしかりゅうこつぼれいとう》

気の流れを整え、気を補う働きがある。気の不調和からくるのぼせや不眠などに効果的。

ツボ

中渚《ちゅうしょ》

三焦経《さんしょうけい》に属するツボ。全身の気、血の巡りを正し、バランスを整えることで、めまいを改善。

【取穴方法】
手の甲側。手の薬指と小指の間の骨をたどって、指の止まるところ

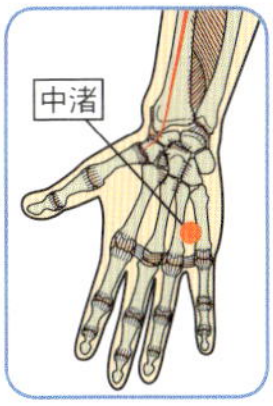

百会《ひゃくえ》

めまい、頭痛、鼻づまり、精神不安定な状態などに用いる。頭がぼーっとするときにも良い。

【取穴方法】
両耳を結んだ線と、カラダの中央を縦に走る線が交差するところ

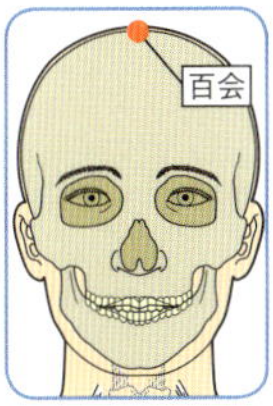

風池《ふうち》

気、血の巡りを促すツボ。後頭部の筋肉をゆるめ、めまいや頭痛がやわらぐ。

【取穴方法】
後頭部の骨のくぼみ。正中線から指3本分外側

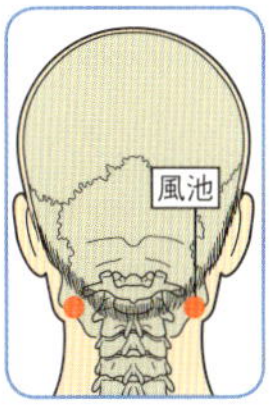

食養生

C 肝の熱を冷まし上がった気を下ろす

気の巡りを促すのは、セロリや春菊、三つ葉など香味野菜

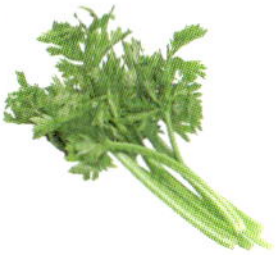

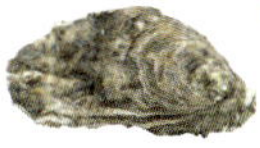

カキは、肝《かん》機能を高めるほか、精神を落ち着かせる効果もある

B 水の巡りを促しめまいの解消に効果的

利尿作用の強いハト麦、小豆、トウモロコシ、冬瓜など

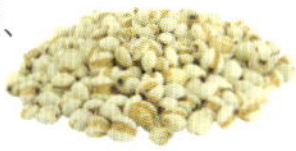

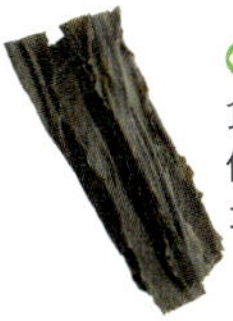

食物繊維が多い食材は水の巡りを促進。海草、キノコ、根菜など

A 消化機能を高めて、気を補う

消化機能を高める山芋や豆（大豆や枝豆）、穀類を。気を補うためにも積極的に摂りたい

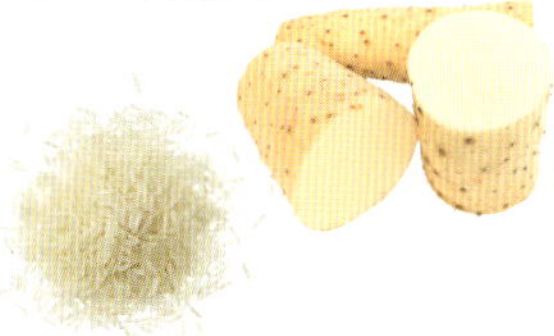

日常の不調 12

冷え

冷えの解消は、ライフスタイルを見直すことが大切。血の不足や水の停滞を改善して、冷えないカラダを作るための養生が重要です。

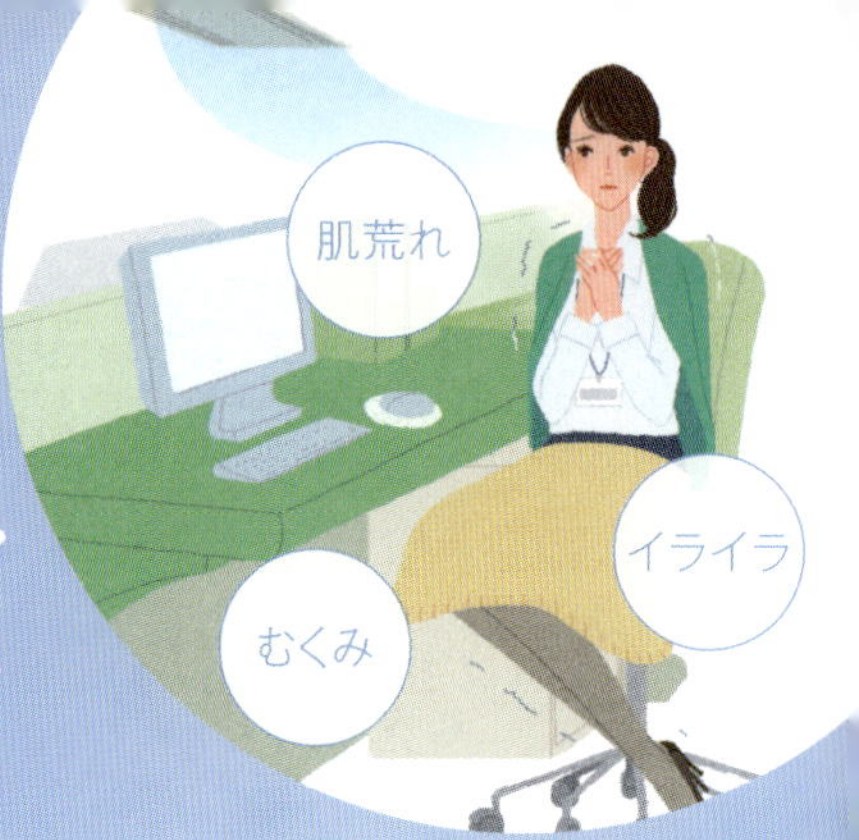

東洋医学では、「冷やすこと」と「温めること」を治療の基本に置いています。そのため、現代医学と比較しても、冷えに対して、より細かな対応が可能となっています。

人間は気《き》・血《けつ》のバランスが不調になると、さまざまな病態が生じますが、冷えが伴うことがたびたびあります。

血の巡りが悪くなる瘀血《おけつ》の状態になると、手足の冷えがよくみられます。また、女性は月経があるため、血の不調（血虚《けっきょ》、瘀血）が生じがちですが、水《すい》の停滞と結びつき、「冷え＋のぼせ」といった症状が現れます。

ストレスによって、自律神経に乱れが生じると、気の流れが不調となり、手足が冷えるのに、上半身はのぼせるといった不安定な状態となります。

近年では運動不足、暴飲暴食や陰性（冷たい）食品の多量摂取なども冷えの原因になっています。自身のライフスタイルを見直し、どこに冷えの原因があるかを探ることも大切です。

「冷え」の代表的なタイプ

血行不良で、
手足の末端が冷える

A 手足の冷えタイプ

指先やかかとが乾燥しやすく、手足が冷えるタイプ。冬場だけでなく夏場でも冷房の効いた空間にいたり、運動不足だったりすると、血行不良から冷えにつながります。体内で作られた熱や血が手足の末端まで行き届かないため、月経痛や肩こり、肌荒れなども伴います。

胃腸機能が低下し、
むくみを生じる

B 冷えのぼせタイプ

下半身は冷えているのに、上半身には熱感をおぼえるタイプ。足を温めると上半身が熱くなるので管理が難しい症状です。漢方治療では、頭部に上がった気を下げるような処方を行います。女性の場合は桂枝茯苓丸《けいしぶくりょうがん》、むくみや頭痛を伴う場合は、五積散《ごしゃくさん》がおすすめです。

自律神経のバランスの
乱れによる症状

C ストレス冷えタイプ

手足の多汗などがみられる冷えはストレスの影響が大きく、自律神経の失調を伴います。交感神経が常に優位になると、体温調節や血の循環機能が低下します。ストレスを溜めこまず、「食事・便通・睡眠」のリズムを整えると、自律神経の働きが安定します。

漢方薬

まずはコレ!

ⒶⒷⒸのファーストチョイス

当帰四逆加《とうきしぎゃくか》呉茱萸生姜湯《ごしゅゆしょうきょうとう》

血行を促し、冷えを解消。カラダを温める生薬を配合し、手足や下半身の冷え、月経痛を改善。

主薬はコレ!

当帰《とうき》

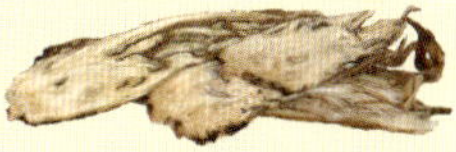

貧血、疲れやすい →

Ⓐ 当帰芍薬散《とうきしゃくやくさん》

血行を促進し、利尿作用のある生薬を配合。体力が低下し、月経痛を伴う人に使われる。

冷えのぼせ →

Ⓑ 桂枝茯苓丸《けいしぶくりょうがん》

月経障害、更年期障害などで、足が冷えるのに頭部がのぼせるという人に。実証から中間証の人に。

冷えのぼせ →

Ⓑ 五積散《ごしゃくさん》

中間証の人向け。下半身の冷えと顔ののぼせ、下肢の神経痛、月経困難症などに用いる。

緊張が過剰 →

Ⓒ 四逆散《しぎゃくさん》

みぞおちの重苦しさや胃炎、胃痛、腹痛などの症状に。不安や不眠といった神経症にもよい。

ツボ

三陰交《さんいんこう》

のぼせも伴うような冷えに。自律神経や血液循環の調節に効くツボ。月経痛や更年期にも。

【取穴方法】
内くるぶしのてっぺんから指4本分上。骨(脛骨)の際にあるくぼみ

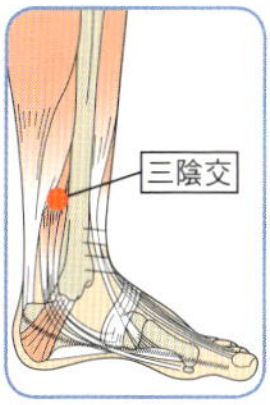

太渓《たいけい》

腎経《じんけい》に属するツボで、下半身の冷えに効果がある。水の巡りを促すことで、むくみの解消も。

【取穴方法】
内側のくるぶしとアキレス腱の間にあるくぼみの中央

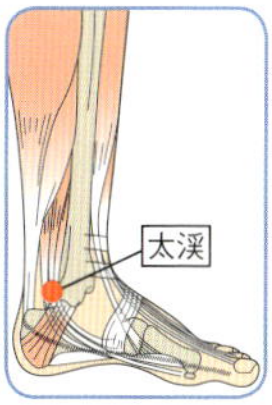

合谷《ごうこく》

血の巡りを促進し、手足の冷えを解消する効果がある。お灸を据えると、より温まる。

【取穴方法】
手の甲側。人さし指と親指の骨が合流するところからやや人さし指側

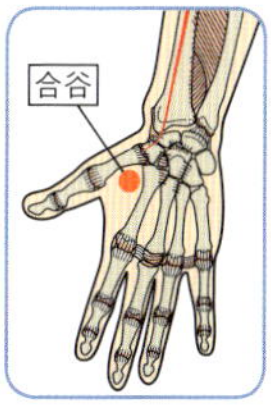

食養生

Ⓒ 滞った気血の流れを改善する

➡気の流れを促す柑橘類やセロリ、シソなど香味野菜を

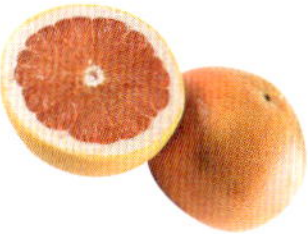

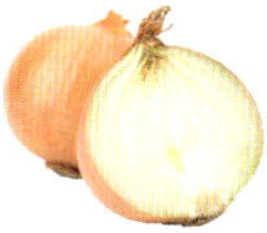

⬅血の循環を促す食材はタマネギやイカ、ニラなど

Ⓑ 熱を冷まして気分を鎮める

⬇熱によるのぼせを改善し、潤いを促す素材を。カキやアサリなどの貝類、豆腐や豆乳など

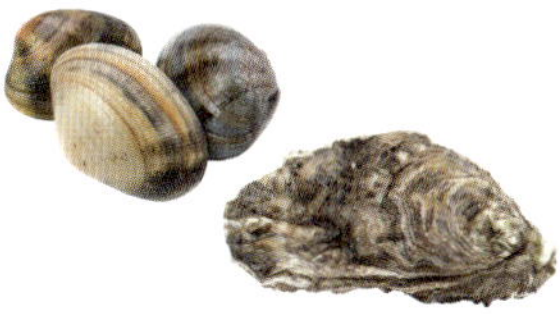

Ⓐ カラダを温めて新陳代謝を高める

⬇カラダを温めて、血の巡りを促す食品を。ショウガ、ニラ、トウガラシ、サンショウなど

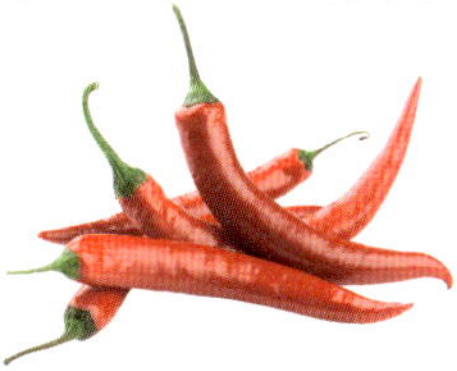

日常の不調 13

動《どう》悸《き》

心臓の心拍を自覚する状態が動悸。心臓の病気だけでなく、精神状態が原因となるほか、気・血の不調によっても生じます。

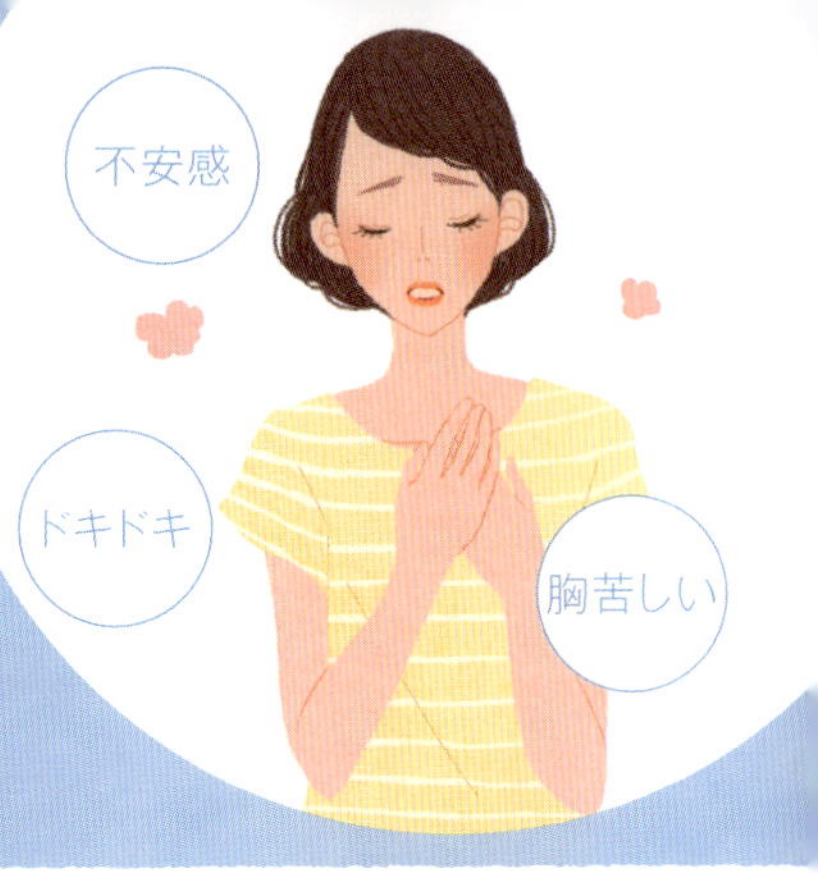

心臓は一日に約十万回も拍動しますが、それを自覚することはあまりありません。その拍動を自覚し、不安や不快感を感じるような状態が動悸です。不整脈や狭心症など心臓の病気が原因のこともありますが、心因性や貧血のほか、体調不良に伴う場合もあります。**東洋医学では気分を鎮め、体調を整えることで治療を行いますが、動悸にも3タイプあると考えています。**

突然の驚きや恐怖で胸がドキドキすることは日常でよくみられますが、度が過ぎると心《しん》や腎《じん》の機能が低下し、神経過敏な状態（気逆《きぎゃく》）となって、不安感や不眠を伴う動悸が現れます。また、気《き》の停滞（気滞《きたい》）が生じると、胸からのどにかけて過敏になり、動悸や圧迫感を感じることもあります。

心の血《けつ》が不足（血虚《けっきょ》）し、血の流れが悪くなっても動悸が生じますが、この場合は倦怠感を伴うのが特徴です。

なお、症状が長く続く場合は、専門医による診断を受けることをおすすめします。

「動悸」の代表的なタイプ

不安や不眠を伴う精神的な動悸

A 気逆タイプ

驚愕や恐怖によって、気が不安定になり、上の方に突き上げる状態を気逆といいます。神経過敏になった結果、動悸を感じるようになり、不安や不眠、多夢《たむ》などを伴います。ぬるめの風呂などで、心身をリラックスさせて、気を落ち着かせる養生も効果的です。

抑うつ感、不安感と、胸のつまり感を伴う

B 気滞タイプ

気の流れが滞る「気滞」の状態になると、胸からのどにかけての症状に過敏になり、動悸や胸の圧迫感をおぼえることがあります。これには、胃液や胃食道逆流症が背景にあることも少なくありません。神経過敏で驚きやすいなど、精神症状を伴うこともあります。

心労や病後に生じる血流障害による動悸

C 血虚タイプ

疲労や発熱により体力を消耗すると血虚となり、心に血がうまく行き届かなくなります。このタイプは動悸のほか、肌の乾燥やめまいなどもみられます。高齢者や慢性的な疲労がある人はさらに気虚を伴うことも。この際は不眠や焦燥感といった精神症状もみられます。

漢方薬

まずはコレ!

ABCのファーストチョイス

柴胡加竜骨牡蛎湯《さいこかりゅうこつぼれいとう》

不安感、不眠など精神不安がある心因性の動悸に。鎮静効果のある牡蛎に加え、胸のつかえを取る半《はん》
夏《げ》などを配合。

主薬はコレ!

柴胡《さいこ》、牡蛎《ぼれい》

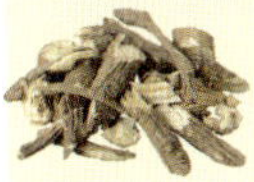

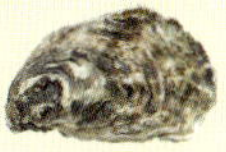

めまい、頭痛 →

A 苓桂朮甘湯《りょうけいじゅつかんとう》

水の巡りをよくする茯苓と白朮、血の巡りを促す桂枝などを配合し、動悸やめまいを改善。

神経過敏 →

A 桂枝加竜骨牡蛎湯《けいしかりゅうこつぼれいとう》

神経過敏で驚きやすく、夢を見ることが多い、また胸のつまり感を生じる人に。虚証向け。

のどのつまり感、憂うつ感 →

B 半夏厚朴湯《はんげこうぼくとう》

動悸に伴って、憂うつ感があり、みぞおちの部分の膨満感やのどの異物感があるときに。

体力の低下、不整脈 →

C 炙甘草湯《しゃかんぞうとう》

気・血が不足し、体力の衰えや倦怠感がある人に。不整脈に効くことから復脈湯《ふくみゃくとう》ともいわれる。

ツボ

郄門《げきもん》

動悸の特効ツボ。ストレスなどが原因の動悸に効果的。イライラを抑え、血の巡りも整える。

【取穴方法】
手のひら側。手首と肘との真ん中より、指1本分手首側で2本の腱の中央

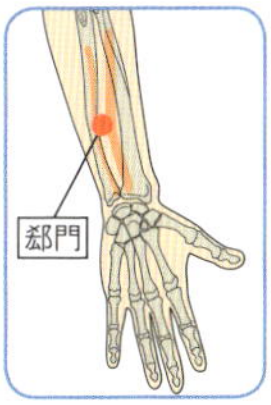

尺沢《しゃくたく》

精神的要因の動悸のほか、肺経《はいけい》に属しているため息切れや咳などにも効果がある。

【取穴方法】
腕の内側。肘を曲げたときにできるしわと垂直に交わる腱の親指側

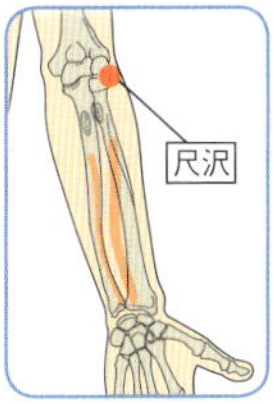

膻中《たんちゅう》

精神的要因の動悸に効くツボ。心を安定させて、不安感を除き、血の流れを落ち着かせる。

【取穴方法】
左右の乳頭を結んだ中央

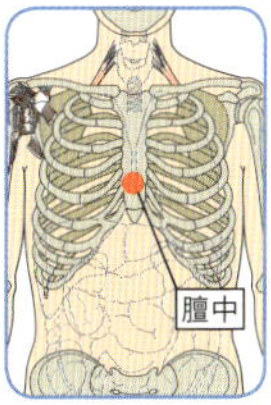

食養生

C 血の量を増やし血虚を改善する

血虚に効果があるのはレバーやホウレン草などの緑黄色野菜。気・血を補う竜眼肉《りゅうがんにく》もおすすめ

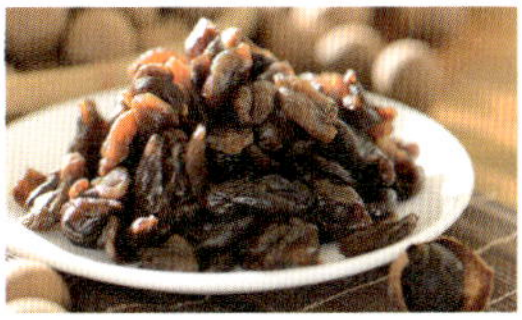

B 気の流れをつかさどる肝を元気にする食材

肝を整えるのは「酸味」。柑橘類や梅干し、黒酢など酸っぱい食材が、気滞を改善する

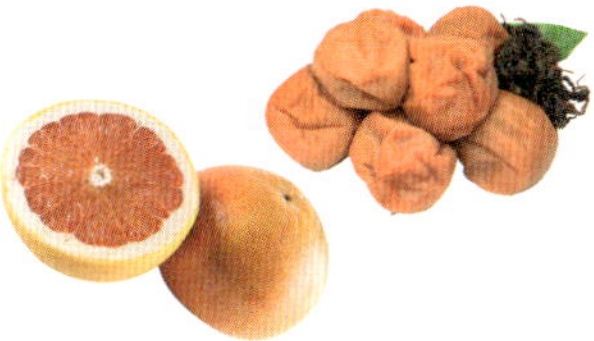

A 気を安定させ精神不安を改善

ゆり根、蓮の実を合わせてスープにすると精神安定に効果的。カキも不安感を鎮める食材

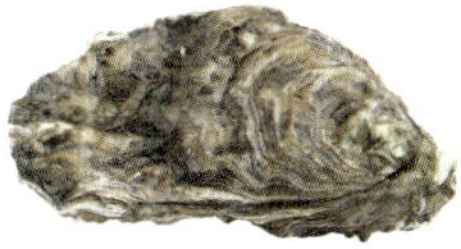

日常の不調 14

高血圧

家庭での血圧測定の場合、「最高血圧が135以上、最低血圧が85以上のどちらか、あるいは両方」を高血圧といいます。

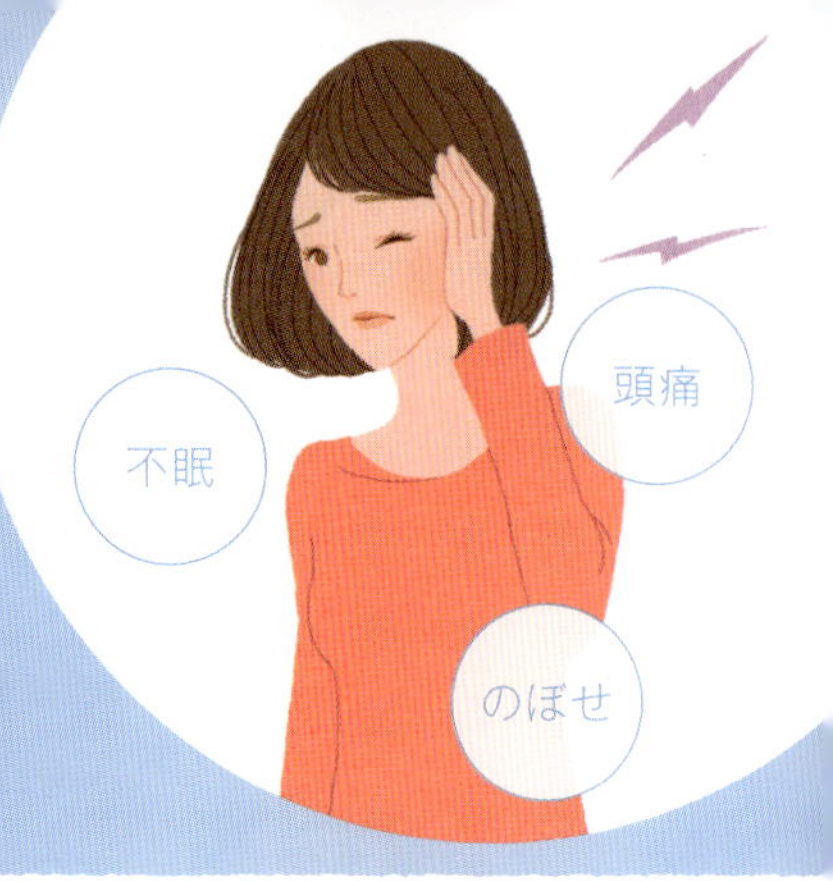

高血圧の基準（家庭の場合）は、最高血圧が１３５以上、かつ最低が85以上の人をさしています。高血圧は生活習慣病でもあるため、**まずは日常生活を改善する養生が大切です。おもな原因となる塩分の過剰摂取や体重増加を解消する食事療法、ストレスを発散する運動を行います。**それでも改善がみられない場合は、降圧剤を併用することが一般的です。漢方薬は、血圧を下げる働きにおいて、降圧剤ほど効き目が強くありません。しかし、頭痛や肩こり、のぼせなど、高血圧の付随症状には一定の効果があります。

たとえばストレスにより、肝《かん》の疏泄《そせつ》機能（気を巡らせる働き）が不調になると、気が肝に鬱積して熱を帯び、上方向に向かいます。この、いわゆる頭に血がのぼったタイプには、熱を冷ます黄連解毒湯《おうれんげどくとう》を処方します。

また、瘀血《おけつ》がある人や、更年期障害（→P.１６８）の人も血の流れが阻害されるため高血圧になりがちです。

「高血圧」の代表的なタイプ

肝に蓄積された熱が頭に上がった状態

A 血熱《けつねつ》タイプ

ストレスが溜まると、肝が熱を帯び、その熱が頭部にのぼるために、のぼせたような症状がみられます。赤ら顔で暑がるほか、怒りっぽく、夜よく眠れないなど精神的な症状も現れます。熱を冷ます「黄連《おうれん》」のような生薬を用いて、熱感やのぼせ症状を改善します。

うつうつとした精神症状を伴う高血圧

B 気逆《きぎゃく》タイプ

過度なストレスや、精神的な緊張が続くといったことがあると、肝に気が溜まり、うつうつとした状態になります。寝つきが悪い、ちょっとした音に敏感、怖い夢を見るといった症状があるタイプです。柴胡加竜骨牡《さいこかりゅうこつぼ》蛎湯《れいとう》など、鎮静効果のある漢方薬を使用します。

加齢に伴って血圧が上昇

C 気滞《きたい》タイプ

中年（50歳）以上の人に多く、血管の柔軟性が低下してきたタイプです。血圧の上昇に伴って、肩こり、のぼせ、耳鳴り、不眠などの症状が現れます。頭部の気滞を改善する生薬「釣藤《ちょうとう》鈎《こう》」を含んでいる釣藤散《ちょうとうさん》を用いるのが効果的です。

漢方薬

まずはコレ!
ABCのファーストチョイス

黄連解毒湯《おうれんげどくとう》

熱によるのぼせ症状がひどく、怒りっぽさや不眠、イライラなど精神的な症状がある人に。肥満ぎみでガッチリした実証の人向け。

主薬はコレ!
黄連

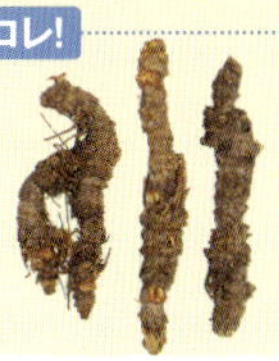

便秘

A 三黄瀉心湯《さんおうしゃしんとう》

のぼせて、赤ら顔の人に。熱を冷ます黄連、黄芩《おうごん》などの生薬が含まれる。実証の人向け。

精神不安、動悸など

B 桂枝加竜骨牡蛎湯《けいしかりゅうこつぼれいとう》

熱を冷ます柴胡、精神安定をもたらす竜骨や牡蛎などの生薬が含まれる。動悸や不眠にもよい。

朝方の頭痛、50歳以上

C 釣藤散《ちょうとうさん》

虚証の人向け。朝方の頭痛、肩こりなどを伴う高血圧に適応。胃腸の不調も整える働きがある。

皮膚のかさつき、こむらがえり

C 七物降下湯《しつもつこうかとう》

血虚《けっきょ》で皮膚がかさつき、朝方に血圧が高い人に。こむらがえりなどにも適応。虚弱体質の人向け。

ツボ

風池《ふうち》

胆経《たんけい》に属するツボ。血圧を下げる作用のほか、目の疲れや頭痛にも効用がある。

【取穴方法】
後頭部の骨のくぼみ。正中線から指3本分外側

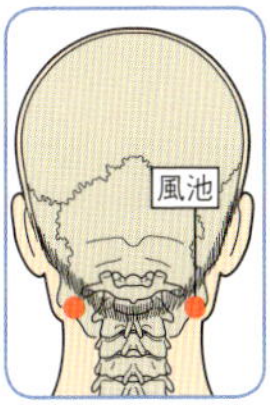

足三里《あしさんり》

胃腸関係全般の働きを調整する。ほか、気を下げる働きがあるとされ、降圧効果が期待される。

【取穴方法】
すねの外側で、膝の皿のすぐ下の外側のくぼみから指4本分下

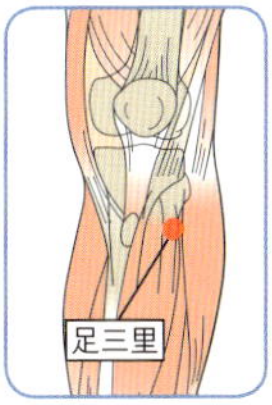

曲池《きょくち》

気や血が頭部に停滞して生じるめまいや頭痛。これらの症状を気を巡らせることで改善させる。

【取穴方法】
肘を曲げたときにできるしわの外側の先端

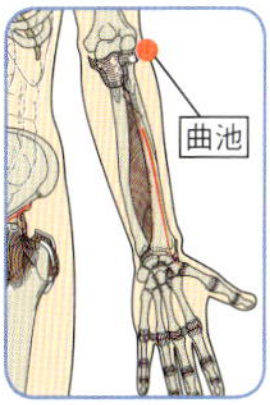

食養生

C 高血圧に有効なタマネギ、レンコン

→タマネギに含まれる成分、ケルセチンが、動脈の硬化を予防

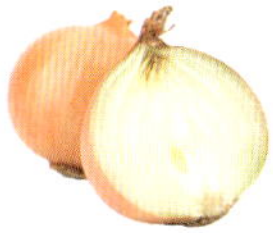

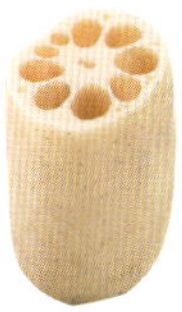

←レンコンには心臓の働きをよくし、血圧を下げる効果がある

A B 海藻類には鎮静&抗コレステロール作用

↓昆布、ワカメ等の海藻類に含まれるミネラルは鎮静作用とともに抗コレステロール作用をもつ

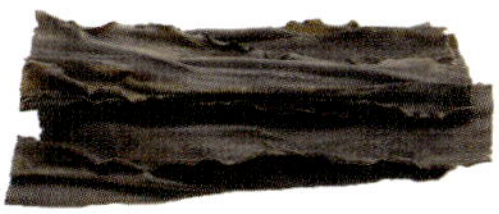

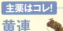

A B カラダの熱を冷まし動脈硬化を予防する

↓カラダを冷やす涼性のソバは、血管をしなやかに保つルチンを豊富に含んでいる

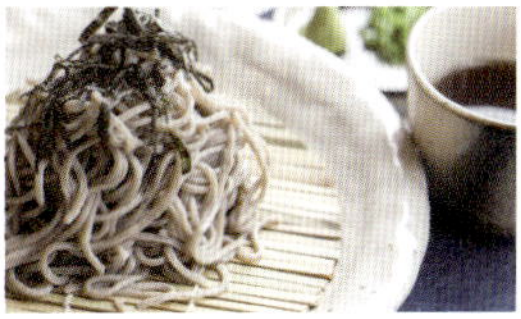

日常の不調 15

低血圧

低血圧は、検査をしても原因がわからないことが多く、さまざまな不定愁訴を伴います。女性によくみられる症状のひとつです。

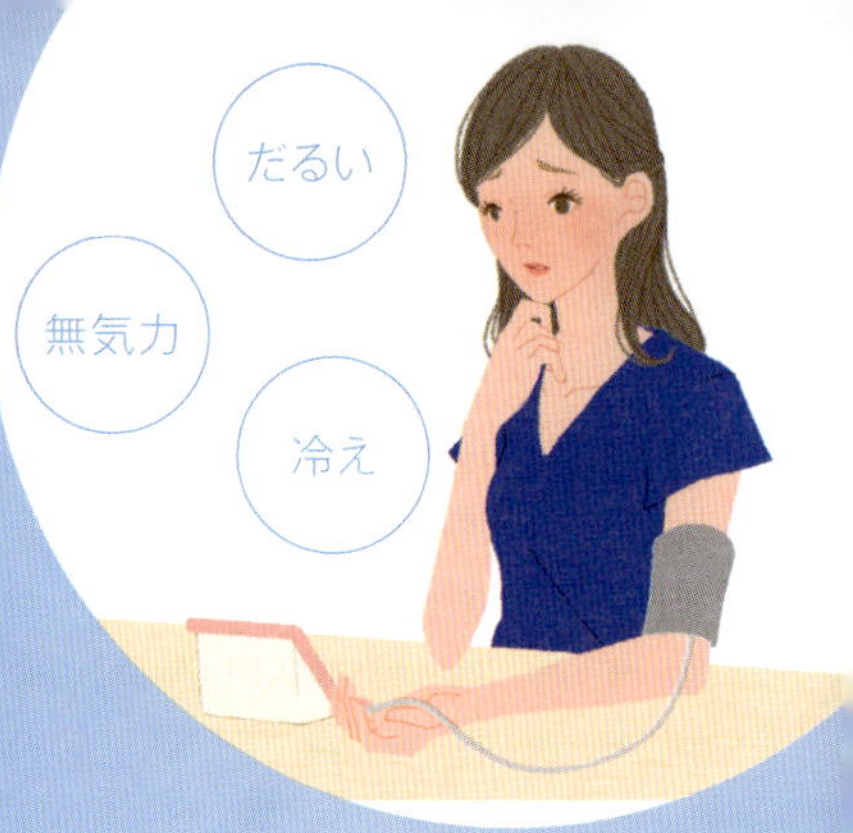

低血圧とは、血がカラダの末端まで行き届かず、エネルギーや酸素が不足している状態です。最高血圧が100以下、最低血圧が60以下のどちらか、あるいは両方を示した場合に低血圧と判断されることが一般的です。

東洋医学では、ストレスや環境の変化によって自律神経の働きが損なわれ、気《き》・血《けつ》・水《すい》のバランスが崩れている状態と考えます。結果的に、気の不足（気虚《ききょ》）や停滞（気滞《きたい》）、水の停滞（水《すい》毒《どく》）、血の不足（血虚《けっきょ》）などが生じます。

気虚の場合は倦怠感や寝起きの悪さ、また水毒の場合はむくみや冷えなどの症状が現れます。なお、水毒は気・血の運行に密接に関係しており、水の巡りが改善すると気・血の不調も改善することがあります。

バランスの乱れた自律神経は、湯上がりに冷水を浴びたり、乾布摩擦をしたりすることで、ある程度リセットできます。日常的に、ヨガのようなゆったりした運動を取り入れるのもおすすめです。

「低血圧」の代表的なタイプ

血の不調に関しては貧血（→P.172）と同様の治療を試みるとよいでしょう。

貧血ではないのに
立ちくらみが起きる

A 水毒タイプ

立ちくらみ、頭重感、動悸がする、寝起きが悪いなどの症状がみられるタイプ。胃腸が弱く、胃部に水が溜まりやすいため、ポチャポチャ音がすることも。まじめで几帳面といったストレスの影響を受けやすい人に多くみられる症状です。

気力がわかず、
疲労倦怠感を伴う

B 気虚タイプ

胃腸が弱く食欲がない、病後や産後などで疲労感が激しいなどの症状がみられるタイプ。気が不足していることがおもな原因であるため、気を補う漢方薬（補気剤《ほきざい》）を用います。ほか、大豆や山芋など、消化機能を促進させ、気を増やすような食養生も効果的です。

手足の冷えや頭痛、
むくみを伴う

C 血虚タイプ

月経異常、貧血傾向、めまい感、こむらがえり、頭髪が抜けやすい、皮膚のツヤがない、爪がもろいなどの症状がみられるタイプ。水毒、あるいは気虚を伴うことが多い。血虚（低血圧）（→P.172）の食養生などを参考にして、体調を整えるとよいでしょう。

漢方薬

まずはコレ!

A B C のファーストチョイス

苓桂朮甘湯《りょうけいじゅつかんとう》

立ちくらみに効く漢方薬。水の巡りを促す茯苓《ぶくりょう》（あるいは白朮《びゃくじゅつ》）などを配合し、めまいや動悸、頭痛を改善する。

主薬はコレ!

茯苓

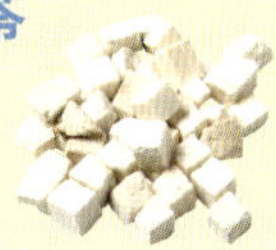

下肢の冷え、吐き気など

A B 半夏白朮天麻湯《はんげびゃくじゅつてんまとう》

気虚を補い、水の巡りを促す漢方薬。胃腸が弱く、冷えやめまい、頭痛を伴う場合に。

食欲不振

B 補中益気湯《ほちゅうえっきとう》

虚弱体質で、元気がなく、胃腸が弱い人向け。気を補うことで、疲労・倦怠感を改善する。

虚証、貧血傾向

C 当帰芍薬散《とうきしゃくやくさん》

虚弱体質で冷えや貧血傾向がある人に。むくみや立ちくらみのほか、月経異常にも用いる。

貧血ぎみ

B C 十全大補湯《じゅうぜんたいほとう》

気と血を補う。人参《にんじん》、黄耆《おうぎ》など滋養強壮の働きをもつ生薬を配合。疲労・倦怠感、貧血に効く。

ツボ

三陰交《さんいんこう》

血の巡りを促す陰経《いんけい》が重なっているツボ。血の巡りを促すため、血圧を安定させる働きがある。

【取穴方法】
内くるぶしのてっぺんから指4本分上。骨（脛骨）の際にあるくぼみ

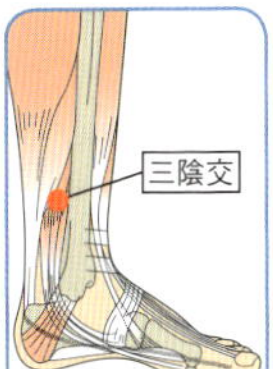

関元《かんげん》

気の源といわれるツボ。気の流れをコントロールするほか、下痢や月経不順にも効果がある。

【取穴方法】
へそから指4本分下がったところ

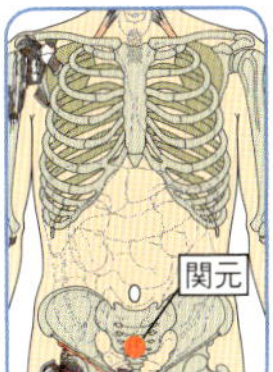

中脘《ちゅうかん》

朝がつらく、低血圧の人に効くツボ。胃腸を改善し、気の巡りを整えることで元気にする。

【取穴方法】
へそとみぞおちの中間

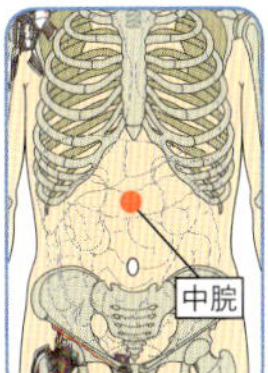

食養生

※Cは P .173 を参照

B 気虚を改善する食材で倦怠感を解消

白米やモチ米、山芋などは、滋養強壮の代表食材。竜眼肉《りゅうがんにく》や朝鮮人参、牛肉など肉類もよい

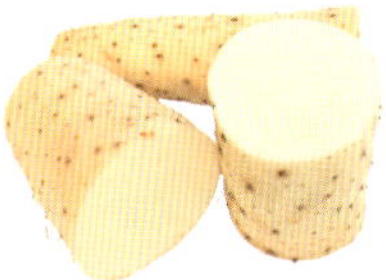

A 水の停滞による手足の冷えを解消する

香辛料はカラダを温め、余分な水を排出させる働きをもつ。ネギや唐辛子、胡椒など

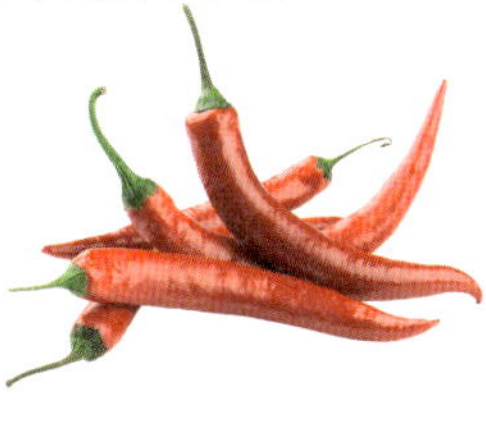

A 水の巡りをよくして、立ちくらみを改善する

小豆や冬瓜、トウモロコシなど、体内の水はけを促す食材を摂り、体内の余分な水を排出

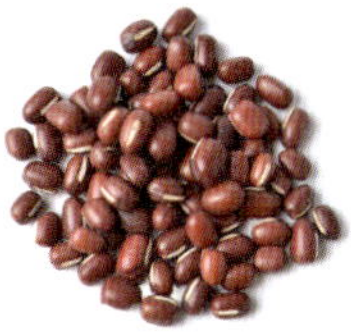

女性特有の不調 01

更年期障害

女性ホルモンの分泌が減少し、さまざまな不調が現れる更年期。東洋医学では、気や血の巡りの悪さが原因と考えられています。

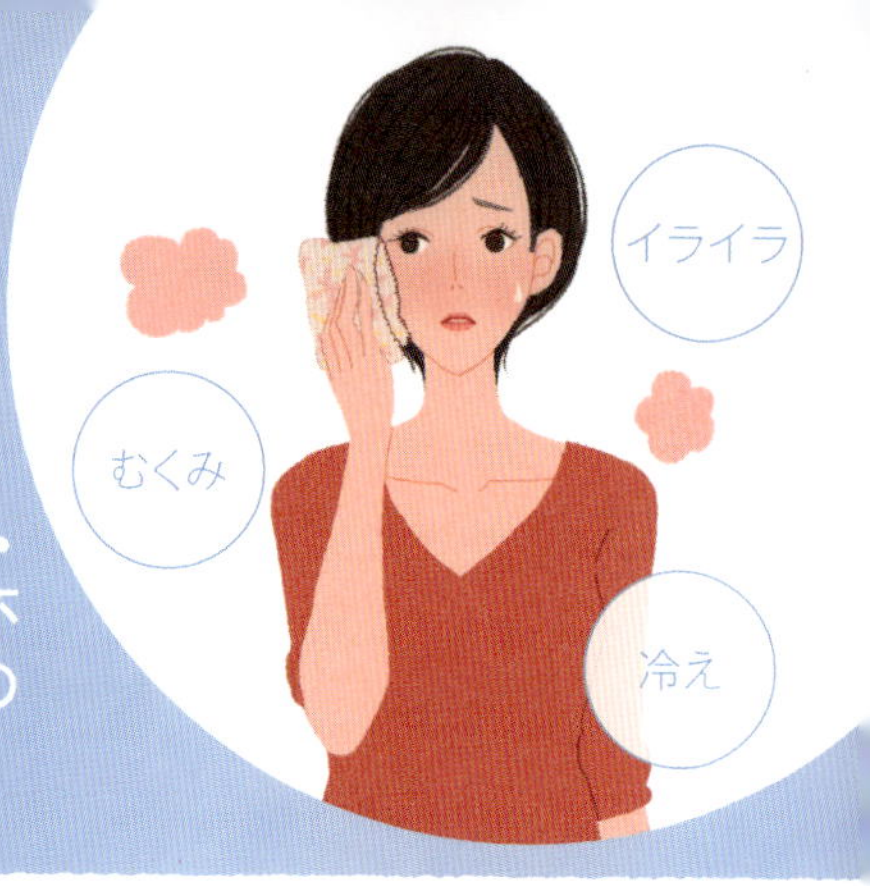

更年期とは、閉経の前後それぞれ約5年（計10年間）で、だいたい50歳前後の時期をさします。この時期に現れる体調の変化や不調を更年期障害といい、女性ホルモンの分泌が減少するために、諸々の更年期症状が現れます。

東洋医学では、更年期症状は、血《けつ》の異常を中心として、気《き》・水《すい》のバランスの乱れを伴って生じると考えます。

突発的に顔や体中に熱感を覚えたり（ホットフラッシュ）、動悸、頭がふらつくなどは、気逆《きぎゃく》（気が上方へ突き上がる）によります。

下腹部の不調や手足の冷えは瘀血《おけつ》などの血の異常が原因です。これに水の流れに支障をきたした水毒《すいどく》がからむと、むくみ、めまい、頭痛をきたします。

最近は30代後半から、更年期に似た症状を訴える人が増えており、食事や生活の乱れなどが、老化を早めていると考えられます。本格的な更年期の前に、規則正しい生活を心がけましょう。

「更年期障害」の代表的なタイプ

発作的な熱感を伴う
ホットフラッシュ

A 気逆タイプ

発作的に頭に血がのぼりカーッと熱く感じたり、カラダに熱感をおぼえる（ホットフラッシュ）、あるいはゾクゾクと寒けがするなど、熱感と寒けが往来することもあります。気が下から上へ突き上がるためと考えられます。多様な愁訴が起こります。

頭痛やめまい、
立ちくらみがある

B 水毒タイプ

ホットフラッシュなどの熱感はないものの、頭痛やめまいなどの症状がみられるタイプ。水毒（体内で余分な水が滞っている状態）が原因と考えられます。水分代謝の不調から、カラダが重く、むくみや冷えなどの症候があり、胃弱の人にもよくみられます。

下腹部の不調のほか、
ほてりやのぼせを伴う

C 瘀血タイプ

瘀血は、全身あるいは局所的に血の停滞が生じている状態で、女性に多い症状です。更年期には骨盤内の瘀血がよくみられます。この場合、下腹部の痛みや膨満感、月経障害など腹部の不調などのほか、肩こり、赤ら顔、のぼせといった症状もみられます。

漢方薬

まずはコレ!

ABCのファーストチョイス

加味逍遙散《かみしょうようさん》

不定愁訴《ふていしゅうそ》（原因不明の不調）や婦人科系の不調に。予防的に用いると、当帰《とうき》がカラダを温め、血の巡りを促進する。

主薬はコレ!

牡丹皮《ぼたんぴ》

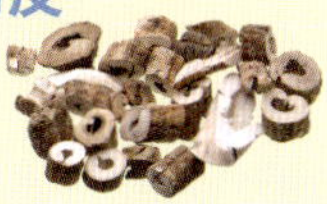

強い熱感、冷えはない

A 黄連解毒湯《おうれんげどくとう》

赤ら顔で、のぼせや強い熱感、ホットフラッシュなどの症状があるタイプに。実証の人向け。

体力がない

B 当帰芍薬散《とうきしゃくやくさん》

冷え性や貧血傾向にあり、めまいや手足のむくみも生じやすい人。疲れやすい虚証の人向け。

めまい、ふらつき

B 苓桂朮甘湯《りょうけいじゅつかんとう》

胃内停水（水が胃に停滞し、ポチャポチャ音がする状態）のほか、めまいがひどい人に。

下腹部痛、頭痛、冷えなど

C 桂枝茯苓丸《けいしぶくりょうがん》

のぼせやめまい、下腹部痛や頭重感の症状がひどい人に。比較的体力がある人向け。

ツボ

太衝《たいしょう》

精神を安定させる肝経《かんけい》のツボ。更年期によるイライラやのぼせなどの症状に効果がある。

【取穴方法】
足の親指と人さし指の間、足首側になぞって指が止まるところのくぼみ

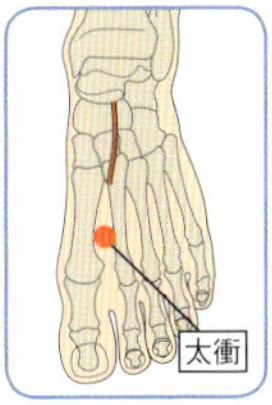

関元《かんげん》

気の不足を補い、ホットフラッシュの原因となる冷えやのぼせなどの血行不良を改善する。

【取穴方法】
へそから指4本分下がったところ

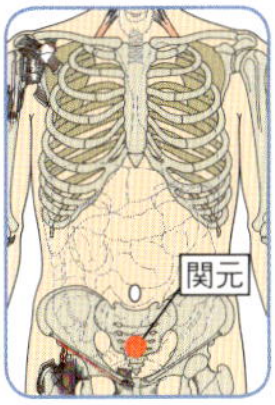

三陰交《さんいんこう》

手足は冷えるが顔は熱いといった冷えのぼせ、月経痛などに効く。気・血・水のバランスを整える。

【取穴方法】
内くるぶしのてっぺんから指4本分上。骨（脛骨）の際にあるくぼみ

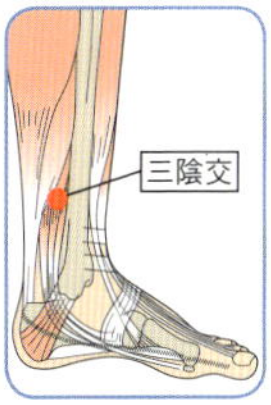

食養生

C 温熱&辛味の食材で血を巡らせる

➡血の巡りが悪い瘀血には、カラダを温める食材を。タマネギ、ニラ、パセリ、ネギなど

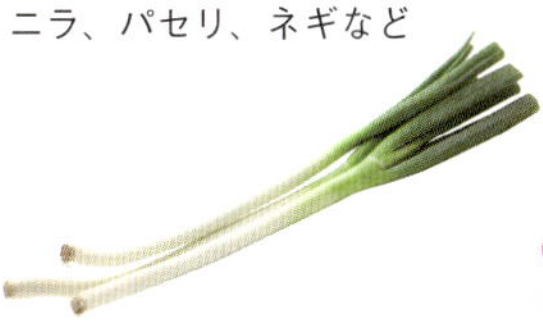

B 温性&利尿作用のある食品を

➡ショウガ、トウガラシなどカラダを温める食材を取り入れて

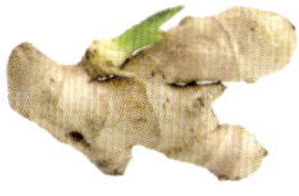

➡水の巡りを促す食品は、小豆や冬瓜、シジミ、トウモロコシなど

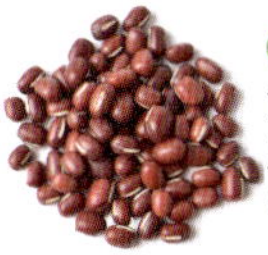

A のぼせ、ほてりを改善する食材を

➡大豆製品は、女性ホルモンに似た作用があり、更年期に最適

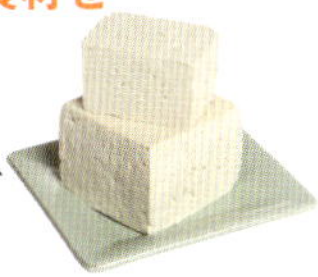

➡カキやアサリなどの貝類は、潤いを補い、余分な熱を冷ます食材

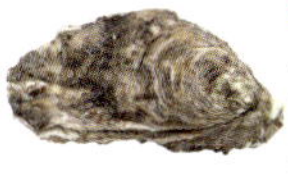

女性特有の不調 02

月経の不調

多くの女性が悩んでいる月経時の腹痛や腰痛、月経前に生じるPMS。東洋医学ではおもに、気・血・水の問題として考えます。

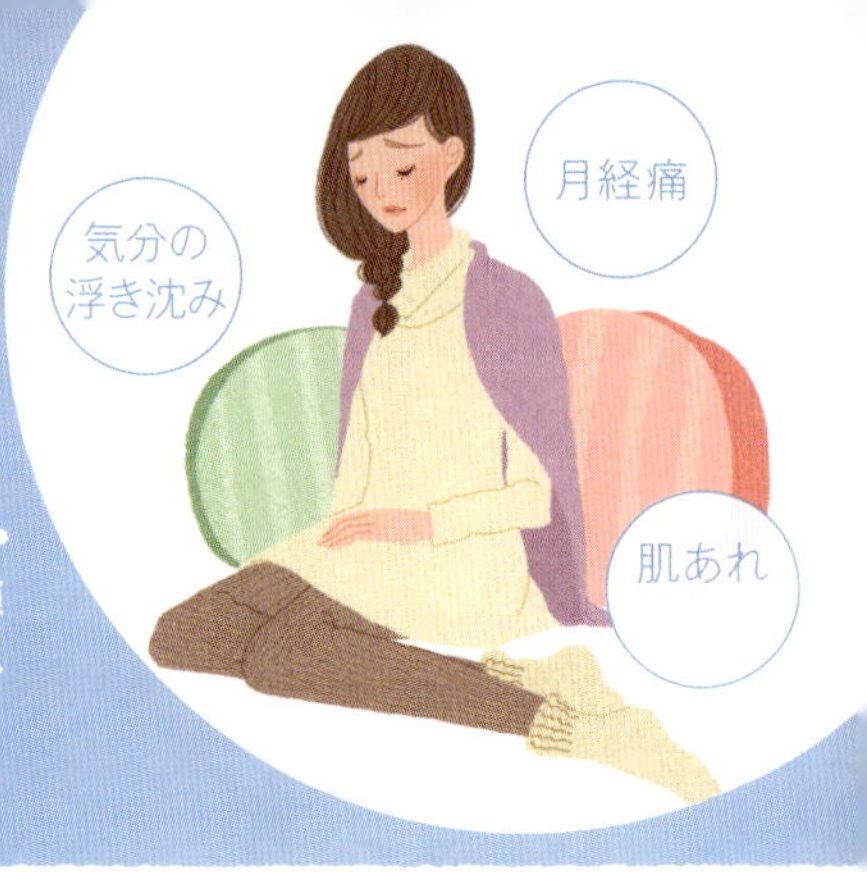

下腹部痛、月経周期の乱れなど、多くの女性が悩む月経不調ですが、**東洋医学では、これらの症状を血《けつ》の異常に気《き》、水《すい》のバランスの乱れが加わった状態ととらえています。**

たとえば、月経痛は、子宮内膜や骨盤内に生じた血の異常（瘀血《おけつ》や血虚《けっきょ》）によって発生します。月経２週間前頃から生じるホルモン量の増加によって、カラダに水を貯留させる働きが強まるため、むくみなどの水毒《すいどく》症状や、気滞《きたい》によるイライラなどが出現します。

また、月経の３～10日前に乳房の張りや疲労感など不快症状が現れ、月経が始まるとそれらが消失する病態を月経前症候群（ＰＭＳ）といいます。ＰＭＳはホルモンバランスの乱れが原因といわれますが、漢方治療では気の不調を原因とし、治療を行います。

なお、漢方薬は月経前か月経中かによって、適切な処方が異なることもあります。

「月経の不調」の代表的なタイプ

下腹部の月経痛や膨満感を伴う

A 血の異常タイプ

血虚、瘀血など血の異常がみられるタイプ。血虚の人は、冷え性で痩せ型、疲れやすいなどの症状がみられます。月経血が黒かったり、血の塊が多い人は瘀血タイプと考えられ、月経痛のほか、下腹部の膨満感や便秘が生じやすく、肌荒れやにきびなどもみられます。

月経前のむくみに加え、頭痛や冷えがみられる

B 水毒タイプ

水分代謝が悪く、月経前にむくみがみられるほか、頭痛や冷えなどの症状を伴います。月経２週間前頃から黄体《おうたい》ホルモン量が変化し、カラダに余分な水分を貯留させるため「水毒」状態になります。この時期は胃腸を冷やすと症状が悪化するので、注意が必要です。

イライラ、うつうつなど、気分の浮き沈みが激しい

C 気滞タイプ

イライラしたかと思うと、突然うつうつし、気力がなくなる…。そんな不安定な精神症状がみられるタイプ。気逆、気滞が複合的に生じ、気分の浮き沈みが特徴です。月経前・排卵期が最も気が滞りやすい時期になるため、精神的な乱れが顕著になります。

漢方薬

まずはコレ!

A B C のファーストチョイス

加味逍遥散《かみしょうようさん》

足の冷え、突然カーッと熱くなるようなのぼせ、生理前のPMSなど、症状が不安定なタイプに。虚証の人向け。

主薬はコレ!

当帰

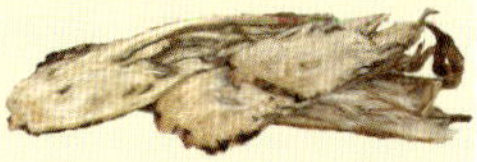

体力あり、冷えのぼせ →

A 桂枝茯苓丸《けいしぶくりょうがん》

血を巡らせる作用がある漢方薬。冷えのぼせ(足の冷え、顔に熱感)、肩こりに適している。

頭痛、吐き気、むくみ →

B 五苓散《ごれいさん》

水の巡りを促進し、正常に調節する漢方薬。むくみや頭痛を伴う症状に適している。

痩せ型、虚弱タイプ →

B 呉茱萸湯《ごしゅゆとう》

頭痛や嘔吐感、手足の冷え、激しいだるさに効果的。月経時に用いると症状をやわらげる。

イライラ、キレやすい →

C 抑肝散《よくかんさん》

月経前に、イライラや落ち込みなど、精神不安がみられる。ほか、筋肉がピクピクする。

ツボ

陰陵泉《いんりょうせん》

胃腸機能を整え、体内の余分な水を排出するツボ。月経時のむくみの解消に効果的。

【取穴方法】
脚(下腿)の内側にある骨(脛骨)を膝の方に撫で上げ、指が止まるところ

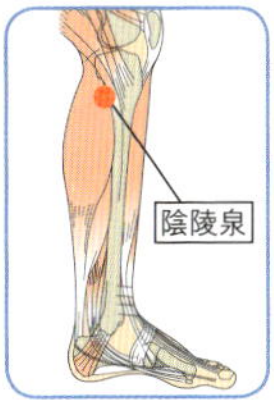

三陰交《さんいんこう》

体内の水の滞りを改善するツボで、むくみの解消に効果的。婦人科系疾患の全般に効果を見せる。

【取穴方法】
内くるぶしのてっぺんから指4本分上。骨(脛骨)の際にあるくぼみ

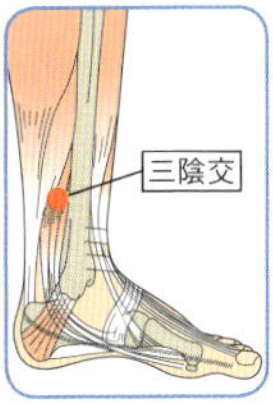

大巨《たいこ》

月経関連(月経不順など)に利用されるツボ。婦人科系の疾患に幅広く効果をもつ。

【取穴方法】
おへその下指3本分、横に指3本分

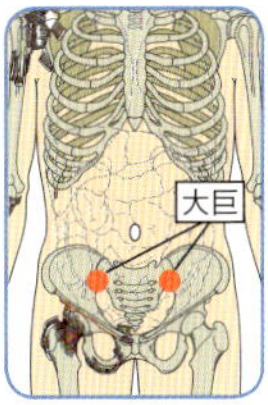

食養生

C 気の流れを改善し、PMSに効果を発揮

↓PMSで最も顕著な症状はイライラ。三つ葉や春菊、柑橘系など香り成分に富む食材を

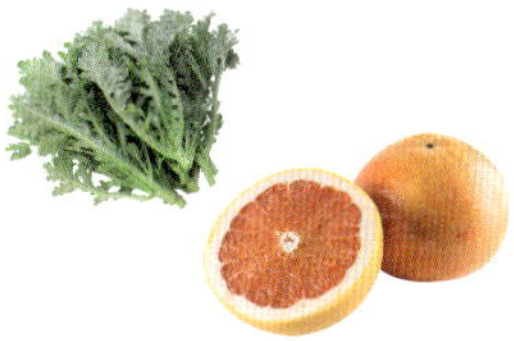

B 利尿効果の高い食材を温かく調理して食す

↓利尿効果の高い大根、アサリ、冬瓜などは寒涼性のため、煮たり、汁物にするなど加熱調理を

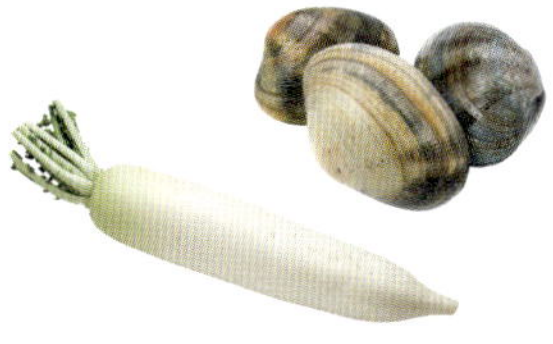

A 血の巡りを高める温熱&辛味の食材を

↓イワシやサンマなどの青魚は血をサラサラに。タマネギやエシャロットなどの野菜もよい

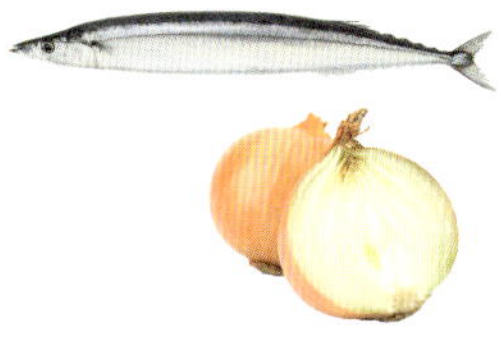

女性特有の不調 03

貧血

女性の約20%が貧血といわれるほど、よくみられる症状です。鉄分不足や月経などによる出血、消化器官の不調が原因と考えられます。

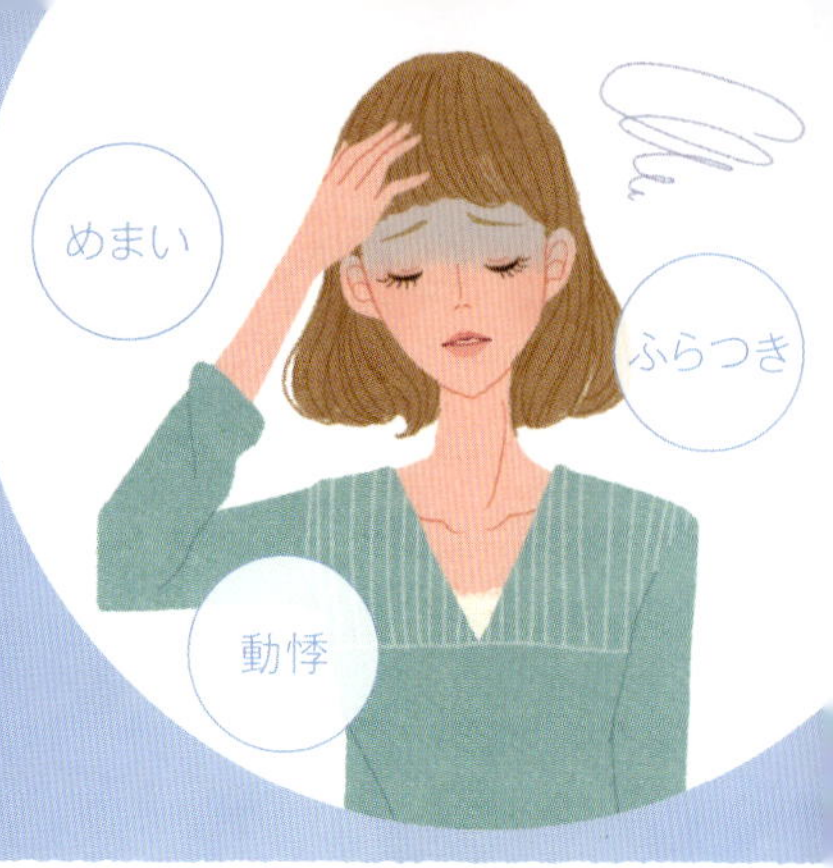

現代医学における貧血は、東洋医学では、ほぼ血虚《けっきょ》とみなされます。ヘモグロビン値が低下している場合は、鉄不足であることが多いのですが、低血圧（→P.166）による貧血もあります。

鉄分は血液中で酸素運搬をになうヘモグロビンの構成要素で、その量が正常値より減少すると、カラダの各部で酸素・栄養不足をきたします。鉄分の摂取不足のほか、月経や痔などの不正出血、病気、妊娠・出産・授乳など出血量の増加によっても生じます。必然的に、月経がある女性は鉄不足になりがちです。疲労感、めまい、立ちくらみ、動悸、息切れなどがおもな症状です。

また、最近は潜在性鉄欠乏症（ヘモグロビン値は基準値だが、疲労感などの症状がある）が注目されています。この症状が疑われる場合は、血液のフェリチン値（貯蔵鉄）の測定が必要です。

貧血の場合、食事によって鉄分（動物性のヘム鉄・植物性の非ヘム鉄）などを補うことも重要です。

「貧血」の代表的なタイプ

ふらつきなどの症状に
手足の冷えや乾燥が生じる

A 血虚（低血圧）タイプ

低血圧があり、立ちくらみがする、朝起きにくい、ふらつきやすい、仮性近視などの症状がみられるタイプ。苓桂朮甘湯《りょうけいじゅつかんとう》が適応しますが、筋肉がつる、皮膚の栄養が悪い、つやがない、爪がもろいといった症状がある場合は、四物湯《しもつとう》を加えるとよいでしょう。

月経や病気などで
出血量が多い状態

B 血虚（出血過多）タイプ

女性は月経があるため、男性に比べて出血が多く、鉄不足に陥りやすいのです。止血の働きがある芎帰膠艾湯《きゅうききょうがいとう》などの漢方薬が有効です。ほか、カラダへの吸収率が高い動物性の鉄分（レバーなど）を積極的に摂るように心がけましょう。また鉄剤などで鉄分を補給するのも有効。

倦怠感などの貧血症状に、
むくみと冷えが生じる

C 血虚（水毒《すいどく》）タイプ

倦怠感やめまいなどの貧血の症状に加え、むくみや重だるさといった水毒症状を呈する人もいます。水の停滞は、気・血の停滞が生じることも多いので、水を巡らせる処置をするだけで症状が軽減することもあります。若い女性によくみられる症状です。

漢方薬

まずはコレ!
ABCのファーストチョイス

四物湯《しもつとう》

血虚の基本処方。出血を抑え、血の働きを促進。肌の乾燥や爪のもろさ、こむらがえり、筋肉のピクつきなどを解消する。

主薬はコレ!
当帰《とうき》

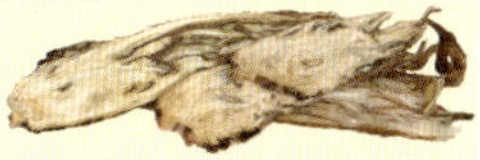

めまい

A 苓桂朮甘湯《りょうけいじゅつかんとう》

朝起きにくい、立ちくらみがする、ふらふらしやすいといった症状に適応する。

虚証、
不正出血

B 芎帰膠艾湯《きゅうききょうがいとう》

四物湯に、止血の機能をもつ生薬を加えた処方。腹痛や冷え性、よく青あざができる人に。

貧血、
冷えのぼせ

B 温経湯《うんけいとう》

カラダを温めて血循環を促し、貧血や不正出血を改善。乾燥や月経不順、冷えのぼせがある人に。

めまい、冷え

C 当帰芍薬散《とうきしゃくやくさん》

貧血症状や月経不順、ホルモンバランスを整える。排尿を促進して水分の代謝異常を改善する。

ツボ

三陰交《さんいんこう》

貧血のほか、月経痛や月経不順、むくみ、倦怠感、足がつるといった症状に効果的なツボ。

【取穴方法】
内くるぶしのてっぺんから指4本分上。骨（脛骨）の際にあるくぼみ

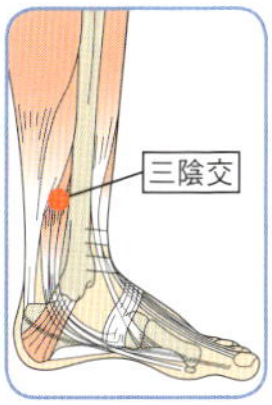

足三里《あしさんり》

全身疲労、胃腸の不調などに効くツボ。低下した消化吸収の働きを高め、血の不足を解消する。

【取穴方法】
すねの外側で、膝の皿のすぐ下の外側のくぼみから指4本分下

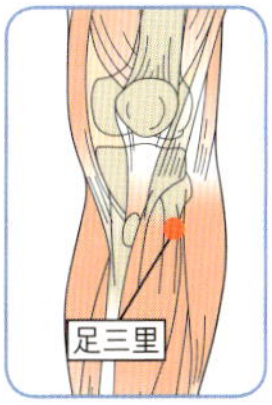

血海《けっかい》

血の循環不順や不足といった状態を解消するツボ。月経不順など婦人科系の症状に効果的。

【取穴方法】
膝の皿の内側、上端から指3本分上

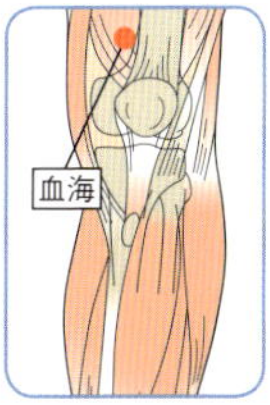

食養生

C 血虚と気虚の両方に効くドライフルーツ

竜眼肉《りゅうがんにく》は鉄分を補い、血をきれいにする。プルーンやレーズンなどドライフルーツもよい

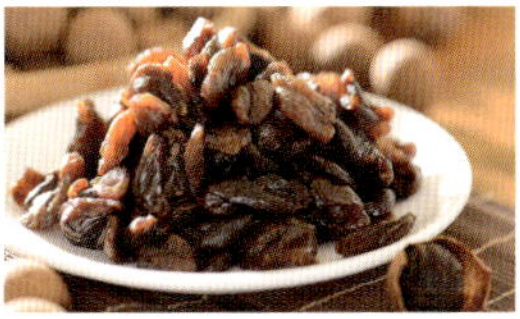

A B カラダへの吸収がいいヘム鉄を多く含むレバー

牛、豚、鶏肉のレバーは、吸収率の高いヘム鉄のほか、鉄分の吸収をよくするビタミン類を含む

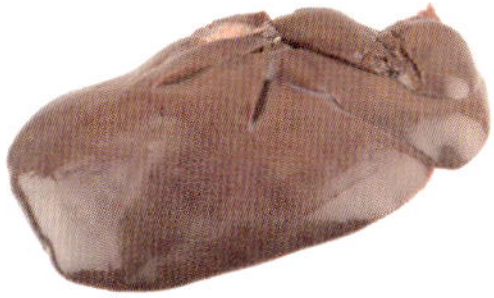

A B 植物性の鉄分を含む青菜類がおすすめ

ホウレン草や小松菜などは、植物性の鉄分と、鉄分吸収を促すビタミンCが豊富に含まれる

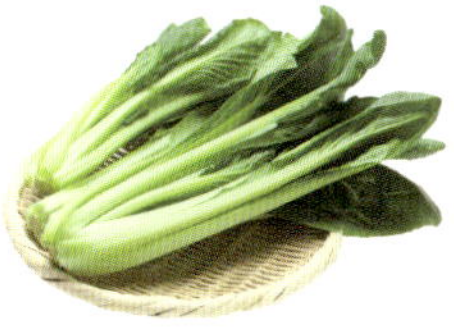

女性特有の不調 04

不妊症《ふにんしょう》

近年の晩婚化に伴い、不妊治療を受ける男女が増えています。現代医療とともに、漢方薬を併用することも増えています。

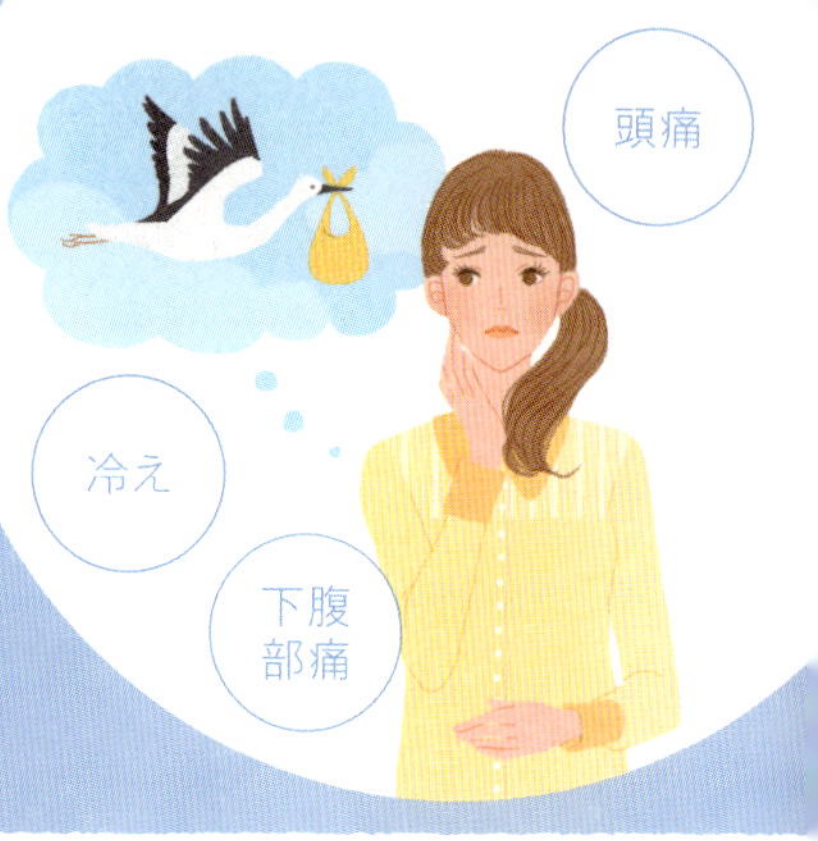

現代医療での不妊治療は、人工授精や体外受精に合わせて排卵誘発剤を服用するといった治療が一般的になりつつあります。しかし、それでも不妊症に悩んでいる人は多く、漢方治療を試みる人も少なくありません。

不妊症の人のなかには、胃腸機能が低下しているタイプの人が多く、強い冷えに悩んでいるケースがみられます。冷えによってホルモンバランスが崩れ、性機能が不全となり、不妊をもたらしていると考えられます。

冷えとともに、月経異常や貧血など、血《けつ》の不調がみられる人には、骨盤内の血循環を促すような漢方薬を処方します。また、イライラなどの精神症状がみられる場合は、ストレスが心身のバランスを崩し、妊娠を妨げているとも考えられます。症状に合った漢方治療で、ホルモンバランスを整えるように働きかけます。なお、肥満の人は男性ホルモンが過剰ぎみとなっているため、減量が必要とされています。

「不妊症」の代表的なタイプ

下腹部を中心に
血の巡りが滞った状態

A 瘀血《おけつ》タイプ

下半身の骨盤周辺に瘀血を生じると、子宮や卵巣の機能がスムーズに働かなくなります。そのため、月経異常から不妊、さらには流産を起こしやすくなると考えられています。瘀血の人は、唇や舌の色が、紫がかっていたり、舌の裏側にある静脈の怒張が見られます。

食欲不振とともに
冷えに悩まされる

B 気虚《ききょ》タイプ

消化器官が虚弱のため、全身の気が不足しているタイプです。カラダの冷えのほか、倦怠感や朝のだるさ、気力がなくやる気が起きないといった症状を伴います。また、胃腸の弱さから、水《すい》の停滞も生じており、胃のポチャポチャ音、むくみなどもみられます。

月経痛がひどく、
虚弱で貧血がある

C 血虚《けっきょ》タイプ

胃腸機能の弱さから、血の生成が不足しているタイプ。体質は虚弱で貧血ぎみ、冷えを生じている状態です。月経周期は規則的なのに、月経痛がひどいといった特徴があります。一般的には、当帰芍薬散《とうきしゃくやくさん》、下腹部の冷えがひどい場合は温経湯《うんけいとう》を用いてカラダを温めます。

漢方薬

まずはコレ!
ABCのファーストチョイス

当帰芍薬散《とうきしゃくやくさん》

冷え症で貧血傾向にあり、疲労しやすい人に。産前産後の虚弱時、流産による障害がある場合にも使用できる。虚証の人向け。

主薬はコレ!
芍薬

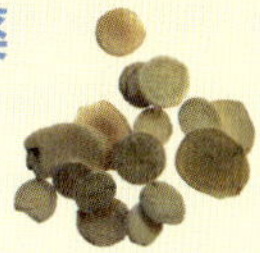

下腹部の圧痛が強い →

A 桂枝茯苓丸《けいしぶくりょうがん》

下半身の瘀血を改善し、気や水の巡りも改善する。下腹部痛やのぼせにも効く。

冷え、腰痛 →

A 当帰四逆加呉茱萸生姜湯《とうきしぎゃくかごしゅゆしょうきょうとう》

手足の冷えがひどく、鼠蹊部《そけいぶ》の冷えによる痛み、神経痛がある。頭痛やしもやけにもよい。

気力がない、元気が出ない →

B 六君子湯《りっくんしとう》

朝だるく、胃がポチャポチャと音がする、カラダが疲れやすく、全身が冷えやすい人に。

下腹部・足の冷え、手足のほてり →

C 温経湯《うんけいとう》

気・血がどちらも不足し、下腹部と足の冷えや膨満感があるのに、手足のほてりがある場合に。

ツボ

照海《しょうかい》

生殖器と関連が深く、不妊症、不育症などに効果があるとされる。足の冷えなどにもよい。

【取穴方法】
内くるぶしのてっぺんから指2本分下のくぼみ

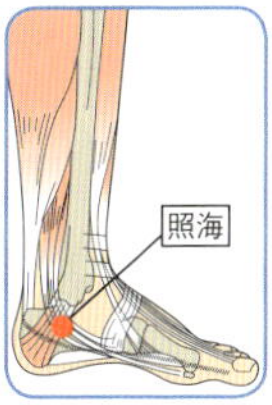

三陰交《さんいんこう》

妊娠前の子宝の灸、妊娠中は逆子の灸・安産の灸、出産後は母乳の分泌不全・体調管理に用いる。

【取穴方法】
内くるぶしのてっぺんから指4本分上。骨（脛骨）の際にあるくぼみ

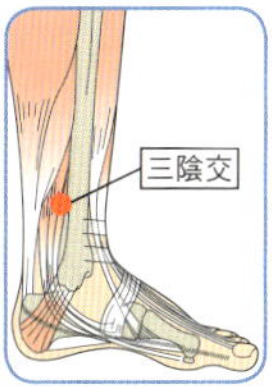

大巨《たいこ》

胃経《いけい》に属するツボ。月経不順など、月経関連に用いられる。婦人科系の疾患にも幅広く適応できる。

【取穴方法】
へその下指幅3本、横3本の所

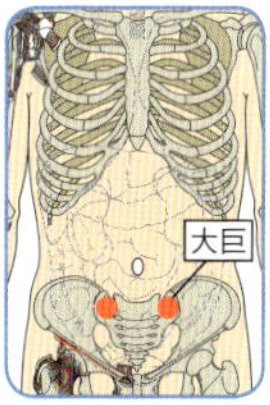

食養生

C 気・血の流れと婦人病に効く食材を

➡婦人病に効果があるよもぎやクコの実、当帰《とうき》（アンゼリカ）などを、適宜用いるとよい

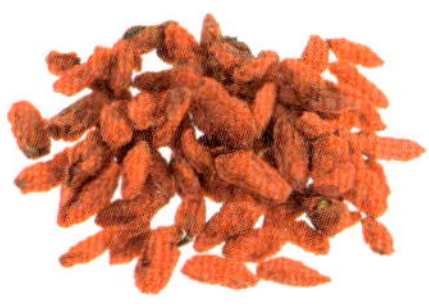

B 胃腸の働きを助け気を補う食材を

➡脾胃《ひい》の働きを助ける甘味や補気作用のある食材を。米、山芋、大豆、牛肉、鶏肉など

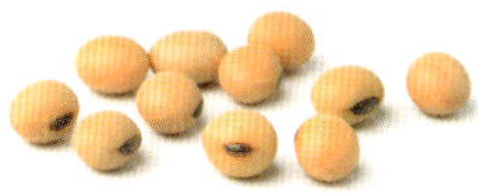

A 温熱性の食材で気と血を補う

➡温熱性の食材はネギ、エビ、ショウガ、肉類、ニラなど

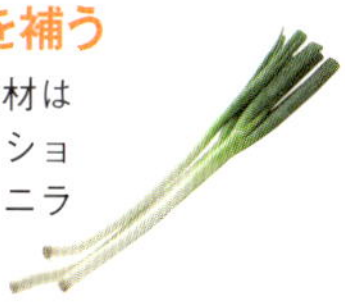

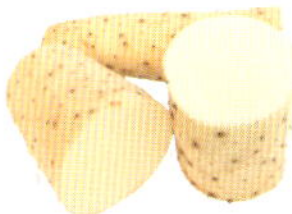

➡補気《ほき》には山芋、補血《ほけつ》には黒豆、レバーなどがよい

女性特有の不調 05

プチうつ

気分の落ち込みやイライラなど、誰もがしばしば経験する軽いうつ症状ですが、漢方薬が良い適応となる場合があります。

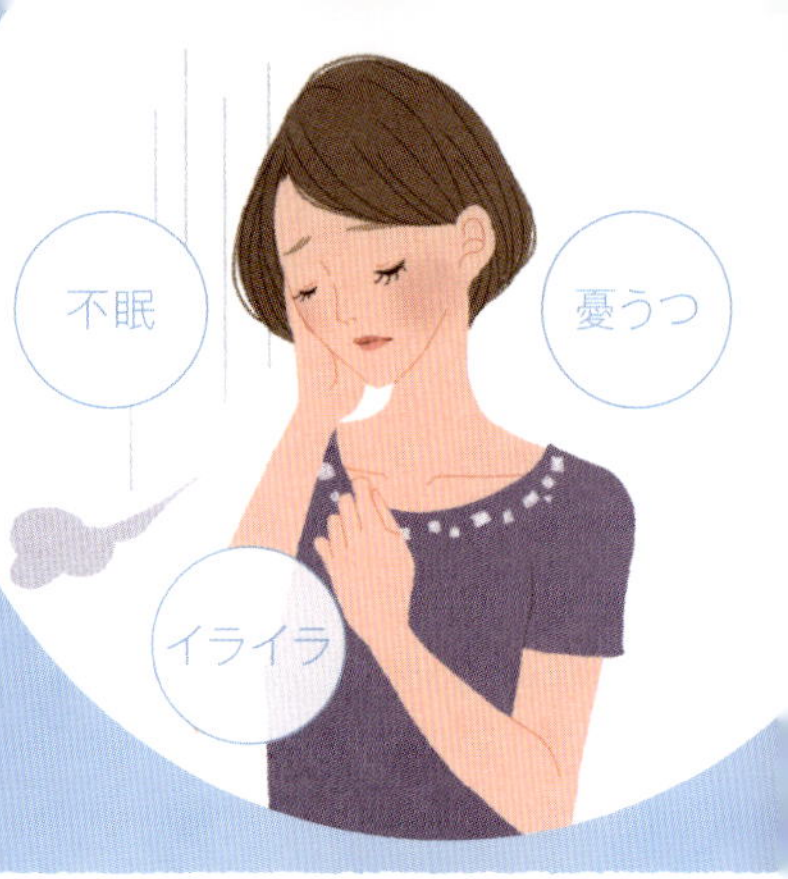

病的なうつ病には、①憂うつ感が続き、興味や喜びを感じる気持ちが喪失するうつ病、②軽度の抑うつ気分が長期間続く気分変調障害、③躁とうつの状態を相互に繰り返す躁うつ病などのケースがみられます。これらの精神疾患は、現代医薬で治療しないと重症化する恐れがあります。しかし、**気分の落ち込みやイライラ、空虚感などを自覚しても、日常生活に支障をきたすほどではない場合には、漢方薬が良い適応となります。**

東洋医学では、軽いうつ症状は気《き》の異常と考えます。漠然とした不安感やのどの異物感を伴うときは気が滞っている状態（気滞《きたい》）。またイライラや筋肉の痙攣、食欲低下などを伴う場合は肝《かん》に気が鬱積した状態（肝実脾虚《かんじつひきょ》）です。

また、悩むことにより脾《ひ》が不調になり、気虚《ききょ》を生じた場合にも、やる気が起きないといった症状が現れます。なお、うつ症状が長期間続く場合は、一度専門医に診断してもらいましょう。

「プチうつ」の代表的なタイプ

不安や抑うつ感を伴う気がふさいだ状態

A 気滞タイプ

抑うつ感、不安感など、うつうつとした精神症状を感じるタイプ。のどの異物感や胸苦しさといった上半身のつまり感を伴うことが多い。このタイプには、気の巡りをよくする生薬である半夏《はんげ》や香附子《こうぶし》を含む半夏厚朴湯《はんげこうぼくとう》、香蘇散《こうそさん》などが代表処方となります。

怒りっぽさや筋肉症状を伴う

B 肝実脾虚タイプ

イライラや怒りが長く続くと肝に気が鬱積し、熱を帯び、気を巡らせる疏泄《そせつ》機能が低下します。脾にも影響し、消化機能が低下します。結果、怒りっぽさといった精神症状に加え、不眠や手足のふるえ、こめかみのピクつきのほか、食欲低下などが現れます。

やる気が起きず、全身の倦怠感がある

C 気虚《ききょ》タイプ

心配ごとで「思い悩む」ことが続くと、脾《ひ》の消化吸収が衰えると考えられています。結果、エネルギーが不足した気虚になり、気力低下、全身の倦怠感など、軽度のうつのような症状が現れるようになります。補中益気湯《ほちゅうえっきとう》など、補剤《ほざい》といわれる漢方薬がおすすめです。

漢方薬

まずはコレ!

ABCのファーストチョイス

香蘇散《こうそさん》

気と血の巡りを整え、抑うつ症状を緩和する。ほか、胃腸虚弱、みぞおちのつかえなどを改善する。体力虚弱の人に。

主薬はコレ!

香附子《こうぶし》

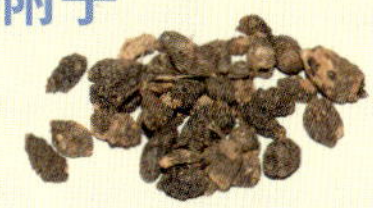

のど、胸のつまり感 →

A 半夏厚朴湯《はんげこうぼくとう》

漠然とした不安、うつ傾向など、精神症状を伴う場合に。のどがつまったような異常感に使用。

イライラ →

B 加味逍遙散《かみしょうようさん》

たびたび気分が変調して不安定、神経過敏、イライラなどの症状がみられる人に。

イライラ、怒りやすい →

B 抑肝散加陳皮半夏《よくかんさんかちんぴはんげ》

神経の高ぶりなどが見られる人。神経症など精神不安のほか、筋肉のこわばりを解消。

胃腸症状、不安、緊張 →

C 加味帰脾湯《かみきひとう》

体力が中等度以下で、心身が疲れ、血色が悪く、熱感を伴う人に。貧血、不眠症などにも効く。

ツボ

巨闕《こけつ》

過度のストレスによる神経の使いすぎ、精神疲労を緩和するツボ。食欲不振にも効果がある。

【取穴方法】
みぞおちにある尖った骨（剣状突起）の指2本分下

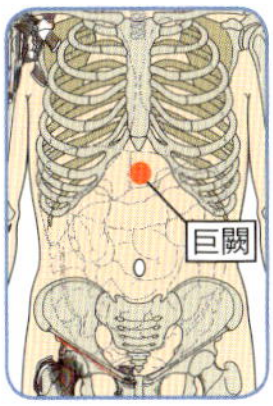

神門《しんもん》

緊張や不安感、ストレスをほぐして、イライラを鎮めるツボ。不眠やパニック障害などにもよい。

【取穴方法】
手のひら側。手首のしわの小指側にあるくぼみ

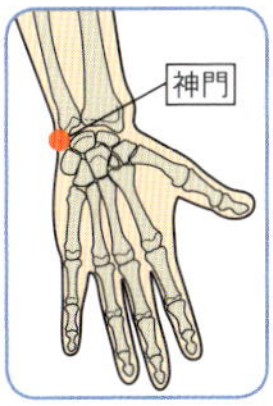

郄門《げきもん》

不安感や神経の高ぶりなどに効果がある。精神症状に伴う胸苦しさや動悸をやわらげる。

【取穴方法】
手のひら側。手首とひじとの真ん中より、指1本分手首側で、2本の腱の中央

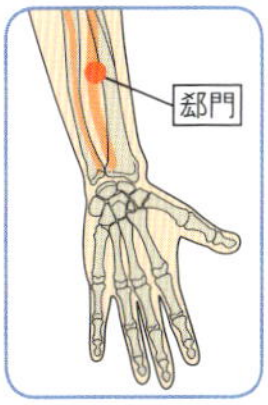

食養生

C 肉類、豆類は気を補う食材

➡鶏肉や牛肉、エビ、鶏卵は補気効果が高い

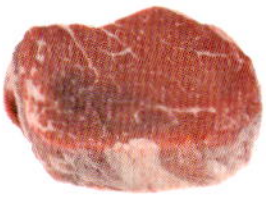

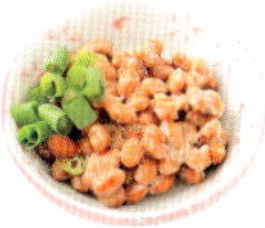

⬅納豆や豆腐の原料となる大豆のほか、空豆や枝豆などもよい

B 肝の機能を高め気血の流れを整える

⬇肝機能を高めるレバーがよい。解毒作用にすぐれたニンニク、シジミも肝機能強化に効果的

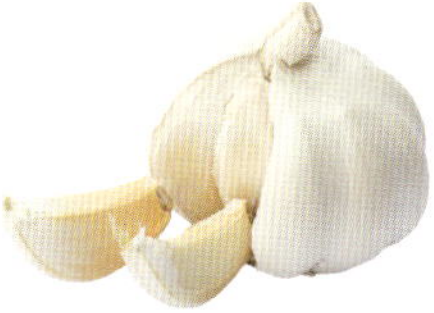

A 香りの野菜や酸味の食材を

➡気の巡りを改善するのは、春菊やセロリなどの香りの高い野菜

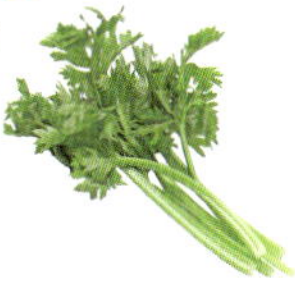

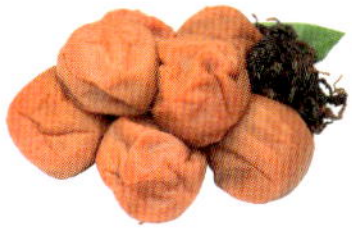

⬅柑橘類や梅干しなど、酸味の素材は肝の疏泄作用を改善

女性特有の不調 06

不眠症

睡眠障害の診療で、最も訴えの多い症状が不眠です。特に心理的·生理性な不眠には東洋医学による治療が効果的です。

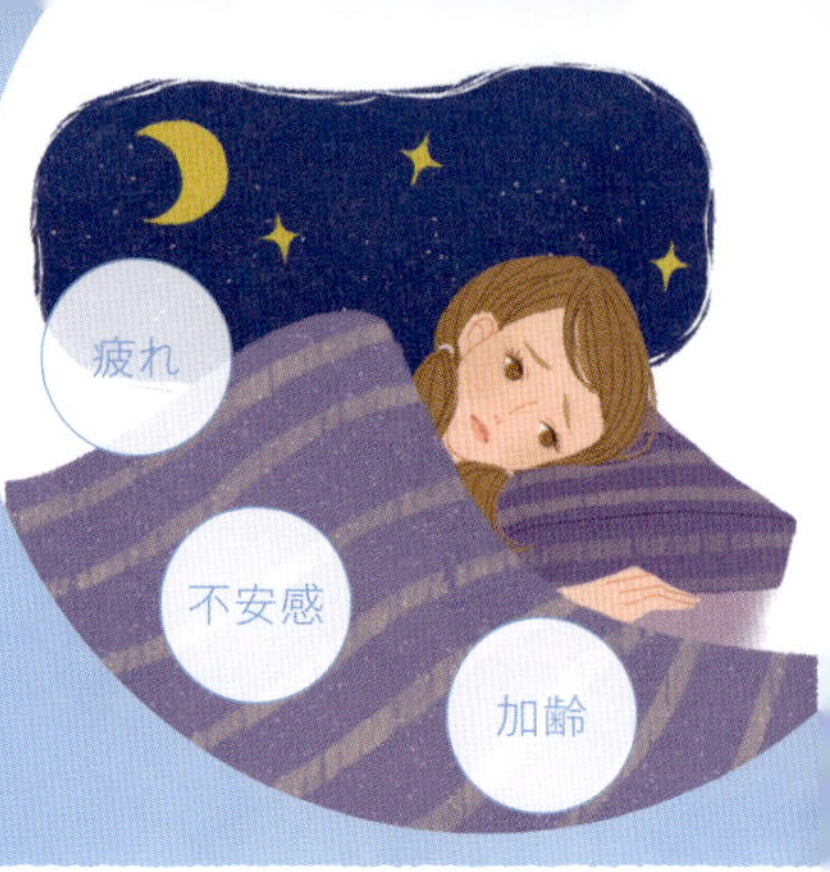

不眠の多くは、生活リズムの乱れやストレス、眠りに適さない環境など、いくつかの要因が重なって起こります。原因がわかっているときは、まずその原因を取り除き、必要に応じて治療を行います。原因が不明だったり、取り除けない場合、西洋医学では、直接的に睡眠を誘発する睡眠導入剤などを使って治療することもあります。

一方、**東洋医学では、精神症状の内容によって漢方処方を定めます。**たとえば「少しの物音で驚く」といった神経過敏な場合は、気が上に突き上がる気逆《きぎゃく》として精神安定を図る処方を行います。「些細な事でクヨクヨする」などの抑うつ感は、エネルギーが不足している気虚《ききょ》として、また「少しのことで怒ったり、キレやすい」場合は、気が鬱積し、滞っている気滞《きたい》として治療を行います。

漢方薬には、睡眠導入剤のような即効性はありませんが、安全で、依存性もないのが特徴です。

「不眠症」の代表的なタイプ

不安感で眠れない
神経過敏なタイプ

A 気逆タイプ

少しの物音で飛び起きる、水音が気になるといった神経過敏な不眠症のタイプ。「今夜も眠れないのではないか」という不安の連鎖で、さらに不眠症状が悪化する場合があります。こうした症状にはリラックス効果の高い柴胡加竜骨牡蛎湯《さいこかりゅうこつぼれいとう》などの漢方薬がおすすめです。

イライラと興奮で、
目が冴えて眠れない

B 気滞タイプ

イライラして怒りやすく、夜になると、かえって目が冴えてしまうような不眠のタイプ。こめかみがピクつく、足がつりやすいといった筋肉の症状などもみられます。文字どおり「肝《かん》」を抑える抑肝散《よくかんさん》は、精神の高ぶりを抑え、興奮を鎮めて、不眠を解消します。

些細なことが
気になって眠れない

C 気虚タイプ

つまらないことが気になる、クヨクヨ、ビクビクして眠れないのは、エネルギー不足による不眠です。食欲不振で気が不足する、ストレスによって気が消耗するなど気虚の原因はさまざまですが、倦怠感などが伴います。胃腸の働きを回復させるような漢方薬を用います。

漢方薬

まずはコレ!

A のファーストチョイス

柴胡加竜骨牡蛎湯《さいこかりゅうこつぼれいとう》

気持ちをリラックスさせる竜骨・牡蛎、胸のつかえを取る半夏《はんげ》などが配合されている。上半身の熱感がある人に。

主薬はコレ!

柴胡

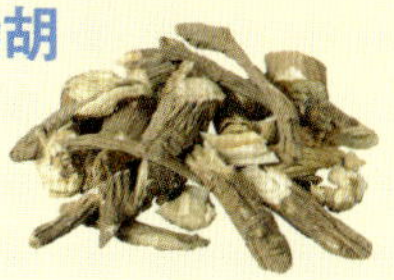

イライラする、不眠

B 抑肝散《よくかんさん》

イライラして寝つきが悪く、神経が高ぶって夜に目が冴えてしまう人によく使われる。

気力がない、不眠

C 補中益気湯《ほちゅうえっきとう》

食欲不振により気力がなく、眠れない人に。胃腸の働きを改善する。倦怠感がある人にもよい。

クヨクヨする、不眠

C 加味帰脾湯《かみきひとう》

クヨクヨした精神不安の症状に効果的。心身が疲れ、血色が悪く、熱感を伴う人に。

ビクビクする、不眠

C 酸棗仁湯《さんそうにんとう》

ビクビクなど過敏な気持ちを鎮める。高齢者、体力が低下した人の不眠に効果的。

ツボ

完骨《かんこつ》

精神を安定させるツボで、不眠に効果的。自律神経のバランスを整え、頭部の疲労を改善する。

【取穴方法】

耳の後ろの突起した骨から指1本分下、そこから首側にあるくぼみ

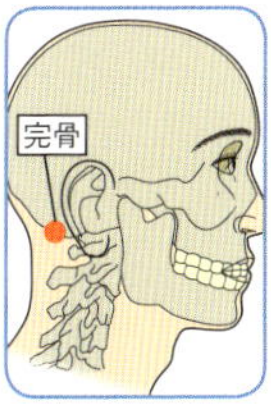

百会《ひゃくえ》

精神不安定な状態のときに用いるほか、頭痛、めまい、鼻づまりなどの症状に効く。

【取穴方法】

頭部のてっぺん。両耳を結んだ線と正中線が交差するところ

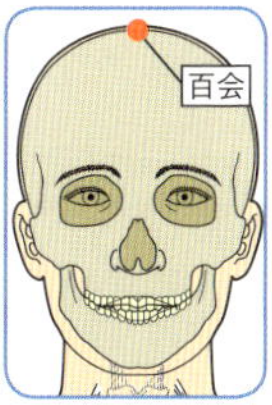

失眠《しつみん》

「眠りを失う」という名前のとおり、不眠によく効くツボ。神経症やうつ症状などを改善する。

【取穴方法】

かかとの中央

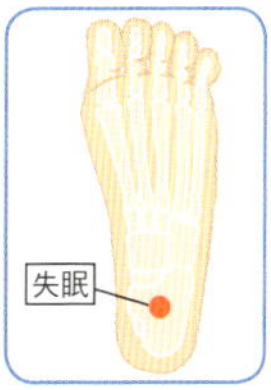

食養生

C 胃腸の働きを高める気を補う食材

↓牛肉や鶏肉などの肉類、イモや豆、キノコ類などは消化機能を高め、気を補う食材

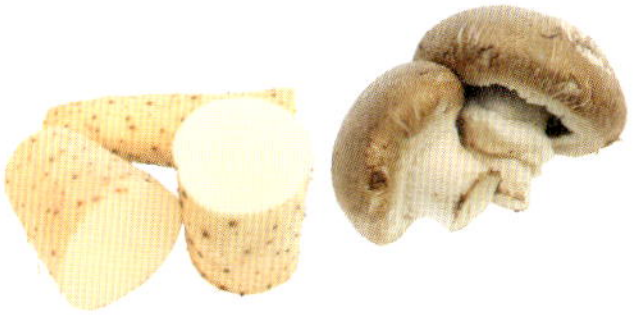

B イライラや興奮で寝つけない

↓イライラを落ち着かせるのは、タマネギのほか、シソやセロリなどの香味野菜、柑橘類など

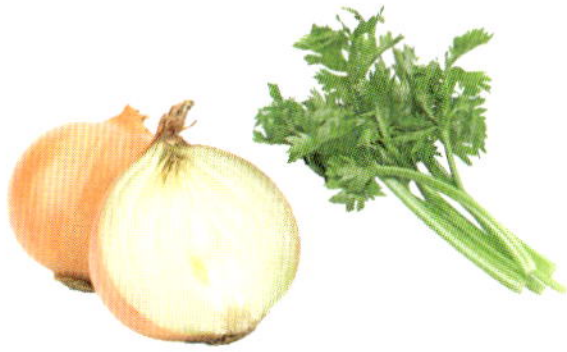

A 不安や心配ごとで寝つけない

↓グレープフルーツや梅、黒酢など酸味の食材は肝の働きを助け、気の高ぶりを鎮める

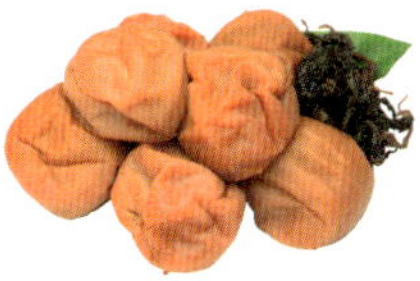

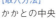

女性特有の不調 07

不安感

気持ちが落ち着かない、突然ドキドキするなどの症状は、日常的に誰でも感じることです。気を整える漢方治療が適応します。

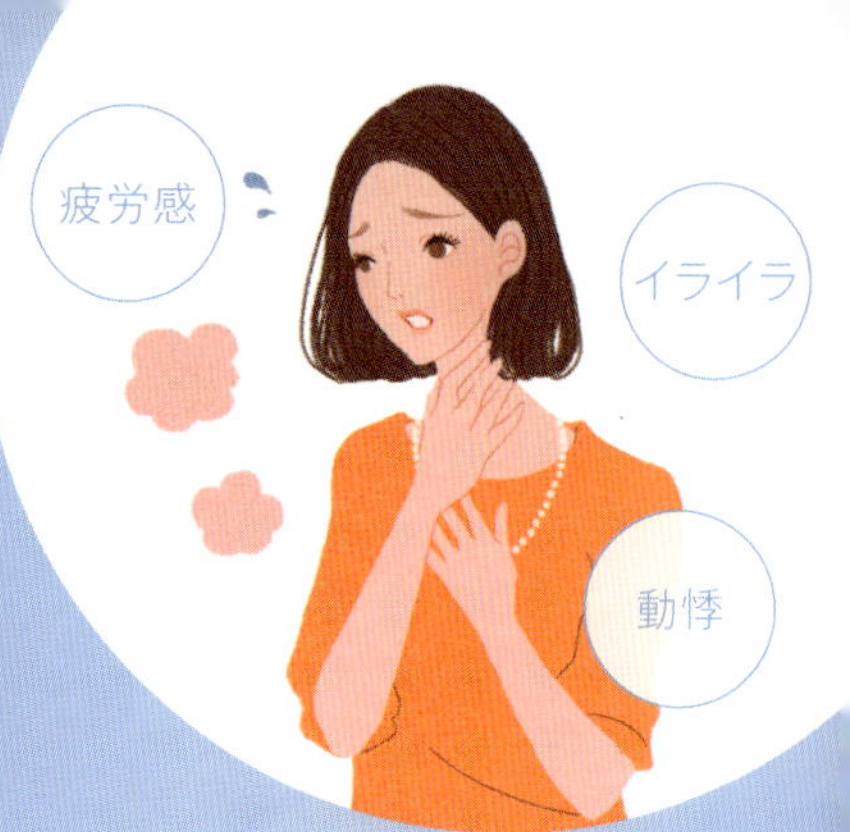

日常生活において、不安になったりイライラしたりといった感情は、人間なら普通のことです。しかし一日中、あるいは常に不安感や恐怖感を感じるような状態には治療が必要です。過度な精神的ストレスなどがきっかけとなるケースが多いといわれますが、こうしたきっかけがないにもかかわらず突然発症することもあります。

東洋医学では、こうした不安感は、気《き》の異常による病態と考えます。

たとえば、ストレスなどが原因となって気の流れが停滞（気滞《きたい》）する場合、不安感とともに、のどのつまり感、背中の閉塞感などが現れます。

また動悸などの症状がみられる、いわゆるパニック障害は、気が突き上がった気逆《きぎゃく》と考えています。

ほか、不安感や不眠といった精神症状に、倦怠感を伴う状態は気虚《ききょ》ととらえ、気を補うような漢方治療を試みるとよいでしょう。

「不安感」の代表的なタイプ

憂うつな気分と
のどのつまり感を感じる

A 気滞タイプ

不安感やくよくよとした抑うつ感といった精神症状のほか、のどがつまった感じや胸や背中の閉塞感、動悸などの症状がみられるタイプ。身体症状が多くみられる場合は、半夏《はんげ》を含む半夏厚朴《はんげこうぼく》湯《とう》などの処方、また精神症状が過多の場合は香附子《こうぶし》を含む香蘇散《こうそさん》が適応します。

頭に血がのぼりやすく
イライラする

B 気逆タイプ

イライラして不安になる、怒りっぽい、突然ドキドキするなどの症状が見られる、いわゆる「パニック症候群」に代表されるタイプです。気が上へと突き上がっている状態と考えられます。神経を鎮める柴胡加竜骨牡蛎《さいこかりゅうこつぼれい》湯《とう》、苓桂甘棗湯《りょうけいかんそうとう》などが適応します。

カラダの疲労感や
気力がなくなる

C 気虚タイプ

精神不安や不眠、抑うつ感といった精神症状のほかに、全身の倦怠感や食欲不振など消化不良がみられます。虚証の人に多く、全身のエネルギーが不足しているような状態です。六君子湯《りっくんしとう》、補中益気湯《ほちゅうえっきとう》など気を補う処方が適応します。

漢方薬

まずはコレ!
A B C のファーストチョイス

半夏厚朴湯《はんげこうぼくとう》

気分がふさぎ、不安感があり、のどのつまり感が気になる人に。副作用も少ないため、使いやすい。

主薬はコレ!
半夏

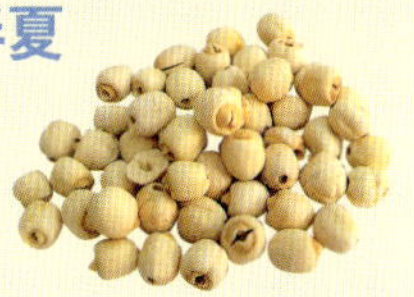

神経過敏 ←

A B 柴胡加竜骨牡蛎湯《さいこかりゅうこつぼれいとう》

驚きやすく、寝つきが悪い、少しの物音にも反応するような神経過敏の人に。体力中等度向け。

虚証ぎみ ←

A B 桂枝加竜骨牡蛎湯《けいしかりゅうこつぼれいとう》

動悸や神経過敏だが、柴胡加竜骨牡蛎湯より体力が弱っている人向け。悪夢を見がちな人にも。

パニック症状、動悸 ←

B 苓桂甘棗湯《りょうけいかんそうとう》

突然の動悸やのぼせ、立ちくらみ、めまい、パニック症状などに。不眠傾向の改善にも用いる。

疲れやすい、食欲不振 ←

C 補中益気湯《ほちゅうえっきとう》

疲れやすく、全身の倦怠感があり、食欲不振の人に。胃腸など消化機能の不調にも適応。

ツボ

膻中《だんちゅう》

気の巡りを促し、不安感やイライラ、胸苦しさなどを伴う精神的な疲労感を解消する。

【取穴方法】
左右の乳首を結んだ線の真ん中

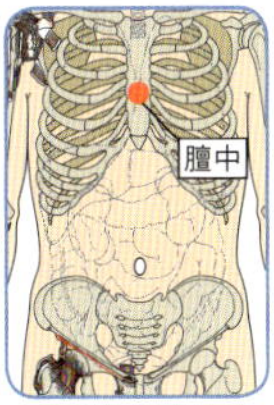

郄門《げきもん》

不安感や神経の高ぶりなどに効果がある。精神症状に伴う胸苦しさや動悸をやわらげる。

【取穴方法】
手のひら側。手首とひじとの真ん中より、指1本分手首側で、2本の腱の中央

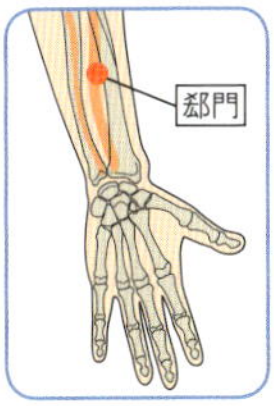

太衝《たいしょう》

気の巡りを整える作用があり、イライラを落ち着かせる。不眠を改善し、血の巡りも促進する。

【取穴方法】
足の親指と人さし指の骨の間。足首側になぞって指が止まるところ

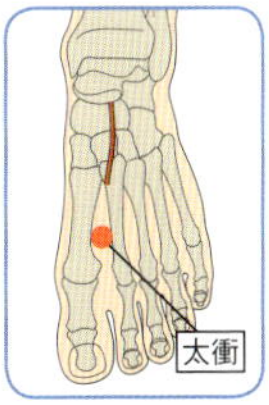

食養生

C 気を補う食材で、心身の疲れを癒す

胃腸の働きを補う大豆を使った食品。豆腐、豆乳など

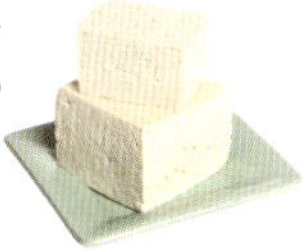

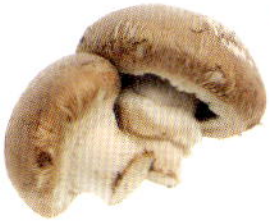

キノコ類は、胃の消化機能を高めることで気を補う

B イライラを落ち着かせ、動悸やめまいを鎮める

スッキリした香り成分が高ぶった気を改善。セロリや三つ葉、春菊のほか、ミントティーも◎

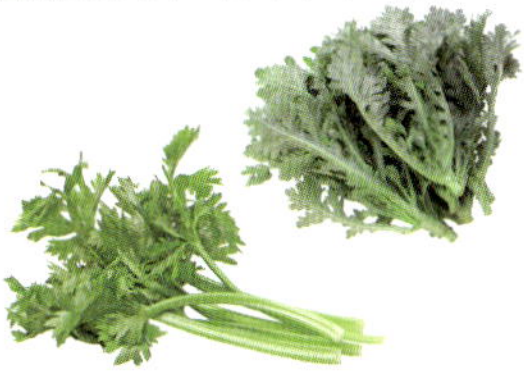

A 気の巡りを促し憂うつ感を改善

柑橘類は肝の機能を高める食材。気の巡りをよくする作用やリラックス効果もある

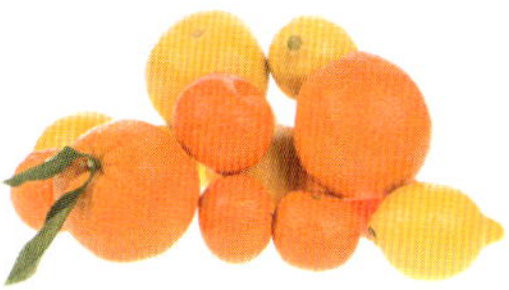

女性特有の不調 08

肌荒れ・大人ニキビ

思春期のニキビ（尋常性座瘡）のほか、大人になってからの吹き出物やかさつき、イボなどで悩む女性が多くなっています。

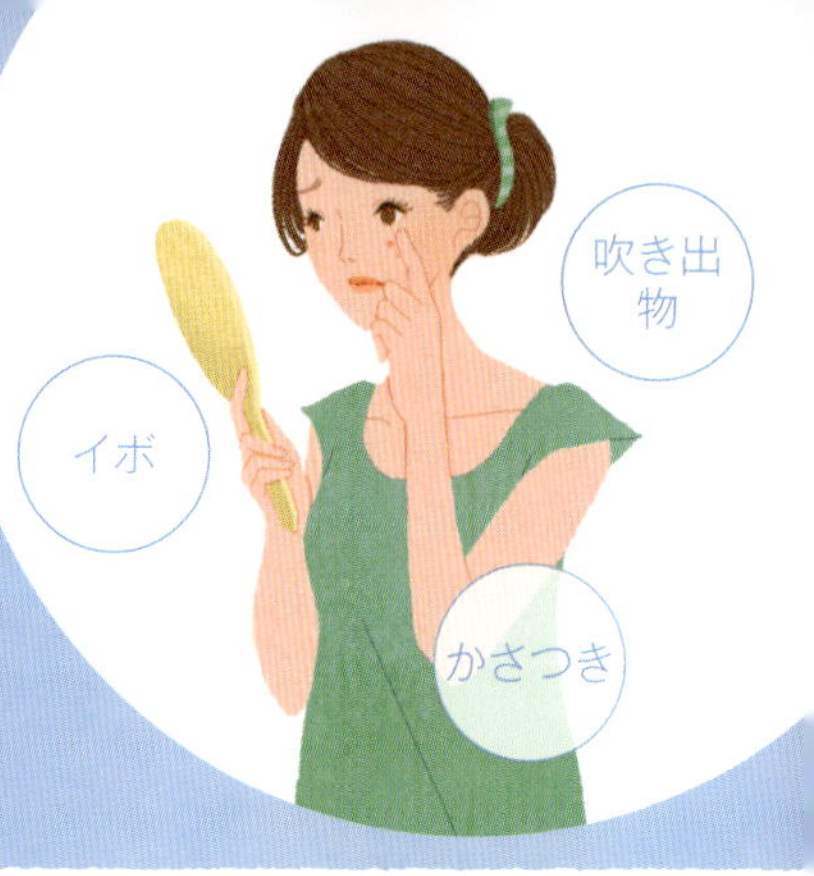

ニキビ（尋常性座瘡《じんじょうせいざそう》）とは皮膚にできる炎症性疾患のことで、顔やあごの周り、背中や胸などにできるものをさします。一般的に思春期の男女に多くみられますが、20歳を過ぎ、さらに更年期にさしかかっても吹き出物、いわゆる大人ニキビに悩まされる人がみられます。思春期の場合、ホルモンの変化によって皮脂が過剰に分泌されることによりますが、大人ニキビはさまざまな原因が考えられます。たとえば長時間の化粧、皮膚の新陳代謝の衰え、飲食の不摂生のほか、胃腸障害や月経障害は症状を悪化させます。**東洋医学的には、ニキビは血熱《けつねつ》や瘀血《おけつ》、また肌のかさつきなどは血虚《けっきょ》が原因と考えられています。**

また手足や顔にできる尋常性疣贅《じんじょうせいゆうぜい》（イボ）の原因はウイルスによるものと考えられています。現代ではまだ、特効薬がない状況ですが、生薬の薏苡《よくい》仁《にん》が効果的として、広く利用されています。

「肌荒れ・大人ニキビ」の代表的なタイプ

月経前などに現れる肌荒れ

A 瘀血タイプ

月経前、あるいは更年期に、ニキビや肌荒れが現れる場合、瘀血やのぼせ体質が関係していると考えられています。瘀血の場合、突然カーッとなるのぼせや便秘、肌膚甲錯《きふこうさく》（乾燥でツヤがなく、鱗《うろこ》状にざらざらした状態）などの肌荒れが見られます。

血の不足により乾燥してかさつく

B 血虚《けっきょ》タイプ

カラダに血《けつ》が不足している血虚の場合、血のもつ滋潤《じじゅん》（皮膚を潤わせ、栄養を補給する）作用が不足するため、乾燥しやすく、吹き出物が頻繁に出やすくなります。冷え性で顔色が良くない人も多いです。また、血虚が悪化すると瘀血症状を伴うこともあります。

炎症を伴う吹き出物が上半身にできる

C 血熱タイプ

体質的にのぼせやすい人は、カラダの熱を体外に発散できないため、顔面、上半身、頭部などに赤みが出やすく、炎症が強い吹き出物、いわゆる赤ニキビができます。トマトやキュウリなど、熱を冷ます食材を積極的に食べ、揚げ物や香辛料など、熱を生みやすい食材は控えめに。

漢方薬

まずはコレ!

A B C のファーストチョイス

薏苡仁《よくいにん》

ハトムギの種皮を取り除いた生薬。ビタミンBが豊富で、ざらざらした肌荒れやイボにも効果的。利尿作用もある。

主薬はコレ!

薏苡仁

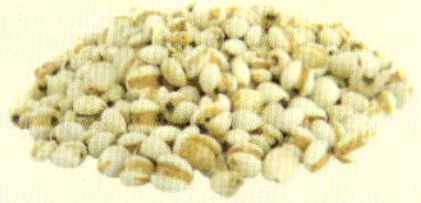

月経前に悪化

A 桂枝茯苓丸加薏苡仁《けいしぶくりょうがんかよくいにん》

代表的な瘀血の治療薬。月経前に肌荒れがする人に。下腹部痛やめまいなどにも効果がある。

虚弱体質、貧血

B 当帰芍薬散《とうきしゃくやくさん》

血虚に効く処方。血不足によるかさつきやニキビに効く。貧血のほか、冷えにも効果的。

虚弱体質、冷え、手のかさつき

B 温経湯《うんけいとう》

カラダを温めて下腹部の冷えを解消するほか、血を補いカラダを潤す。乾燥が気になる人に。

赤ニキビ、のぼせ

C 清上防風湯《せいじょうぼうふうとう》

のぼせがあり、ニキビ、顔面や頭部の湿疹、皮膚炎などの症状に。体力は中等度の人向け。

ツボ

三陰交《さんいんこう》

月経前にニキビが増える人におすすめ。冷えを取り、血の巡りを整える。婦人科系にも有効。

【取穴方法】
内くるぶしのてっぺんから指4本分上。骨（脛骨）の際にあるくぼみ

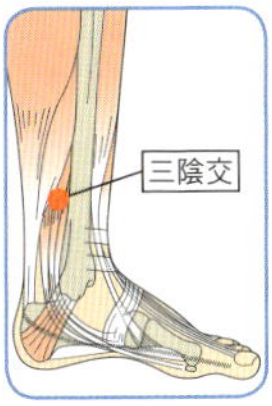

合谷《こうこく》

首から上の不調に効果があるツボで、顔にできたニキビや肌荒れなどによい。

【取穴方法】
手の甲側。人さし指と親指の骨が合流するところからやや人さし指側

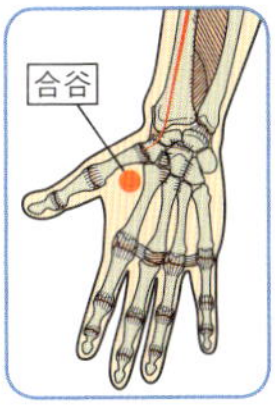

手三里《てさんり》

ニキビや湿疹など、赤みをもった炎症系の肌トラブルに効果がある。また貧血にもよい。

【取穴方法】
手の甲側。肘を曲げるとできるしわから、手首の方向に指3本分

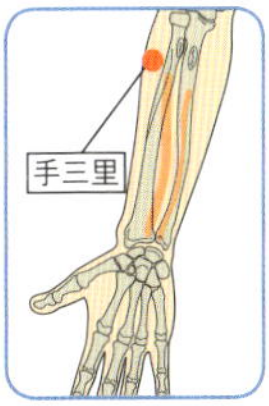

食養生

C 寒涼性&熱を冷ます食材を積極的に

⬇キュウリやトマトなどの寒涼性の野菜、熱を冷ますレタスやレンコン、ハマグリなど

B 黒、赤色の食材で血を補う

⬇造血作用がある竜眼肉《りゅうがんにく》、肝機能を整えるレバーなどのほか黒豆、黒ごま、クコの実など

A カラダを温め、新陳代謝を活発に

⬇温熱性のタマネギやニラ、ニンニク、山椒のほか、辛味食材のショウガやネギ、シソなど

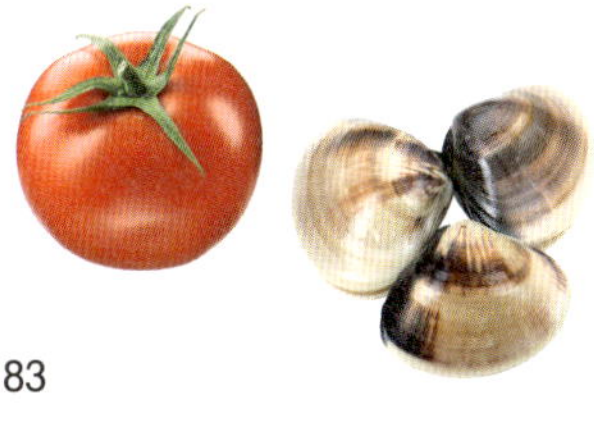

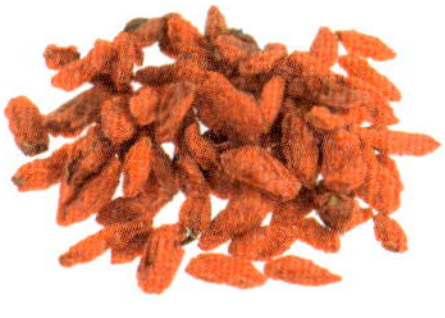

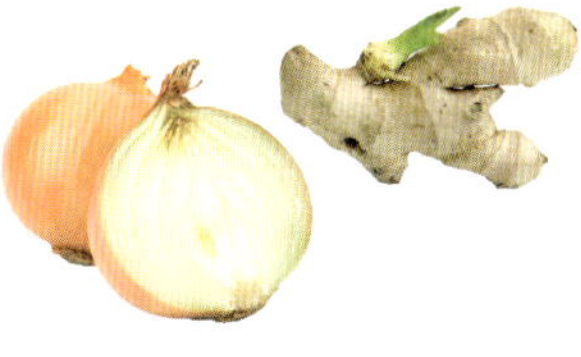

ポジティブ・エイジング 01

排尿トラブル

膀胱炎や頻尿、尿が出にくいといった排尿の不調は、水分代謝の異常が原因と考えられています。高齢者にも多い症状です。

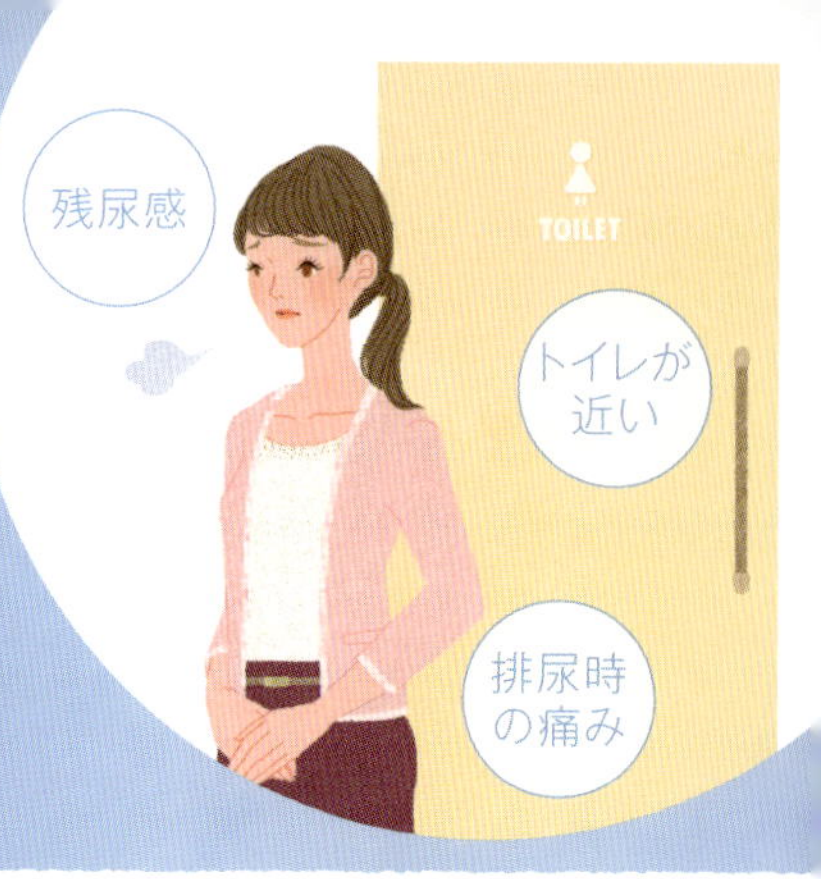

排尿時の不快感や痛み、残尿感などの排尿障害は、現代医学的には、細菌感染による炎症（膀胱炎、尿道炎）のほか、膀胱周辺からの刺激（腫瘍や子宮筋腫）や心因性、代謝異常によるものが挙げられます。

東洋医学では、排尿障害とは、下腹部の水分代謝の異常（水毒《すいどく》）に、冷えなどの環境、あるいは体質が悪影響を及ぼした症状と考えています。

たとえば、排尿痛を伴う膀胱炎は、膀胱に停滞した水に、熱が鬱積し炎症している状態（湿熱《しつねつ》）と考えます。また、胃腸の弱い人が、冷えや過労によって気を消耗すると、水の代謝が低下して、尿量の異常が現れます。ほか、高齢者にみられる夜間多尿や頻尿といった症状は、腎《じん》機能の低下によるものです。治療に際しては、水の巡りを促しながら、気や腎を補う漢方薬を処方します。

なお、頻尿に悩む人のなかには、生野菜や乳製品など、冷たい飲食の過剰摂取が原因の人もいます。

「排尿トラブル」の代表的なタイプ

痛みや炎症を伴う膀胱炎のような症状

A 水毒（湿熱）タイプ

膀胱炎や尿道炎は、このタイプと考えられます。排尿後の不快感や排尿痛、尿道の灼熱感などがみられるのが特徴です。水の巡りを正常化させ、熱を取り除くような漢方薬を服用します。血尿を伴う場合は、西洋医学の病院を受診しましょう。

冷えや胃腸虚弱による頻尿や下半身の違和感

B 水毒（気虚《ききょ》）タイプ

胃腸が弱い人は、寒い場所や冷房の効いた部屋で長く過ごしたり、冷たい飲食物を過剰に摂ると、気を消耗して、気虚となりがちです。結果的に水の停滞、排尿異常が生じます。余分な水を排出し、脾胃《ひい》を補う漢方薬の服用とともに、カラダを温める養生も大切です。

腎機能の不調による頻尿や夜間尿など

C 腎虚《じんきょ》タイプ

水《すい》の運行を調節する腎機能は、加齢とともに低下していきます（腎虚）。そのため高齢者になると、頻尿や失禁、下半身の冷えだるさといった排尿障害のほか、足腰の脱力といった症状も伴います。さらに炎症を生じると、排尿痛が生じることもあります。

まずはコレ!

漢方薬

ABCのファーストチョイス

猪苓湯《ちょれいとう》

利尿作用に加え、尿道の刺激を緩和するなど泌尿器疾患に広く用いられる。膀胱炎や尿が出にくい場合に適応。体力中等度。

主薬はコレ!

茯苓《ぶくりょう》

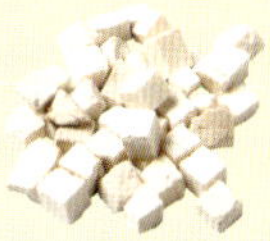

実証、赤ら顔 →

A 竜胆瀉肝湯《りゅうたんしゃかんとう》

下腹部が炎症を起こしていて、疼痛や腫れを伴う場合に。赤ら顔で、熱が強く生じている実証の人向け。

不眠、虚証 →

B 清心蓮子飲《せいしんれんしいん》

下腹部の違和感とともに、不眠や落ち込みなど精神症状、胃腸虚弱がある人に。虚証の人向け。

中高年、頻尿、疲労 →

B 補中益気湯《ほちゅうえっきとう》

気虚により尿道括約筋の機能が低下し、頻尿が起きている人に。気を補うほか、子宮下垂にも効く。

虚証、高齢者 →

C 八味丸《はちみがん》

腎虚の代表的処方。頻尿や夜間多尿に伴い、耳鳴りや腰痛などの症状がある場合に。虚証の人向け。

ツボ

照海《しょうかい》

腎経《じんけい》に属するツボで、夜間頻尿や尿量の減少、排尿痛など、排尿障害全般に対して効果がある。

【取穴方法】
内くるぶしのてっぺんから指2本分下のくぼみ

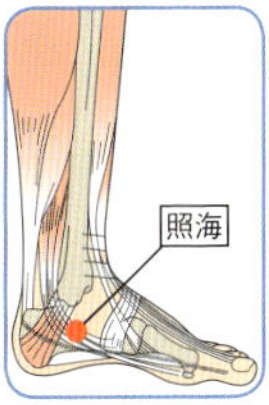

陰陵泉《いんりょうせん》

脾経《ひけい》に属し、水の巡りをよくするツボ。排尿痛や尿の出が悪いときに効果がある。

【取穴方法】
脚（下腿）の内側にある骨（脛骨）を膝の方に撫で上げ、指が止まるところ

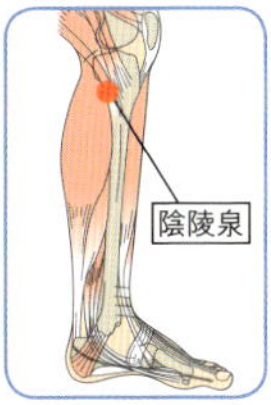

関元《かんげん》

気を補うツボ。気虚によって生じている頻尿やむくみ、尿量の減少などに。お灸をしてもよい。

【取穴方法】
へそから指4本分下がったところ

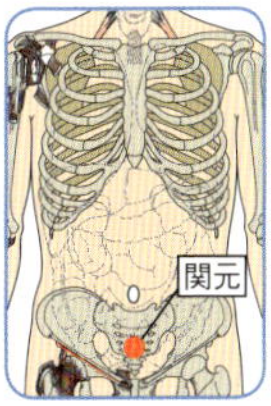

食養生

C 高齢者に多い腎虚を改善する食材

↓クルミは、腎の働きを補う食品で滋養強壮効果がある。ほか、ウナギや黒ゴマなども有効

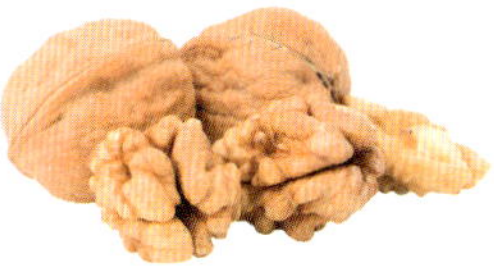

B 気と胃腸を補う食材でカラダを温める

↓タイや山芋は滋養強壮の代表的な食材。大豆や空豆などは気を補う補気効果が強い

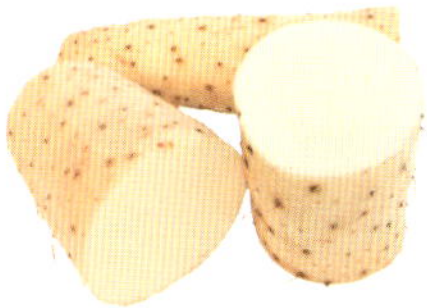

A 水の代謝を促し、熱を冷ます食材

→水を巡らせる作用のあるハト麦や冬瓜、シジミやアサリを

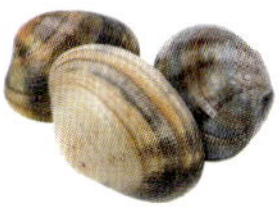

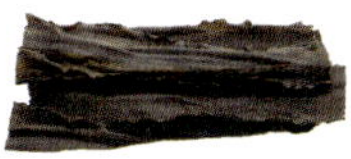

←昆布やワカメなど、海草類は熱を冷ます食材

ポジティブ・エイジング 02

肥満症
（メタボリック・シンドローム）

内臓脂肪の蓄積に加え、血圧値、血糖値など、複数の検査数値に異常がある場合をメタボリック・シンドロームといいます。

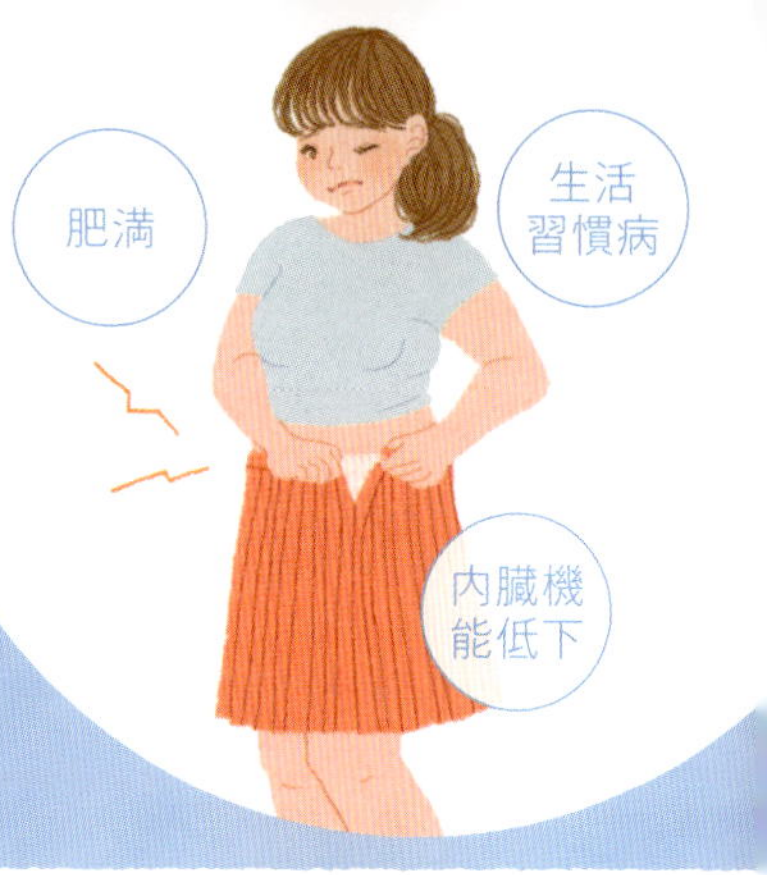

メタボリック・シンドローム（以下、メタボ）は、単なる肥満のことではありません。肥満はカラダに余分な脂肪が蓄積した状態ですが、メタボは内臓に脂肪が蓄積し、さらには血圧、血糖、コレステロールや中性脂肪などの検査値が2つ以上、異常を示している状態です。放っておくと生活習慣病の原因となります。また、動脈硬化が進行して、心臓発作や脳卒中を起こし、死にいたることもあります。

普段から食事療法や運動療法でダイエットを心がけると良いでしょう。

東洋医学的には、①新陳代謝の悪さから脂肪が蓄積される食積《しょくしゃく》タイプ、②脂肪と水分の代謝が悪く、中年の水太りに代表される水毒《すいどく》タイプ、③ストレスで胃の働きが亢進し、食欲が強まる気滞《きたい》タイプなどが挙げられます。これらのタイプ別に漢方薬を併用すると、ダイエット効果が高まります。

更年期障害（→P.168）の時期には、瘀血《おけつ》による肥満もみられます。

■「肥満症」の代表的なタイプ

おなかがポッコリした脂肪太り

A 食積タイプ

肥満症のなかでは最も多いタイプで、へそを中心に膨満したお腹が特徴。おもに過食と運動不足が原因で、便秘や肩こり、のぼせもよくみられます。東洋医学的には実証《じっしょう》。食事や運動療法で体重を減らすと同時に、内臓脂肪を減らす効果の高い漢方薬が効きます。

色白でぽっちゃりした水太り

B 水毒タイプ

色白でぽっちゃりした中年太りで、虚証《きょしょう》のタイプ。若い頃痩せていた女性でもこのタイプは多く、体内に余分な水が溜まり、むくみやすく、手足が冷える傾向にあります。水分代謝をよくする漢方薬を服用すると同時に、筋力をつけて基礎代謝を向上させることも効果的。

イライラを伴うガッチリした固太り

C 気滞タイプ

過度なストレスにさらされると、肝に気が鬱積し、脾《ひ》胃《い》に影響が及びます。胃が刺激されると食欲が異常に亢進することがあり、肥満をもたらすことがあります。実証タイプの人に多く、怒りっぽく、便秘、のぼせ、イライラ、不眠などの症状も見られます。

漢方薬

まずはコレ!
ABCのファーストチョイス

防風通聖散《ぼうふうつうしょうさん》

太鼓腹のメタボに有効。体重減少と同時に、内臓脂肪を減らす効果が高い。実証の人向け。過剰摂取による副作用があります。※

主薬はコレ!

麻黄《まおう》

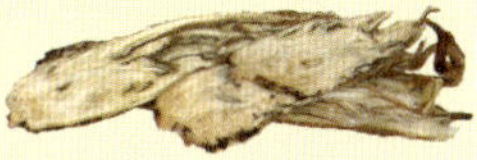

お腹がポッコリ、便秘がち

A 大承気湯《だいじょうきとう》

お腹の張りをゆるめ、便を出やすくして便秘を改善する生薬を配合。肥満が改善されることも。

むくみやすい

B 防已黄耆湯《ぼういおうぎとう》

水の巡りを改善。水太りで虚弱体質の人のむくみや、汗っかき、肥満症に効果がある。

がっちり型、固太り

C 大柴胡湯《だいさいことう》

実証タイプの肥満に有効。ストレスによる肝の炎症を鎮め、胸のつかえを取る。便秘にも効く。

瘀血、のぼせ傾向

その他 桃核承気湯《とうかくじょうきとう》

瘀血による肥満に。血行を良くし、便秘を改善、過食も防ぐ。気持ちを鎮める効果もある。

ツボ

胃点《いてん》（耳介点《じかいてん》）

耳にある耳介点。食欲を抑制する効果があり、食事前に。胃の痛み、腹痛、胃腸虚弱にも効果的。

【取穴方法】
耳の中央を走る軟骨の先端あたり

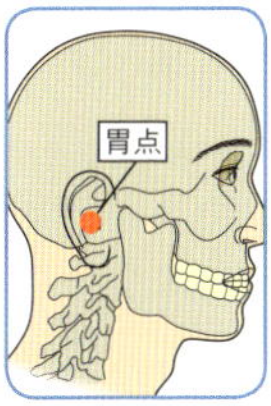

陰陵泉《いんりょうせん》

余分な水を排出。代謝を高め水太りなどの肥満解消に役立つ。消化機能の改善にもよい。

【取穴方法】
脚（下腿）の内側にある骨（脛骨）を膝の方に撫で上げ、指が止まるところ

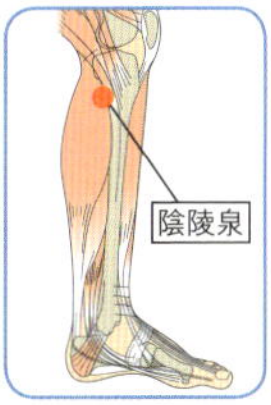

豊隆《ほうりゅう》

胃経《いけい》のツボで、カラダの水分代謝を良くし、老廃物を排出させる。食べすぎたときにも効果的。

【取穴方法】
膝と足首の中央の高さで、筋と筋の溝の部分

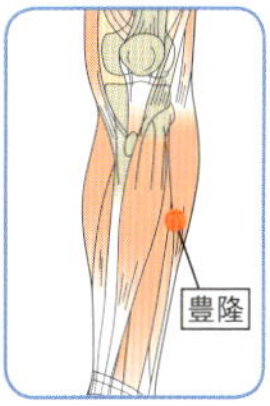

食養生

C 気の巡りを良くしてストレス過食を防ぐ

パセリやセロリ、シソなど香りの高い野菜やシナモンティーなどで、リラックスを心がける

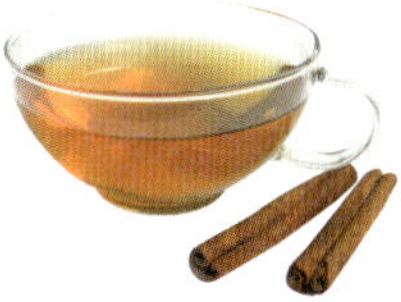

B 水を巡らせて水太りを解消

カラダの水はけをよくするハト麦はお茶で飲んでも効果がある。スイカや小豆、キュウリもよい

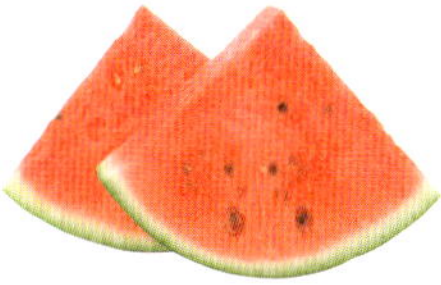

A 体内に溜った食積を解消

胃腸の働きを高める食材は、山芋やニンジン、シイタケなど。消化を助ける大根も効果的

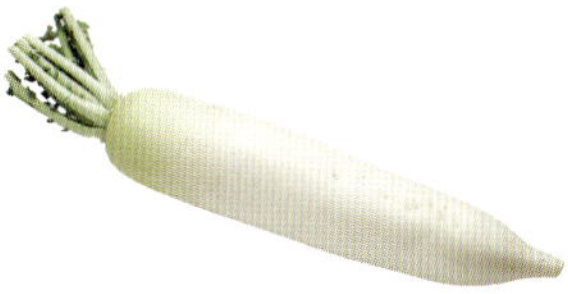

※ダイエット目的の市販薬のなかには、防風通聖散が含まれているものがあり、重複摂取などで過剰摂取になる場合がありますから、注意が必要です。

ポジティブ・エイジング 03

関節痛

関節痛には、一般的に「五十肩」といわれる肩関節周囲炎のほか、関節リウマチ、加齢による変形性関節症などがあります。

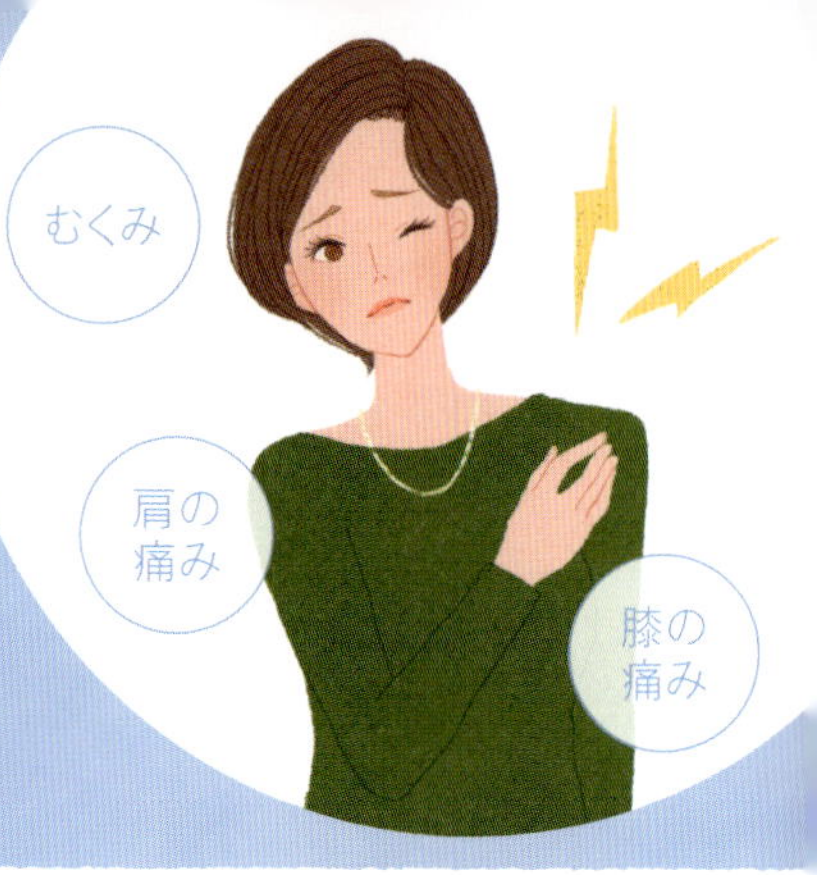

肩関節の痛み、腕が上げにくいなどの症状は、一般的に五十肩《ごじゅうかた》（四十肩《しじゅうかた》）といわれ、医学的には肩関《かたかん》節周囲炎《せつしゅういえん》と診断されます。**東洋医学では、この症状を「冷えにより血《けつ》および水《すい》の巡りが停滞している症状」として治療します。**

関節リウマチは自己免疫疾患のひとつで、初期には手足の関節にこわばりが生じ、徐々に全身の関節へと広がっていきます。炎症や熱感を伴う場合には、痛みを軽減し炎症を抑える麻黄《まおう》、知母《ちも》、石膏《せっこう》、朮《じゅつ》などの生薬が入った漢方薬を処方します。また変形性関節症は、加齢により関節の軟骨が減り、疼痛を起こす病態です。加齢に伴うもので、おもに膝に症状が現れます。

いずれも水毒《すいどく》が痛みの背景にあり、水分代謝を促す漢方薬を併用することで高い効果がみられています。

なお、慢性的な肩痛のなかには心筋梗塞や高血圧などが原因である場合もあるので、自己判断は禁物です。

「関節痛」の代表的なタイプ

腕や肩の痛みが生じる
水毒性のトラブル

A 五十肩タイプ

いわゆる五十肩（あるいは四十肩）といわれる症状で、腕が上げられない、肩が痛いなど、しびれや激しい痛みが生じます。これは上半身に生じている水の停滞（水毒）による症状と考えられており、二朮湯《にじゅつとう》など水分代謝をよくするような漢方薬が適応します。

関節の痛みやこわばりに、
疲労感や微熱を生じる

B 関節リウマチタイプ

手足の朝のこわばり、関節の炎症、疲労感や微熱などが生じる左右対称性の関節炎。東洋医学的には、寒く湿気が多い環境が病気の誘因となると考えられており、熱や裏寒《りかん》（体内の冷え）、関節の変形の病態に合わせて漢方薬を用います。早めに専門医に受診を。

中高年になって生じる
膝や節々の痛み

C 変形性関節症タイプ

中年以降、膝やカラダの節々が痛む、ときには腫れるといった症状がみられます。関節の表面にある軟骨がすり減ることで関節痛が生じます。手指では爪に近い第一関節の変形が著しいものの、関節リウマチのような疲労感や発熱といった随伴症状はありません。

漢方薬

まずはコレ!

A B C のファーストチョイス

二朮湯《にじゅつとう》

四十肩、五十肩と呼ばれる肩関節周囲炎、軽度の関節リウマチに。水の停滞を改善し、関節の痛みを軽減。水毒で胃腸虚弱の人向けだが、実証の人にもよい場合がある。

主薬はコレ!

茯苓《ぶくりょう》

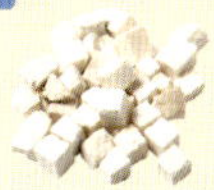

関節リウマチ、朝のこわばり

B 桂枝加朮附湯《けいしかじゅつぶとう》

カラダの水と血の巡りを良くし、カラダを温めながら痛みを緩和。手足の冷えのある人に適応。

関節リウマチ、変形性関節症

B C 麻杏薏甘湯《まきょうよくかんとう》

関節痛、神経痛、筋肉痛などに。微熱や悪寒、頭痛や頭重感、全身の倦怠感などにも効果的。

関節リウマチ、変形性関節症

B C 越婢加朮湯《えっぴかじゅつとう》

関節痛に腫れ、熱感を伴う。リウマチのなかでも発熱、手の腫れを生じるタイプの人に。

高齢者、変形性関節症

C 薏苡仁湯《よくいにんとう》

変形性関節症に最も適応するが、関節リウマチにも適応可。水代謝を改善し、熱や腫れを解消。

ツボ

血海《けっかい》

膝の関節リウマチ、変形性膝関節症に効くツボ。血の巡りを整える。灸をするのもよい。

【取穴方法】

膝の皿の上、内側の角から指3本分上がったところ

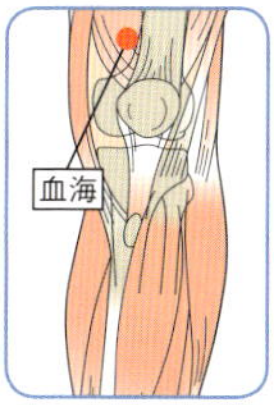

外関《がいかん》

三焦経《さんしょうけい》に属するツボ。手の神経痛や手関節の痛みに。むくみで体が重だるいというときにもよい。

【取穴方法】

手の甲側。手首関節の中央から指3本上

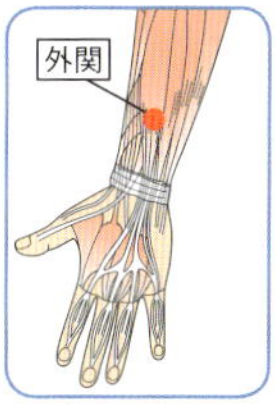

肩井《けんせい》

五十肩などの肩痛、肩こりに効くツボ。痛いほうの肩の腕を軽く動かしながら押すとよい。

【取穴方法】

首の付け根と肩先とのほぼ中央

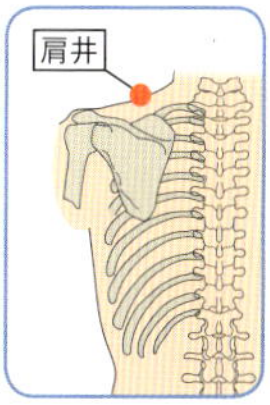

食養生

C 魚の脂肪に含まれるDHA、EPAが効く

青魚に含まれるDHA、EPAが関節の動きを良くします。抗炎症作用もあり関節炎を改善

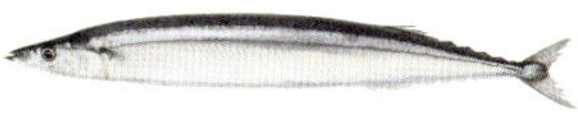

B 冷えは大敵! カラダを温める食材を

リウマチは冷えにより悪化する傾向があるため、カラダを温めるネギ、肉類やモチ米など

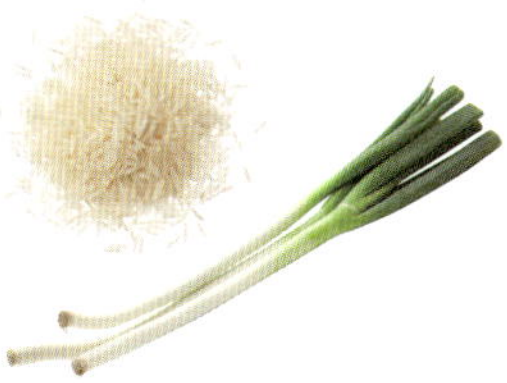

A 骨を強化するカルシウムを補給

骨の変形を防ぐためにはカルシウムを。小魚類やゴマ、緑黄色野菜に多く含まれている

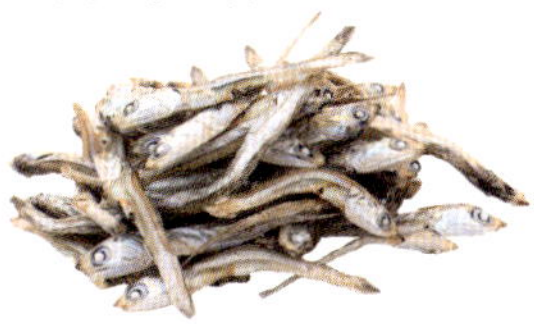

ポジティブ・エイジング 04

髪トラブル

東洋医学では、髪は血と腎との関係が強いといわれます。血の不足や腎の不調が生じると髪にトラブルが生じると考えられています。

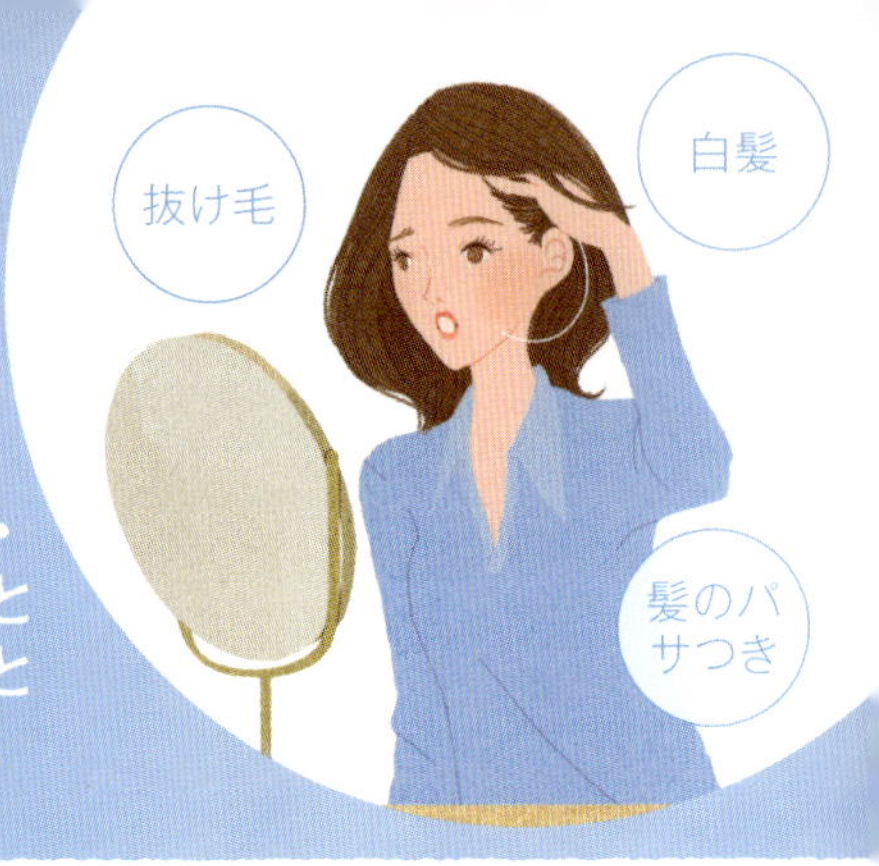

女性にとってつややかな髪は憧れですが、加齢に伴って髪が痩せ、白髪や抜け毛が生じるなど、トラブルが増えてきます。

東洋医学では、「髪は血余《けつよ》」といわれ、血の余りで作られると考えられています。そのため、血が不足して血虚《けっきょ》状態になると、髪が細く、パサパサになり、つやを失います。ダイエットで髪が痩せてしまったという人も栄養不足による血虚が原因だと考えられます。

髪は腎《じん》とも深い関係があります。腎とは、精《せい》（生命力・生殖力）を貯蔵している場所ですが、腎の機能は老化に伴って低下し、精の蓄えが減少する腎《じん》虚《きょ》の状態になります。つやがなくなり、薄毛になったり白髪が増えるのも腎虚の症状です。髪を健やかにするためには、血と腎を補う治療を行います。

また、ストレスなどにより、気が突き上がって不安、動悸、不眠などを呈すると、頭皮や毛にも影響が出て、脱毛や薄毛になりやすいとされます。

「髪トラブル」の代表的なタイプ

つやがなく、パサパサで、抜け毛が気になる

A 血虚タイプ

血が不足し、循環が悪くなると、髪の毛のつやがなく、パサパサした状態になります。急激なダイエットをしているようなときも同じような様子がみられます。血を補い、肝《かん》や腎を補う食事を摂るとよいでしょう。貧血症状がある人は鉄剤やサプリメントを飲むのも効果的。

加齢とともに薄毛になり、抜け毛や白髪がみられる

B 腎虚タイプ

加齢に伴って、髪の毛が薄くなったり、白髪や抜け毛、髪の毛が細くなるといった状態がみられるのは、腎虚が原因と考えられています。腰痛や頻尿など、加齢症状がみられることもあります。この場合、血だけでなく、腎を補う食材や漢方薬がおすすめです。

気の不調が原因となるストレス性の脱毛、薄毛

C 気逆《きぎゃく》タイプ

気の上昇に伴い、動悸や不眠などにより気が消耗すると、気の巡りだけでなく、血の循環も悪くなります。その場合、髪に影響が現れ、円形脱毛症や薄毛などが生じることも。円形脱毛症は、桂《けい》枝《し》加《か》竜骨《りゅうこつ》牡《ぼ》蛎《れい》湯《とう》を用いて、上がった気を下ろすように働きかけ、精神安定を図ります。

漢方薬

まずはコレ!

ABCのファーストチョイス

四物湯《しもつとう》

血虚に対する代表的な処方。血の不足による髪のパサつきや、つやのなさを改善。こむらがえりなどにも有効。

主薬はコレ!

地黄《じおう》

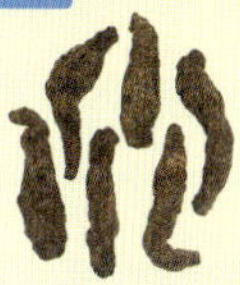

抜け毛、白髪 →

A 十全大補湯《じゅうぜんたいほとう》

血虚だけでなく、気も補い、全身の冷えや倦怠感を改善。髪のパサつきや皮膚の乾燥にも効く。

髪のパサつき 月経不順、冷え →

AC 温経湯《うんけいとう》

血を補い、巡りを整える漢方薬で、カラダを温める作用が強い。髪のパサつきなどに効果的。

白髪、若白髪、高齢者 →

B 八味丸《はちみがん》

血を補い、循環させる漢方薬。白髪や若白髪、腰痛、下肢痛、頻尿、むくみなどに効く。

脱毛、不眠、動悸 →

C 桂枝加竜骨牡蛎湯《けいしかりゅうこつぼれいとう》

精神を鎮静させ腎を補う漢方薬。ストレスや不眠にも効果があり、円形脱毛症などにも用いる。

ツボ

湧泉《ゆうせん》

腎経《じんけい》に属し、腎の働きを高めるツボ。全身が活性化され、白髪や抜け毛の予防・改善によい。

【取穴方法】
土踏まずのやや上の中央、足の指を曲げてへこんだところ

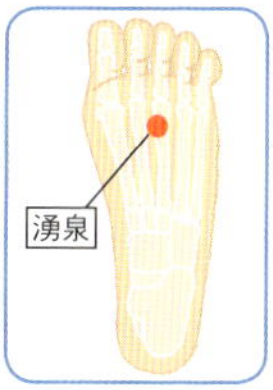

風池《ふうち》

首や肩のこりをほぐすことで気・血の巡りを促し、頭皮や毛根の働きを活発にする。

【取穴方法】
後頭部の骨のくぼみ。正中線から指3本分外側

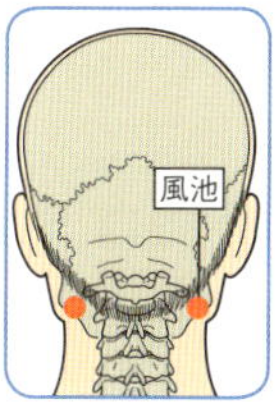

百会《ひゃくえ》

血行促進、ホルモンバランスを整える効果があるといわれるツボ。抜け毛や白髪を予防する。

【取穴方法】
頭頂部、左右の耳の穴を結んだラインと正中線が頭上で交わるところ

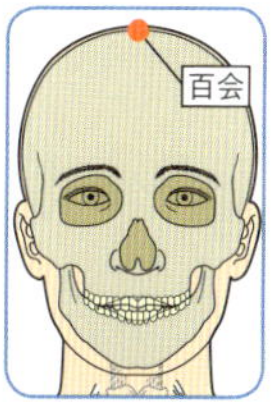

食養生

C イライラを落ち着かせ気を下げる食材

⬇スッキリした香り成分が、高ぶった気を改善する。セロリや春菊などがおすすめ

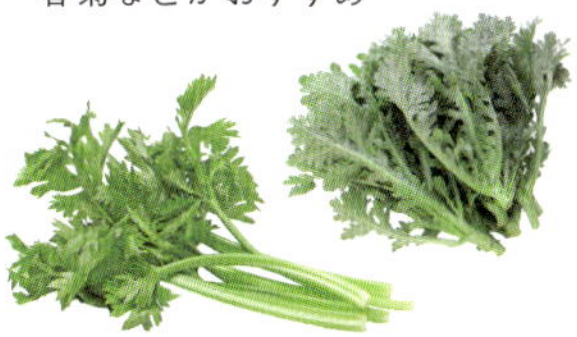

B 髪の質に関与する腎の働きを高める食材

⬇腎の働きを高める食材は、カキやイカ、エビ、ウナギ、シジミやナマコなど

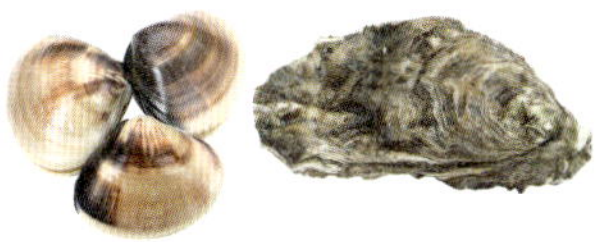

A 不足した血を補い、腎や肝の機能を高める

⬇クコの実や竜眼肉《りゅうがんにく》やプルーンなどのドライフルーツや、アーモンドなどのナッツ類がよい

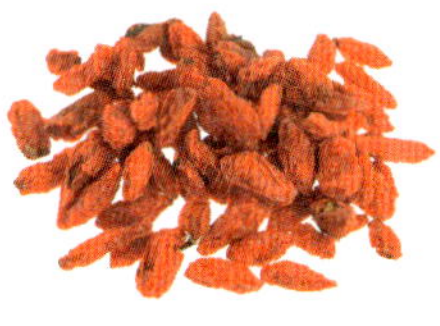

ポジティブ・エイジング 05

耳トラブル

東洋医学において、耳鳴りや難聴などの耳の疾患は、血や水の循環の不調、腎の機能低下などがおもな原因と考えています。

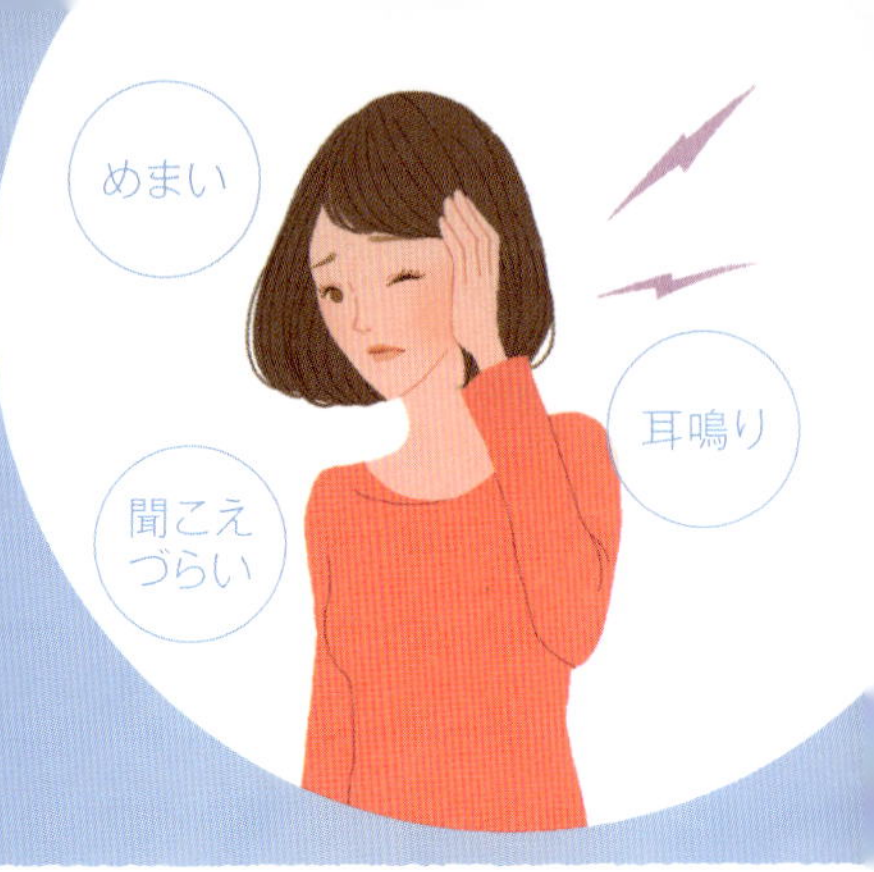

耳鳴りや耳の閉塞感、難聴など、耳の不調を訴える人は非常に多くなっていますが、現代医学でも治療が難しい症状のひとつです。

東洋医学的には、耳の不調は腎《じん》を基本とし、気《き》・血《けつ》・水《すい》の不調が加わった病態と考えます。

加齢による耳の不調に関係しているのは腎です。腎は生命力の根源となる「精《せい》」を貯蔵していますが、これは老化により自然と衰えていきます。結果、耳の働きが不安定になり、耳鳴りなどの症状が現れます。

気が上昇することで、耳鳴りを起こすこともあります。原因は肝《かん》に生じた熱で高血圧、頭痛、肩こりのほか、不安感などの症状を伴います。これはストレスにより気が停滞し、肝に生じた熱が上半身に逆上している状態で、おもに実証《じっしょう》の人にみられます。

また、水の代謝が悪くなり、水毒《すいどく》状態になると、耳の閉塞感などの不調が生じることもあります。

「耳トラブル」の代表的なタイプ

高齢者や体力虚弱に多い聴力低下や低音の耳鳴り

A 腎虚《じんきょ》タイプ

おもに老化が原因となっているタイプで、耳が遠くなる、低音の耳鳴りなど、さまざまな症状が現れます。生命のエネルギー源である精は、年齢を重ねると自然に衰退していくものです。クルミや松の実、黒豆など、精を補う食事を摂るようにしましょう。

ストレス症状とともに、高音の耳鳴りが生じる

B 気逆《きぎゃく》タイプ

耳鳴りや肩こり、不安感を伴うといった気逆症状が特徴。また、高血圧などもこのタイプにあたります。養生の基本は、ストレスを調節する「肝」を鎮めることがポイント。お酒は肝の熱を強めて、状態を悪化させることがあるので注意しましょう。

更年期によく見られる耳の閉塞感や耳鳴り

C 水毒タイプ

水の代謝が悪くなり、体内に余分な水や粘りのある物質（痰湿《たんしつ》）が溜まることで、耳の閉塞感や耳の聞こえづらさ、耳鳴りが生じます。めまい、むくみなどを伴うことが特徴です。更年期に多く、メニエール症候群に伴う耳鳴りなども、このタイプにあたります。

漢方薬

まずはコレ!

ABCのファーストチョイス

黄連解毒湯《おうれんげどくとう》

肝の熱を冷ます処方で、イライラや不眠、のぼせ、耳鳴りなどを改善する。高血圧などにも使用。冷え性や虚証《きょしょう》の人には不適。

主薬はコレ!

黄連

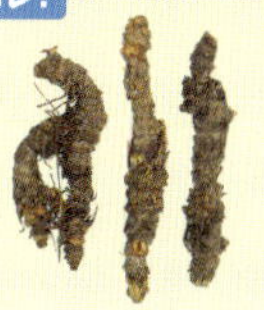

高齢者、聴力低下、耳鳴り

A 八味丸《はちみがん》

血を補い、滋養強壮作用があり腎を補う。水の巡りを整え、カラダを温める。高齢者向け。

高血圧ぎみ、イライラ、虚証

B 釣藤散《ちょうとうさん》

高血圧傾向の人の耳鳴りや頭痛、肩こりに適応。イライラや不眠など精神症状も抑える。

高血圧ぎみ、めまい、ふらつき

B 七物降下湯《しちもつこうかとう》

高血圧にともなう耳鳴りやめまい、ふらつき、肩こり、頭重感などの随伴症状に効く。

耳鳴り、めまい、ふらつき

C 苓桂朮甘湯《りょうけいじゅつかんとう》

体内の水の代謝を整える生薬を配合し、耳鳴りや頭痛、ふらつき、めまいなどを改善する。

ツボ

風池《ふうち》

自律神経のバランスを整える効果があるツボ。頭部の血を巡らせることで、耳の不調を解消。

【取穴方法】
後頭部の骨のくぼみ。正中線から指3本分外側

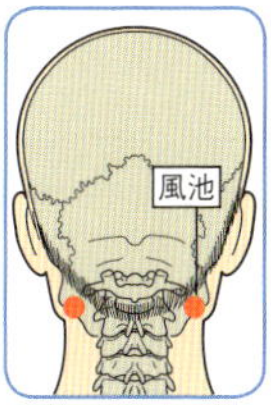

翳風《えいふう》

三焦経《さんしょうけい》に属するツボ。耳鳴りや難聴など、耳疾患の改善に効果がある。血と水の巡りを整える。

【取穴方法】
耳たぶの裏側のくぼみ

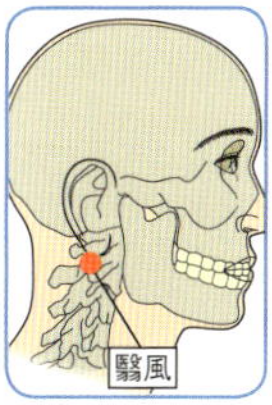

中渚《ちゅうしょ》

キーンとした耳鳴りに効果がある。ほか、めまい、立ちくらみ、頭痛、腰痛などにも効果的。

【取穴方法】
手の甲側。手の薬指と小指の間の骨をたどって、指の止まるところ

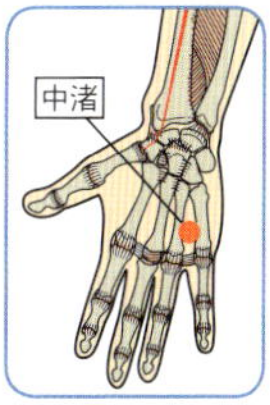

食養生

C 利尿作用のある食材で、余分な水分を取り除く

➡スイカやキュウリなどの夏野菜は、余分な水分を排出する

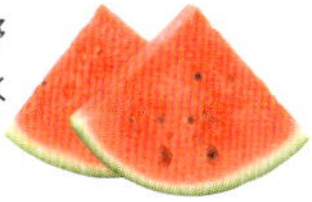

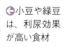

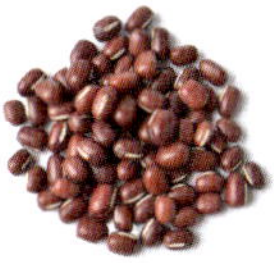

⬅小豆や緑豆は、利尿効果が高い食材

B 寒涼性食材で肝の熱を鎮める

➡セロリやトマトのような寒涼性食材や、気を巡らせる食材を。緑茶などお茶を飲むのもよい

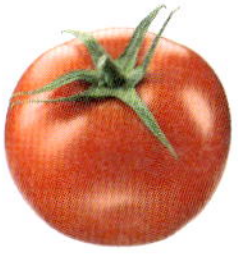

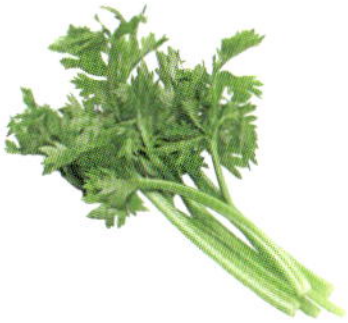

A 腎精を補い、耳に栄養を与える食材を

➡腎を補う食材はクルミやクコの実などの種子類。豚マメ（豚の腎臓）も効果的

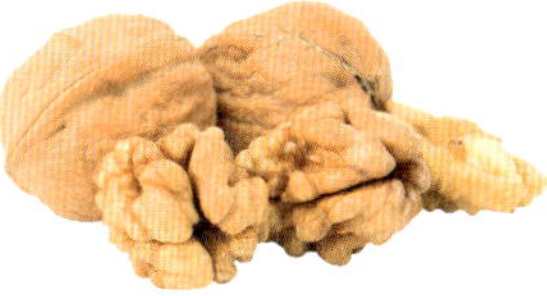

病気へのケア 01

喘息《ぜんそく》

秋口から冬にかけて、発作の多い喘息。のどを潤したり、炎症を抑える漢方薬を服用したりすることで、症状が緩和されます。

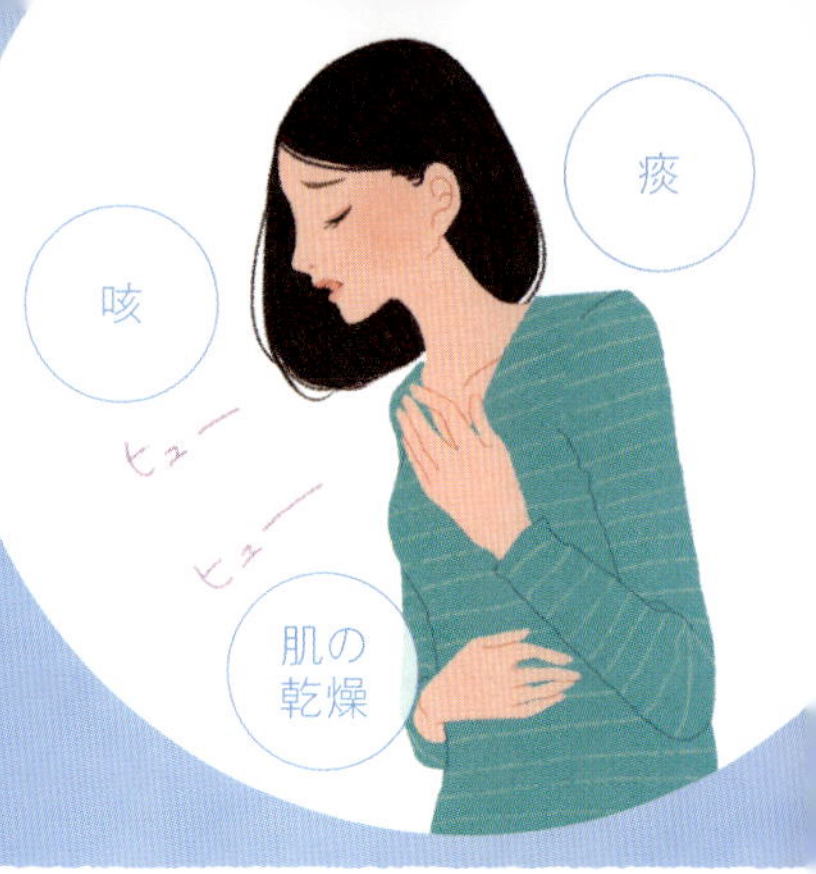

寒い時期になると、カゼなど感染症にかかったあと、おさまらない咳に悩まされる人や、喘息の発作に苦しむ人が多くなります。喘鳴《ぜいめい》（ゼーゼー・ヒューヒュー音）を伴う気管支喘息の患者は、吸入ステロイド薬の普及により、劇的に減少しました。しかし、近年、カゼなどをきっかけに、咳だけが続く気道過敏症、いわゆる咳喘息の患者が増加しています。

東洋医学では、**喘息は五臓の「肺《はい》」の機能が不調となっている状態に気《き》・血《けつ》・水《すい》の不調が組み合わさって生じている病態と考えられています。**

たとえば、のどのつまり感などの症状がある場合は、肺の不調に気のうっ滞（気滞《きたい》）が重なった状態です。また、咳に鼻水や薄い痰が伴うときは、冷えによる水毒《すいどく》が影響しています。

ほか、気道の炎症によって肺が乾燥して水が不足した状態（肺陰虚《はいいんきょ》）だと、空咳《からせき》や粘り気のある痰が出るようになります。

「喘息」の代表的なタイプ

咳に伴って
のどの息苦しさをおぼえる

A 気滞タイプ

気道の炎症やストレスが長く続くと、肝に気がうっ滞して熱を帯びるようになります。熱が肺に影響し、気が逆上することで咳を引き起こします。胸や脇あたりの苦しさやのどのつまったような違和感が特徴です。抑うつ感など、精神症状が伴うこともあります。

水っぽい鼻水や痰が出る
冷えが原因の咳

B 水毒タイプ

水のような薄い痰や鼻水を伴い、むくみっぽく、顔色が青白い人にみられる咳。胃部にポチャポチャとした水音がみとめられるほか、手足の冷えなどが特徴です。アレルギー性鼻炎のほか、発熱や悪寒といったカゼの症状などを伴うこともあります。

のどの乾燥がみられ、
粘り気のある痰が特徴

C 肺陰虚タイプ

気道の炎症が長期化すると、炎症の熱のために気道の粘膜が乾燥し、外部刺激に過敏な状態になります（肺陰虚）。結果的に、咳が出やすくなります。粘稠な痰や乾いた咳、のどがイガイガする、口の乾燥などが特徴です。さらに悪化すると皮膚の乾燥などもみられます。

漢方薬

まずはコレ!

A のファーストチョイス

柴朴湯《さいぼくとう》

喘息発作の予防にも使われる漢方薬。抗炎症作用のほか、咳で消耗した体力を回復する効果もある。体力は中等度向け。

主薬はコレ!

紫蘇葉《しそよう》

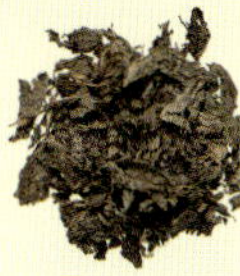

水様の痰、アレルギー性鼻炎 →

B 小青竜湯《しょうせいりゅうとう》

咳のほか、鼻水、くしゃみなどアレルギー性鼻炎の症状、水様の痰がある人に。中間証の人向け。

水様の痰、カゼ症状がない →

B 苓甘姜味辛夏仁湯《りょうかんきょうみしんげにんとう》

発熱や悪寒などカゼ症状はないが、咳と水様の痰がある。小青竜湯だと胃腸が不調になる人向け。

発作的な咳、痰は少ない →

C 麦門冬湯《ばくもんどうとう》

発作性の激しい咳、のどの乾燥などに効く。痰は少ない。体力中等度向け。

汗をかく、喘鳴がある →

その他 麻杏甘石湯《まきょうかんせきとう》

激しい咳、ゼーゼー、ヒューヒューという喘鳴があり、汗をかく人に。気道の炎症も鎮める。

ツボ

孔最《こうさい》

肺経に属するツボで、急な咳を止めるのに役立つ。肺疾患や喘息にも効果的。

【取穴方法】
手のひら側。右図の尺沢の下方で、手首とひじの真ん中より指1本ひじ側

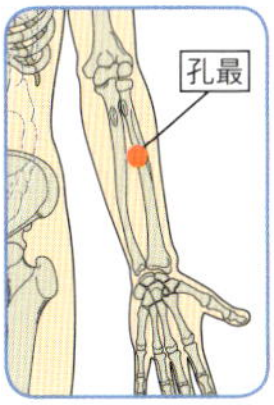

尺沢《しゃくたく》

肺経に属するツボ。息切れや喘息、咳を鎮める効果があり、気管支の痛みも緩和。

【取穴方法】
手のひら側。ひじを曲げたときにできるしわと垂直に交わる腱の親指側

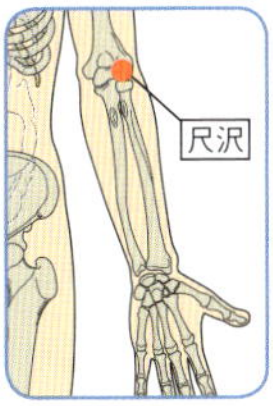

中府《ちゅうふ》

肺経《はいけい》に属するツボで、痰がからむ咳に効果的。気管支の炎症を鎮め、咳を止める。

【取穴方法】
鎖骨の下を外側に向けてたどり、指が止まるところから、指1本分下

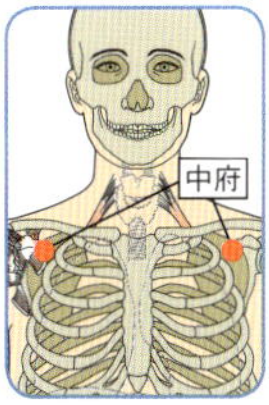

食養生

C 甘味と酸味を合わせた食材が肺を潤わせる

甘酸っぱい食材は、肺をはじめカラダを潤わせる効果がある。梨、アンズ、ビワなど

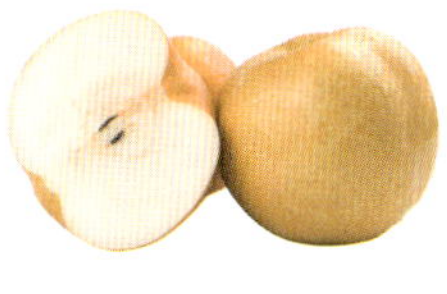

A B C 咳や渇きに効くユリ根のスープ

カラダを潤し、利尿効果があるユリ根は、喘息によく効く。ユリ根のスープがおすすめ

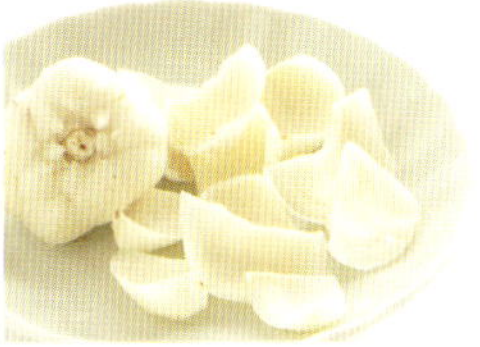

A B C 喘息やのどの痛みに効く大根+ハチミツ

大根の搾り汁に、適量のハチミツと熱湯を足し、数回服用すると、のどの痛みや咳に効果的

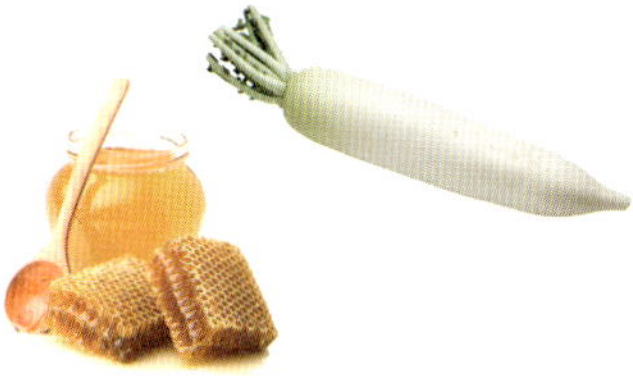

病気へのケア 02

ガン周辺症状

ガン治療は、西洋医学がメインとなりますが、その治療に伴うカラダの不調や症状を改善するために東洋医学が役立っています。

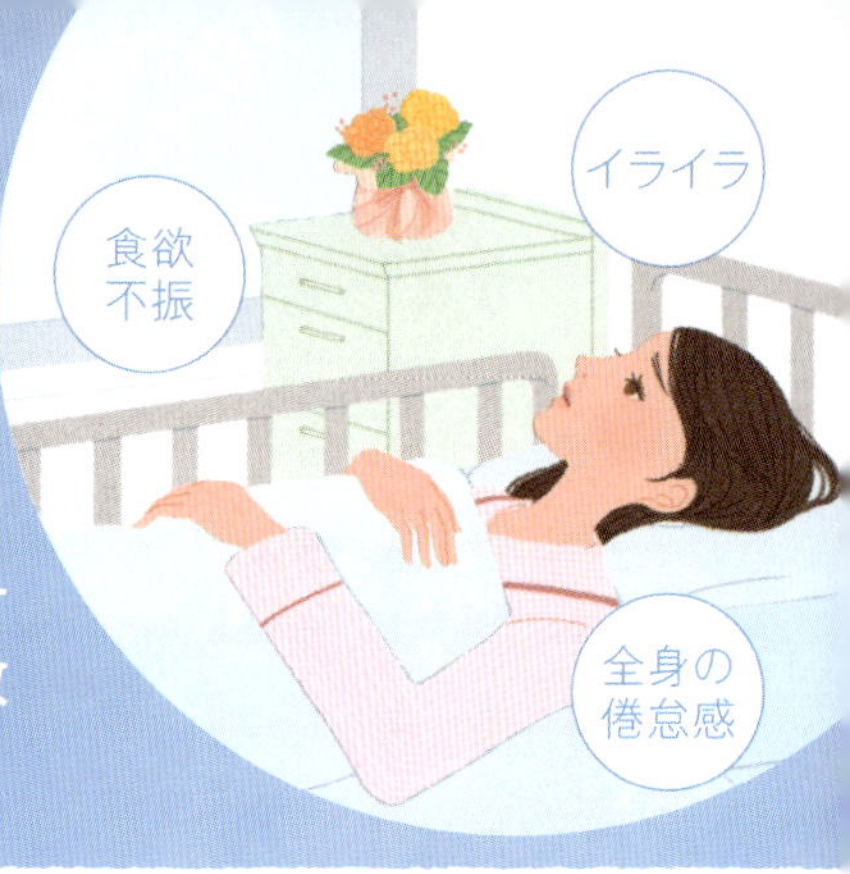

ガンの予防・治療法が進歩し、克服する人が増えています。しかし、治療をきっかけに体力や抵抗力が低下し、体質が虚証《きょしょう》（抵抗力が低下した状態）や寒証《かんしょう》（カラダの熱が不足した状態）に移行し、倦怠感や食欲不振、冷えなどに悩む人は少なくありません。

西洋医学の治療は、抗がん剤や放射線でガンを小さくしたり、手術で切除したりしますが、**東洋医学の治療はガンそのものを小さくする効果は期待できません。しかし、治療に伴う不調を改善したり、ガンと戦うための体力や免疫力を高めるように働きかけることはできます。**たとえば、体力低下や気分の落ち込みは、体力と気力を回復させる十全大補湯《じゅうぜんたいほとう》などを処方します。冷えには真武湯《しんぶとう》、ホルモン治療の副作用として生じる更年期症状には加味逍遥《かみしょうよう》散《さん》などを用います。なお、ガンには養生も大切です。免疫力を上げる食品をバランスよく摂り、心身ともにゆったりと過ごすことを心がけましょう。

「ガン周辺症状」の代表的なタイプ

体力低下、倦怠感、食欲不振がみられる
A 気虚《ききょ》・血虚《けっきょ》タイプ

術後あるいは化学療法後は、体力が衰え、虚証に傾きます。疲れやすい、食欲がない、手足が冷えるといった症状がみられます。気を補う補中益気湯《ほちゅうえっきとう》のほか、気虚だけでなく血虚症状（めまい、かさつき）を伴うときは、気《き》と血《けつ》を補う十全大補湯が適応です。

ホルモン治療に伴うのぼせやうつ症状
B 更年期症状タイプ

乳がん治療としてホルモン療法を行う場合がありますが、その際ホルモンの状態がアンバランスになり、不安やうつ的な症状、ホットフラッシュ（→P.168）や動悸といった更年期障害のような症状が出やすくなります。加味逍遥散や当帰芍《とうきしゃく》薬散《やくさん》などが適応します。

全身に冷えがあり、水の代謝異常がみられる
C 裏寒《りかん》タイプ

全身の冷えが特徴的で、腹痛や下痢のほか、むくみや尿が出にくいなど、水分代謝の不調症状がみられます。これは胃腸の機能低下と、水の巡りに関与する腎《じん》の不調が影響し、寒証に傾いている状態だと考えられます。カラダを温める真武湯や人《にん》参湯《じんとう》が適応します。

漢方薬

まずはコレ!

A B C の ファーストチョイス

十全大補湯《じゅうぜんたいほとう》

胃腸虚弱、食欲不振、気分の落ち込みがみられる人に。気と血を補うことで手足を温め、気力、体力を改善する。

主薬はコレ!

人参

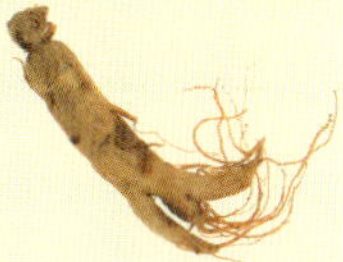

胃腸の不調、倦怠感 →

A 補中益気湯《ほちゅうえっきとう》

病後や術後に生じる全身の倦怠感に対し、低下した胃腸の働きを高め、体力を補う。

イライラ、冷えのぼせ →

B 加味逍遥散《かみしょうようさん》

更年期障害に用いる代表処方。冷えのぼせ、めまい、頭痛などのほか、イライラ感がある人に。

貧血、むくみ →

B 当帰芍薬散《とうきしゃくやくさん》

色白でむくみやすい虚証の女性向け。めまいや耳鳴り、頭重感、尿量の減少などの水毒症状に。

めまい感、冷え、むくみ →

C 真武湯《しんぶとう》

めまい感やむくみ、手足の冷えなどの症状に。水の流れをよくして、カラダを温める。虚証向け。

ツボ

足三里《あしさんり》

胃経《いけい》に属するツボ。胃腸の働きを促進し便秘が改善する。免疫力を高める効果もある。

【取穴方法】
すねの外側で、膝の皿のすぐ下の外側のくぼみから指4本分下

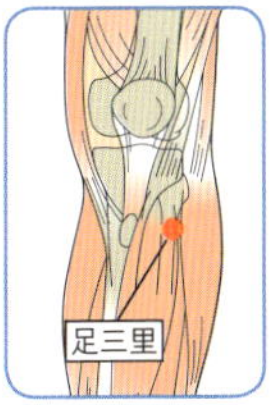

関元《かんげん》

カラダに気を補うツボ。虚弱体質や冷えを改善し、免疫力を高める効果があるといわれる。

【取穴方法】
へそから指4本分下がったところ

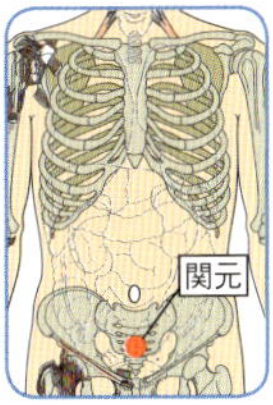

照海《しょうかい》

腎経《じんけい》に属するツボ。元気を高めるほか、冷えや女性ホルモンのバランスの乱れを改善する。

【取穴方法】
内くるぶしのてっぺんから指2本分下のくぼみ

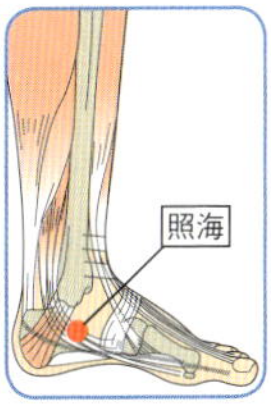

食養生

C 腎の働きを高め、水分代謝を促進する

カラダの水はけをよくする食材は、小豆や黒豆など。腎や肝《かん》の働きを高める効能もある

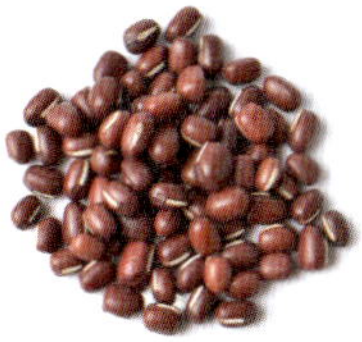

A B C 免疫力を高める緑黄色野菜やニンニク

ニンジンやブロッコリーなどの緑黄色野菜は免疫力を高める

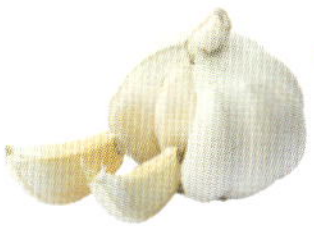

免疫力を高める成分「アリシン」は、ニンニクに豊富に含有

A B C 足りなくなった気を補う食材

牛肉や鶏肉などの肉類、エビ、ウナギ、山芋が代表的な補気食材。朝鮮人参も効果的

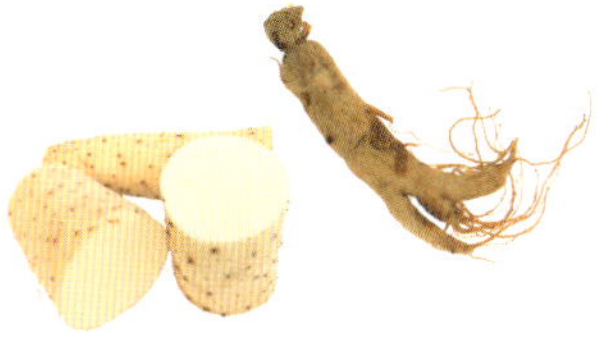

病気へのケア 03

糖尿病

糖尿病とは膵臓から分泌されるインスリンの量が不足したり、うまく作用されなくなるために血糖値が高くなる病気です。

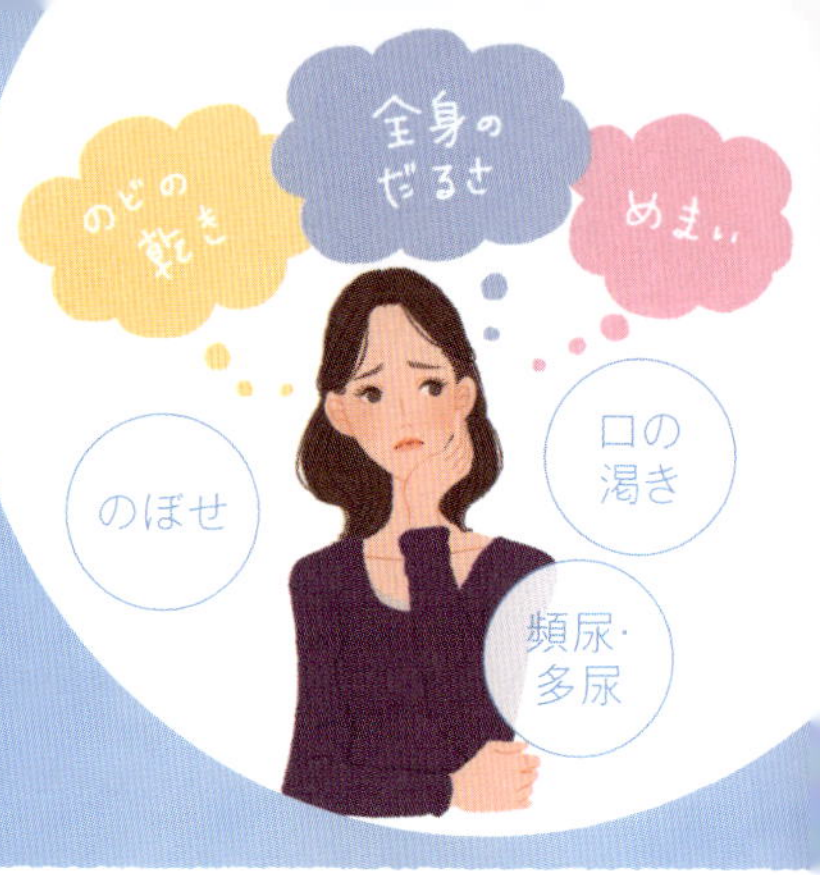
のどの乾き
全身のだるさ
めまい
口の渇き
のぼせ
頻尿・多尿

糖尿病の治療では、まず、食事制限、運動療法を行い、改善しない場合には薬物治療を行っていきます。**東洋医学では血糖値そのものを下げることはできませんが、口の渇きや頻尿など、糖尿病の随伴症状を軽減するほか、合併症である神経障害の改善、腎障害の予防によいとされています。**

古典にも「多飲多食するが痩せ、尿が多く糖が出る」といった症状を特徴とする消渇《しょうかつ》という病態が見られますが、これが糖尿病と考えられています。文字どおり、激しいのどの渇き（口渇《こうかつ》）が代表的な症状です。口渇は、体内の熱（裏熱《りねつ》）がおもな原因ですが、その熱は①飲食不摂生による胃腸不調、②ストレスによる肝気の鬱積《うっせき》、③腎の不調で生じた腎虚《じんきょ》（腎《じん》の水分が不足した状態）によって生じます。

糖尿病の初期は自覚症状がほとんどありません。日頃から栄養バランスのよい食事を摂り、ストレスを溜めないように養生することも大切です。

「糖尿病」の代表的なタイプ

胃の不調に加え、
口の渇きが続く

A 裏熱＋胃陰虚《いいんきょ》タイプ

激しい口の渇き、汗や尿の量が多い、胃熱などが特徴です。消化器官が損傷して裏熱（体内の熱）を生じている状態です。水の不足を多飲多食で補おうとする結果、口が渇き、尿量も増えます。熱を冷まし、水の循環を整えるような漢方薬が合います。

太鼓腹型の肥満で、
血糖値が高い

B 裏熱（固太り）タイプ

食べすぎや長年の美食による食積《しょくしゃく》が脾胃《ひい》を傷つけ、胃腸に裏熱が発生します。肥満気味で腹は太鼓腹型、口渇やむくみ、便秘などがみられます。基本は、バランスのとれた食事を摂りながら、防風通聖散《ぼうふうつうしょうさん》などによる肥満治療を併用すると効果的です。

口の渇きとともに
老化症状がみられる

C 腎虚タイプ

腎は水代謝の調整に関わっており、腎が衰える（腎《じん》虚《きょ》）と、激しい口の渇きとともに、頻尿や多尿、足腰や下半身の倦怠感、頭のふらつきなどの症状が起こります。腎虚による口渇は、八味地黄丸《はちみじおうがん》、牛車腎気丸《ごしゃじんきがん》といった漢方薬が代表的な処方です。

漢方薬

まずはコレ！

ABCのファーストチョイス

白虎加人参湯《びゃっこかにんじんとう》

熱を冷まし、機能の亢進を抑え、水の巡りを調整。激しい口の渇きがみられるときに。実証の人向け。

主薬はコレ！

石膏《せっこう》

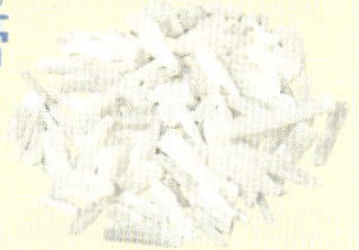

熱、咳 →

A 麦門冬湯《ばくもんどうとう》

カラダの熱を取り除いて、潤いを与えることで、ほてりを鎮める。胃の機能を高める働きもある。

肥満、ほてり →

B 防風通聖散《ほうふうつうしょうさん》

肥満を改善する。服用後、満腹感が出やすくなり、食事制限をしようとする人には適応。

尿量減少、むくみ、しびれ →

C 牛車腎気丸《ごしゃじんきがん》

八味地黄丸と効能はほぼ同じ。腰痛や下半身のむくみ、尿量が少ないなどの症状に効く。

高齢者、下半身の脱力 →

C 八味地黄丸《はちみじおうがん》

口渇、足腰の脱力感、全身の倦怠感、四肢の冷え、しびれなどに効く。

ツボ

中脘《ちゅうかん》

胃痛、膨満感、下痢などの胃腸の不調を改善し、代謝を促す。全身の倦怠感などにも効く。

【取穴方法】
へそとみぞおちの中間

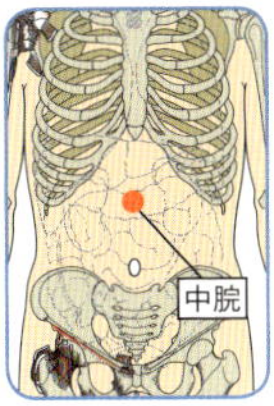

手三里《てさんり》

大腸経《だいちょうけい》に属するツボ。胃痛や胸焼けなど消化器系の症状に使われるほか、糖尿病にも効果的。

【取穴方法】
手の甲側。肘を曲げるとできるしわから、手首の方向に指3本分

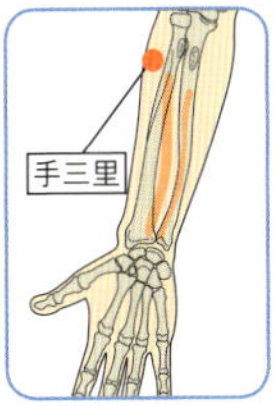

足三里《あしさんり》

胃経《いけい》に属し、胃腸の不良に効くツボ。低下した消化吸収の働きを高め、血の不足を解消する。

【取穴方法】
すねの外側で、膝の皿のすぐ下の外側のくぼみから指4本分下

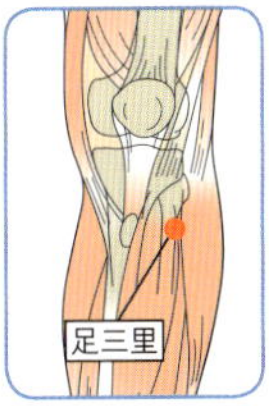

食養生

C 血糖値の急上昇を抑え、肥満も解消する海藻類

海藻のヌルヌル成分はフコイダンといい、血糖値の急な上昇を抑制。ミネラルも豊富に含む

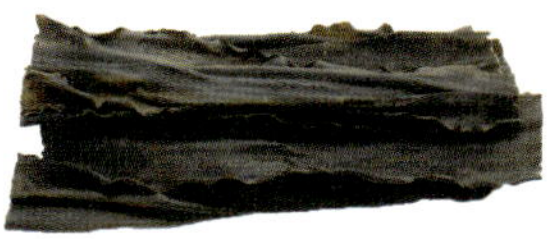

B 大豆に含まれる成分が血糖値を下げる

大豆イソフラボンは血糖値を下げる働きがある。糖質の代謝に関与するビタミンB1も豊富

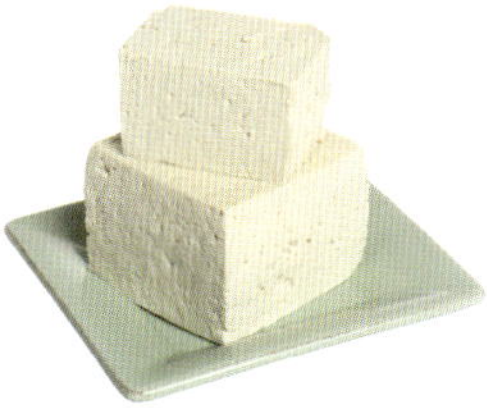

A インスリン様《よう》成分を含むニガウリ（ゴーヤ）

寒性食品のニガウリは熱を冷ますほか、栄養素が豊富。ゴーヤ茶には血糖値を下げる作用もある

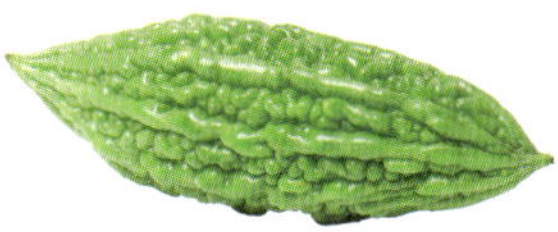

セルフケアのための漢方薬図鑑

市販の漢方薬で、セルフケアに頻用されるものをピックアップ。自宅に常備しておくと、いざというときに安心です。

1

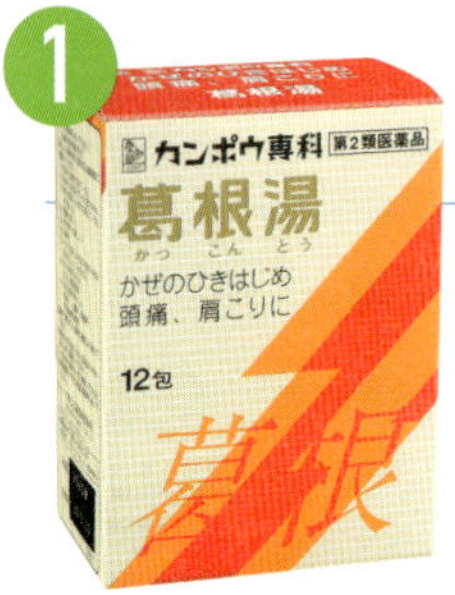

葛根湯エキス顆粒Sクラシエ
1,800円(12包)～
第2類医薬品

葛根湯《かっこんとう》

血の循環や発汗を促し、カゼの初期症状や肩こり、頭痛などを改善します。

適応症 カゼの初期症状（汗をかいていない場合）／鼻カゼや鼻炎／頭痛／肩こり／筋肉痛／手や肩の痛み

生薬 葛根、麻黄、大棗、桂皮、芍薬、甘草、生姜

八味地黄丸《はちみじおうがん》

生命力の源である腎を補い泌尿器、生殖器の低下を改善します。

適応症 下肢痛、腰痛、しびれ／高齢者のかすみ目／かゆみ／排尿困難／残尿感、頻尿など

生薬 地黄（もしくは熟地黄）、山茱萸、山薬、沢瀉、茯苓、牡丹皮、桂皮、附子

2

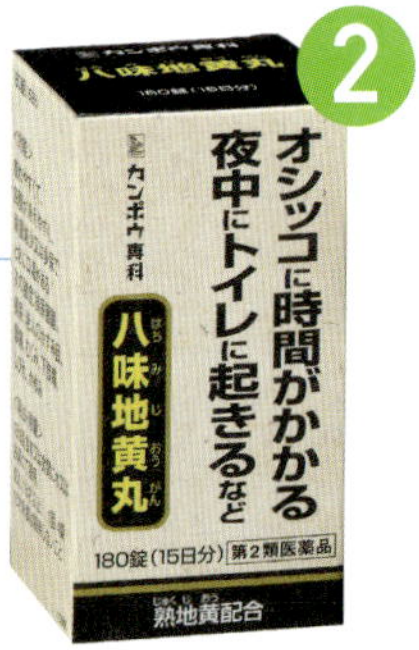

クラシエ八味地黄丸A
900円(60錠)～
第2類医薬品

3

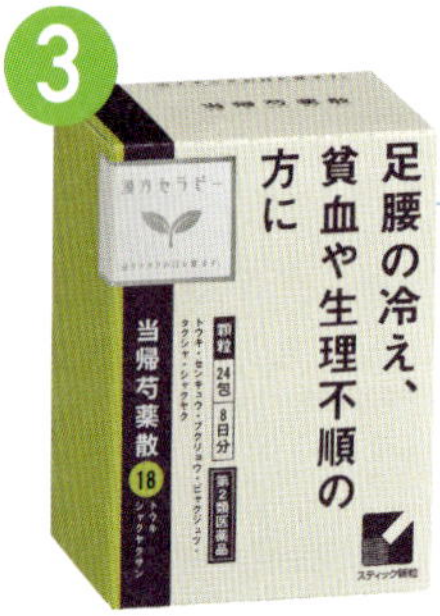

当帰芍薬散料エキス顆粒クラシエ
1,790円(24包)～第2類医薬品

当帰芍薬散《とうきしゃくやくさん》

ホルモンバランスを整え、カラダを温めることで、冷えやむくみを解消します。

適応症 冷え症／月経不順、月経異常、月経痛／更年期障害／産前産後の諸症状／めまい・立ちくらみ／肩こりなど

生薬 当帰、川芎、茯苓、白朮、沢瀉、芍薬

桂枝茯苓丸《けいしぶくりょうがん》

水分代謝を促し、血の循環や月経の不調、冷えを改善します。

適応症 月経不順、月経異常、月経痛／更年期障害／血の道症※／肩こり／めまい／頭が重い／湿疹・皮膚炎／ニキビなど

生薬 桂皮、茯苓、牡丹皮、桃仁、芍薬

4

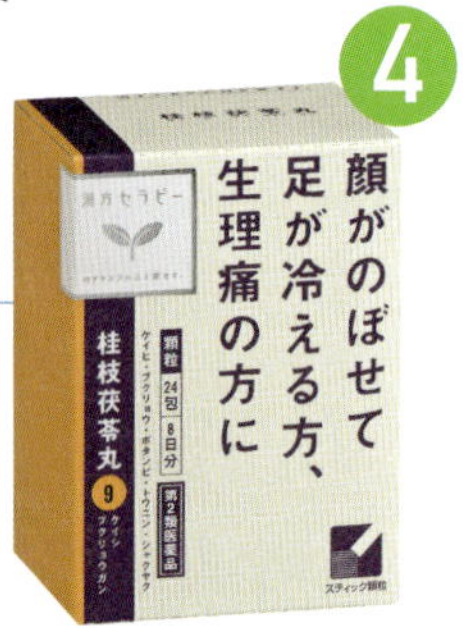

「クラシエ」漢方桂枝茯苓丸料エキス顆粒
1,790円(24包)～第2類医薬品

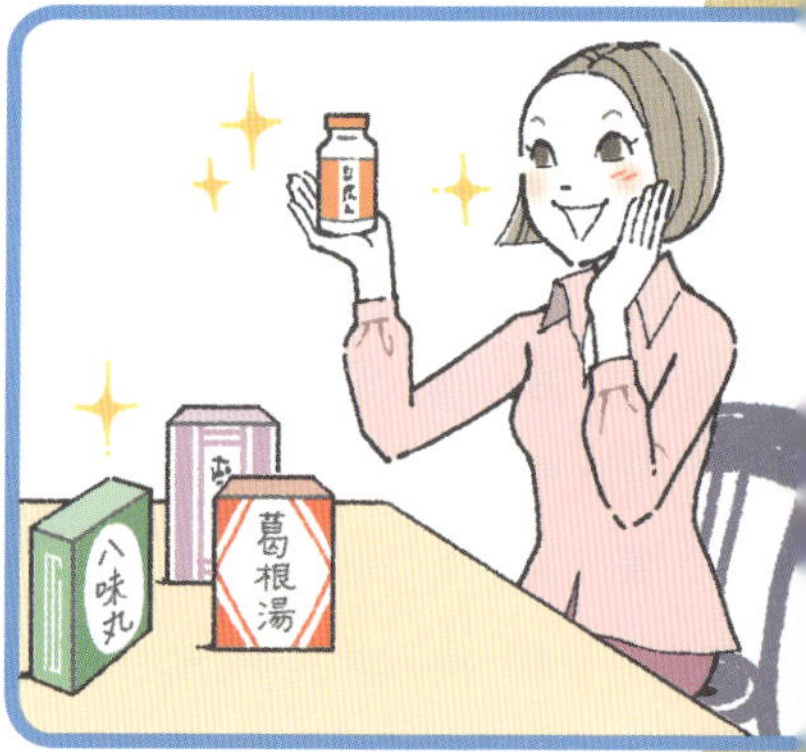

※ 漢方薬の定価は、変更される場合がありますのでご了承ください。含まれる生薬はメーカーによって異なります。
※ 「血の道症」:月経、妊娠、出産、産後、更年期など女性ホルモンの変動に伴って現れる精神不安などの精神神経症状、および身体症状
※ 「しぶり腹」:残便感があり、繰り返し腹痛を伴う便意を催すものをさします

6

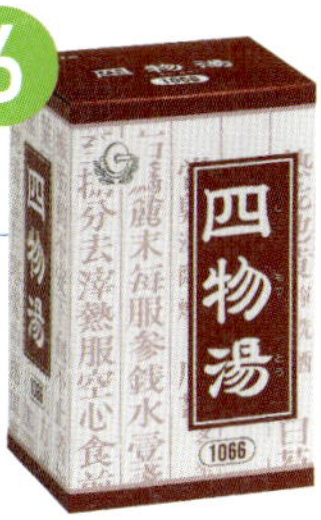

四物湯《しもつとう》

血行を促進し、
冷えや貧血、肌の衰えを
改善します。

適応症 月経不順、月経異常／更年期障害／血の道症（※）／冷え症／しみ／貧血／産後・流産後の疲労回復

生薬 地黄、当帰、芍薬、川芎

四物湯エキス顆粒クラシエ
5,500円（90包）
第2類医薬品

5

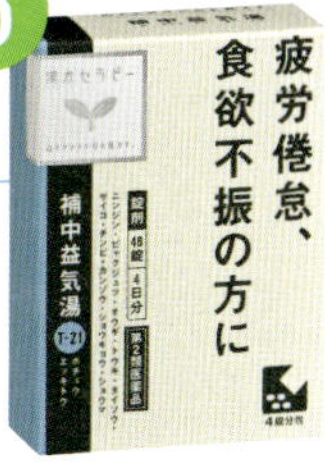

補中益気湯《ほちゅうえっきとう》

胃腸機能、体力を回復させ、
虚弱体質や心身の疲れを
改善します。

適応症 虚弱体質／疲労倦怠／病後・術後の衰弱／食欲不振／寝汗／カゼ

生薬 人参、白朮、黄耆、当帰、大棗、柴胡、陳皮、甘草、生姜、升麻

補中益気湯エキス錠
クラシエ
1,410円（48錠）
第2類医薬品

8

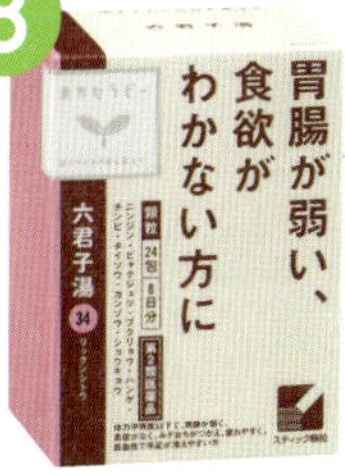

六君子湯《りっくんしとう》

消化器系の水を巡らせ、
胃もたれや吐き気、
食欲不振などに
作用します。

適応症 胃炎／胃腸虚弱／胃下垂／消化不良／食欲不振／胃痛／嘔吐

生薬 人参、白朮、茯苓、半夏、陳皮、大棗、甘草、生姜

「クラシエ」漢方六君子湯
エキス顆粒
2,400円（24包）
第2類医薬品

7

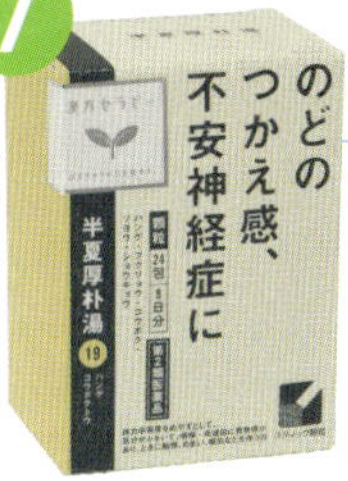

半夏厚朴湯《はんげこうぼくとう》

のどのつかえ感を
なくし、神経を鎮めて、
不安感や緊張感を
取り除きます。

適応症 不安神経症／神経性胃炎／咳／しわがれ声／のどのつかえ感など

生薬 半夏、茯苓、厚朴、蘇葉、生姜

「クラシエ」漢方半夏厚
朴湯エキス顆粒
2,000円（24包）
第2類医薬品

10

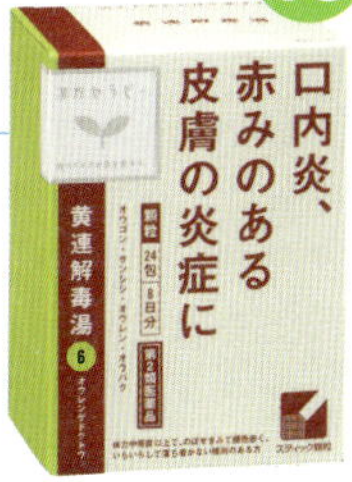

黄連解毒湯《おうれんげどくとう》

カラダの熱や
炎症を冷まし
高熱やいらつき、
めまいなどを鎮めます。

適応症 鼻血／不眠、神経症／胃炎／二日酔い／血の道症※／めまい／動悸／更年期障害／湿疹・皮膚炎／かゆみ／口内炎

生薬 黄芩、山梔子、黄連、黄柏

「クラシエ」漢方黄連解
毒湯エキス顆粒
2,000円（24包）
第2類医薬品

9

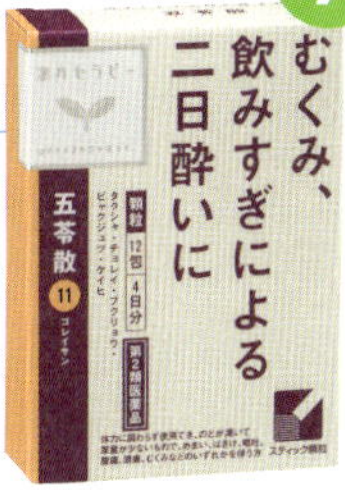

五苓散《ごれいさん》

余分な水分を排出し、
むくみや下痢、
吐き気などの症状を
やわらげます。

適応症 水様性下痢／急性胃腸炎（しぶり腹※には使用しない）／暑気あたり／頭痛／むくみ／二日酔い

生薬 沢瀉、猪苓、茯苓、白朮、桂皮

「クラシエ」漢方五苓散
料エキス顆粒
1,400円（12包）
第2類医薬品

Column

女性の全身バランスを整える漢方処方

足がパンパンにむくむ、生理痛がつらい、頭が重い……。冷えからくる女性の不調は、気・血・水の乱れがおもな原因です。全身バランスを整える漢方処方「当帰芍薬散」に弱った胃腸を整える生薬「人参」をプラスした「ルビーナめぐり」は、女性のさまざまな不調を改善します。

適応症 体力虚弱で胃腸が弱く、冷え症で貧血の傾向があり、疲れやすい方のむくみ・生理痛・頭重に

漢方処方 当帰芍薬散加人参

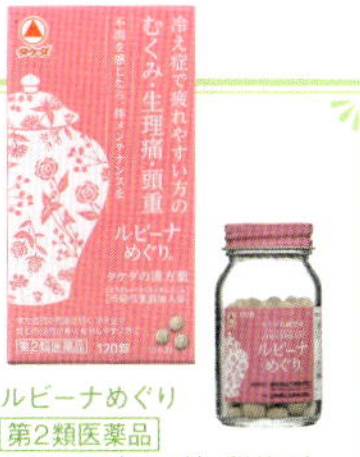

ルビーナめぐり
第2類医薬品
2,300円（120錠・税抜き）～
／武田薬品工業株式会社

column

セルフケアに関するQ&A

Q 漢方薬は長く飲む必要がある?

A 即効性のある漢方薬もあります。一般的には約２週間ほどで効果が現れます。

漢方薬は長く飲まないと効かないというイメージがありますが、即効性のある漢方薬もあります。たとえば、葛根湯《かっこんとう》は飲んですぐ、カラダがポカポカし始め、汗とともに病邪《びょうじゃ》を体表から発散させます。それは葛根湯に含まれる麻黄《まおう》や桂枝《けいひ》といった生薬の発熱作用によるものです。一般的には、約2週間程度で変化や効果が現れます。一方、アレルギーや虚証《きょしょう》体質など、“体質改善”のためには、長期間服用して、じっくりと治療する場合もあります。

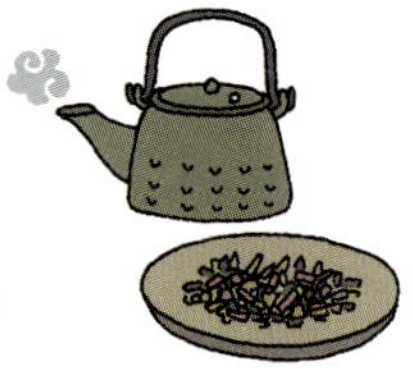

Q 漢方薬は保険が利く?

A 保険適用されますが、自由診療もあります。

厚生労働省が認可している「医療用漢方製剤」の148処方に関しては、保険が利きます。エキス剤を中心にほとんどの医療機関で処方できます。それ以外は保険が適用されない自由診療となりますが、その場合は全額自費に。保険薬を処方してもらえるか、事前に医療機関に確認しましょう。

Q お灸はいつ、何回したらいい?

A １日１回から始めましょう。

お灸は１つのツボに１日１回、２～３つのツボに据える程度からスタートしましょう。時間はいつ行っても問題ありませんが、リラックスできる就寝前などがおすすめです。ただし、入浴後、食事や飲酒のあと、または発熱時は、血行がよくなっているため、お灸の効果がわかりにくく、火傷することもあるので、避けるようにしましょう。

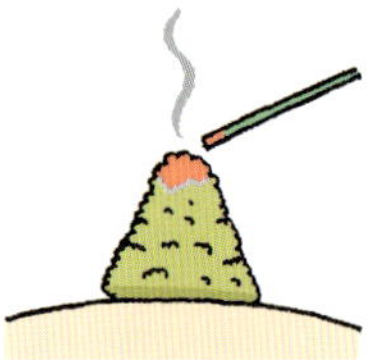

セルフケアでは
難しくなったら……

第7章

漢方医院&鍼灸院で治療してみよう

これまで、漢方薬&ツボ療法のセルフケアを解説してきましたが、
これらのケアを試みても症状が改善しない人は、
漢方医院や鍼灸院で、専門家にみてもらうことをおすすめします。
専門家による治療とセルフケアの併用によって、
効果はより高まります。
専門機関で受ける東洋医学独特の治療についても、
詳しく解説していますので、参考にしてみてください。

診察①

東洋医学の診察ではなにをみるの？

東洋医学ではまず「四診」で証を立てる

東洋医学の診療では、まず医師が四診《ししん》という4つの手法で、患者のカラダとココロの状態についてできるだけ多くの情報を集めます。この四診で集めた情報をまとめて、証《しょう》を決めます。**証とは東洋医学独特の概念で、一人ひとりの全身の状態を表すものです**。証を決めることで、患者の体質や病状に応じた治療方針を立てていきます。

西洋医学では、血液検査などの数値の異常から病気を特定し、その病気に対しての治療を行いますが、東洋医学では、同じ病気でも患者によって処方が異なることがあります。また、逆に違う病気なのに処方が同じということもあります（↓P.220）。

「証」が変われば治療方法も変わる

「四診」の4つの診察法とは、望《ぼう》診《しん》、聞診《ぶんしん》、問診《もんしん》、切診《せっしん》のことです。望診では患者の動作や顔色、舌などを観察し、聞診では咳や呼吸音を耳で聞いて、心身の状態を探ります。問診では患者の自覚症状を確認。そして、切診は脈やお腹などに直接触れて診断します（左ページ参照）。

医師は、この四診で集めた情報を総合して、患者のカラダの状態を判断します。これを「四診合参《ししんがっさん》」といいます。その結果をもとに証を立てることを「弁証《べんしょう》」、そしてカラダの中の乱れを正し、バランスを取り戻していく治療を「論治《ろんち》」といいます（合わせて「弁証論治」）。

証は「診察を受けた時点の状態」であるため、治療を受けたり、季節や年齢、生活習慣が変わることで変化していくものです。したがって、医師は、初診だけでなく2回目以降の診察でも四診を行い、新しい証を決めて治療方針を変更します。東洋医学では、このように証の決定と治療、診察を繰り返していきます。

ここがPOINT

四種類の診察で患者の状態をみる

東洋医学では診察に四診という手法を用います。望診・聞診・問診・切診の4種類で、これらを組み合わせて、患者の証を導き出します。

東洋医学の診療の流れ

STEP 1 四診

4つの手法で患者をみる

東洋医学的な診断である四診（望診、聞診、問診、切診）で、患者の今の状態を探ります。

聞診《ぶんしん》

→P.208

患者の呼吸音、発生、咳の音、口臭や体臭を観察。聞診の「聞」には、「においをかぐ」という意味もある。

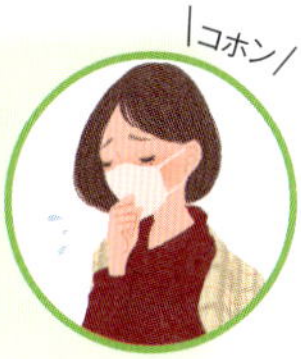
コホン

望診《ぼうしん》

→P.206

患者の体型や動作、顔色や舌の色・状態などを観察。診察室に入ってきた患者の歩き方なども判断材料のひとつ。

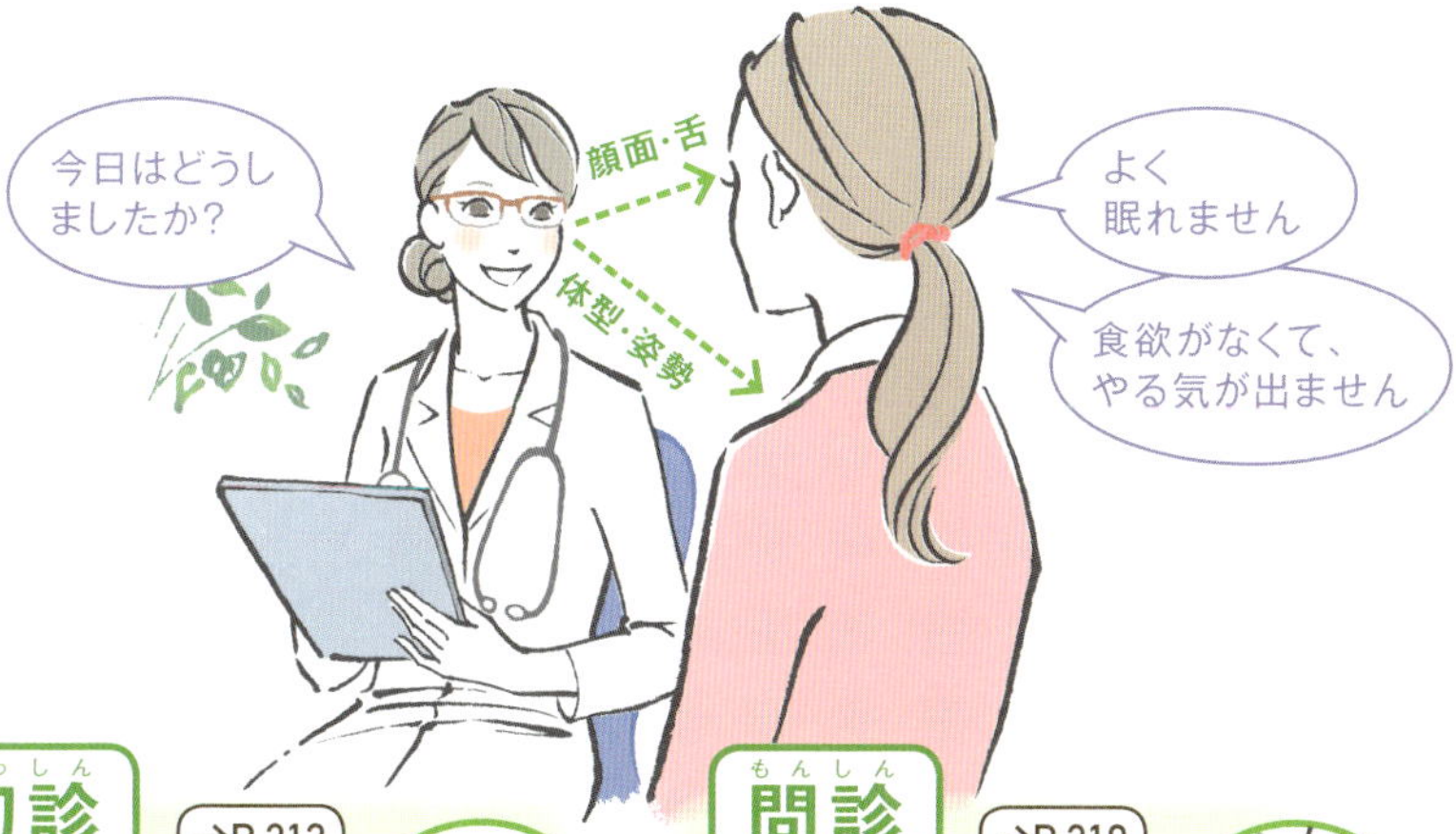
今日はどうしましたか?
顔面・舌
体型・姿勢
よく眠れません
食欲がなくて、やる気が出ません

切診《せっしん》

→P.212

脈をみる「脈診《みゃくしん》」、腹部の様子を調べる「腹診《ふくしん》」などがあり、手指などで直接患者に触れて診察する。

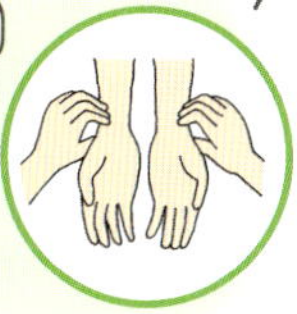

問診《もんしん》

→P.210

痛みや熱、食欲、睡眠、病歴などのほか、発病の時期、原因、経過、既往歴、生活習慣などを質問する。

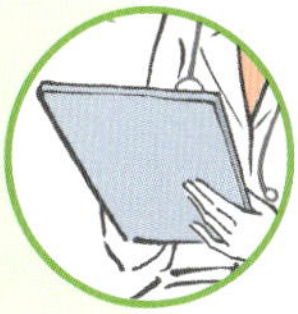

STEP 2 四診合参

診察結果を総合的に判断

四診で収集したカラダとココロの状態を総合的にみて、“診察の時点”における患者の状態を把握。

STEP 3 弁証

証を立てる

四診で集めた情報から、病の虚実《きょじつ》、寒熱《かんねつ》、表裏《ひょうり》などを判断する。最も基本的な方法は八綱弁証《はっこうべんしょう》という弁証法。

STEP 4 論治

治療方針を決める

証に従い、漢方薬を処方するか、鍼や灸を使うかなどの治療方針を決める。

診察②

診察では何を見るの？①

望診《ぼうしん》～気《き》・血《けつ》や臓腑《ぞうふ》の状態を見る

ここがPOINT

全体的・部分的に視覚で観察する望診

人の健康状態や気・血の状態は、顔色に現れやすいとされます。望診で最も重視される舌診では、疾病の性質などがわかります。

患者の外見の状態を目で見て確認する

望診とは、患者の症状を目で見て観察することです。体格、体型、姿勢のほか、歩き方などの動作も重要な情報ですので、医師は、患者が診察室に入ったときからその様子を見ています。さらに患者が座ったときには、姿勢や話すときのカラダの動きを見て、手足のふるえや、顔面のけいれんがないかということなども観察します。

患者と対面したら、肌の状態や、顔色などを見ます。肌や顔などの部位には、さまざまな変調が現れるため、肌の色つや、むくみの有無、のぼせがみられるかどうかなど、細かく観察します。また、東洋医学独特の舌の形態を詳しく観察する舌診《ぜっしん》も、望診に含まれます。

自分の状態をチェックしてみよう

望診は四診《ししん》のなかでは「神技《しんぎ》」と呼ばれています。それは見ただけで患者の状態を把握するには、高度な技術を必要とするという意味でもあります。しかし望診で見るべきポイントは決まっているので、そこを把握すれば、自分のカラダの状態などもわかるようになってきます。

たとえば、顔は血が多く流れているため、顔色から血の変調を見て取ることができます。顔色は、カラダの状態や、臓腑の変調によって変わります。顔色の異常からは、五行《ごぎょう》の五色《ごしき》（青、赤、黄、白、黒）の考え方をもとに、どの臓腑に変調が起きているかを判断するヒントをつかみます。

また、東洋医学では、顔の特定の場所と臓腑には結びつきがあると考えているため、顔に発疹などが現れた場合は、発疹の現れた場所によって、どの臓腑に変調があるかを推測することもできます。その他の望診のポイントは、左ページの図を参考にしてください。

望診でわかるポイント

望診で重要なのは、顔面の診断と舌診です。自分の体調をセルフチェックできるので覚えておきましょう。

Check1 顔からわかること

顔色や発疹などのほか、目の状態からは病状の深刻さや経過が、唇の色からは血の不足や停滞などの状態が予測できるとされている。

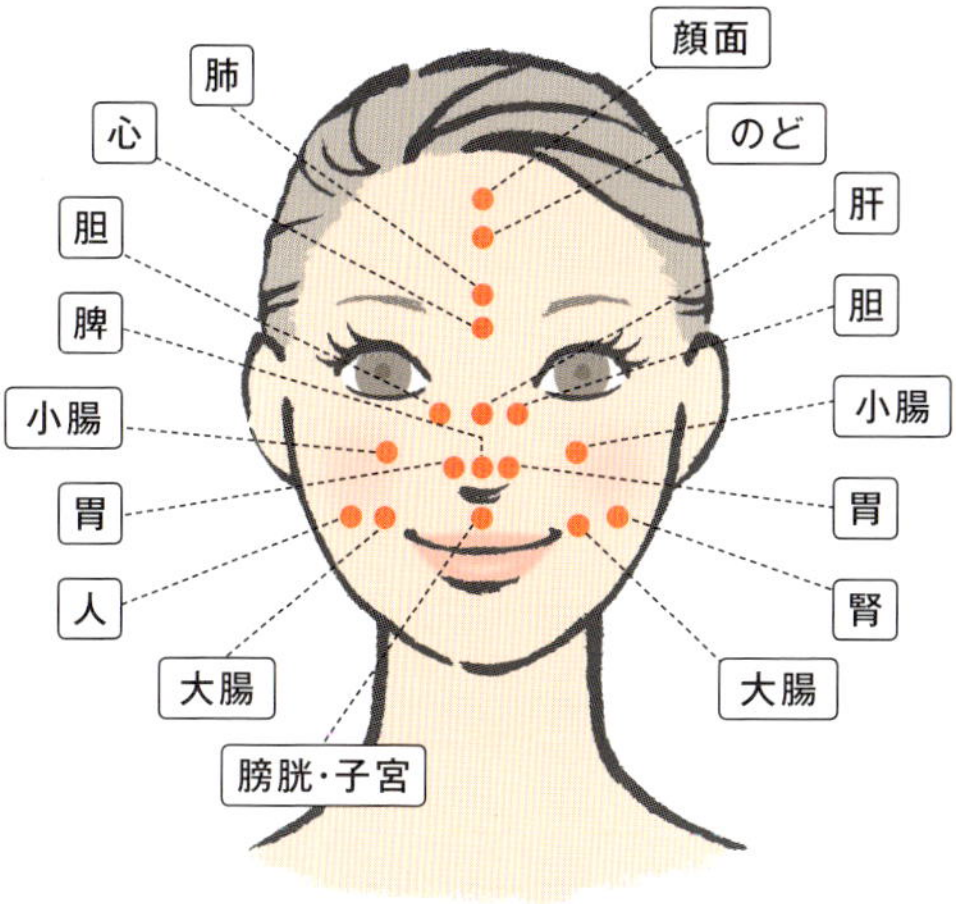
顔面
肺
心
のど
肝
胆
胆
脾
小腸
小腸
胃
胃
人
腎
大腸
大腸
膀胱・子宮

顔色からは“気《き》・血《けつ》・水《すい》”の状態がわかる

健康な顔色を常色《じょうしょく》、病気のときの顔色を病色《びょうしょく》という。特に病色のときには、五行の「五色《ごしき》」を参照すると、以下のような病状の推測ができる。

- **青** 寒邪《かんじゃ》の影響で新陳代謝が衰え、気・血が滞っている。
- **赤** 体内に熱がこもり、血が上昇している。
- **黄** 脾《ひ》の変調で水分調節がうまくいかず、水が滞っている。
- **白** 気・血が不足しているか、停滞している。
- **黒** 腎《じん》の冷えが原因で、気・血が停滞している。

Check2 舌からわかること

舌の望診（舌診）で見るポイントは、舌質《ぜっしつ》と舌苔《ぜったい》の２つ。

舌質は舌の色、つや、形などからカラダの中の水《すい》の状態を見る。

舌苔は舌の表面の苔のようなもので、舌苔が白い状態だと胃に水が停滞していることを示す。水が不足しているときは乾燥している状態。

［舌の臓腑区分］

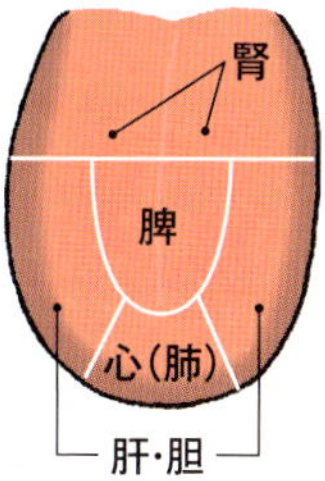
腎
脾
心(肺)
肝・胆

舌苔が黄色い場合は、体内に熱が停滞しており、濃いほど症状が強い。黒っぽい場合は症状が進行していることが多い。

舌の形からは“気・血・水のバランス”がわかる

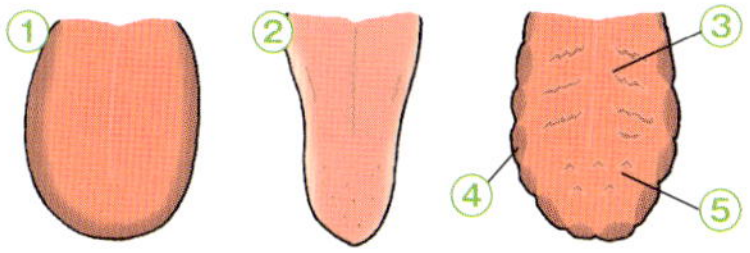
①
②
③
④
⑤

④歯痕舌《しこんぜつ》。水の停滞が原因。むくんだ舌に歯痕が残る

①腫れぼったい胖大舌《はんだいぜつ》。水の停滞が原因

②痩せて、色も薄い舌。血の不足が原因

③表面に亀裂がある裂紋舌《れつもんぜつ》。気虚が原因

⑤突起がある芒《ぼう》刺舌《しぜつ》。体内の熱が強い状態

舌の色からは“寒熱”の状態がわかる

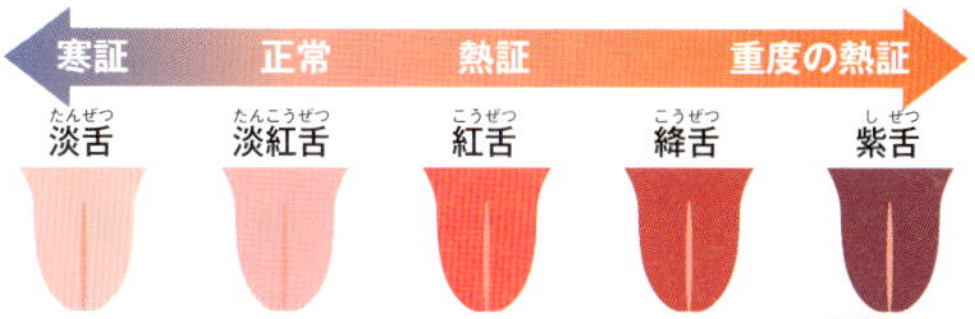
寒証
正常
熱証
重度の熱証
淡舌《たんぜつ》
淡紅舌《たんこうぜつ》
紅舌《こうぜつ》
絳舌《こうぜつ》
紫舌《しぜつ》

陽虚、血虚ぎみ。カラダが冷えている

カラダに実熱がある状態

熱感が強い状態

瘀血《おけつ》や熱毒がある

診察③

診察では何を見るの？②

聞診《ぶんしん》～音とにおいから病状を探る

聞診の「聞」は聞くと嗅《か》ぐ、の2つの意味

聞診は、文字どおり患者の声や呼吸、咳の音を聞く診察法ですが、そのほかに、カラダや口の発するにおいをかいだりする診察も聞診に含まれます。聞診の「聞」には、「（においを）嗅ぐ」という意味もあります。カラダの音を聞いたりにおいをかいだりすることで、なぜ患者の状態がわかるのでしょうか。

たとえば声を出すときには、肺からのどにかけての骨や筋肉、舌や鼻など、多くの器官を使っています。そのため、それらのどこかに異常があれば、それが声に影響するのです。呼吸や咳、しゃっくりなどの場合も同様です。

健康な人の声は、発音が自然で滑らか、音調にもつやがあり、のびやかです。

一方で声が弱くかすれて聞き取りづらかったり、とぎれがちだったりするときは、気《き》が不足していると考えられます。

口臭や便のにおいも重要な情報源

体臭や口臭が発生するときも、カラダのさまざまな器官が関係しています。特に、においと五臓《ごぞう》の関係については、五行《ごぎょう》の「五臭《ごしゅう》」（→P.36）という項目から推測することができます。たとえば、生臭いときは肺《はい》、腐ったようなにおいの時は腎《じん》、焦げ臭いときは心《しん》が不調とされます。

口臭が強い場合、胃や口の中の変調が疑われます。たとえば胃に未消化の食べ物が残っていると、酸っぱいにおいが、歯周病や虫歯があると腐ったようなにおいがします。

そのほか、大小便などのにおいも診断の材料になります。尿に強い悪臭があるときは、カラダに熱がこもっている熱証《ねっしょう》の体質、また生臭いときは、大腸の機能が低下して弱っている状態と予想されます。

ここがPOINT

声や咳、においで判断する聞診

聞診とは患者の咳や声、呼吸音など音を聞いて病状を判断するだけでなく、カラダから発せられるにおいをかぐことも含まれます。

聞診におけるポイント

医師は患者の話を聞きながら、発声の様子や声の調子、呼吸、口臭、体臭など、音を聞き、においをかぐことで、患者の病態を推測します。

音を聞く

声や話し方①

声が弱くかすれて聞き取りづらかったり、とぎれがちだったりするときは、気《き》（特に肺気）が不足している。

声や話し方②

大きな声で強く短く話す人は、カラダに熱がこもっている実証タイプ。小さな声で弱く長く話す人は、冷えている虚証タイプ。

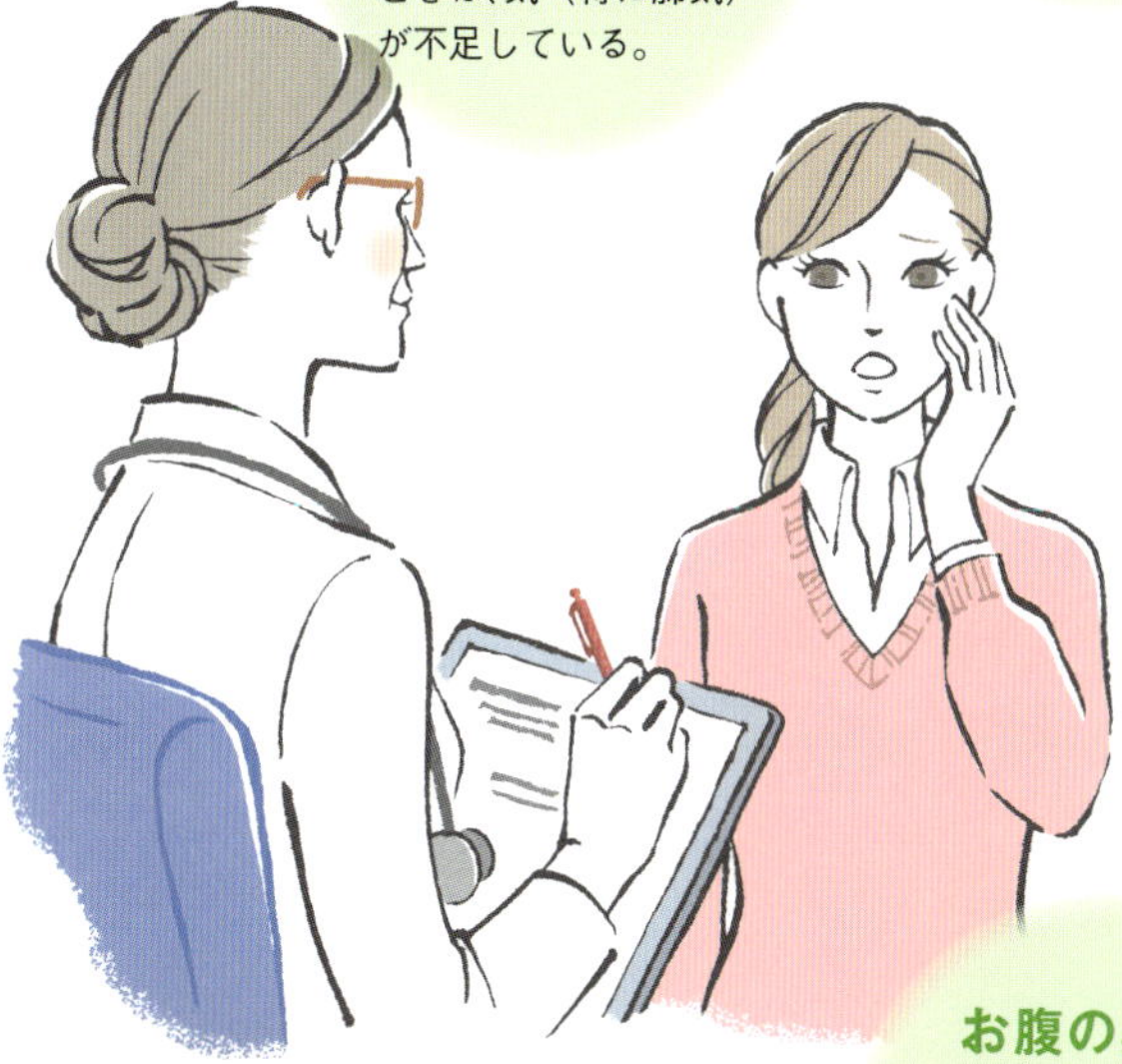

咳

咳に痰がからんでいるときは、肺が冷えている。逆に空咳《からせき》は、肺が乾いて熱を帯びている。小さく弱々しい咳は、肺の気や水《すい》が不足している。

呼吸

呼吸が浅く、息が切れるときは、肺または全身の気が不足している。息づかいが荒いときも、肺に原因があると考えられる。

お腹の異常音

お腹を触ったときの「ポチャポチャ」という振水音、腹部の「ゴロゴロ」という音も不調のサイン。

においをかぐ

口臭・げっぷ

おもに「五臭」を参考にして、胃の状態や口の中の状態を把握する。げっぷは、心の変調が疑われる。

分泌物や排泄物

鼻汁、汗、便などのにおいから、全身の状態を推測する。体臭も重要な情報。

しゃっくり

東洋医学では「吃逆《きつぎゃく》」ともいう。胃の気が突き上げてきたもので、長く続く場合には注意が必要。

診察④

診察では何を見るの？③

問診《もんしん》～あらゆる情報を収集する

ここがPOINT

患者の主観的な状態を聞く問診

問診では、患者の主観的な自覚症状を確認するため、非常に重要。個人の趣味嗜好など、直接関係のなさそうことも確認事項のひとつ。

問診では、過去の病歴と現在の病気の自覚症状を確認

問診とは、**患者やその家族から、いまかかっている病気の症状（主《しゅ》訴《そ》）、過去の病歴、日常生活の様子など、病気に関連するさまざまな情報を聞き出す診察法**です。

望診《ぼうしん》、聞診《ぶんしん》、切診《せっしん》は客観的に情報を得るためのものですが、問診は質問を通して患者の主観的な感覚を把握できるため、詳細な情報を集めやすい方法ともいえます。問診で聞かれる内容は、おもに2つあります。

ひとつは病歴と、それに関することです。過去にかかったことのある病気とその後の経過、アレルギーの有無、家族や親戚の健康状態、住環境、飲食の好みや習慣、嗜好品《しこうひん》、仕事の内容などです。現在の症状と直接関係がないように思うこともあるかもしれませんが、病気の背景を知ることは、病気の原因を突き止めたり、体質の傾向を考えたりする重要な材料なのです。

東洋医学独特となる問診の内容

問診で問うもうひとつの内容は、現在の自覚症状についてです。ここには、**重要な診断のポイントがいくつかあり、「熱」「汗」「痛み」「飲食」「口渇《こうかつ》」「大小便《べん》」「睡眠」、そして女性の場合は「月経」などです。**

たとえば熱については、熱っぽさを感じるか、悪寒はあるか、一日のうち何時頃に熱が上がるか、微熱が続くかなどが問われます。急性の発熱や悪寒は、風邪《ふうじゃ》や寒邪《かんじゃ》など外邪《がいじゃ》による外感病《がいかんびょう》が原因ですが、熱と寒気を繰り返すような状態（寒熱往来《かんねつおうらい》）は外感病が慢性化しているときの症状で、これらの治療法はまったく異なります。このように「熱」ひとつとっても、詳細に観察を行うのが東洋医学の問診の特徴です。診察に際しては、問診に一番時間をかけるのが一般的です。

問診でチェックするポイント

痛み

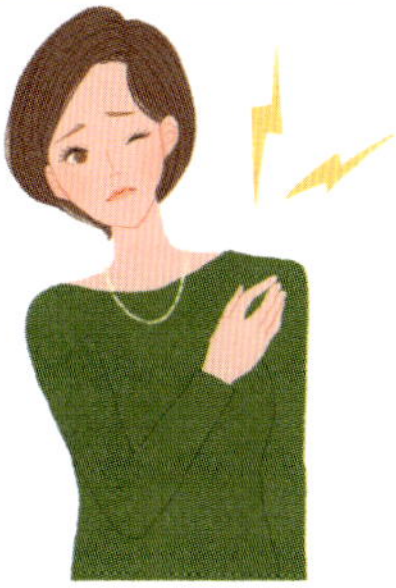

東洋医学では、痛みの質によって原因を見つけられることも多い。

☑ 痛みの有無。
☑ どの部分が痛むか。
☑ どのように痛むか。

熱・汗

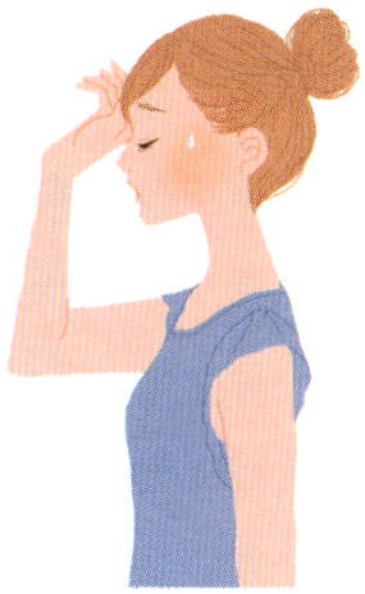

☑ 汗の出る時間、部位、汗の量。
☑ 熱っぽさを感じるか。
☑ 悪寒はあるか。
☑ 何時頃に熱が上がるか。
☑ 微熱が続くか。

飲食

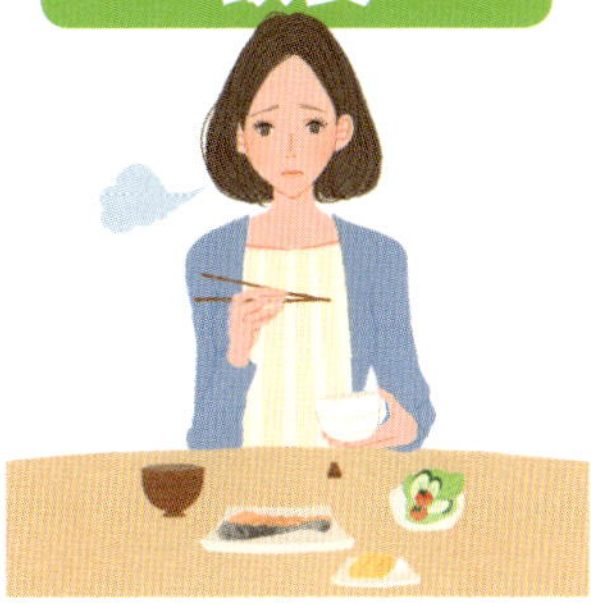

☑ 食欲の具合（旺盛、不振など）。
☑ 口の中の異常（口が苦い、甘い、粘りなど）。
☑ 空腹時の状態（痛み、膨満感）。
☑ 冷・温食の好み、唾液の有無。

月経《げっけい》

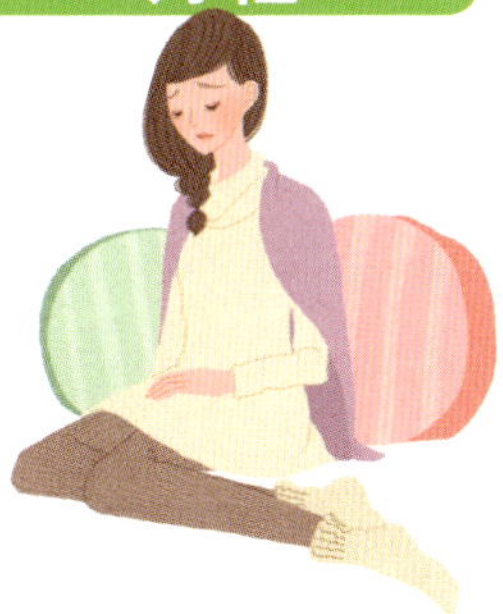

☑ 最終月経、月経の周期や期間。
☑ 経血の量や色、月経痛。
☑ 帯下（おりもの）の様子。
☑ 妊娠、分娩歴。
☑ 月経痛の生じている場所。

口渇《こうかつ》

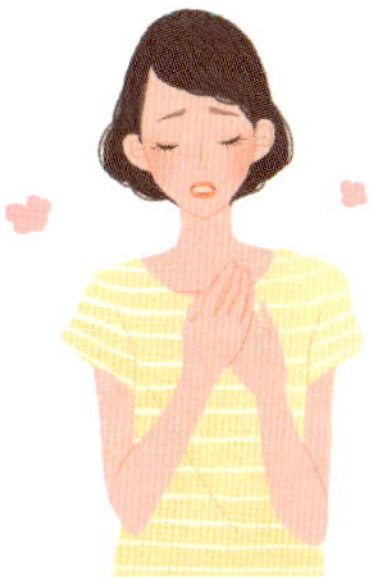

体内の水や血の状態を推測。

☑ のどの渇き具合。
☑ 口の中の乾燥の有無。
☑ 必要な水分量（少、多量など）。
☑ 冷・温どちらが欲しいか。

大小便

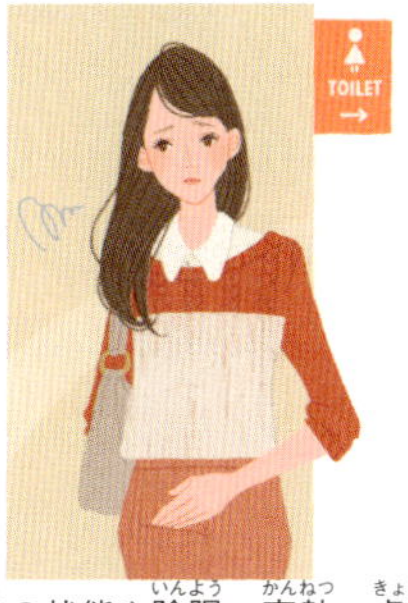

臓腑《ぞうふ》の状態や陰陽《いんよう》、寒熱《かんねつ》、虚実《きょじつ》などの状態が推測できる。

☑ 大小便の状態（色、硬さなど）。
☑ 回数、量（多いか、少ないか）。
☑ 小便の勢い。

その他

たとえば睡眠について問うこともある。不眠には五臓《ごぞう》の心《しん》の不調が影響していることが多い。そのほか筋肉の痛みは五臓の肝《かん》に、骨の障害は腎《じん》に関係するなど、五臓が支配する領域の状態を問うこともある。患者側は、質問にスムーズに答えられるように、必要と思われることは、あらかじめメモをしておくといい。

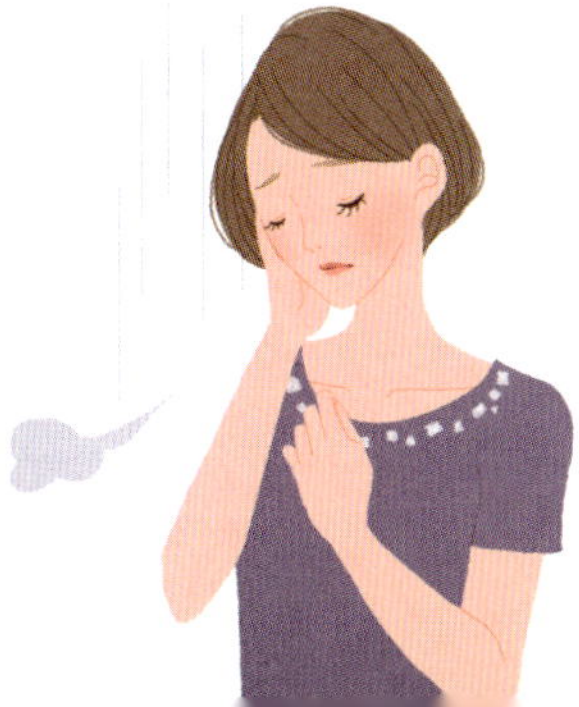

診察⑤

診察では何を見るの？④
切診《せっしん》〜脈やお腹の状態を見る

脈で臓腑の状態を見る「脈診」

切診には、脈をみる脈診《みゃくしん》と、お腹の様子をみる腹診《ふくしん》があります。古典鍼灸ではおもに脈診を行いますので、まずは脈診から説明します。

脈をみるポイントは、手首上で、手から近いところ（心臓から遠いところ）から順に、寸《すん》・関《かん》・尺《しゃく》といいます。治療者は、この３つ（左右で６つ）のポイントにそれぞれ人さし指、中指、薬指の３本の指を当てて、脈をみます。６つのポイントは、それぞれ五臓《ごぞう》と対応しています（左ページ参照）。

脈診では、脈が「浅いか、深いか」「速いか、遅いか」「弱いか、力強いか」「滑らかか、引っかかりがあるか」など、多くのチェックポイントがあります。こうして脈診でみる脈の様子を脈象《みゃくぞう》といいます。なお、**日本の漢方医学では、急性期は脈診を重視し、慢性期は腹診を重視します。**

漢方薬の処方に役立つ「腹診」

お腹を触って観察する腹診は、腹部の状態を通じて、全身のエネルギーや、臓腑《ぞうふ》の働きの異常、バランスの乱れなどを把握することが目的です。特に漢方薬を処方する際に重視されており、あらゆる病気で必ず腹診を行っています。

一般的に、お腹が膨れていて、軽い押圧で痛みが増す場合は実証《じっしょう》で、カラダが熱を帯びています。反対におなかを押すと痛みがやわらぐときは虚証《きょしょう》で、カラダは冷えています。

また、腹診で指先に硬い塊《かたまり》が感じられるときは、瘀血《おけつ》を疑います。塊があっても押すと消えるのは、カラダの中で気が滞っている状態（気《き》滞《たい》）です。

さらに腹診の際、左ページ図のように、腹部をいくつかに区切って状態をみることで、臓腑の状態もみることができます。

ここがPOINT

切診には脈診と腹診がある

切診＝接診。触ったときの感触から病気の状態を診断します。漢方医学においては、脈診も腹診も、ともに重要な診察方法です。

切診でチェックするポイント

脈診のポイント

脈は左右３カ所ずつで計６カ所。それぞれが図のように臓腑に関係している。脈をみるときは患者の手のひらを上に向け、中指を関の上に置き、次に人さし指を寸、薬指を尺に当てる。原則として左右の手の脈を同時にみる。

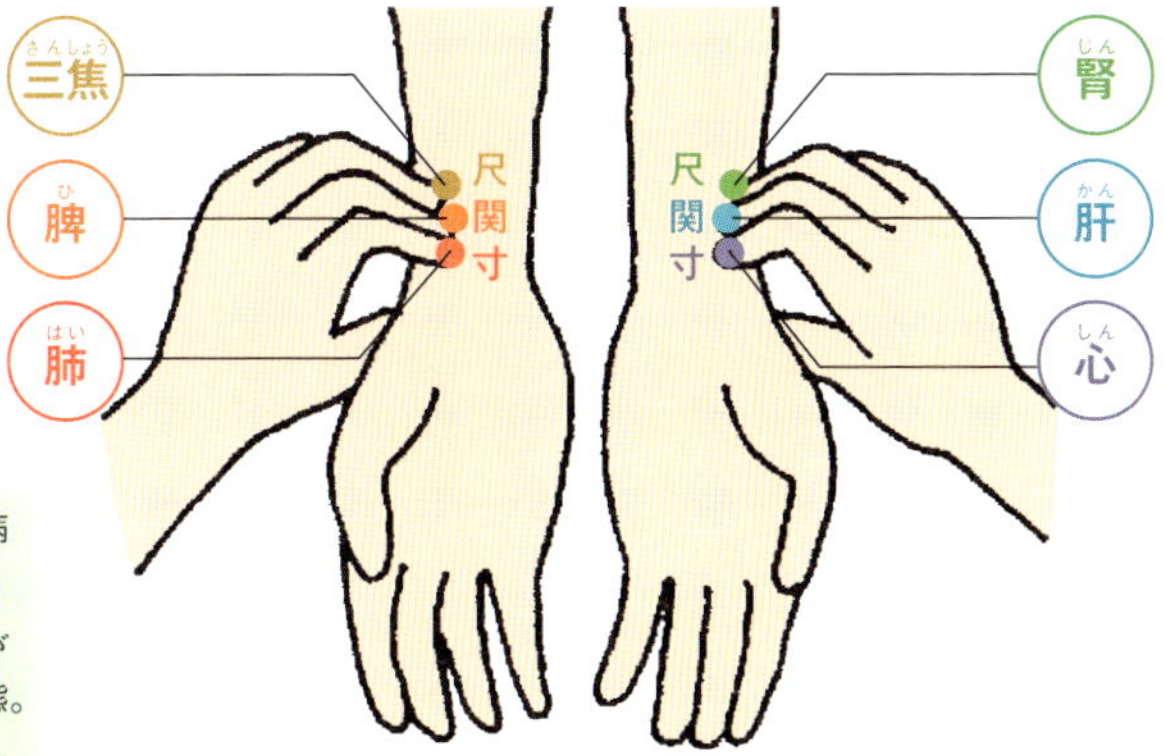

脈の種類別

浮脈《ふみゃく》　軽く触れて脈が得られる。発病初期で病気が表面にある状態。

沈脈《ちんみゃく》　肌の深い部分で感じる。外邪《がいじゃ》が体内に停滞し、深部にある状態。

数脈《さくみゃく》　脈拍が速い。外邪の熱が盛んで、気血の流れが速い状態。

腹診のポイント

お腹に軽く触れながら、腹部全体の皮膚の状態を目視。次に少しずつ押しながら、筋肉の張り、腹部の弾力、押したときの痛みや、塊のようなもの、強く脈を打つところなどを確認していく。

[腹部の名称]

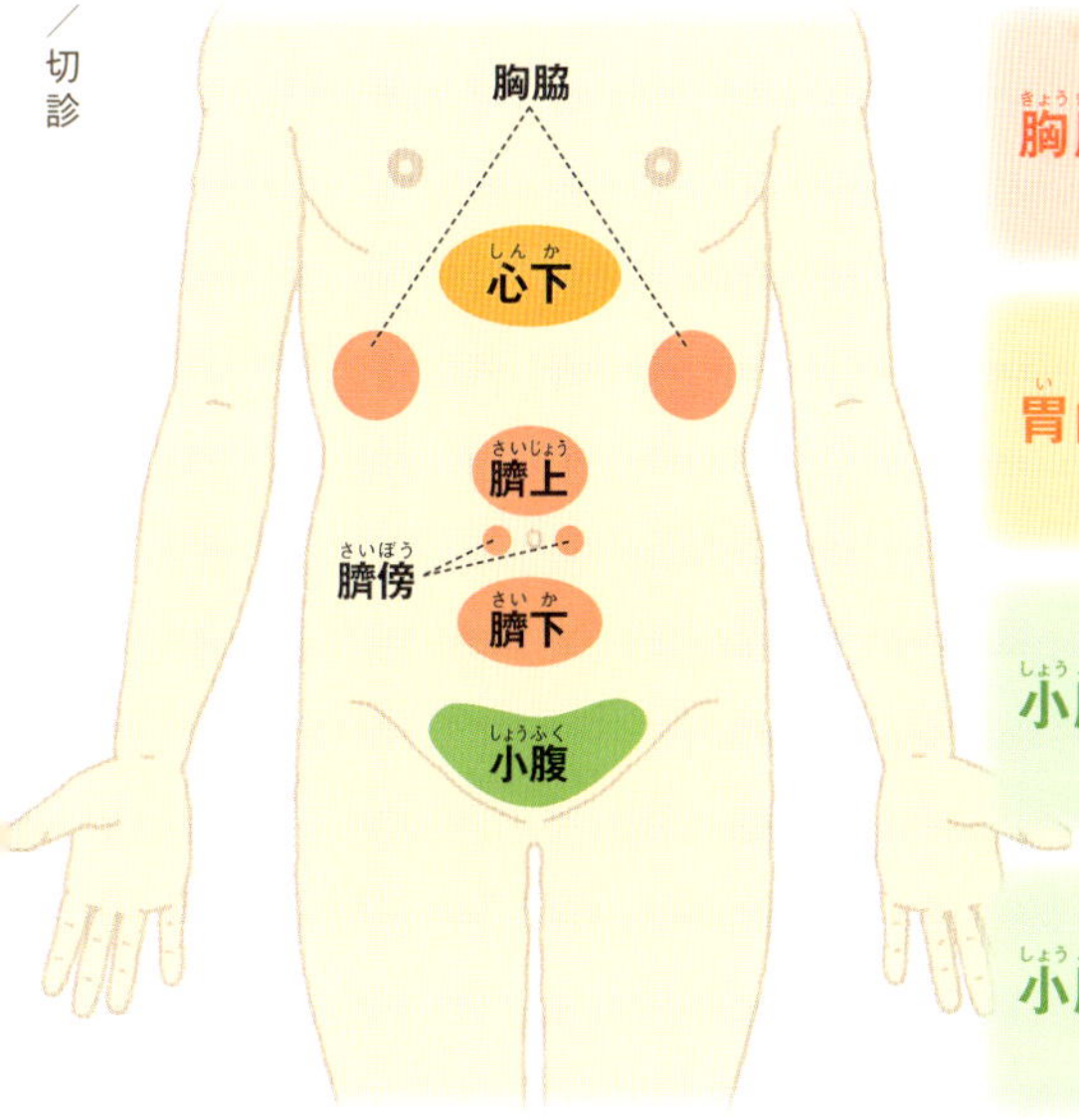

代表的な症例

胸脇苦満《きょうきょうくまん》	季肋部《きろくぶ》（肋骨の下）からみぞおちにかけて張りがあり、押すと苦しい。また、ストレスで苦しくなるときもある。肝や胆の病でみられる症状。
胃内停水《いないていすい》	手指で心下《しんか》（みぞおちのあたり）を叩くと、ポチャポチャと水音（振水音）がする状態。水分の代謝が悪く、胃に水が溜まっている状態。
小腹急結《しょうふくきゅうけつ》	お腹の左下あたりが強く痛んだり、抵抗感があったりする状態。瘀血を原因とする月経異常など、婦人科系の病気が疑われる。
小腹硬満《しょうふくこうまん》	へその下がか固く腫れ、手指で押すと痛み、押し返される感じもある状態。小腹急結と同じく、瘀血が原因の婦人科系疾患が疑われる。

診察⑥

四診《ししん》を合わせて分析し、総合的に判断する

四診でさまざまな情報を得たら、それらをまとめ（四診合参《ししんがっさん》）、証《しょう》を決めます。病気の原因を突き止めるこのアプローチ方法を「弁証《べんしょう》」といいます。ここでは弁証方法の基本である八綱弁証《はっこうべんしょう》について説明します。**八綱弁証は、「虚《きょ》・実《じつ》」「寒《かん》・熱《ねつ》」「表《ひょう》・裏《り》」「陰《いん》・陽《よう》」の8つの要素をみていく方法です。**

病気に対する身体反応をみる虚・実

まず**「虚・実」は、カラダの生体反応の強さをあらわしています。**虚《きょ》証《しょう》では、カラダに必要な気《き》・血《けつ》・水《すい》が不足し、抵抗力が低下しているため、虚弱な反応をします。気の不足は気虚《ききょ》、血の不足は血虚《けっきょ》となり、臓《ぞう》腑《ふ》だけでなく、全身的な不調がみられるようになります。逆に実証《じっしょう》は、気・血・水の量が過剰なため、病気に対して激しく反応し、患部には強い痛みや腫れなどが生じます。

病気の状態を表す寒・熱　場所を示す表・裏

次の**「寒・熱」とは、病気の状態をあらわしています。**手足が冷えて寒さを感じるときは寒証《かんしょう》、熱さを感じるときは熱証《ねっしょう》です。虚・実との関係でいうと、実証の人は熱証になりやすく、虚証の人は寒証になりやすい傾向があります。

しかし、寒邪《かんじゃ》が入り込み、カラダが冷える「実寒《じっかん》」、逆に水や血が不足したために、カラダに熱が溜まる「虚熱《きょねつ》」という症状もあります。

次の**「表・裏」は、病邪《びょうじゃ》などの病気の原因が、カラダのどの場所にあるかをあらわしたものです。**

「表」とは体内でも表面に近いところをさし、「裏」とは深いところにある臓器をさします。表と裏のあいだの部分は半表半裏《はんぴょうはんり》と呼びます。

病気の原因が表にある場合は表証《ひょうしょう》、裏にある場合は裏証《りしょう》となります。東洋医学では、原因の場所は病気の進行とともに変化します（→P.216）。

ここがPOINT

四診の情報をまとめ証を導き出す

四診で得られた情報は、八綱（虚・実・寒・熱・表・裏・陰・陽）という8つの要素の分類することにより、証を導き出します。

八綱弁証の考え方

四診で得た情報は情報量も多く、内容も複雑多岐にわたる。一定のルールに基づいて証を明らかにする方法が必要ですが、その最も基本的な弁証方法が八綱弁証です。

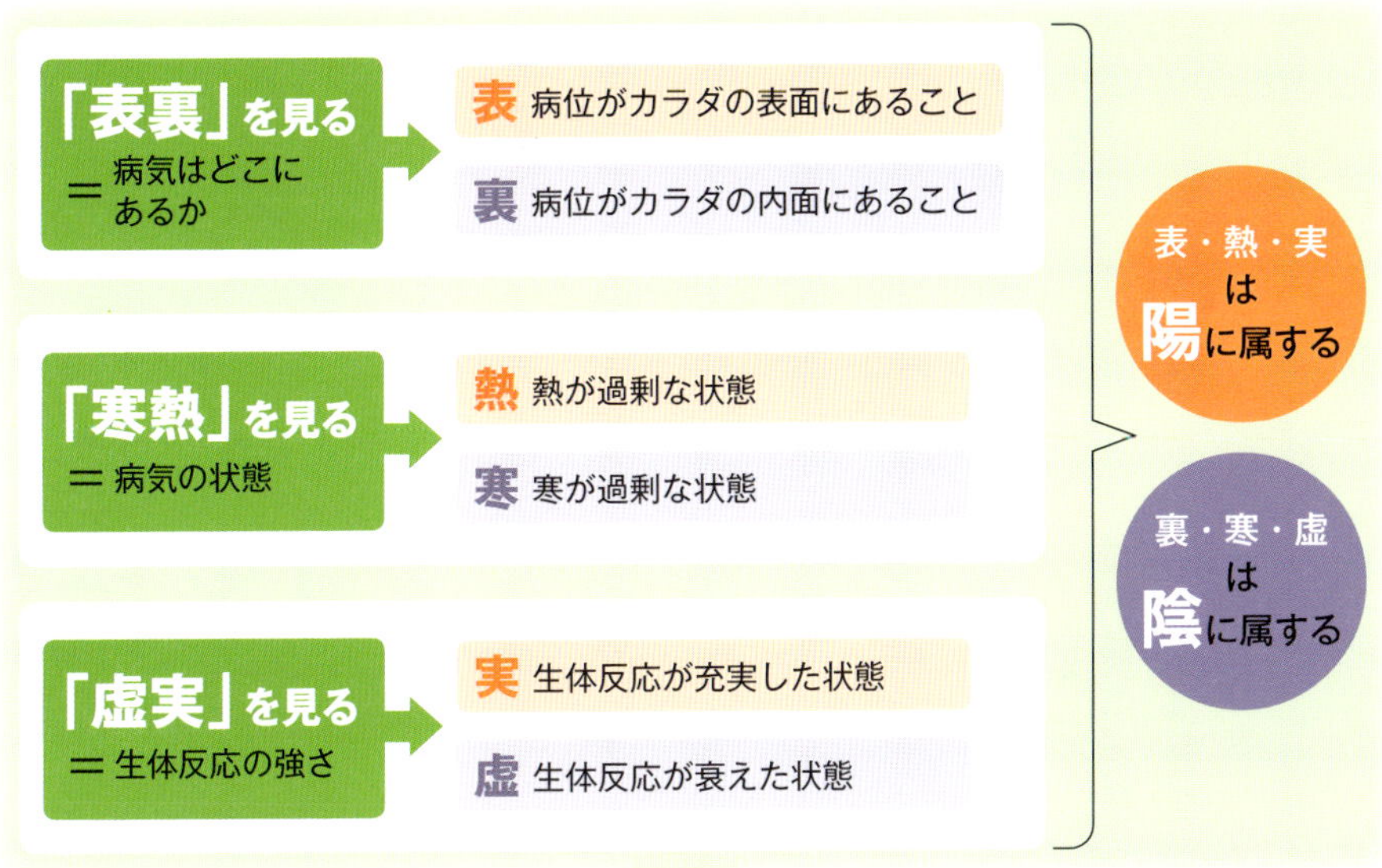

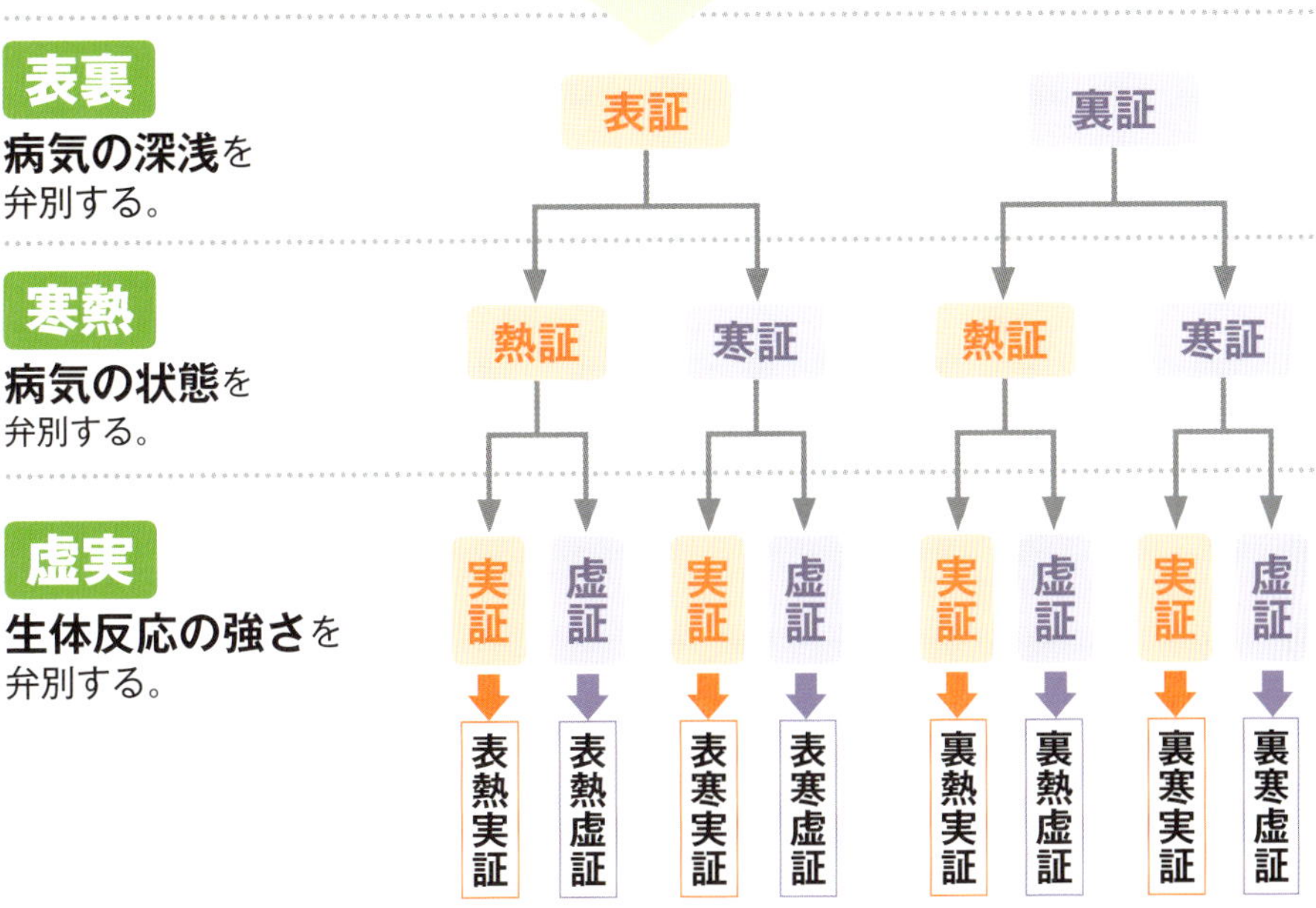

診察⑦

病は陽《よう》から陰《いん》に進行する「三陰三陽《さんいんさんよう》」

病期の初期は陽病《ようびょう》 悪化すると陰病《いんびょう》に

八綱弁証《はっこうべんしょう》には、もうひとつ「陰・陽」という要素があります。陰は冷たくて動かない状態、陽は温かくて活発な状態です。古代中国では、世の中のあらゆるものを、この陰と陽に分類しました（→P.26）。

有名な東洋医学の古典『傷寒論《しょうかんろん》』では、細菌、ウイルスなどの病邪《びょうじゃ》がカラダに侵入して起こる病気の状態に、「陰・陽」の考え方を取り入れています。

たとえば「陽病《ようびょう》」は、発病から中盤までの段階で、病気に対する抵抗力がまだ強く、発病したばかりで、カラダの元気も失われていない状態です。一方、「陰病《いんびょう》」は陰が強くなり、自覚症状では熱っぽさがなくなり、寒けなどを感じるようになります。病気が進行して生命力が弱ってきた状態です。病気は、陽病の初期段階では、カラダの表面（表《ひょう》）にありますが、徐々にカラダの奥深く（裏《り》）へと侵入して陰病となり、体力は低下していきます。

陽病は3つの段階を経て陰病へと進行します。陰病も3つの段階があり、最終的には生命の危険にいたります。この6つの段階を六病《ろくびょう》位《い》、または三陰三陽《さんいんさんよう》といいます。

病邪は陽明病で表から裏に達する

病は、①太陽病《たいようびょう》→②少陽病《しょうようびょう》→③陽《よう》明病《めいびょう》→④太陰病《たいいんびょう》→⑤少陰病《しょういんびょう》→⑥厥陰《けついん》病《びょう》の順番で進行していきます（左ページ参照）。

太陽病のとき、病（病邪）は表にあります。少し進行した少陽病のときは半表半《はんぴょうはん》裏《り》（表と裏の中間）、そして陽明病のとき、病はカラダの裏に達します。陰病では病は裏になり、深部へと侵入します。

6つの病期それぞれに用いるべき薬が整理、分類されているので、どの病期にあるかという診断が大切です。

ここがPOINT

病気は陽病から陰病へ変化する

病邪は最初、陽病として表面（表）に位置します。病状が進行すると陰病に変化し、カラダの深部（裏）に進入していきます。

病気は陽から陰へと進行していく

東洋医学では病気の進行を太陽病から厥陰病までの６つの段階に分け、有効な治療法を考えます。

陽病

1 太陽病

病気にかかったばかりの状態。病邪はまだカラダの表面近くにあって、症状も悪寒や頭痛、くしゃみなど軽いものばかり。汗をかくなどすることで、症状を取り除くことができる。

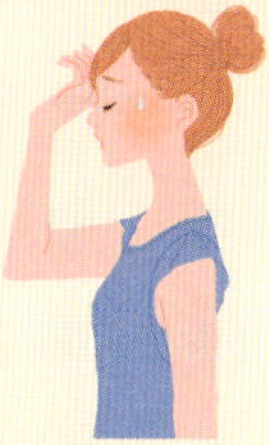

2 少陽病

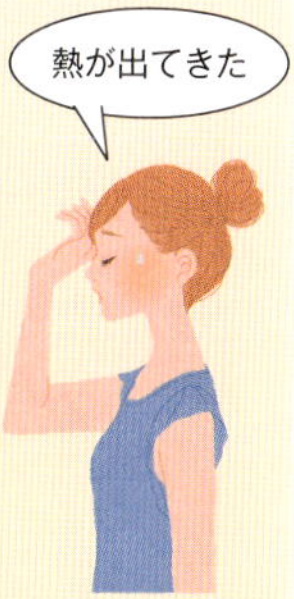
熱が出てきた

病気が少し進んだ状態。病邪は半表半裏にいる。高熱を発し、汗が流れ、口が渇き、イライラした気分が続くなどの激しい症状が現れる。正気（抵抗力）がまだ十分にあり、正気と病邪の力が拮抗《きっこう》しているため、病状が激しい。

3 陽明病

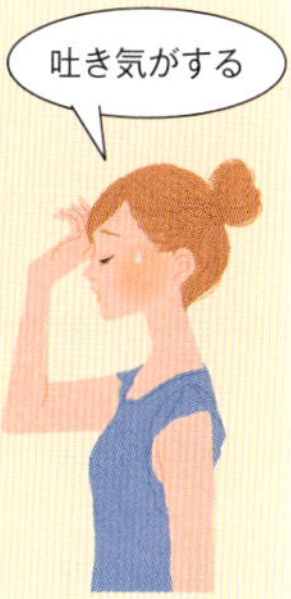
吐き気がする

陽病の症状が弱くなってくる。症状は微熱、のどの渇き、吐き気などで、精神状態も含め、強い症状が出る。病は裏に達する。

陰病

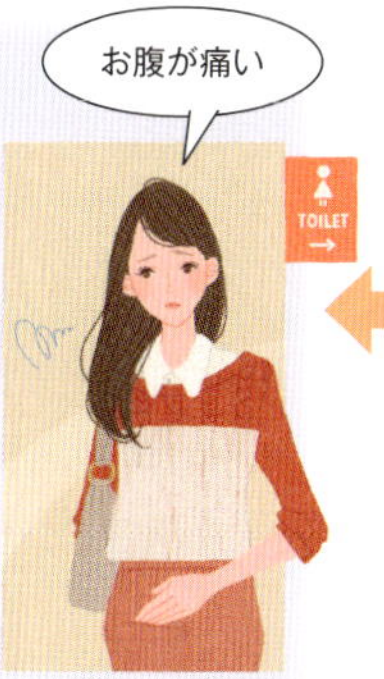
お腹が痛い
TOILET

4 太陰病

陰病の最初の段階。発熱していても熱い感じはなくなり、腹の冷え、腹痛、下痢、吐き気などが起こる。

5 少陰病

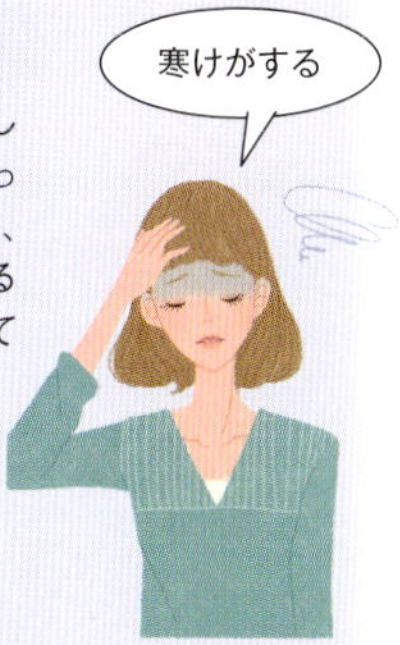
寒けがする

さらに陰の勢力が増して、体力もかなり弱ってくる。手足は冷え、寒けを感じ、強いだるさのために横になっていたい状態に。

6 厥陰病

突然、熱が出たり、胸が熱くなったりするかと思うと、腹部が冷えるなど、寒と熱が混ざり合った状態。陰の状態が極まり、生死の境といえる。

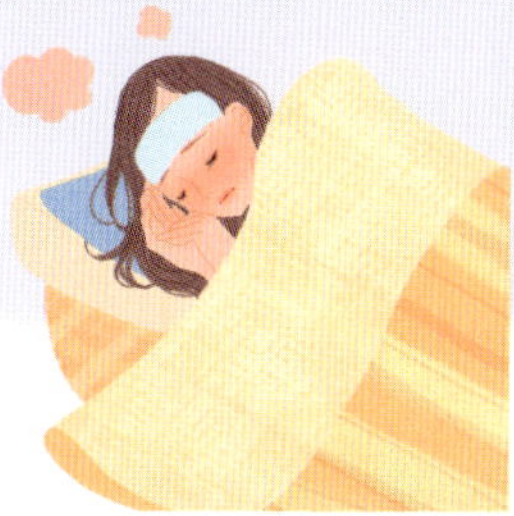

漢方医院での治療①

漢方医院《かんぽういいん》へ行ってみましょう

全身を見極めて治療する漢方医学

西洋医学の病院での診察では、血液検査や血圧計などさまざまな機器によって検査を行い、その数値が正常値から外れている場合は病気として治療を行います。たとえば心臓に不調がある場合、心臓に対する投薬や手術を行います。しかし、検査で異常値が出ない不調は「気のせい」あるいは、様子見などとされ、治療を受けられないこともあります。

一方、**東洋医学では、不調を感じている部分に対して処置をするだけでなく、全身のバランスを整えて自己免疫力を上げるという治療をしていきます。**このように全身的な状態を把握するため、患者の様子について時間をかけて診察していきます

初診時は事前に記載してもらった問診票をもとに、目で顔色や舌を確認し、声や咳の音などを聞き、患者の脈や腹部を触って、状態を調べます。さらに、問診《もんしん》によって患者の困っていること（主訴《しゅそ》）を聞き、患者の状態（証《しょう》）を把握します。

四診によって得た情報で証を組み立てる

疲労という症状ひとつに対しても、脾胃《ひい》の不調、腎《じん》の不調、カラダに水が停滞した状態、冷えによるものなど、さまざまな原因が考えられます。医師は、問診票や問診《もんしん》、聞診《ぶんしん》によって、不調の可能性を考えます。さらに腹診《ふくしん》、脈診《みゃくしん》などの切診《せっしん》、顔診《がんしん》や舌診《ぜっしん》といった望診《ぼうしん》を行って、不調の原因を導き、証を立てます。証に合った漢方薬を処方するだけでなく、漢方薬がより効くための生活養生や食養生についても教えてくれます。

1回の処方で治る人もいますが、反対に漢方薬がカラダに合わない場合もあります。また、服薬によって証も変化していきます。再び受診し、カラダの変化によって薬を調整してもらうことも重要なポイントです。

ここがPOINT

四診《ししん》により患者の状態を見極める

東洋医学では病巣を部分的に診るのではなく、全身的にとらえる。医師が五感を駆使し、患者の病態を見極める診察（四診）を用います。

漢方医院での一般的な治療の流れ

漢方医院では四診を利用して、心身の状態を把握。患者の症状や体質に合わせた漢方薬を処方してくれます。漢方薬がより効くための養生法についても指導があります。

1 問診票に記載する

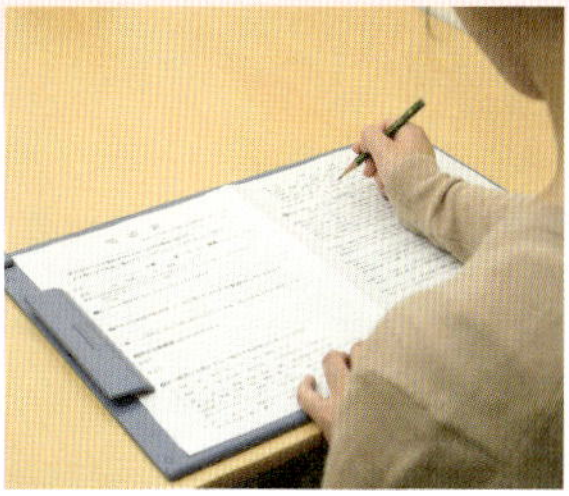

初診の場合、まず問診票に記入する。自覚症状を中心に、食欲、睡眠、排尿排便の様子から、暑がり、寒がりといった体質の傾向、目や耳の状態、痛みなどの具合について確認。また、既往症以外に、近い血縁者の病歴、生活習慣についても記載していく。

2 問診を受ける

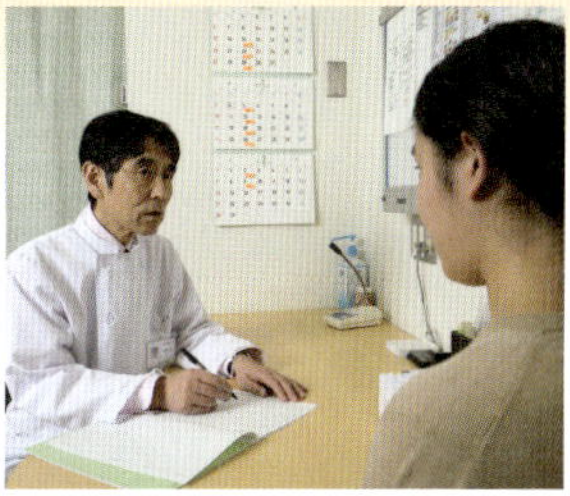

問診票に従って、今の症状、最もつらい自覚症状（主訴）、食欲や大小便に関する情報を聞いて、診断の手がかりにする。同時に患者の発する声の調子や話し方、息づかい、あるいは口臭や体臭をかいで、病態を判断。また同時に、患者の表情、顔色、爪などを診る。特に舌を診る舌診では、舌の色や形、舌苔《ぜったい》まで観察する。

3 診察を受ける

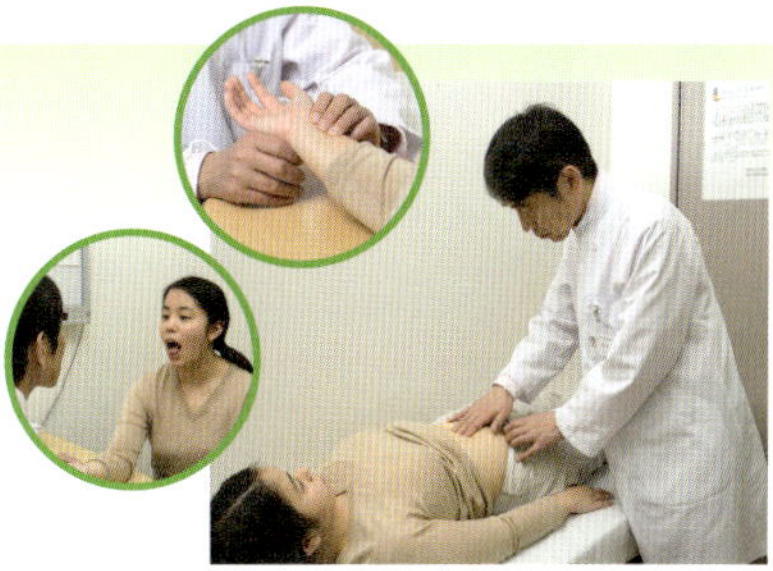

患者のカラダに直接触れて、切診を行う。腹部の状態を診る腹診や、脈の状態を見る脈診がある。また、触ることで皮膚の温度や熱や冷えの具合の情報も得ることができる。腹診は日本独自に発達してきた診断法で、腹壁の緊張度、堅い場所や圧痛点《あっつうてん》の有無で、虚実《きょじつ》や気《き》・血《けつ》・水《すい》の異常も判断する。

4 診断（証）を確定し、処方薬を決める

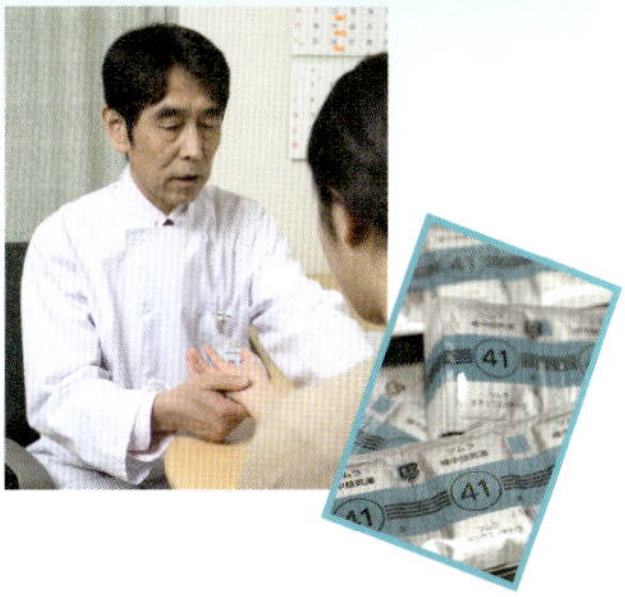

四診で「気・血・水」「病気の時期（六病位《ろくびょうい》）」のほか、陰陽《いんよう》、表裏《ひょうり》、虚実《きょじつ》などを見極め、カラダ全体の病態を判断する。不調の原因となるものの根本治療を目的とした漢方薬を処方するが、病気の勢いが強い場合は、その症状に対する処方も行う。

漢方薬の独特な治療 同病異治《どうびょういち》、異病同治《いびょうどうち》

組み合わせ方で違う薬に変身

東洋医学では、四診《ししん》で患者を診察し、病気そのものでなく、患者の証《しょう》（→P.204）に合わせた治療を行います。そのため、**同じ病気でも違う治療を行ったり（同病異治）、違う病気に対して同じ治療を行ったりします（異病同治）**。

こうした治療法は漢方治療の現場で、おもに応用されています。漢方で使われる生薬《しょうやく》は自然のものをそのまま利用していますので、多くの成分が含まれています。そのさまざまな成分が複雑に影響し合うことで、効果が発揮されるのです。

そのため漢方では、ベースとなる漢方薬に別の生薬を加えたり、一部をほかの生薬に置き換えたり、使う生薬の種類を変えずに配合の比率を変えたりしてさまざまな効果をもつ漢方薬を作り、治療に役立てます。

桂枝湯《けいしとう》ベースの薬でも効果はさまざま

西洋医学では、カゼの場合は「カゼ」とひとくくりにして、おおむね同じ薬が投与されます。しかし、東洋医学では、先に挙げた「証」を立てることで、患者によって、あるいは症状によって、さまざまな処方が決められていきます。

たとえば、カゼのひきはじめなどに葛根湯《かっこんとう》を飲む人も多いと思いますが、葛根湯は、桂枝湯《けいしとう》に葛根《かっこん》と麻黄《まおう》を加えたものです。しかし厳密にいうと、葛根湯は体力のある人（実証《じっしょう》）向けの薬で、しかも汗をかいていないときに用います。

同じカゼの症状でも、体力が衰えていて、寝汗《ねあせ》やあせもがある人に対しては、桂枝湯に黄耆《おうぎ》を加えた桂枝《けいし》加黄耆湯《かおうぎとう》を処方します。

同じ桂枝湯をベースにした薬でも、患者の症状に合わせて、効果や使い方が異なる漢方薬を作ることが可能なのです。

ここがPOINT

漢方治療に多い同病異治と異病同治

証で処方を決めるため、東洋医学では、同じ病気に違う漢方薬が処方されたり、反対に異なる病に同じ薬が処方されることもあります。

カゼ症状にもさまざまな処方（同病異治の例）

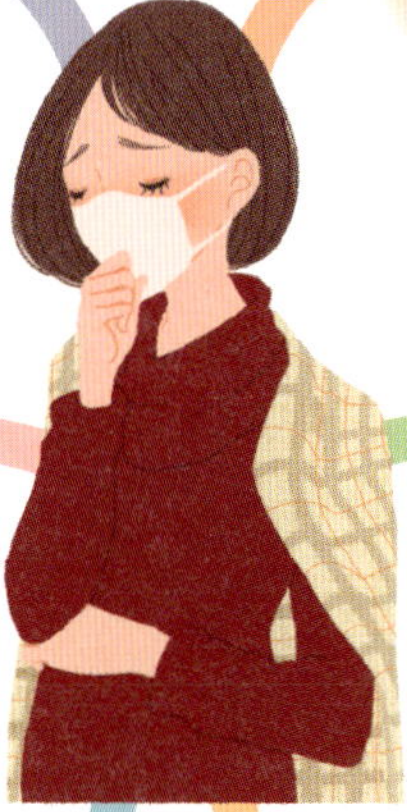

カゼのひきはじめ（虚証）
桂枝湯
カゼのひきはじめに服用。体力のない人向けの薬で、汗をかいているときに服用すると効果がある。

カゼのひきはじめ（実証）
葛根湯
カゼのひきはじめに服用。体力のある人向けの薬で、しかも汗をかいていないときに用いる。

手足のしびれがある場合
黄耆桂枝五物湯
体力が落ちた人向きの薬で、カラダや手足がしびれ、知覚異常があるときなどに効果があるといわれる。

寝汗がある場合
桂枝加黄耆湯
同じカゼ症状でも、体力が衰えていて、寝汗やあせもがある人が服用。汗を抑え、皮膚状態を整える効果がある。

関節痛がある場合
柴胡桂枝湯
カゼが長引き、微熱や食欲不振、関節痛やカラダのこわばりが続いている人に効果がある。

胃腸症状がある場合
桂枝加芍薬湯
虚弱体質の人や体力が落ちた人の腹痛や下痢の症状に効果がある。桂枝湯より芍薬の分量だけが多い。

症状の程度によって、漢方薬の内容も変化する

漢方薬は生薬の組み合わせにより、さまざまな効能を併せ持つ薬になります。桂枝湯には、桂枝、芍薬《しゃくやく》、生《しょう》姜《きょう》、大棗《たいそう》、甘草《かんぞう》の5つの生薬が使われています。このうち、桂枝加黄耆湯から甘草を除くと、黄耆桂枝五物《おうぎけいしごもつ》湯《とう》になります。これは体力が落ちた人向きの薬で、カラダや手足がしびれ、知覚異常があるときなどに効果があるといわれています。

また、虚弱体質の人や体力が落ちた人の腹痛や下痢の症状に効果があるのが、桂枝加芍薬湯《けいしかしゃくやくとう》です。桂枝湯と生薬の構成は同じですが、芍薬の分量だけが多くなっています。

カゼが長引き、微熱や食欲不振、関節痛やカラダのこわばりが続いている人には、柴胡桂枝湯《さいこけいしとう》が効果があります。これは桂枝湯と小柴胡湯《しょうさいことう》を一緒にしたものです。

鍼灸院《しんきゅういん》へ行ってみましょう

鍼は痛くない？ 灸は熱くない？

「鍼を刺す」「灸をすえる」と聞くと怖いイメージをもつ人が多いでしょう。ところが、鍼や灸にはさまざまな種類があり（→P.224、P.226）、痛くない鍼、心地よい灸もあります。痛みや熱さに敏感な人は、あらかじめ治療者にそのことを伝えておきましょう。

鍼灸はさまざまな症状に対応します（→P.228）。一般的に知られているのは肩こりや腰痛などの症状ですが、健康増進や病気の予防を目的に鍼灸を取り入れている人もいます。

鍼灸治療は、自分に合う信頼できる鍼灸院で

鍼灸に関する情報は、インターネットなどで調べることができます。鍼灸の主要な4つの団体が運営する「鍼灸net」（※1）はおすすめできるサイトです。同サイト内からは、条件を設定して鍼灸院を検索できますので、鍼灸院選びの参考になるでしょう。インターネットを使用できない人は、日本鍼灸師会（※2）に直接問い合わせてみましょう。

鍼灸院では、鍼灸師の国家資格をもった治療者が、東洋医学的な知識だけでなく、現代医学的な知識も用いながら、治療にあたります。**学会や職能団体に所属して研鑽を積んでいるか、衛生面の管理がなされているか、ていねいな対応をしてくれるかなども、自分に合った鍼灸院を選ぶ際の判断基準になります。**

鍼灸治療は原則として自由診療となりますが、一部で保険が適用される疾患もあります（→P.229）。治療料金や保険の取り扱いについては、鍼灸院によって違いがありますので、事前に確認しておきましょう。

最近では美容鍼《びようしん》といった専門鍼灸（→P.230）なども注目されており、得意分野について聞いてみるのもよいでしょう。

ここがPOINT

国家資格をもつ鍼灸師による治療

鍼灸院ではどのような治療が行われているか、信頼できる鍼灸院を見つけるにはどうすればよいかを知りましょう。まずは情報収集を。

※1：「鍼灸net」http://shinkyu-net.jp/　※2：「日本鍼灸師会」TEL03-5944-5089

鍼灸院での一般的な治療の流れ

**鍼灸治療が受けられる鍼灸院などでの、一般的な治療の流れを説明します。
鍼灸院の情報は、インターネットなどで調べることができます。
健康保険対応の鍼灸院であれば、症状次第で保険を使うこともできます。**

1 問診票に記入する

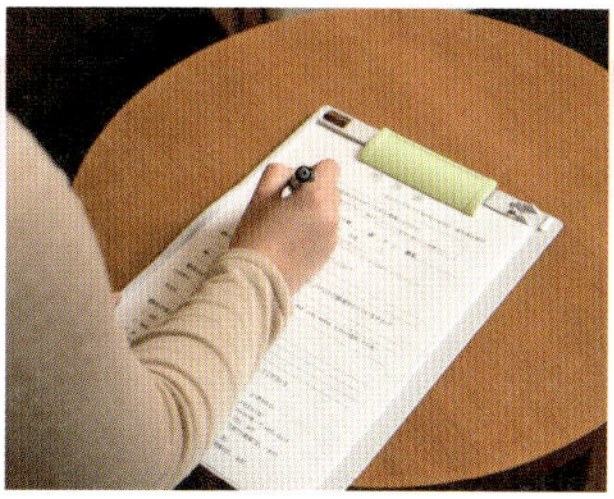

初診の場合は、まず問診票に記入することが多い。調子が悪いカラダの部分やその状態、痛みの程度などはもちろん、現在かかっている病気や服用している薬の情報、過去にかかった病気や、家族の病歴なども重要な情報なので、できるだけ記入する。

2 重篤《じゅうとく》な病気が隠れていないかチェック

たとえば、頭痛やめまい、手のしびれなど、一見軽度な症状に見えても、その背景に重篤な病気が隠れている場合がある。そのため、医療機関で、現代医学的な検査（血液検査や画像検査など）を受けていない場合は、神経学的所見のチェックなども行う。

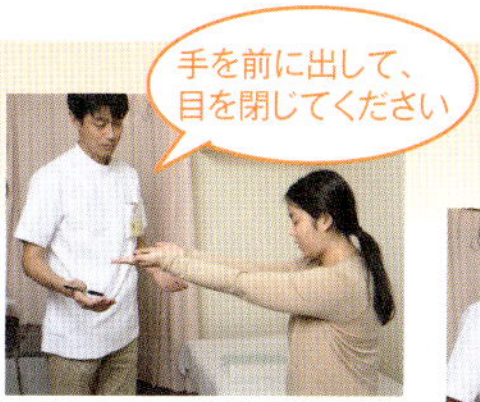

中枢神経に異常がないか

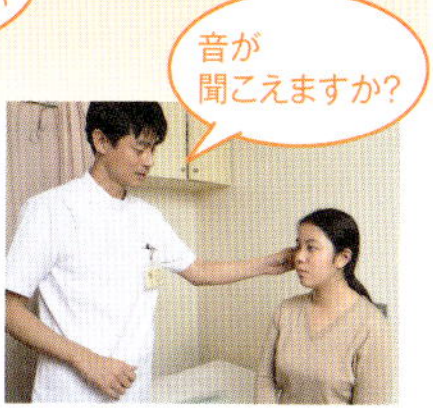

脳神経に異常がないか

3 東洋医学的な診察を受ける

四診《ししん》（→P.204）を行う。手足から背中、首や顔面、頭部まで、経絡ごとに触れて、やわらかい部分やしこり、痛みなど反応の出ているツボを探ると、反応の種類や場所により、不調のある臓腑《ぞうふ》、気・血・水のバランス、精神状態などが予想できる。検査途中で痛みが出る場合もあるが、その痛みも重要な情報なので、がまんせず、治療者に伝えよう。

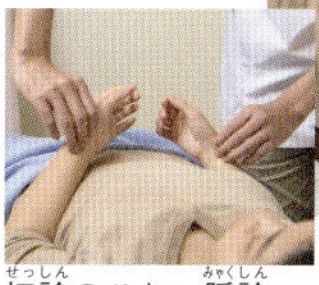

切診《せっしん》のひとつ脈診《みゃくしん》

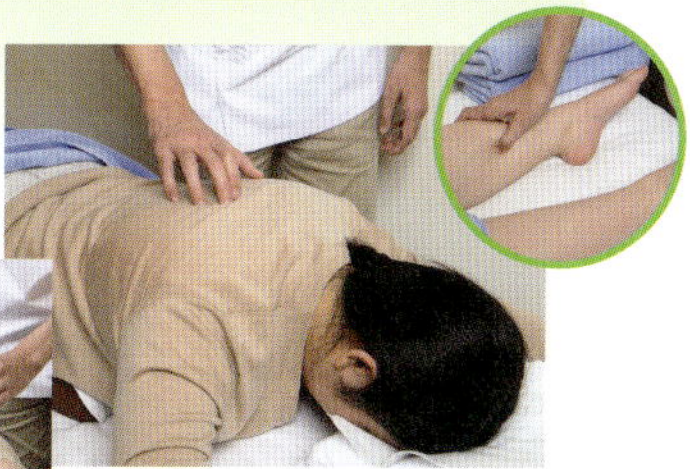

ツボごとに反応が異なり、それをヒントに状態を探る

4 治療を受ける

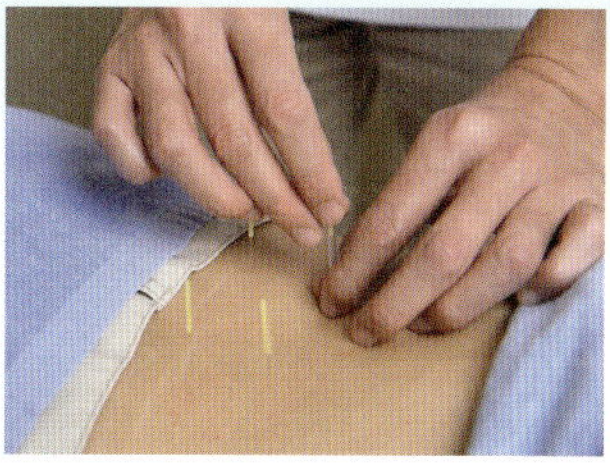

診察結果に基づき、鍼灸治療を行う。治療時間は30～60分程度。鍼灸治療では、背中や腰など、治療箇所を露出する場合も多い。そのため鍼灸院側では、患者を治療着に着替えさせたり、露出部分の上からタオルをかけたりして、施術箇所だけ必要に応じて露出させるなどの対応をとっている。

鍼灸院での治療②

鍼《はり》の種類と特徴

使い捨ての鍼で衛生面も安心

鍼は、刺入鍼《しにゅうしん》、接触鍼《せっしょくしん》、切開鍼《せっかいしん》という3つの種類に大別されます。

現在、最も多く用いられているのは、刺入鍼のひとつで毫鍼《ごうしん》と呼ばれる鍼です。毫鍼にはさまざまな長さ、太さのものがあり、長さは40～50ミリ、太さは0・18～0・20ミリのものが一般的です。ステンレス製が多く、衛生のため滅菌包装されており、1回使用すると捨てられます。

日本で一般的に行われている毫鍼の刺入方法は、鍼管《しんかん》という管を使った管鍼法《かんしんほう》です。この方法でほぼ痛みなく鍼を刺すことができます。目的に応じて浅く刺したり、深く刺したりすることができます。

刺入中にときどきズーンと刺激が走る感じがすることがあり、これを鍼の「ひびき」と呼んでいます。ひびきが苦手な人は、ひびかないよう施術してもらうこともできます。

通電療法や刺さない鍼などさまざまな鍼の種類

刺入鍼には、毫鍼のほかに皮内鍼《ひないしん》や円皮鍼《えんぴしん》が含まれます。毫鍼に低周波通電を行う鍼通電療法《はりつうでんりょうほう》（電気鍼《でんきしん》）はよく使われる治療法のひとつです。

皮内鍼や円皮鍼はシールなどで固定してしばらく留めることができるので、持続的な効果が期待できます。円皮鍼は近年、シールと鍼が一体となった製品が開発され、広く普及しています。セルフケアに用いやすい鍼先のないものもあり、第5章で紹介しています（↓P.125）。

接触鍼は、皮膚をこすったり、圧迫したりする鍼で、小児鍼《しょうにしん》やローラー鍼が含まれ、乳幼児や小児の治療に用います。刺さないタイプの鍼で痛みを伴わないので、刺激に過敏な人に使うこともできます。

切開鍼は、皮膚を切開（瀉血《しゃけつ》）して刺激する鍼で、三稜鍼《さんりょうしん》という鍼が含まれます。

ここがPOINT

安全性の高い痛くない鍼治療

鍼灸院では使い捨ての鍼を用いており、痛みもほとんど感じません。痛みに過敏な人には刺さないタイプの鍼もあります。

鍼の種類は大きく3つに分けられる

刺入鍼《しにゅうしん》

鍼を体内に刺入し、刺激を与える方法。毫鍼を用いた管鍼法と、長時間固定する円皮鍼（皮内鍼）があります。

毫鍼

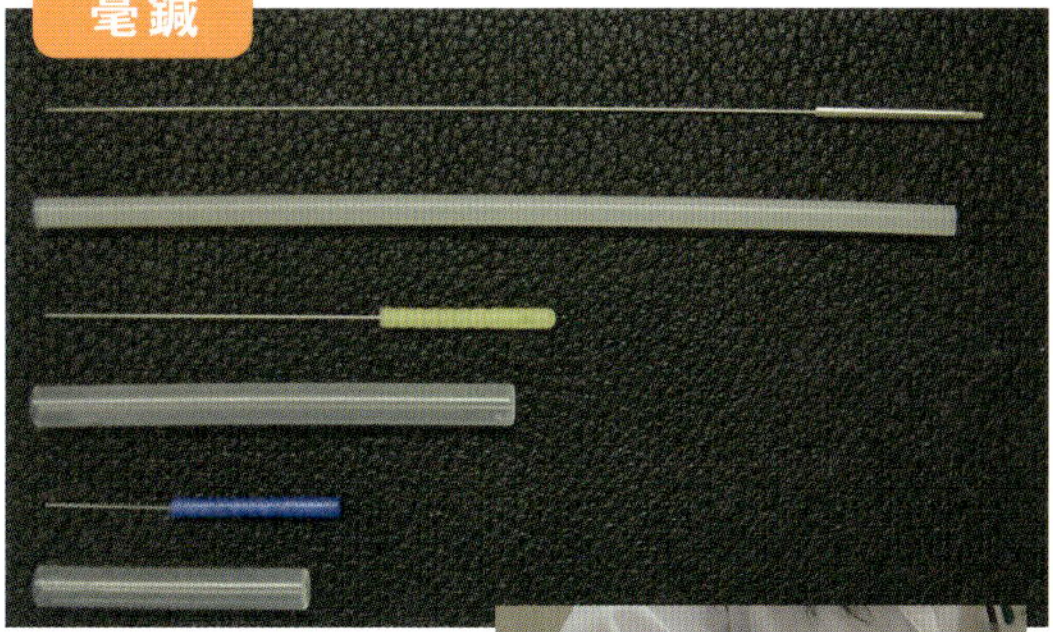

毫鍼と鍼管。鍼の長さはいろいろで、真ん中が一般的な長さ40ミリの鍼。

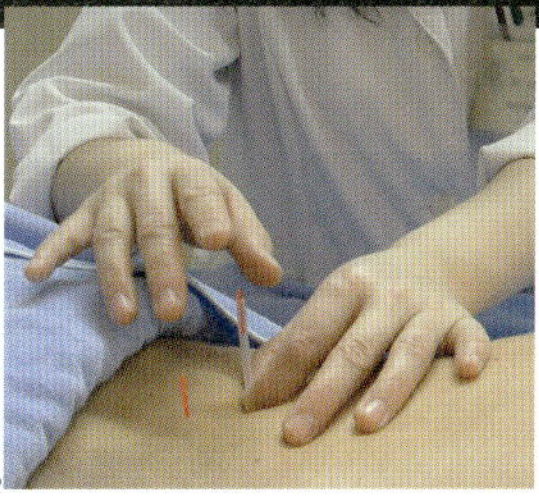

鍼を管に入れて刺す管鍼法。刺入が容易で、かつほぼ無痛で刺せるため、一般化している。

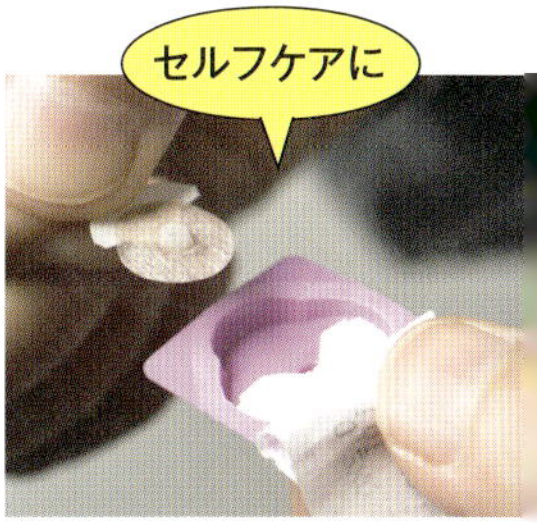

セルフケアには、鍼灸師の指導のもと、パイオネックス（→P.125）の利用がおすすめ。

皮内鍼　円皮鍼

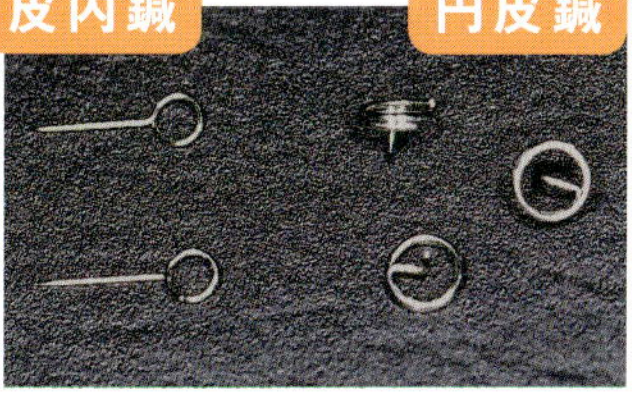

左：皮内鍼。短く細い鍼を皮膚に刺入して、絆創膏などで固定する。
右：円皮鍼。鍼を刺し、シールで固定することで持続的な効果を期待できる。

Column

日本で発明された鍼を刺す方法「管鍼法」

毫鍼を鍼管に入れて、鍼の柄の部分を軽くトントンと叩き、皮膚に打ち込むのが管鍼法。江戸時代に活躍した鍼灸師、杉山《すぎやま》和《わ》一《いち》（1610～1694年）が考案した、日本発の方法です。つまずいて倒れたときに足に刺さった松葉をヒントに考えたといわれ、瞬時にまっすぐ刺せるため、鍼を刺す際の痛みを軽減することができます。この管鍼法により、視覚障害者が鍼灸師として活躍するようになったといわれます。

接触鍼《せっしょくしん》

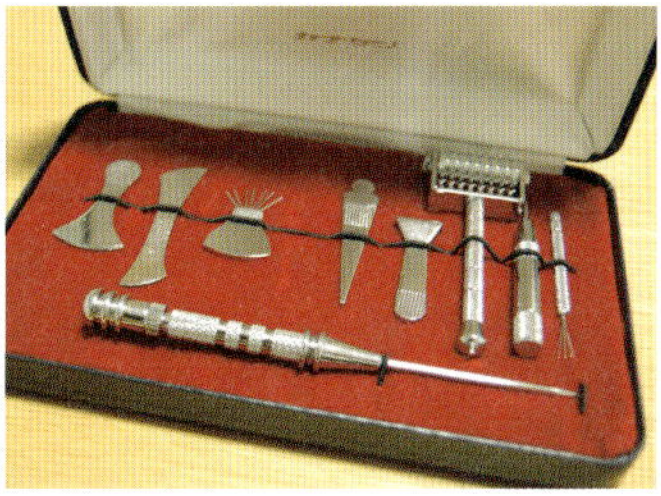

皮膚をこすったり、圧迫や叩打する方法で刺激を与える。小児の治療に用いる小児鍼のほか、梅花鍼《ばいかしん》、ローラー鍼などがあり、どれも刺激に過敏な人に用いられることがある。

切開鍼《せっかいしん》

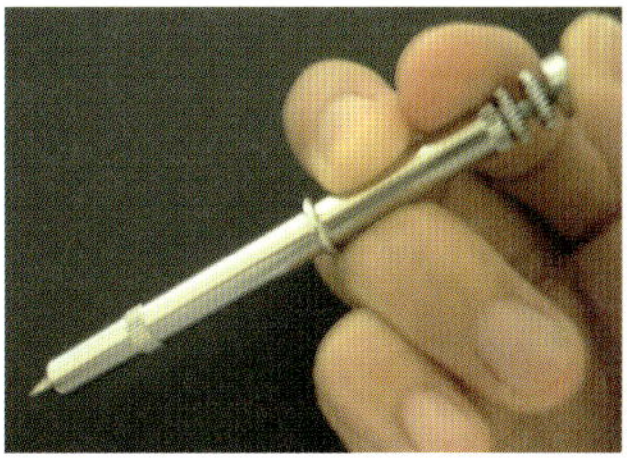

三棱鍼などの鍼を使って、皮膚切開して出血させる治療法。瘀血《おけつ》などの病態改善を目的に行う。

鍼灸院での治療③

灸《きゅう》の種類と特徴

直接灸でもあとが残らない方法

灸の種類は、直接灸《ちょくせつきゅう》と間接灸《かんせつきゅう》の2つに大別されます。

鍼灸院で行われる直接灸のひとつに透熱灸《とうねつきゅう》があります。これは、米粒の半分くらいの大きさにもぐさをひねって皮膚の上に直接載せ、線香で火をつける方法です。

透熱灸は、小さな火傷の痕を残す方法ですが、燃え尽きる前に火を消したり、熱さを緩和するシールの上でもぐさを燃焼させたりするなど、痕を残さないよう施術してもらうこともできます。

種類が豊富なさまざまな間接灸

間接灸は、皮膚ともぐさの間にものをはさんだり、一定の空間をあけたりしてもぐさを燃やす方法で、台《だい》座《ざ》灸《きゅう》、棒灸《ぼうきゅう》、隔物灸《かくぶつきゅう》などが含まれます。皮膚の上に直接載せないので、火傷の痕を残さない方法ですが、皮膚のかぶれやすい人は注意が必要です。

台座灸は、簡単に行えるうえ、熱さのタイプもマイルドなものから少し熱めのものまで市販されており、セルフケアに用いやすく第5章でも紹介しています（↓P.125）。

棒灸は、もぐさを紙で棒状に包み、先端に火をつけ、皮膚に近づけたり、離したりして刺激します。木製の台に入れて使用することもあります。

隔物灸は、もぐさと皮膚の間に薄切りにしたショウガ、ビワの葉、味噌、塩などをはさんで、もぐさを燃焼させます。

また、刺入した鍼にもぐさを付けて燃やす灸頭鍼《きゅうとうしん》は、鍼と灸を組み合わせた治療法です。電気で温める機器と鍼を使って治療を行う鍼灸院も多くあります。

このように、間接灸にはさまざまな種類のものがあり、近年では、直接灸に比べて用いるケースが多くなってきています。

ここがPOINT

火傷の痕を残さない種類が豊富な間接灸

鍼灸院ではさまざまな灸が行われています。火傷の痕を残さない間接灸は種類も豊富で、市販されているものもあります。

お灸の種類

直接灸《ちょくせつきゅう》

もぐさを皮膚に直接付けるのが直接灸。皮膚に火傷痕が残る可能性があるので、基本的には鍼灸院で受けるようにしましょう。

透熱灸

皮膚に直接もぐさを載せて燃やす方法。基本的には鍼灸院で受けるようにしよう。

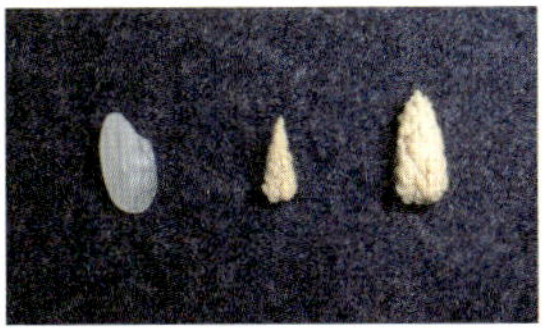

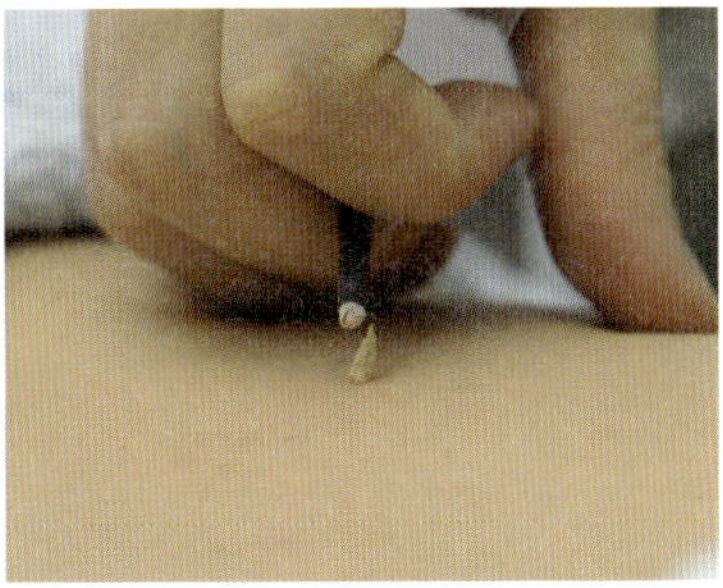

↑→症状に応じ、米粒ほどのもぐさを7～8分目まで燃やし、ピンポイントでツボに熱を伝える

間接灸《かんせつきゅう》

もぐさと皮膚の間に物を置いたり、空間を設けるなどして、火が直接肌に触れる危険性を減らしているのが間接灸です。

台座灸

台座の上に筒状のもぐさが載っているため、もぐさが燃え尽きても火が皮膚に直接触れることはない。簡単で、セルフケアにも利用しやすい。(→P.125)

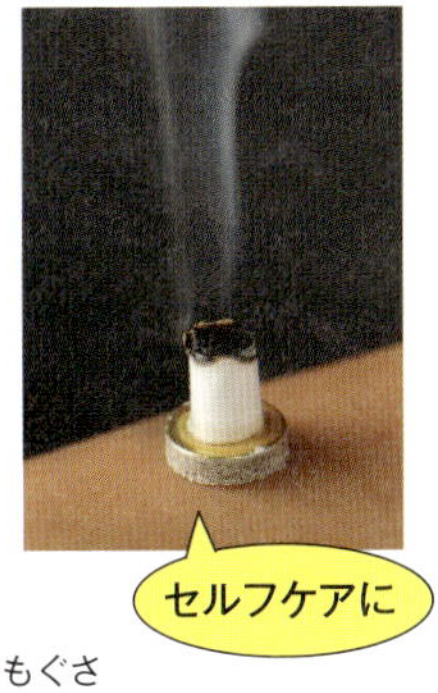

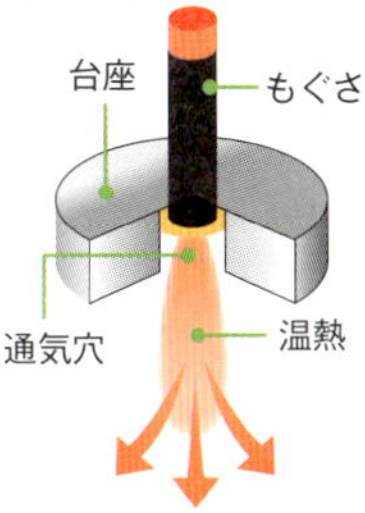

もぐさの熱が、通気穴を伝ってツボを刺激する

棒灸

棒状のもぐさを肌から少し離して温める方法。下の写真のように台座を付けた市販の棒灸もある。

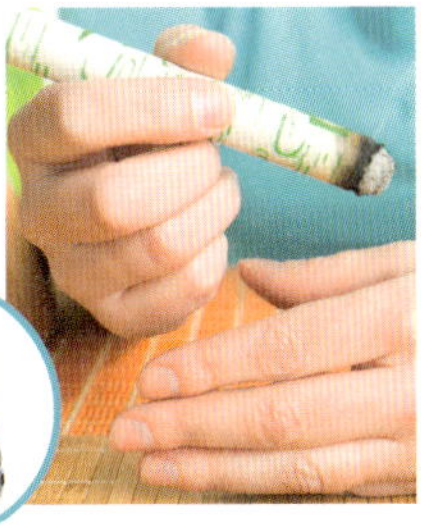

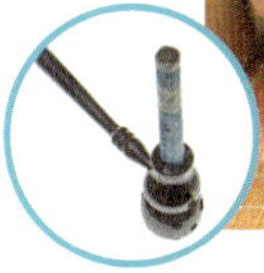

→皮膚にかざすだけなので、火傷の危険性は少ない

隔物灸

もぐさと皮膚の間に物を置いて、火が直接皮膚に触れないようにした施灸の方法。もぐさの台座にする物は、ショウガ、ニンニク、味噌、クルミなど。カラダを温めるだけでなく台座にした物の薬効成分が作用して、治療効果を高める。

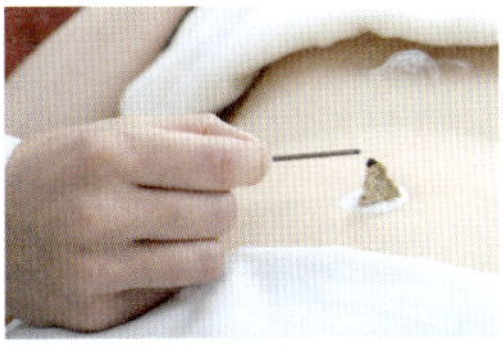

↑へそ上に塩を盛り、その上に大きめのもぐさを置いた「塩灸《えんきゅう》」。胃腸の調子を整える

Column

鍼灸院での「鍼+灸」の方法

鍼灸院などでは、鍼の先にもぐさを付けて燃やす「灸頭鍼」という方法で治療を行うことがあります。鍼の機械的な刺激と灸の熱刺激の組み合わせで治療効果が上がるとされています。

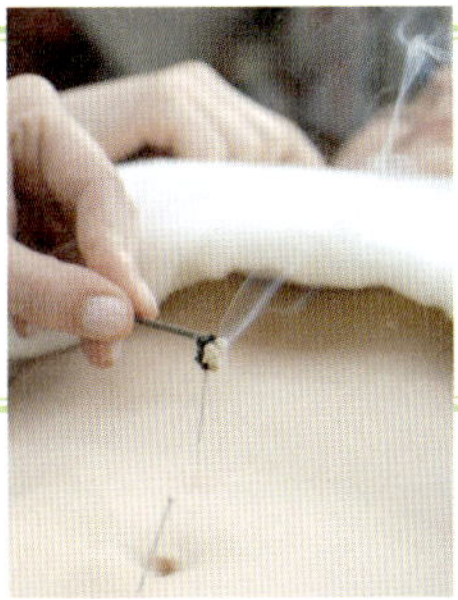

鍼灸院での治療④

鍼灸治療が効くしくみと適応と禁忌《きんき》

ここがPOINT

鍼灸は幅広い症状に適応する

鍼灸の作用メカニズムは、科学的にも解明されてきています。鍼灸はさまざまなココロとカラダの不調に効果を発揮する治療法です。

鍼灸治療はなぜ効果があるのか

ツボ刺激が経絡《けいらく》を通じて臓腑《ぞうふ》に働きかけたり、感情面に影響を及ぼしたり、遠く離れた部位や刺激した部位周辺の症状の緩和に役立ったりすることは、経絡とツボの関係（→P.118）で述べました。ところが、経絡やツボの実態はいまだ証明されていません。それでは、鍼灸《しんきゅう》治療はなぜ効果があるのでしょうか。

近年、科学的にそのメカニズムが解明されてきており、鎮痛、筋緊張緩和、免疫系や自律神経系への影響、リラクゼーション作用などがあることがわかっています。

たとえば、鎮痛作用が起こるしくみとして、痛みを伝える神経経路をブロックしたり、痛みを止める物質が体内で生成されたりすることが判明しています。

鍼灸はどのような症状に効くの？

鍼灸治療は、腰痛や肩こりなどの運動器系の症状に効果があることは知られています。

しかし、実際の適応症状はもっと幅広いもので、精神・神経系、耳鼻科・眼科系、呼吸器・循環器系、消化器系、泌尿器・婦人科系の症状など多岐にわたっています（左図）。

適応する疾患については、整形外科的な疾患をはじめ、現代の医学では治療法のない難病まで、各領域の疾患に行われており、その効果についても徐々に整理されてきています。

日本では条件付きですが、6疾患に健康保険が適用されます（左囲み）。

鍼灸治療はほとんど副作用のない治療法ですが、治療後に倦怠感などの症状が出ることがあります。高熱のあるとき、飲酒時、極度に体力を消耗しているときなどは避けたほうがよいでしょう。出血傾向のある人などは注意が必要ですので、鍼灸師に伝えておくようにしましょう。

鍼灸治療の適応する症状

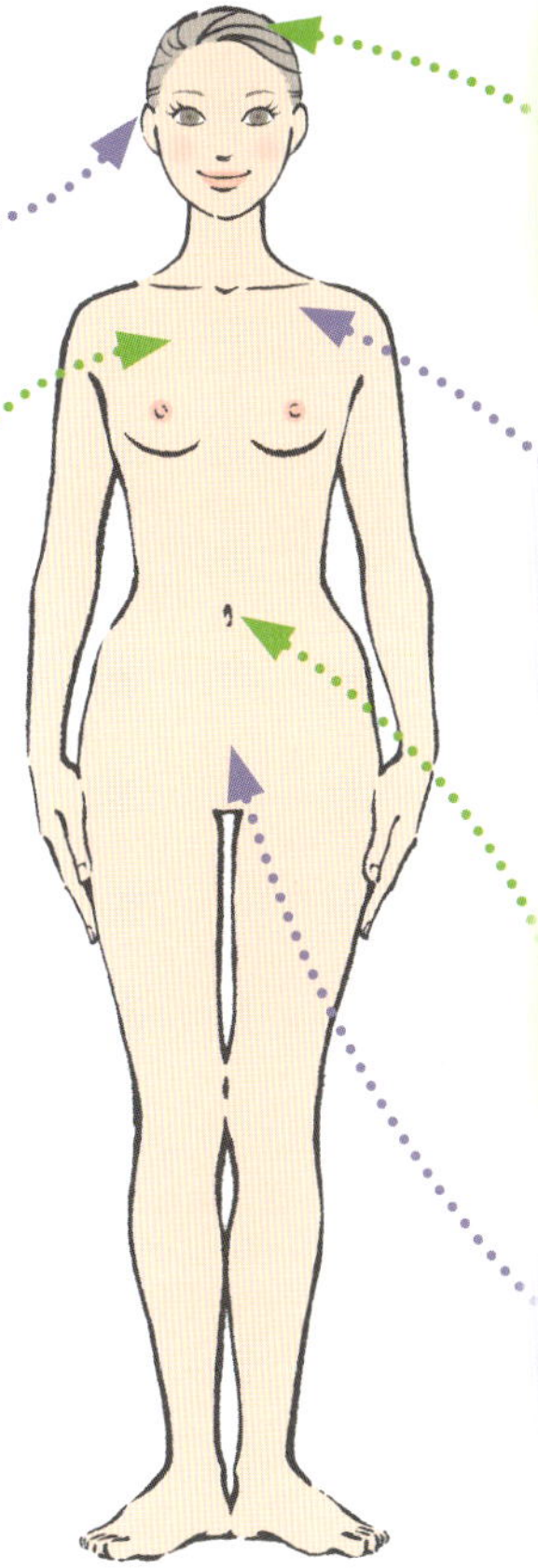

耳鼻科・眼科系

耳鳴り、難聴、耳閉感《じへいかん》、めまい、鼻づまり、鼻水、咽痛《いんつう》、目の疲れなど

呼吸器・循環器系

咳、痰、呼吸困難（息切れ）、動悸、高血圧、低血圧、胸痛《きょうつう》など

その他の症状

疲れやすい、冷え、むくみ、円形脱毛、発汗異常、手術後の諸症状、健康増進、病気の予防など

小児の症状

夜尿症、疳《かん》の虫、虚弱体質、消化不良、食欲不振など

精神・神経系

神経痛、神経麻痺、しびれ、痙攣《けいれん》、頭痛、めまい、神経症、ノイローゼ、不眠、イライラ、うつなど

運動器系

肩こり、肩以外の部位のこり、筋疲労、頸肩腕痛《けいけんわんつう》、腰痛・腰下肢痛、肩や膝などの関節痛

消化器系

便秘、下痢、食欲異常、腹痛、悪心《おしん》・嘔吐《おうと》、腹部膨満感など

泌尿器・婦人科系

不妊、月経痛、月経不順、つわり、逆子、排尿障害など

Column

鍼灸に保険は利くか

「鍼灸治療で保険が適用される疾患は限られています。まずはこれからかかろうとする鍼灸院に問い合わせ、保険を取り扱っているか、どのような手続きが必要かを確認するようにしましょう。」

小林はりきゅう院
HP http//sinn9.com
院長　小林潤一郎先生
（東京都鍼灸師会　副会長）

■鍼灸治療で保険が適用される疾患

神経痛	坐骨《ざこつ》神経痛、三叉《さんさ》神経痛など
リウマチ	各関節が腫れて痛む症状
腰痛症	慢性腰痛、ぎっくり腰など
五十肩	肩が痛く腕が上がらないなどの症状
頸腕症候群	首から肩、腕にかけての痛みなど
頸椎捻挫《けいついねんざ》後遺症	ムチウチ症の後遺症など

専門的な鍼灸治療

鍼灸技術と特別な知識を組み合わせた専門鍼灸

現代の鍼灸治療は、疾病の治療や予防という従来の領域にとどまらず、美容、スポーツ、不妊治療など多彩な分野で用いられています。**このような専門的な鍼灸は、鍼灸技術に加え、各分野における幅広い知識をもった鍼灸師が行っています。**

たとえば「美容鍼灸」は、カラダにある経絡を刺激して、全身のバランスを整えるだけでなく、小じわやたるみ、くま、むくみなど、顔面部の局所に鍼を打つことで、気になる不調を改善します。効果が高い反面、顔に刺鍼する難しさもあり、確かな技術が要求される鍼灸でもあります。

スポーツ選手の治療やコンディショニングの一助となっているのが「スポーツ鍼灸」です。スポーツによる障害、外傷などに対して、スポーツ医学について見識をもった鍼灸師が治療を行っています。

また、検査をしても原因がわからないことが多い不妊症ですが、その根底にあると考えられているのが虚弱体質や冷えによる血の巡りの悪さ、月経不順などです。これらの体質改善を行う「不妊鍼灸」は、鍼灸の得意分野でもあり、西洋医学と併用して行うことができます。

治療に行けない人にも鍼灸の効き目を届ける

麻痺《まひ》や歩行困難などの症状があり、自宅や介護施設で療養している人が対象となるのが「在宅鍼灸」です。特に、高齢社会を迎え、外出が困難な人への治療として注目されています。鍼灸治療によって、血の巡りを促すことで褥瘡《じょくそう》（寝たきり状態で生じる傷）や神経痛、関節痛の緩和などが期待できます。また、ぎっくり腰やリウマチ、神経痛などで鍼灸院への通院が難しいという人にも有効で、これから期待される専門鍼灸のひとつです。

ここがPOINT

専門的な鍼灸で不具合を改善する

一般的な鍼灸のほか、美容やスポーツ医学、不妊治療、在宅鍼灸といった専門的な知識を持ち合わせた鍼灸師も活躍しています。

さまざまな専門鍼灸

健康と美を実現する美容鍼灸やスポーツ障害を軽減する鍼灸、不妊治療を補助する不妊鍼灸、高齢社会の一助となっている在宅鍼灸など、専門分野に特化した鍼灸もあります。

不妊鍼灸

鍼灸で妊娠しやすい体調に整えます

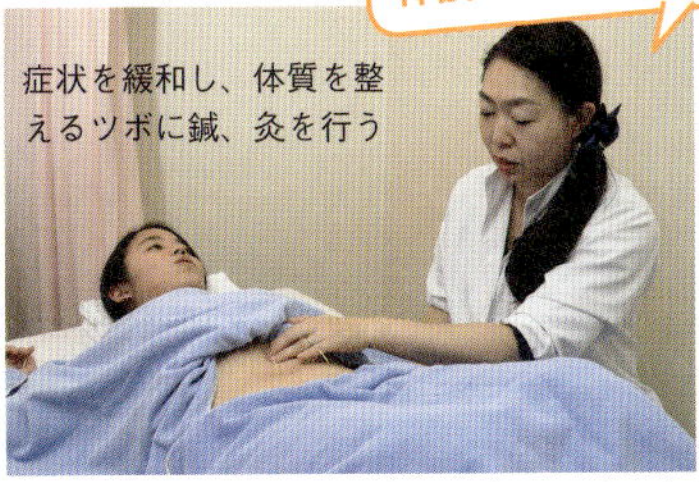
症状を緩和し、体質を整えるツボに鍼、灸を行う

「不妊が主訴であっても、冷えや疲れやすいなどのさまざまな症状を訴えていることがあります。それらを考慮して体調を整えていくことが妊娠への近道と考えます。また、高度生殖医療を受けている方は、それだけでもストレス状態にあります。鍼灸治療にはリラクゼーション効果もありますので、鍼灸師に悩みを相談しつつストレスも解消できます」。

こどもと女性のためのめぐり鍼灸院
HP http://meguri-shinq.com/
院長　髙田久実子先生（不妊カウンセラー）

美容鍼灸

鍼灸の効果で、健康と美を両立

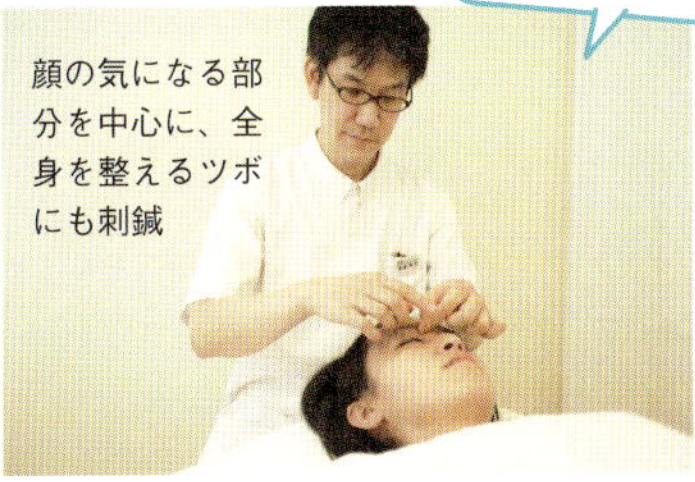
顔の気になる部分を中心に、全身を整えるツボにも刺鍼

「美容鍼灸は、顔のリフトアップや皮膚のハリを取り戻すだけでなく、ココロとカラダの状態を整え、内側から輝く“健康美”を作り出していきます。鍼灸には精神を安定させ、内臓の調子を良くする効果があります。カラダの状態が良くなれば、自然と顔色や皮膚の状態も良くなります。健康と美容を同時に治療できるのが鍼灸の強みなのです」。

鍼灸マッサージ治療室　自然なからだ
HP shizenna-karada.tokyo
代表　手塚幸忠先生（関東鍼灸専門学校　講師）

スポーツ鍼灸

障害の予防&治療に使える鍼灸

膝前十字靭帯再建手術後のリハビリ期間に鍼灸を利用

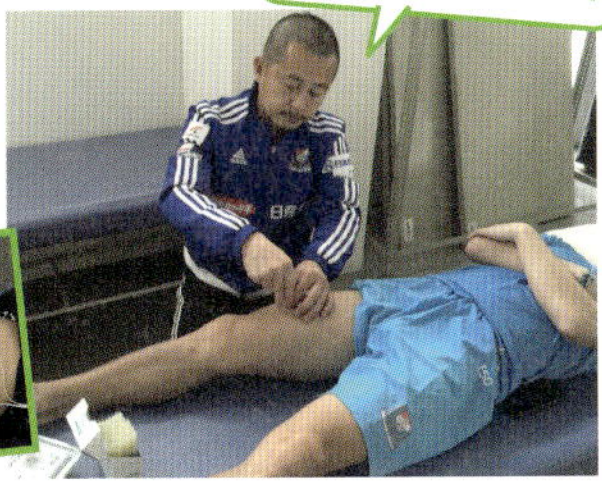
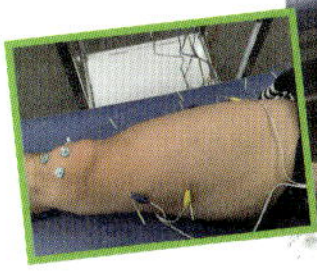

「最近は、日常的にスポーツを取り入れる人が増えています。しかし、オーバーワークやアクシデントなどから、関節や筋肉の痛みを訴える人も多いようです。鍼灸治療は疾患部位に対する根本的な治療や、疼痛緩和はもちろんですが、日々の身体ケアとして、またケガの予防や自己治癒力の向上の一助として利用すると非常に有効なものです」。

ギラヴァンツ北九州
HP www.giravanz.jp/#gsc.tab=0
トレーナー　所澤俊幸先生

在宅鍼灸

3つのワークで在宅鍼灸を実現

下肢への鍼灸治療。筋力トレーニングや立位の訓練を行う

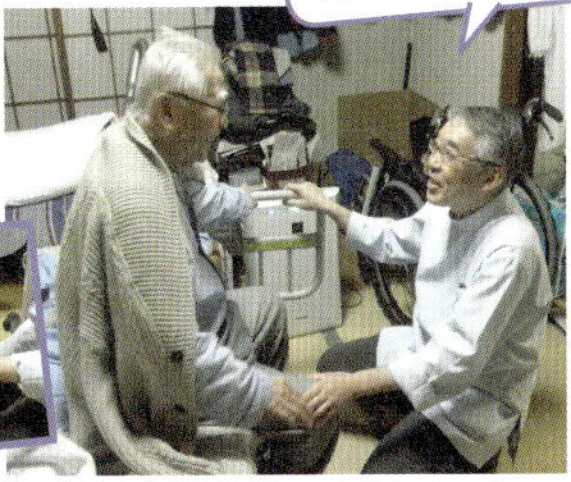
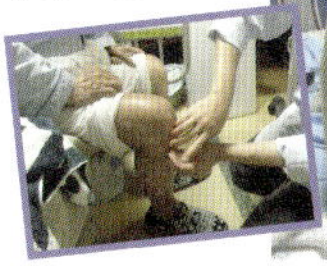

「鍼灸師は、患者を中心に、ケアマネジャー、訪問看護、地域包括支援センター、主治医など、多職種や各サービス事業所と連携し、地域包括ケアシステムのメンバーとして活動しています。3つのワーク（フットワーク、チームワーク、ネットワーク）を重視し、患者が精神的・身体的なストレスを感じない環境で、鍼灸治療が受けられるのです」。

健康ハウス・タカダ
HP www.hariq.net/d_search/detail.php3?id=2247
院長　髙田常雄先生（東京都鍼灸師会　会長）

付録①

経絡《けいらく》とツボについてもっと詳しく知ろう

ここがPOINT

各経絡の特徴を知りツボ選びに役立てる

各経絡がカラダのどの部分を通るのか、どの臓腑《ぞうふ》と関連しているのかを知ると、自分に合ったツボ選びの参考になります。

正経十二経脈《せいけいじゅうにけいみゃく》は陰経《いんけい》と陽経《ようけい》に分かれる

経絡とツボについては、第5章（↓P.116）でも触れましたが、ここではもう少し詳しく解説しましょう。

おもな経絡には、正経十二経脈や任脈《にんみゃく》、督脈《とくみゃく》があり、ツボ（361個の正穴《せいけつ》）はこれら14本の経絡上に存在します。

左図のように、正経十二経脈のなかでカラダの前面を通るのは陰経《いんけい》、カラダの後面を通るのは陽経《ようけい》が主となるので、胸やお腹などの症状には陰経、背中や腰の症状には陽経のツボを治療に用いることが多くなります。頭や顔には陽経が分布するため、頭や顔の症状には、陽経のツボをたびたび用います。また、正経十二経脈は陰経と陽経に分けられるだけでなく、それぞれは手もしくは足を通過し、カラダの奥に入っては関連する臓腑《ぞうふ》と連絡しています。「手の太《たい》陰肺経《いんはいけい》」の場合、その名称から「手」を通過する「陰経」で、「肺」と関連することがわかり、呼吸器の症状があるときなどはこの経絡上のツボを選ぶことが多くなります。

ただし、足の陽明胃経《ようめいいけい》は陽経でもお腹を通っており、消化器系の症状に用いるツボが多く存在します。

任脈《にんみゃく》は陰経、督脈《とくみゃく》は陽経と関わりが深い経絡

奇経八脈のなかでカラダの前面中央を通る任脈は陰経、カラダの後面中央を通る督脈は陽経をそれぞれ調整する働きがあります。

14本の経絡の通り道や関連する臓腑を覚えておくと、自分に合ったツボを探すのに非常に便利です。第5章で簡単にツボを探す方法として用いた人体図（↓P.121）は、この考え方をもとに作成しています。

次ページ以降では各経絡についてさらに詳しく解説していきますので、ツボ選びの参考にしてください。

治療に使用される正経十二経脈と奇経八脈

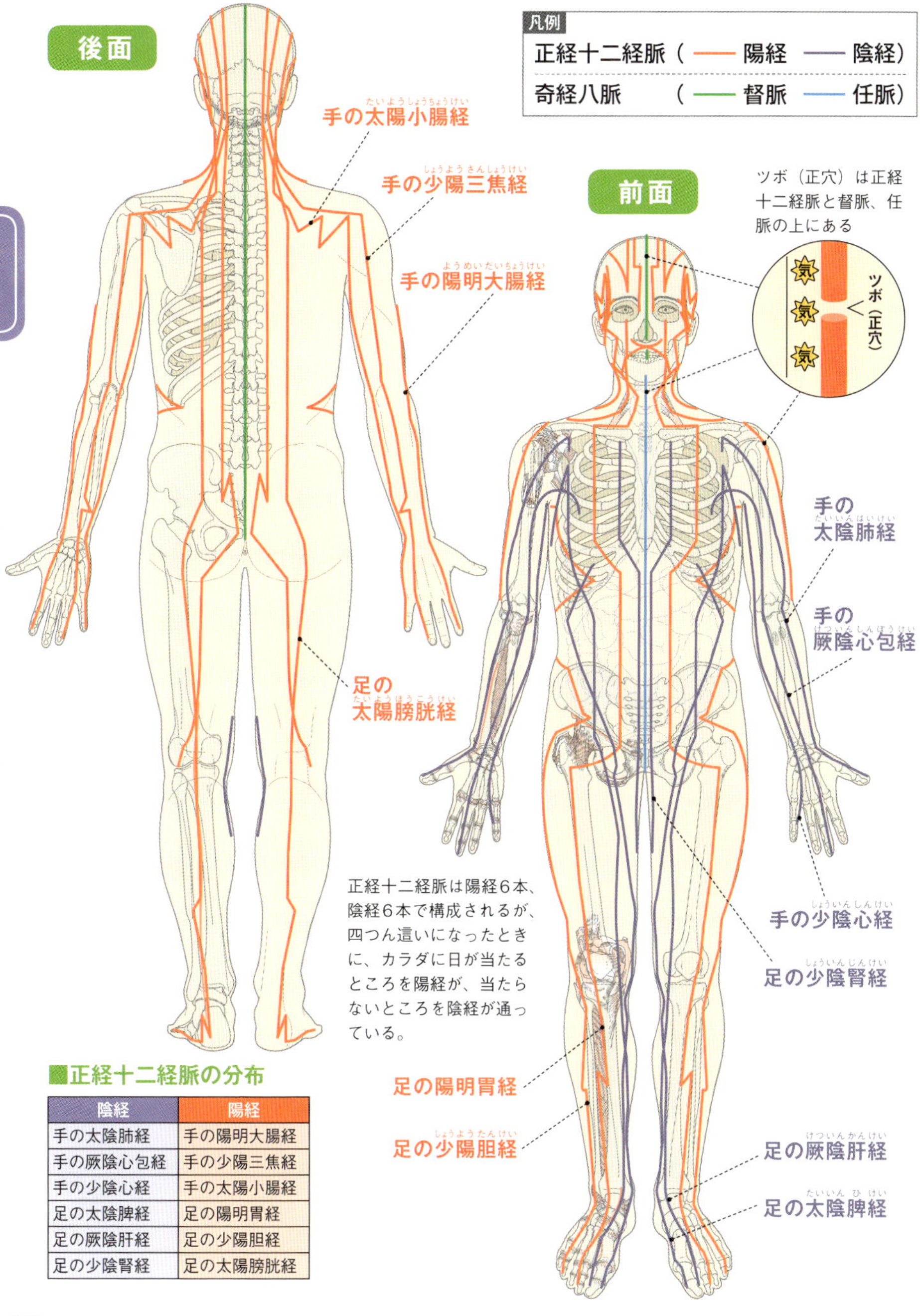

ツボ（正穴）は正経十二経脈と督脈、任脈の上にある

正経十二経脈は陽経6本、陰経6本で構成されるが、四つん這いになったときに、カラダに日が当たるところを陽経が、当たらないところを陰経が通っている。

■正経十二経脈の分布

陰経	陽経
手の太陰肺経	手の陽明大腸経
手の厥陰心包経	手の少陽三焦経
手の少陰心経	手の太陽小腸経
足の太陰脾経	足の陽明胃経
足の厥陰肝経	足の少陽胆経
足の少陰腎経	足の太陽膀胱経

正経十二経脈《せいけいじゅうにけいみゃく》

経絡《けいらく》に沿って ツボの反応を探る

正経十二経脈の中を流れる気・血は、下図のように手の太陰肺経《たいいんはいけい》から始まり、足の厥陰肝経《けついんかんけい》に終わったあと、再び手の太陰肺経につらなって循環しています。

さまざまなココロやカラダの不調は、この気・血の巡りが滞った状態と考えられ、経絡上のツボに反応が現れます。そのため、各経絡の特徴を把握したうえで、その流れに沿って指で押しながら反応を探ると、より自分に合ったツボを見つけやすくなるでしょう。

正経十二経脈の流注《るちゅう》

=陰経《いんけい》
=陽経《ようけい》

- ①手《て》の太陰肺経《たいいんはいけい》 →P.235
- ②手《て》の陽明大腸経《ようめいだいちょうけい》 →P.236
- ③足《あし》の陽明胃経《ようめいいけい》 →P.237
- ④足《あし》の太陰脾経《たいいんひけい》 →P.238
- ⑤手《て》の少陰心経《しょういんしんけい》 →P.239
- ⑥手《て》の太陽小腸経《たいようしょうちょうけい》 →P.240
- ⑦足《あし》の太陽膀胱経《たいようぼうこうけい》 →P.241
- ⑧足《あし》の少陰腎経《しょういんじんけい》 →P.242
- ⑨手《て》の厥陰心包経《けついんしんぽうけい》 →P.243
- ⑩手《て》の少陽三焦経《しょうようさんしょうけい》 →P.244
- ⑪足《あし》の少陽胆経《しょうようたんけい》 →P.245
- ⑫足《あし》の厥陰肝経《けついんかんけい》 →P.246

ここがPOINT

不調の原因は気・血の滞り

正経十二経脈を流れる気・血は、一定の順序で全身を巡ります。ココロやカラダの不調は、この気・血の巡りが滞っている状態と考えます。

※正経十二経脈はかならず左右対称にありますが、ここでは省略して片方だけを紹介します。
※赤字のツボは第5章、第6章で解説しています。

流注のつながり

足の厥陰肝経 ◀ 手の太陰肺経 ◀ 手の陽明大腸経

手《て》の太陰肺経《たいいんはいけい》

肺に関係する咳や喘息《ぜんそく》、息切れなど呼吸器系の症状や、この経絡が通る腕と肩の痛み、こりなどに効果がある。

手の太陰肺経には11の経穴《けいけつ》（ツボ）があります。経絡は、体表部では肩の前面にある中府《ちゅうふ》というツボから始まり、腕から肘の内側、親指へ向かい、親指の爪の付け根にある少商《しょうしょう》というツボで終わります。また、カラダの深部では、大腸、胃、横隔膜、肺、気管に出ます。

手の太陰肺経上のツボを使って治療を行うことで、咳、息切れ、喘息、胸苦しさ、胸の熱感など肺に関係する症状や、この経絡が通る腕と肩の痛み、こり、手のひらのほてりなどに効果があります。

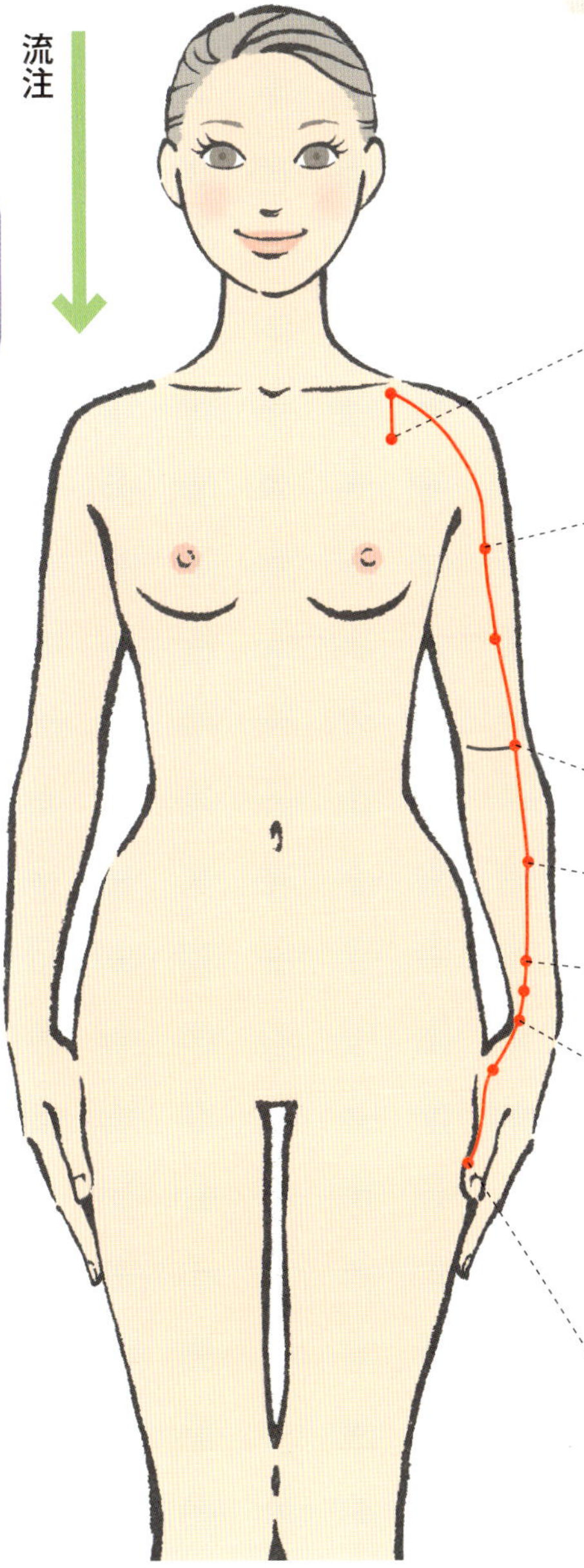
流注
中府《ちゅうふ》
天府《てんぷ》
肩と肘の間、肩から1/3あたり。腕の神経痛やだるさのほか、喘息や咳など肺の機能も整える。禁灸穴《きんきゅうけつ》。
尺沢《しゃくたく》
孔最《こうさい》
列欠《れっけつ》
太淵《たいえん》
手首の関節のしわの上。手のひら側で、親指の下の動脈が拍動する部分。呼吸器系の症状の治療などに用いる。
少商《しょうしょう》

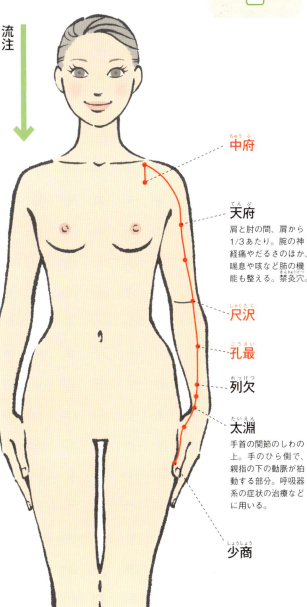

手《て》の陽明大腸経《ようめいだいちょうけい》

大腸の機能に関係する下痢や便秘を解消するほか、この経絡が通る歯の痛み、耳鳴り、頭痛、鼻づまりなどにも効果がある。

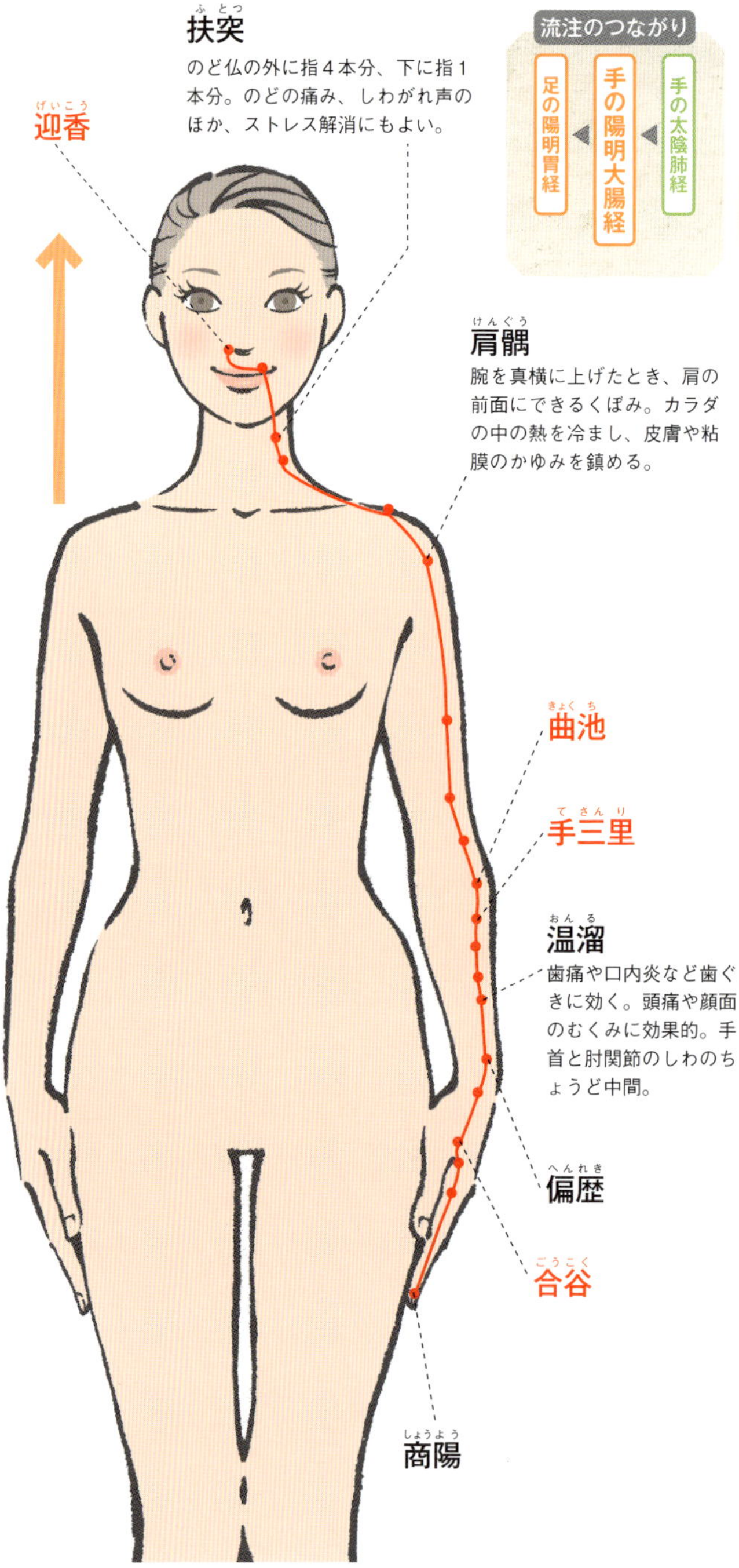

流注のつながり
手の太陰肺経
手の陽明大腸経
足の陽明胃経
扶突《ふとつ》
のど仏の外に指４本分、下に指１本分。のどの痛み、しわがれ声のほか、ストレス解消にもよい。
迎香《げいこう》
肩髃《けんぐう》
腕を真横に上げたとき、肩の前面にできるくぼみ。カラダの中の熱を冷まし、皮膚や粘膜のかゆみを鎮める。
曲池《きょくち》
手三里《てさんり》
温溜《おんる》
歯痛や口内炎など歯ぐきに効く。頭痛や顔面のむくみに効果的。手首と肘関節のしわのちょうど中間。
偏歴《へんれき》
合谷《ごうこく》
商陽《しょうよう》

手の陽明大腸経には20のツボがあります。経絡《けいらく》の流れは、まず体表部では、人さし指の爪の根元にある商陽《しょうよう》というツボから始まり、腕をのぼって顔に入り、鼻の横にある迎香《げいこう》というツボで終わります。カラダの深部では、大腸や肺を通り、大腸の働きを改善します。

また、**この経絡は、歯の痛みや耳鳴り、頭痛、鼻血など顔面部の症状や、のどの腫れの治療にも使われます。この経絡走行上の腕の外側（橈骨《とうこつ》側）の痛み、人さし指の痛みに対しても効果があります。**

足《あし》の陽明胃経《ようめいいけい》

消化器全般のさまざまな症状のほか、顔、胸、腹部などカラダの前面に現れる痛みなどの症状にも効果がある。

流注のつながり

手の陽明大腸経 ◀ 足の陽明胃経 ◀ 足の太陰脾経

（手の陽明大腸経 → 足の陽明胃経 → 足の太陰脾経）

足の陽明胃経には45のツボがあります。カラダの表面では、目のすぐ下の承泣《しょうきゅう》というツボから始まります。大迎《だいげい》から分岐し1本は頭の上へ、もう1本は、目の下から顔、首、胸、お腹、鼠径部《そけいぶ》、太腿、向こう脛《ずね》と、カラダの前面を通って、足の人さし指にある厲兌《れいだ》で終わります。また体内では胃《い》や脾《ひ》を通ります。

胃腸の症状や顔、胸、腹部、大腿、下腿、足の甲といった、カラダの前面に現れる痛みなどの症状にも効果があるほか、ココロの治療にも効果があるといわれています。

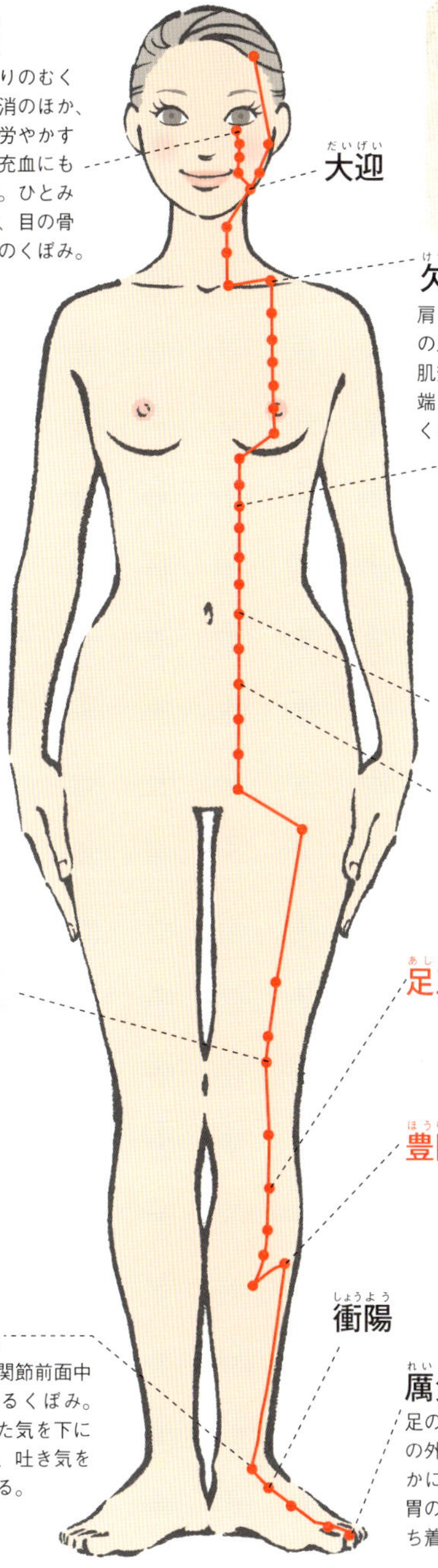
承泣《しょうきゅう》
目の周りのむくみの解消のほか、眼精疲労やかすみ目、充血にも効果的。ひとみの真下、目の骨の下縁のくぼみ。
大迎《だいげい》
欠盆《けつぼん》
肩こりに効くほか、顔面の血の巡りを促進し、美肌効果もある。鎖骨の両端から中間地点の上側のくぼみ。
梁門《りょうもん》
食べすぎ、ストレスや胃痛、食欲不振に効く。みぞおちとへその中間から、外側指幅3本分。
天枢《てんすう》
大巨《だいこ》
梁丘《りょうきゅう》
足三里《あしさんり》
豊隆《ほうりゅう》
衝陽《しょうよう》
解渓《かいけい》
足首の関節前面中央にあるくぼみ。上逆した気を下におろし、吐き気を緩和する。
厲兌《れいだ》
足の人さし指の爪の付け根の外側（小指側）からわずかに（2ミリ程度）足首側。胃の熱を取り、気持ちを落ち着かせる。

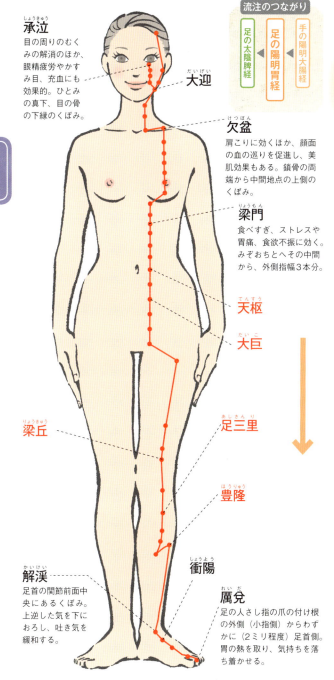

流注のつながり

足の陽明胃経 ◀ 足の太陰脾経 ◀ 手の少陰心経

足《あし》の
太陰脾経《たいいんひけい》

胃痛や嘔吐、げっぷなど、胃腸の不調を緩和したり、生理痛など女性特有の症状の改善に、高い効果がある。

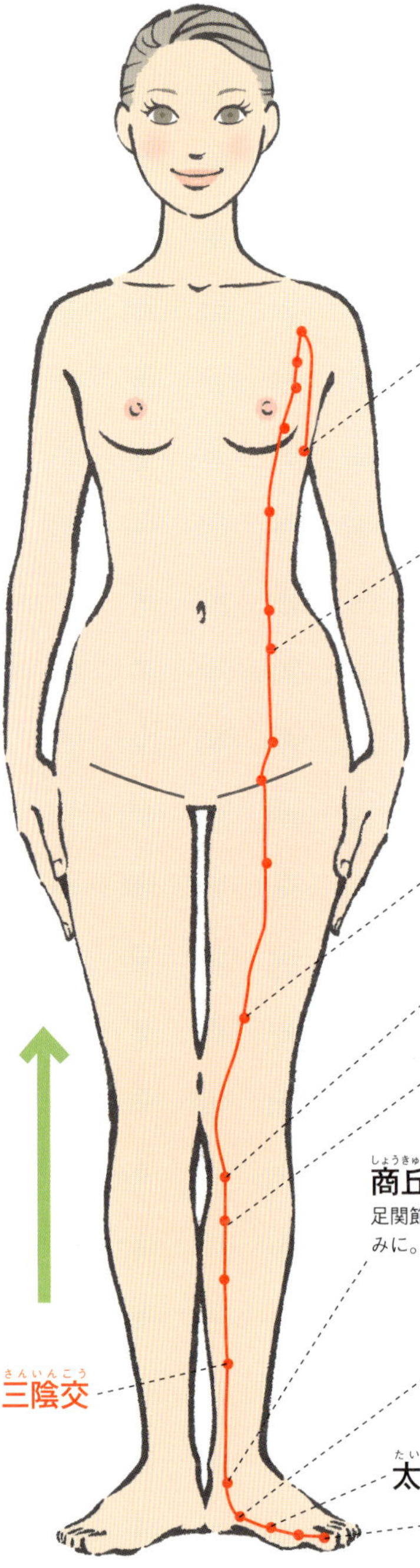

大包《だいほう》
胸痛、肋間神経痛、息切れなどに効く。肋骨の間にある。
腹結《ふっけつ》
血海《けっかい》
陰陵泉《いんりょうせん》
地機《ちき》
商丘《しょうきゅう》
足関節炎、リウマチ、捻挫など関節の痛みに。内くるぶしの少し前斜め下にある。
公孫《こうそん》
足の親指の内側を付け根からかかとに向かってすり上げ、指が止まるところ。胃の痛みをやわらげる。
三陰交《さんいんこう》
太白《たいはく》
隠白《いんぱく》

足の太陰脾経には、21のツボがあります。カラダの表面では、足の親指の爪の付け根のところにある隠白《いんぱく》というツボから始まり、足の内側、腹部と胸部をのぼり、脇の下にある大包《だいほう》で終わります。カラダの内部では、脾《ひ》や胃《い》を通ります。

お腹の膨満感や下痢、嘔吐など胃の症状、全身の倦怠感などを改善します。経絡上には、血《けつ》の調整に使う三陰交《さんいんこう》や血海《けっかい》もあり、月経異常など女性特有の症状に効果があります。また、経絡が通る胸部の圧迫感などの改善にも使われます。

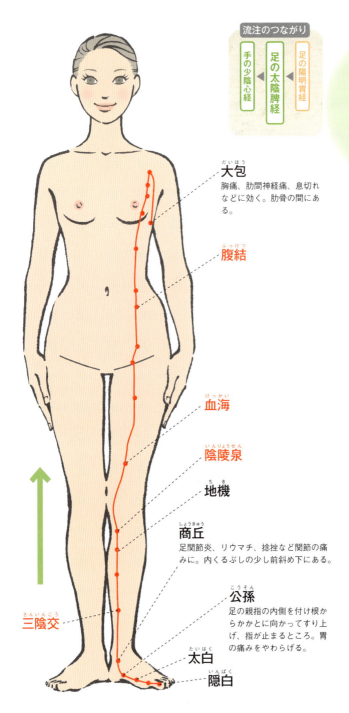

手《て》の少陰心経《しょういんしんけい》

動悸や息切れ、胸痛など心臓の症状に使用。ほか、神経症、不眠症、精神・神経系の症状、手のひらのほてりや痛みに効く。

手の少陰心経には9つのツボがあります。カラダの表面では、脇《わき》の下にある極泉《きょくせん》というツボから始まり、腕から肘の内側（尺骨《しゃっこつ》側）を通って、小指の爪の付け根にある少衝《しょうしょう》に達します。カラダの内部では、心《しん》や小腸《しょうちょう》を通ります。

心は血を全身に送り出すと同時に、精神を安定させる作用もあります。そのためこの経絡には、**胸部の痛みなどを緩和するほか、気持ちをリラックスさせるツボもあります。**

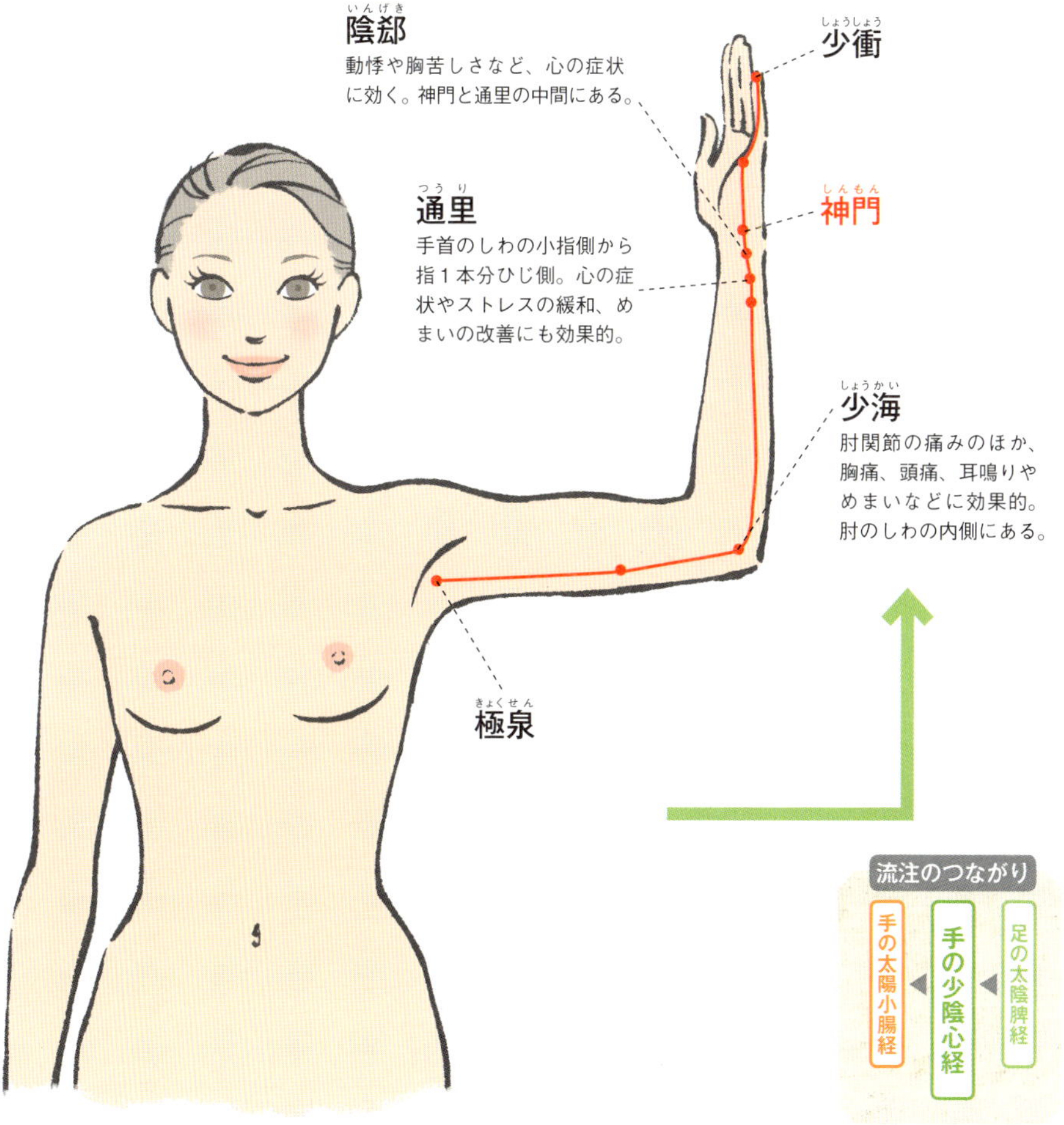
陰郄《いんげき》
動悸や胸苦しさなど、心の症状に効く。神門と通里の中間にある。
少衝《しょうしょう》
神門《しんもん》
通里《つうり》
手首のしわの小指側から指1本分ひじ側。心の症状やストレスの緩和、めまいの改善にも効果的。
少海《しょうかい》
肘関節の痛みのほか、胸痛、頭痛、耳鳴りやめまいなどに効果的。肘のしわの内側にある。
極泉《きょくせん》
流注のつながり
足の太陰脾経
手の少陰心経
手の太陽小腸経

手《て》の
太陽小腸経《たいようしょうちょうけい》

首、肩、腕の痛みやしびれ、弱った胃腸の回復などに効果かある。ほか、寝違えによる首の痛み、難聴や耳鳴りにも使用。

手の太陽小腸経には、19のツボがあります。カラダの表面では、小指の爪の付け根（心経の少衝《しょうしょう》の反対側）の少沢《しょうたく》というツボから始まり、手の小指側、肩甲骨《けんこうこつ》、首、頬を通って、耳の前にある聴宮《ちょうきゅう》で終わります。

カラダの内部では、心《しん》、胃、小腸を通ります。**治療では、首・肩こりや腕のしびれの改善や、胃腸の調子を整えるのに使われるほか、難聴の改善などにも効果があるといわれます。**

流注のつながり

手の少陰心経 ◀ 手の太陽小腸経 ◀ 足の太陽膀胱経

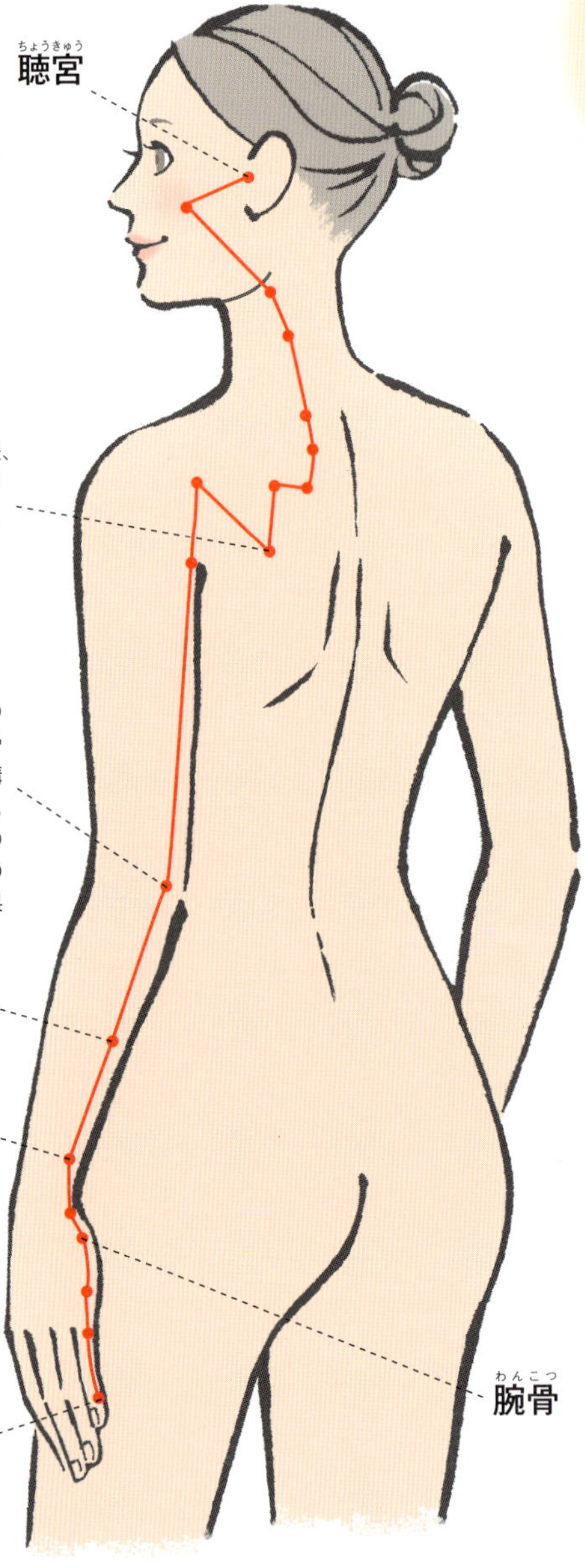

聴宮《ちょうきゅう》

天宗《てんそう》
背中の疲れ、筋肉の緊張、肩こりに効くツボ。肩甲骨のほぼ中央の骨が薄くなっているくぼみ。

小海《しょうかい》
肘関節を軽く曲げ、肘の後ろの小指側で、肘の骨と上腕骨の間にできる溝（尺骨《しゃくこつ》神経溝）にある。尺骨神経痛やリウマチのほか、歯の痛み、頚肩《けいけん》の痛み、難聴などにも効果がある。

支正《しせい》

養老《ようろう》
小指の背面から手首に指をこすっていったとき、手首を越えたところに骨（尺骨頭）がある。その親指側のくぼみにある。肩から腕にかけての急激な痛みや、眼精疲労に効果がある。

腕骨《わんこつ》

少沢《しょうたく》

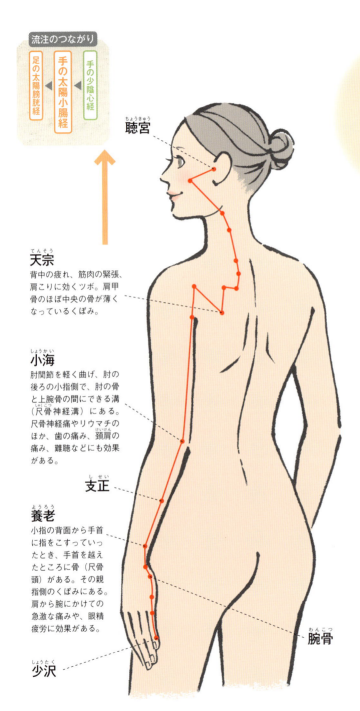

足《あし》の太陽膀胱経《たいようぼうこうけい》

背部にある六臓六腑《ろくぞうろっぷ》に効果のあるツボを持ち、全身を調整。腰痛、脊柱の痛み、坐骨神経痛の治療にも用いられる。

流注のつながり

手の太陽小腸経 ◀ 足の太陽膀胱経 ◀ 足の少陰腎経

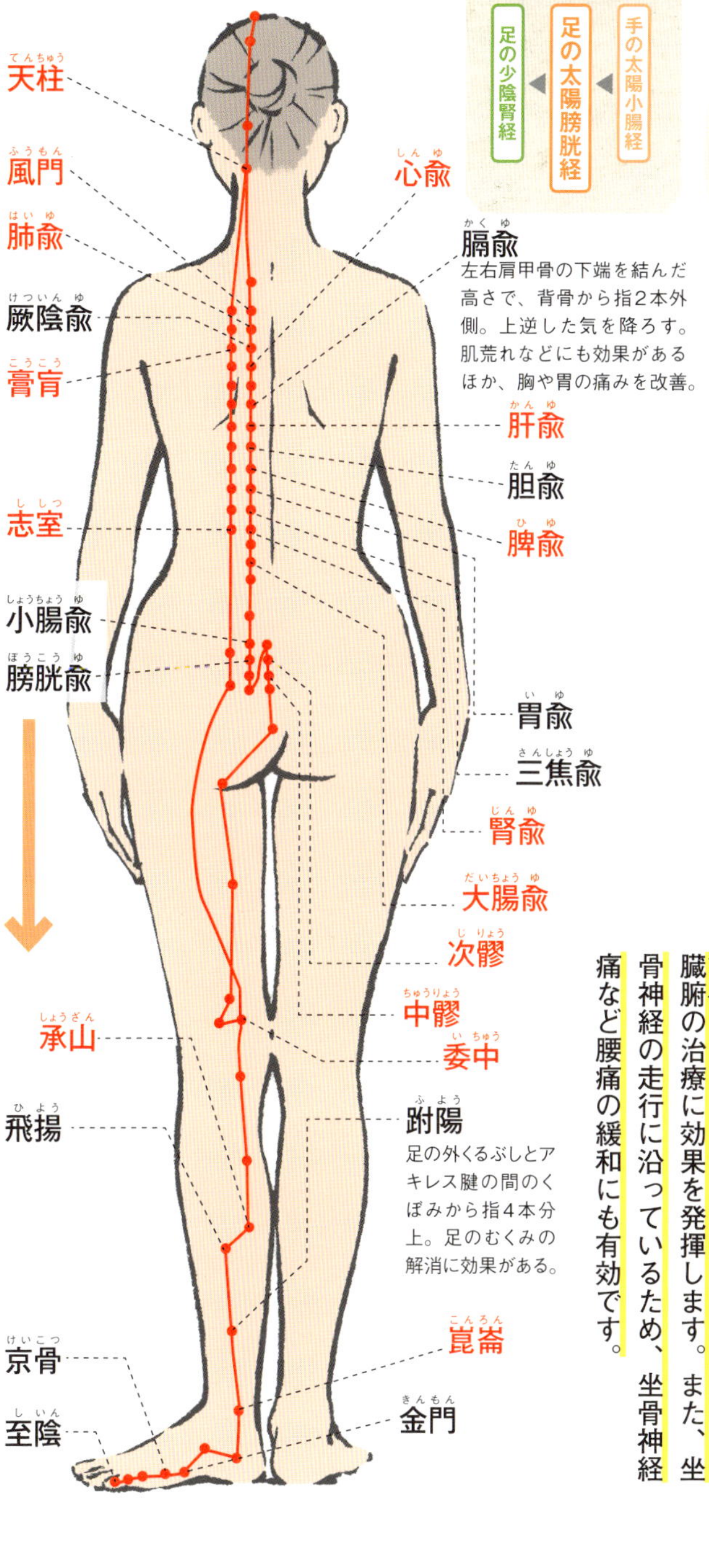
天柱《てんちゅう》
風門《ふうもん》
肺兪《はいゆ》
厥陰兪《けついんゆ》
膏肓《こうこう》
志室《ししつ》
小腸兪《しょうちょうゆ》
膀胱兪《ぼうこうゆ》
承山《しょうざん》
飛揚《ひよう》
京骨《けいこつ》
至陰《しいん》
心兪《しんゆ》
膈兪《かくゆ》
左右肩甲骨の下端を結んだ高さで、背骨から指2本外側。上逆した気を降ろす。肌荒れなどにも効果があるほか、胸や胃の痛みを改善。
肝兪《かんゆ》
胆兪《たんゆ》
脾兪《ひゆ》
胃兪《いゆ》
三焦兪《さんしょうゆ》
腎兪《じんゆ》
大腸兪《だいちょうゆ》
次髎《じりょう》
中髎《ちゅうりょう》
委中《いちゅう》
跗陽《ふよう》
足の外くるぶしとアキレス腱の間のくぼみから指4本分上。足のむくみの解消に効果がある。
崑崙《こんろん》
金門《きんもん》

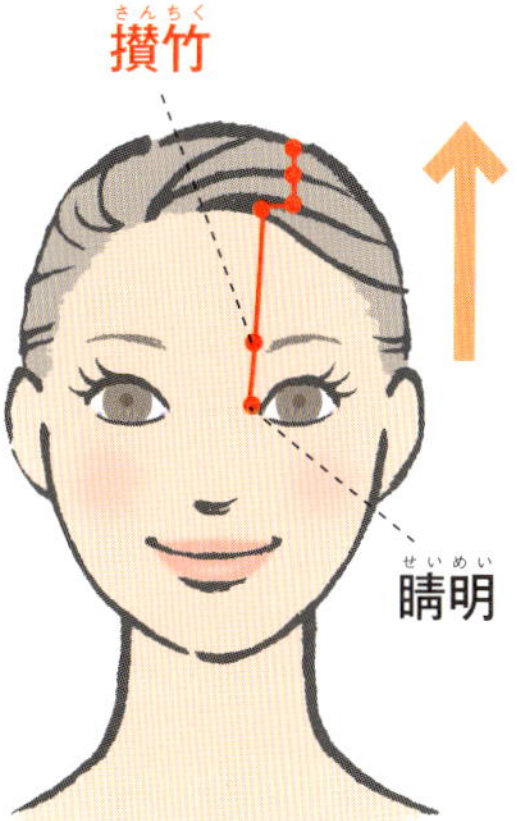
攢竹《さんちく》
睛明《せいめい》

足の太陽膀胱経は、正経十二経脈《せいけいじゅうにけいみゃく》で最も多い67のツボを持っています。カラダの表面では、目の横にある睛明《せいめい》というツボから始まり、額から頭部、後頭部から背中、腰から足へ通り、足の第5指にある至陰《しいん》で終わります。体内では膀胱や腎《じん》を通ります。**背中には（背部《はいぶ》）兪穴《ゆけつ》というツボがあり、臓腑《ぞうふ》の治療に効果を発揮します。また、坐骨神経の走行に沿っているため、坐骨神経痛など腰痛の緩和にも有効です。**

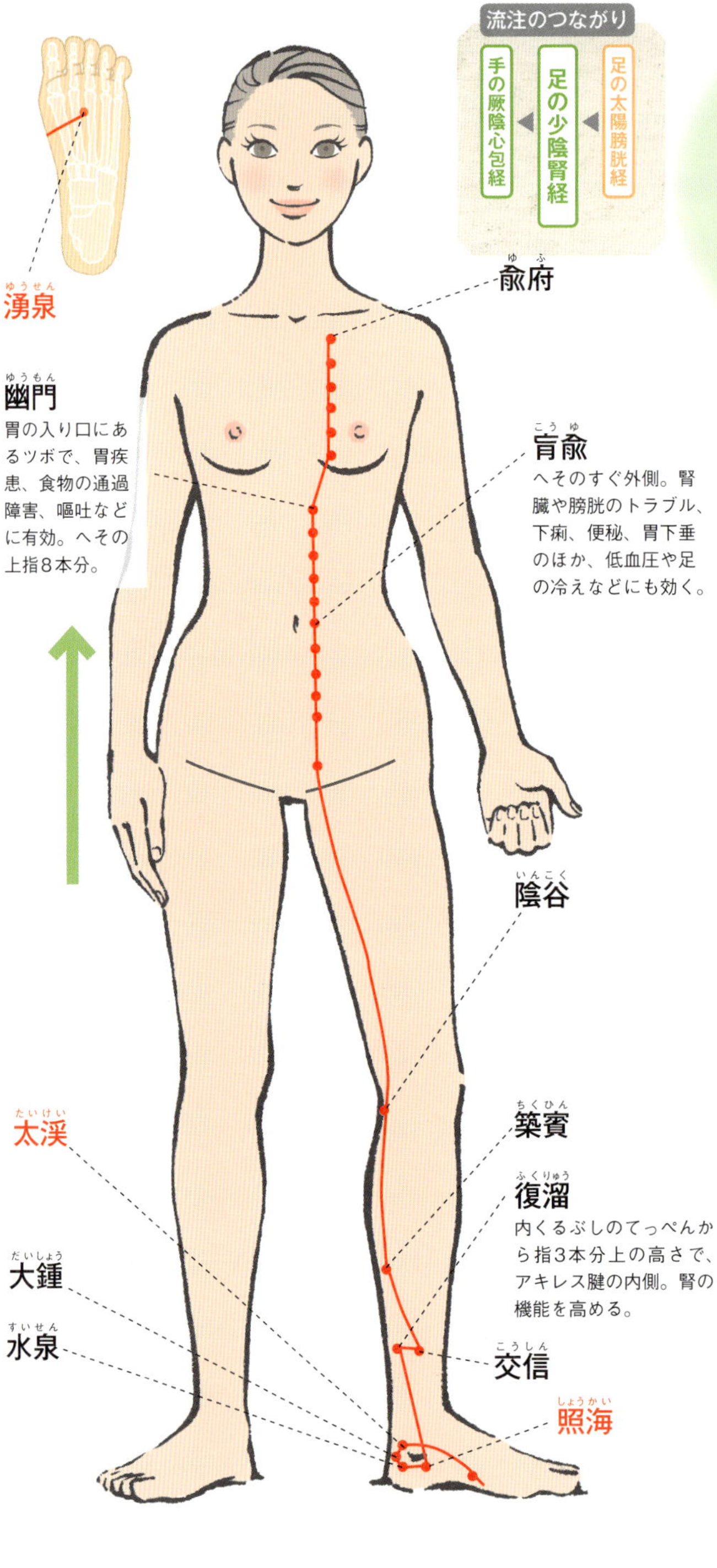
流注のつながり
足の太陽膀胱経
足の少陰腎経
手の厥陰心包経
湧泉《ゆうせん》
兪府《ゆふ》
幽門《ゆうもん》
胃の入り口にあるツボで、胃疾患、食物の通過障害、嘔吐などに有効。へその上指8本分。
肓兪《こうゆ》
へそのすぐ外側。腎臓や膀胱のトラブル、下痢、便秘、胃下垂のほか、低血圧や足の冷えなどにも効く。
陰谷《いんこく》
太渓《たいけい》
築賓《ちくひん》
復溜《ふくりゅう》
内くるぶしのてっぺんから指3本分上の高さで、アキレス腱の内側。腎の機能を高める。
大鍾《だいしょう》
水泉《すいせん》
交信《こうしん》
照海《しょうかい》

足《あし》の少陰腎経《しょういんじんけい》

慢性的な腰痛、膝の痛み、泌尿器系（頻尿、排尿困難）などの症状改善に効く。また、耳鳴り、めまいなど老化症状にも使用。

足の少陰腎経には、27のツボがあります。カラダの表面では、足の裏にある湧泉《ゆうせん》から始まり、足の内側から、腹部、胸とのぼっていき、鎖骨の下にある兪府《ゆふ》に達します。体内では腎《じん》や膀胱、肺や気管を通ります。

腎はエネルギーを貯えるため、この経絡《けいらく》を治療に使うことで、**カラダを元気にする効果を期待できます。また、冷え症にも効果があるほか、息苦しさや咳など、呼吸に関する症状にも効果があるといわれます。**

手《て》の厥陰心包経《けついんしんぽうけい》

心臓疾患や不安の緩和や、循環器症状（動悸、息切れ、胸痛）の緩和にも効果がある。心経《しんけい》の代わりに用いられることも多い。

流注のつながり

足の少陰腎経 ◀ 手の厥陰心包経 ◀ 手の少陽三焦経

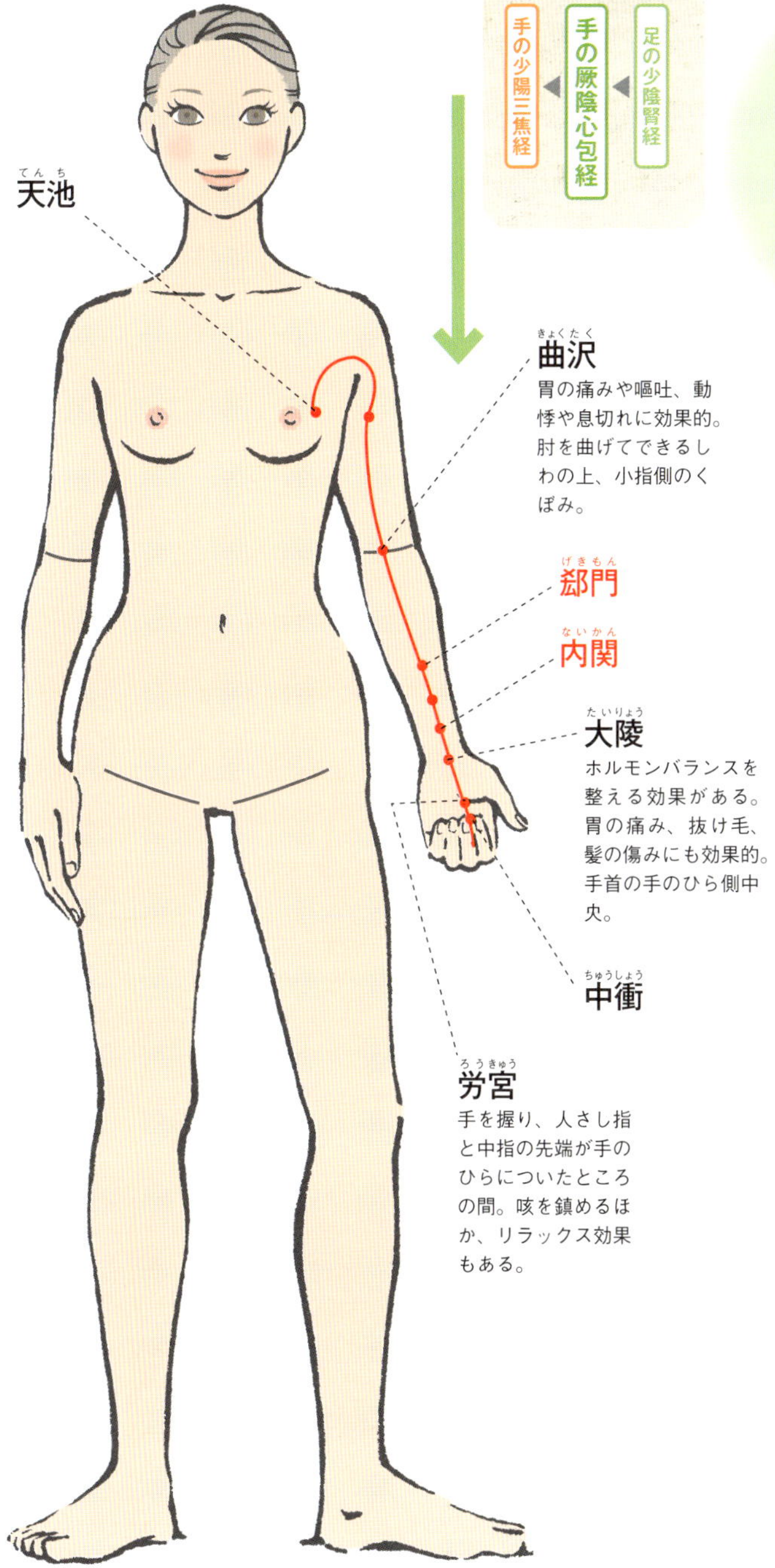
天池《てんち》
曲沢《きょくたく》
胃の痛みや嘔吐、動悸や息切れに効果的。肘を曲げてできるしわの上、小指側のくぼみ。
郄門《げきもん》
内関《ないかん》
大陵《たいりょう》
ホルモンバランスを整える効果がある。胃の痛み、抜け毛、髪の傷みにも効果的。手首の手のひら側中央。
中衝《ちゅうしょう》
労宮《ろうきゅう》
手を握り、人さし指と中指の先端が手のひらについたところの間。咳を鎮めるほか、リラックス効果もある。

手の厥陰心包経には9つのツボがあります。カラダの表面では、胸にある天池《てんち》というツボから始まり、腕の内側を通って手のひら、中指の先端の中衝《ちゅうしょう》までつながっています。体内では、心包《しんぽう》や三焦《さんしょう》を通ります。

心包は心を保護する役割を担っており、心の機能を高めるので、精神が不安定な状態や息切れ、ストレスを感じるなどの症状に有効な経絡です。また治療の際、少陰心経（→P.239）の代わりに用いることもあります。

手《て》の少陽三焦経《しょうようさんしょうけい》

難聴や眼疾患、咽頭炎症などに効く。ほか水が体内を巡るよう調整し、むくみの解消や排尿に関する症状に効果を発揮。

手の少陽三焦経には、23のツボがあります。カラダの表面では、薬指の爪の付け根にある関衝《かんしょう》というツボから始まり、前腕《ぜんわん》から肘、上腕《じょうわん》、首をのぼり、耳の周りを巡って眉毛のふちの糸竹空《しちくくう》で終わります。カラダの内部では、水《すい》の運行に関わる三焦《さんしょう》や心《しん》包《ぼう》を通ります。

三焦は水分代謝を円滑にするため水《すい》に関係するむくみや排尿障害などの症状に効果があります。また、難聴《なんちょう》、めまいなど経絡《けいらく》の通る耳周りの症状、のどの症状などの治療にも効果があります。

流注のつながり

手の厥陰心包経 ◀ 手の少陽三焦経 ◀ 足の少陽胆経

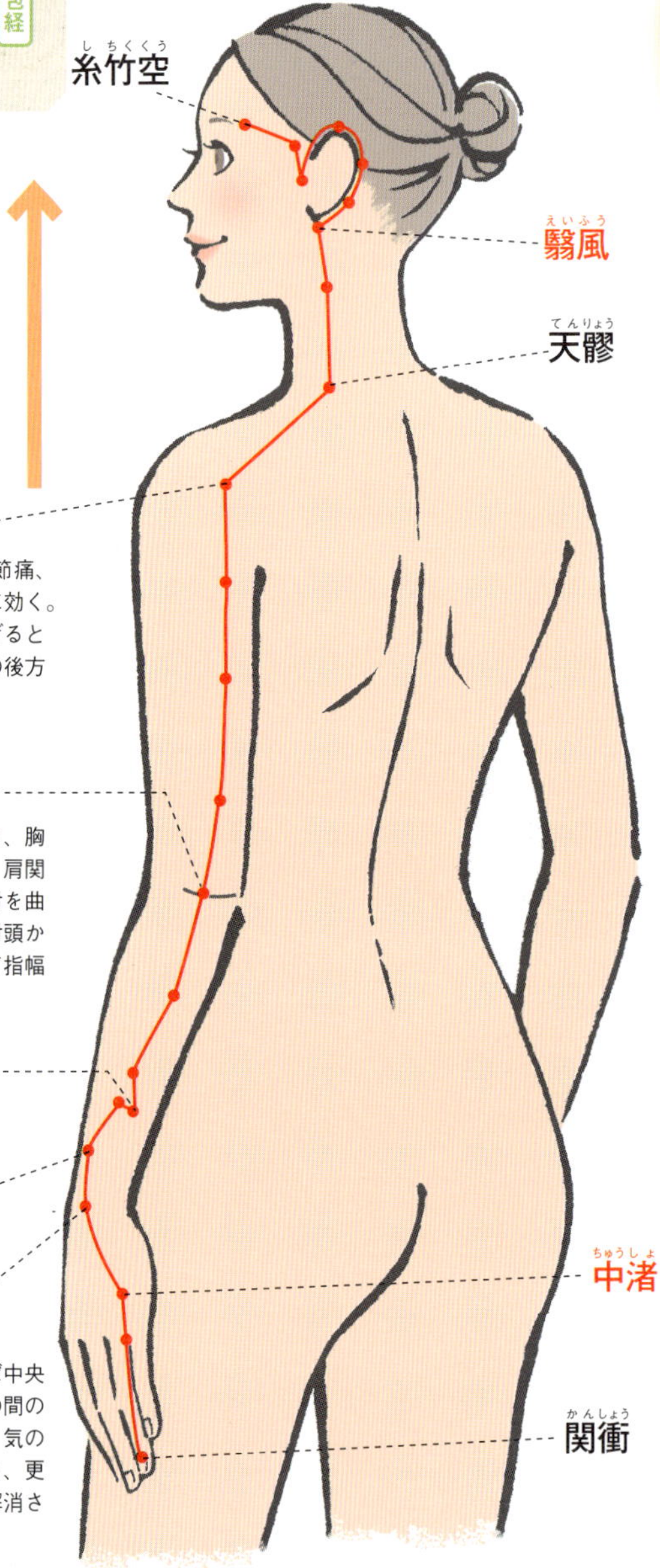

糸竹空《しちくくう》
翳風《えいふう》
天髎《てんりょう》
会宗《えそう》
外関《がいかん》
中渚《ちゅうしょ》
関衝《かんしょう》

肩髎《けんりょう》
五十肩や肩関節痛、リウマチなどに効く。腕を水平に上げるとできる肩関節の後方のくぼみ。

天井《てんせい》
偏頭痛、耳鳴り、胸苦しさのほか、肩関節痛に効く。肘を曲げたときに、肘頭から肩に向かって指幅1本分上側。

陽池《ようち》
手首背面のほぼ中央で、２つの腱の間のくぼみに取る。気の巡りが良くなり、更年期の多汗も解消される。

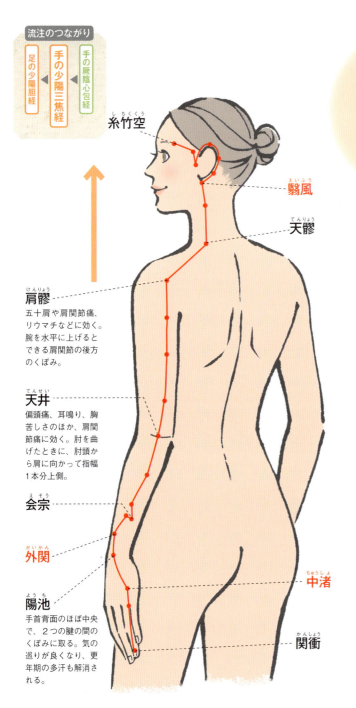

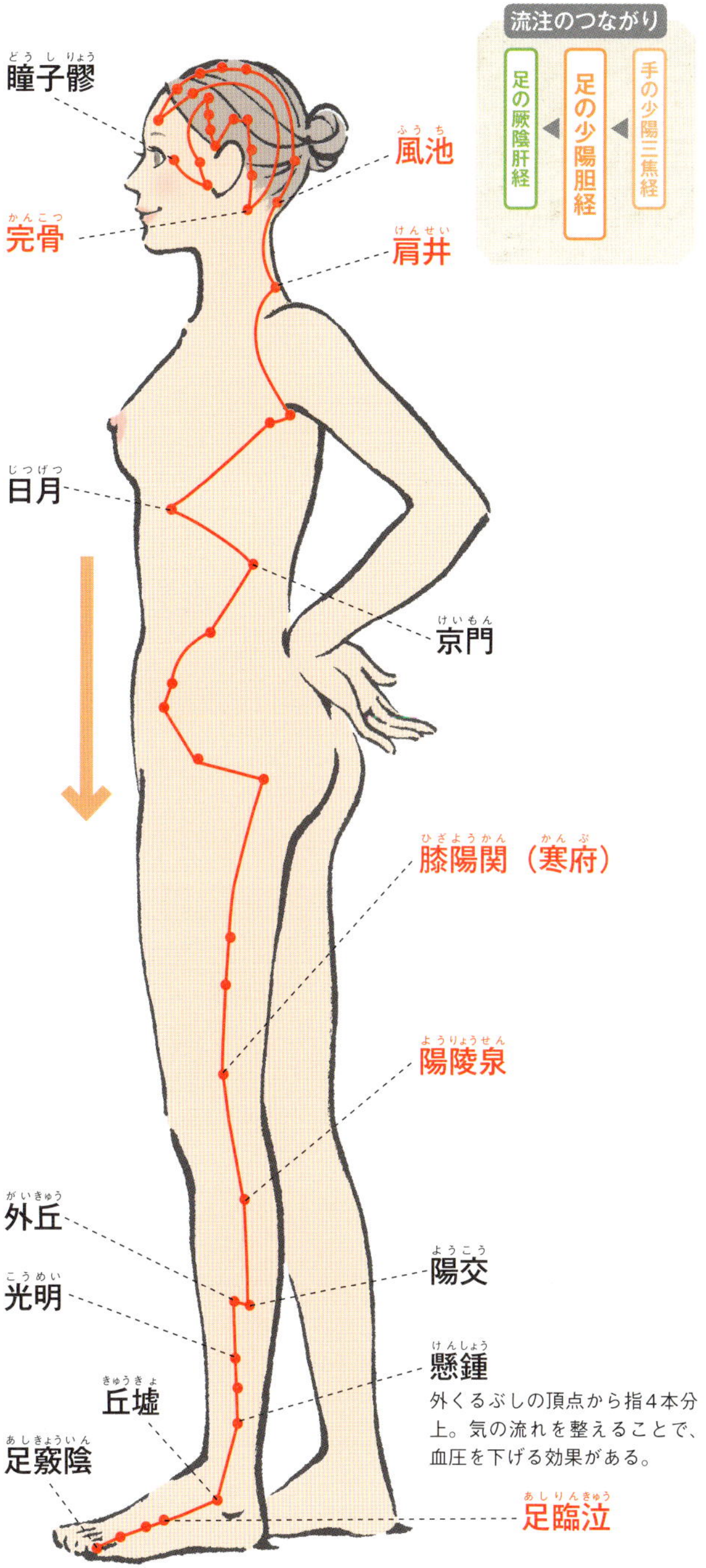
流注のつながり
手の少陽三焦経
足の少陽胆経
足の厥陰肝経
瞳子髎《どうしりょう》
風池《ふうち》
完骨《かんこつ》
肩井《けんせい》
日月《じつげつ》
京門《けいもん》
膝陽関《ひざようかん》（寒府《かんぷ》）
陽陵泉《ようりょうせん》
外丘《がいきゅう》
陽交《ようこう》
光明《こうめい》
懸鍾《けんしょう》
外くるぶしの頂点から指4本分上。気の流れを整えることで、血圧を下げる効果がある。
丘墟《きゅうきょ》
足竅陰《あしきょういん》
足臨泣《あしりんきゅう》

足《あし》の少陽胆経《しょうようたんけい》

肝や胆に関する病気、下肢の外側の痛み、耳周りの症状や頭痛、肩こり、歯痛、腰痛などの治療にも使われる。

足の少陽胆経は44のツボを持ちます。カラダの表面では、目の外側の縁にある瞳子《どうし》髎《りょう》というツボから始まって側頭部を巡り、肩、カラダの側面、足の外側を下り、足の第四指にある足竅陰《あしきょういん》に達します。また、カラダの内部では胆《たん》や肝《かん》を通ります。

耳の周りに多くツボを持っているため、耳鳴りや難聴、めまいなど耳周りに関する症状、頭痛や歯痛、顎関節《がくかんせつ》の症状に効果を発揮します。また、経絡の通る頸部《けいぶ》リンパ節や肩こり、腰下肢の痛みなどの治療にも使われます。

足《あし》の厥陰肝経《けついんかんけい》

肝《かん》の調子を整えて不安、イライラの解消や眼の症状、筋の痙れん、頭痛、歯痛、腰痛などの症状にも効果を発揮する。

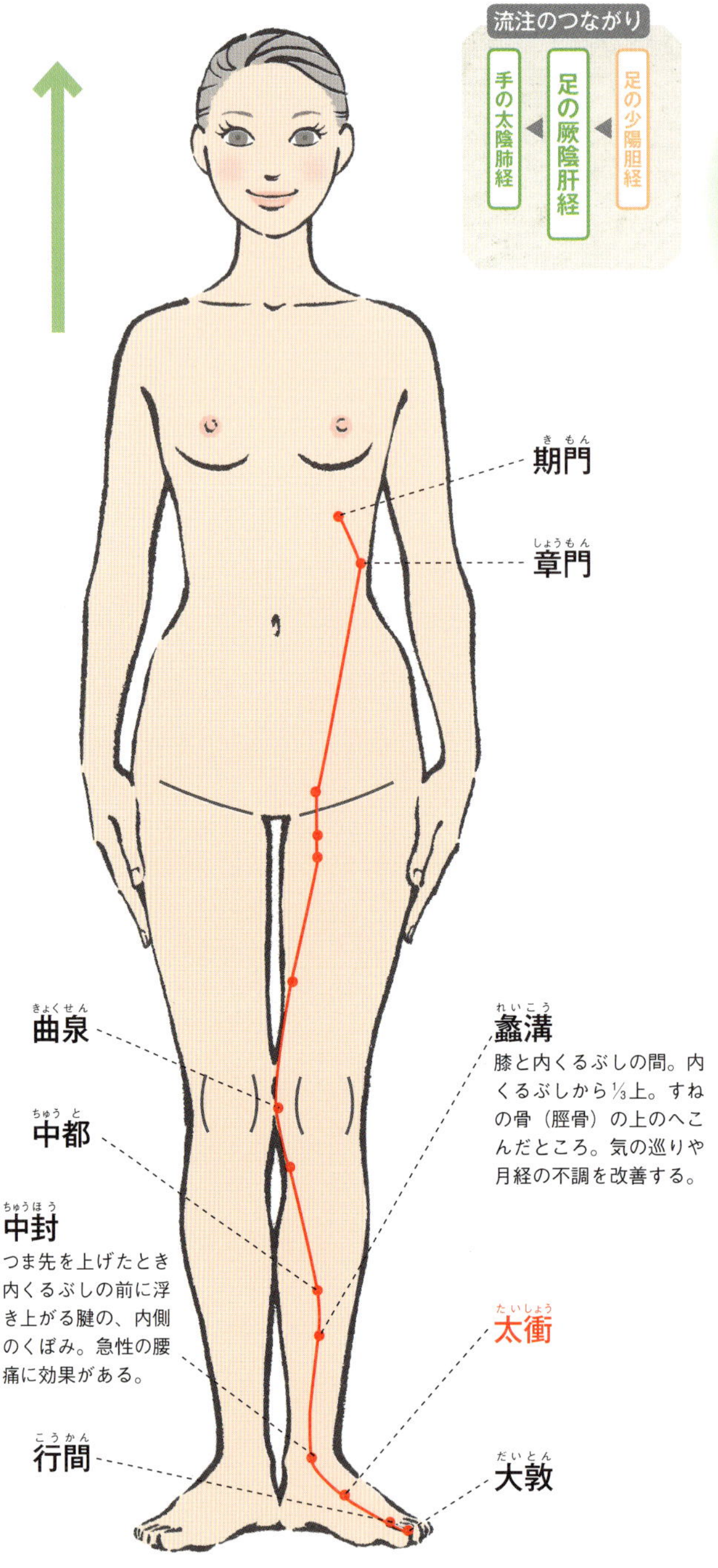

流注のつながり
足の少陽胆経
足の厥陰肝経
手の太陰肺経
期門《きもん》
章門《しょうもん》
曲泉《きょくせん》
蠡溝《れいこう》
膝と内くるぶしの間。内くるぶしから⅓上。すねの骨（脛骨）の上のへこんだところ。気の巡りや月経の不調を改善する。
中都《ちゅうと》
中封《ちゅうほう》
つま先を上げたとき内くるぶしの前に浮き上がる腱の、内側のくぼみ。急性の腰痛に効果がある。
太衝《たいしょう》
行間《こうかん》
大敦《だいとん》

足の厥陰肝経は14のツボを持ちます。カラダの表面では、足の親指の爪の付け根にある大敦《だいとん》というツボから始まり、足の甲、内くるぶし、足の内側、股関節、腹部をのぼって腹部と胸部の間あたりにある期門《きもん》に達します。カラダの内部では、肝《かん》や胆《たん》を通り、頭部まで伸びています。

肝が原因となる不安やイライラなどの精神症状、また、臓腑《ぞうふ》の痛みのほか、経絡が通る膝関節、頭部の痛みの緩和にも効果を発揮します。

column

ツボ（経穴）と補瀉《ほしゃ》

鍼《はり》や灸《きゅう》などを通じてツボを刺激すると、ツボを通じて気が経絡《けいらく》に出入りします。刺激は、ツボから経絡の奥にある臓腑や組織へ届き、手の届かないカラダの中の治療を可能にします。しかし、厳密にいうと、ただ刺激を与えればいいというものではありません。

東洋医学の治療の原則に「虚《きょ》したるものはこれを補《おぎな》い、実《じつ》したるはこれを瀉《しゃ》す」という言葉があります。**虚（不足）しているときは気を補い、実（過剰）しているときは気を抜いて（瀉して）、カラダの中の気のバランスを保つのです。**基本的には、弱刺激が補法《ほほう》、強刺激が瀉法《しゃほう》になります。そのため、虚している人に強刺激の鍼治療などを行うと、虚している状態を増長させてしまうことがあります。治療者は、患者の虚実を見極めてから、慎重に治療を行っています。

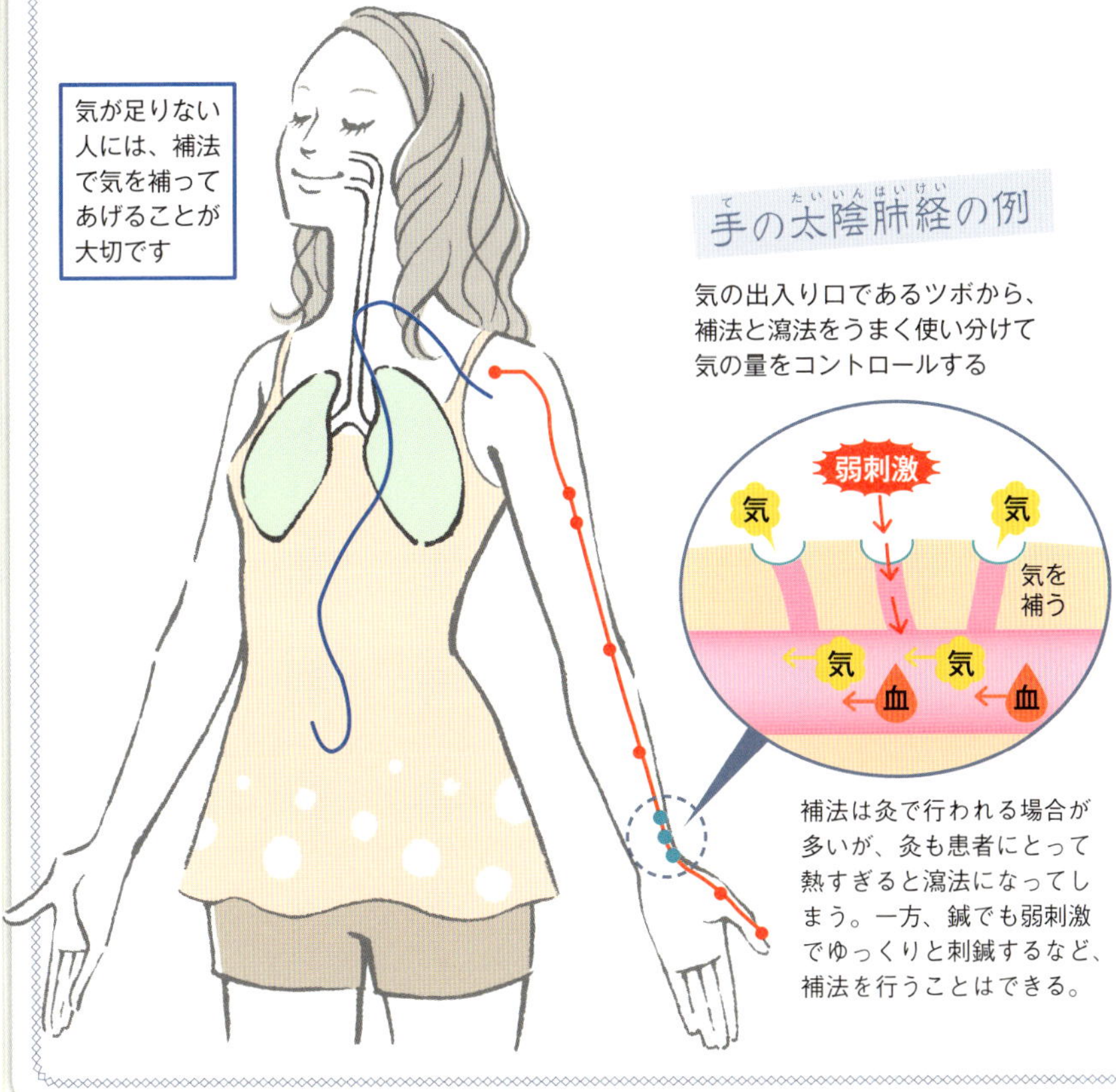
気が足りない人には、補法で気を補ってあげることが大切です
手《て》の太陰肺経《たいいんはいけい》の例
気の出入り口であるツボから、
補法と瀉法をうまく使い分けて
気の量をコントロールする
弱刺激
気
気
気を補う
気
気
血
血
補法は灸で行われる場合が多いが、灸も患者にとって熱すぎると瀉法になってしまう。一方、鍼でも弱刺激でゆっくりと刺鍼するなど、補法を行うことはできる。

付録③

奇経八脈《きけいはちみゃく》

奇経八脈には督脈《とくみゃく》、任脈《にんみゃく》、衝脈《しょうみゃく》、帯脈《たいみゃく》、陰蹻脈《いんきょうみゃく》、陽蹻脈《ようきょうみゃく》、陰維脈《いんいみゃく》、陽《よう》維脈《いみゃく》があります。そのうち、督脈と任脈を紹介します。

督脈《とくみゃく》

背骨に沿って背中をまっすぐのぼる経絡。陽経の気《き》・血《けつ》を調整。ストレスの緩和や疲労回復などにも効果がある。

督脈には28のツボがあります。臀《でん》部《ぶ》にある長強《ちょうきょう》というツボから背骨に沿ってまっすぐのぼり、頭頂部から顔の中央を下って口に入り、上の歯茎にある齦交《ぎんこう》まで達します。

督脈は脊髄や脳と強く関係するといわれ、ストレスの緩和や疲労回復などにも効果があるといわれます。

また、腰痛、肩こり、排便・排尿の症状の治療にも使われます。

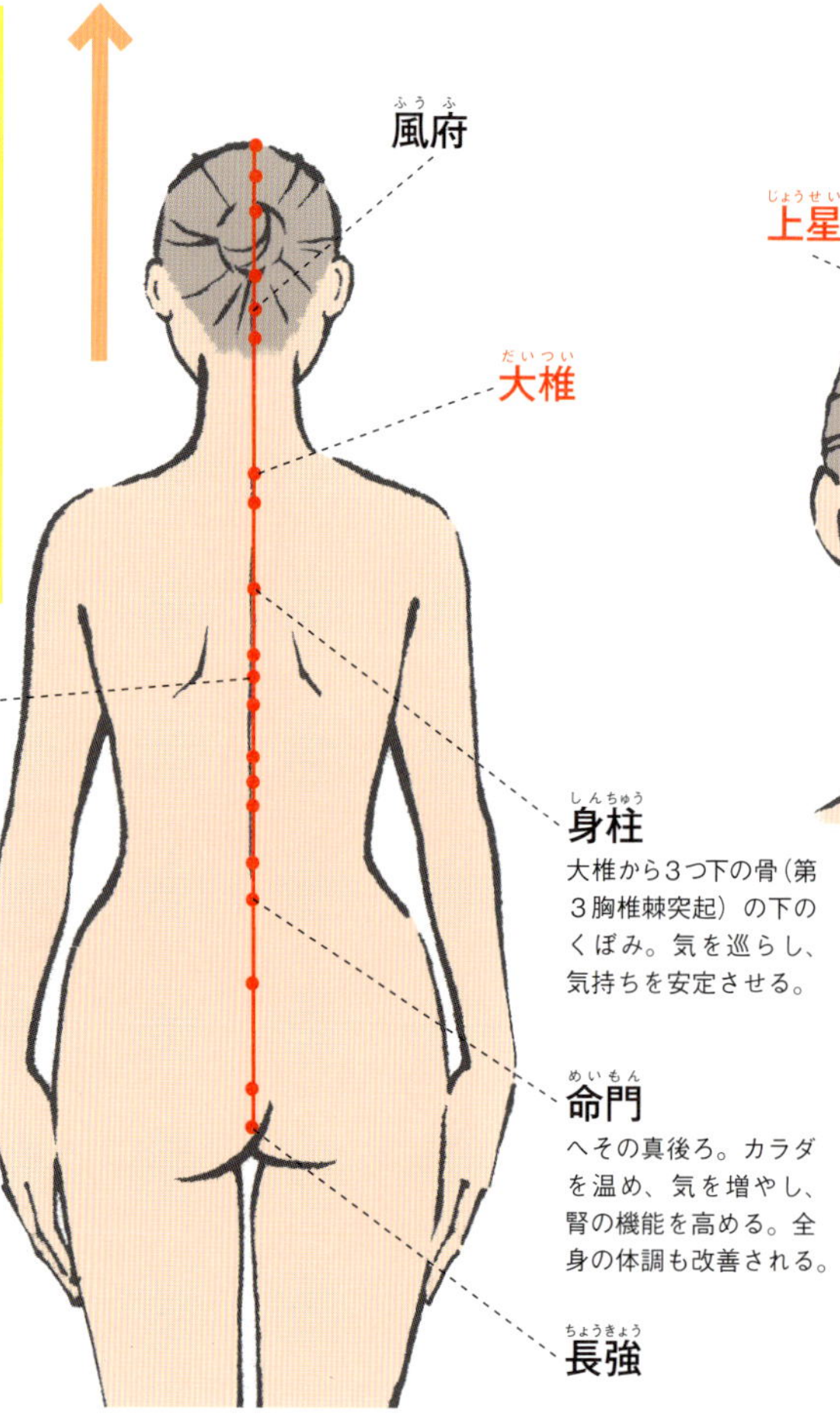

風府《ふうふ》
大椎《だいつい》
霊台《れいだい》
身柱《しんちゅう》
大椎から３つ下の骨（第３胸椎棘突起）の下のくぼみ。気を巡らし、気持ちを安定させる。
命門《めいもん》
へその真後ろ。カラダを温め、気を増やし、腎の機能を高める。全身の体調も改善される。
長強《ちょうきょう》

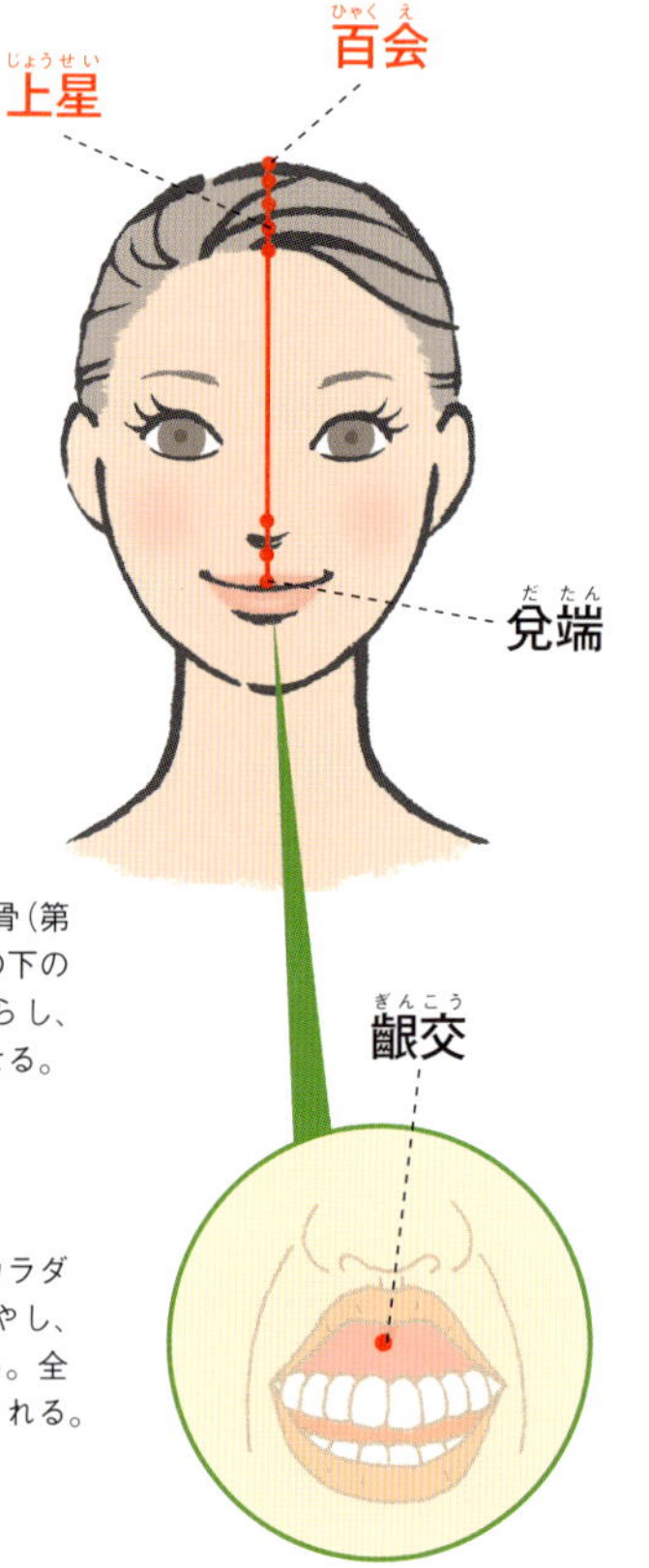

百会《ひゃくえ》
上星《じょうせい》
兌端《だたん》
齦交《ぎんこう》

任脈《にんみゃく》

全身の陰経の気・血を調整し、女性特有の症状（月経不順、月経痛）などの治療や妊娠にも深く関係する。

任脈には24のツボがあります。股間にある会陰《えいん》というツボから腹部を一直線にのぼっていき、下あごにある承漿《しょうしょう》というツボで終わります。**不妊症や月経困難症、おりものの異常など女性特有の症状の治療に使われます。**また経絡が走行する消化器系の疾患や胸部、頸部《けいぶ》の疾患の治療に用いられることもあります。

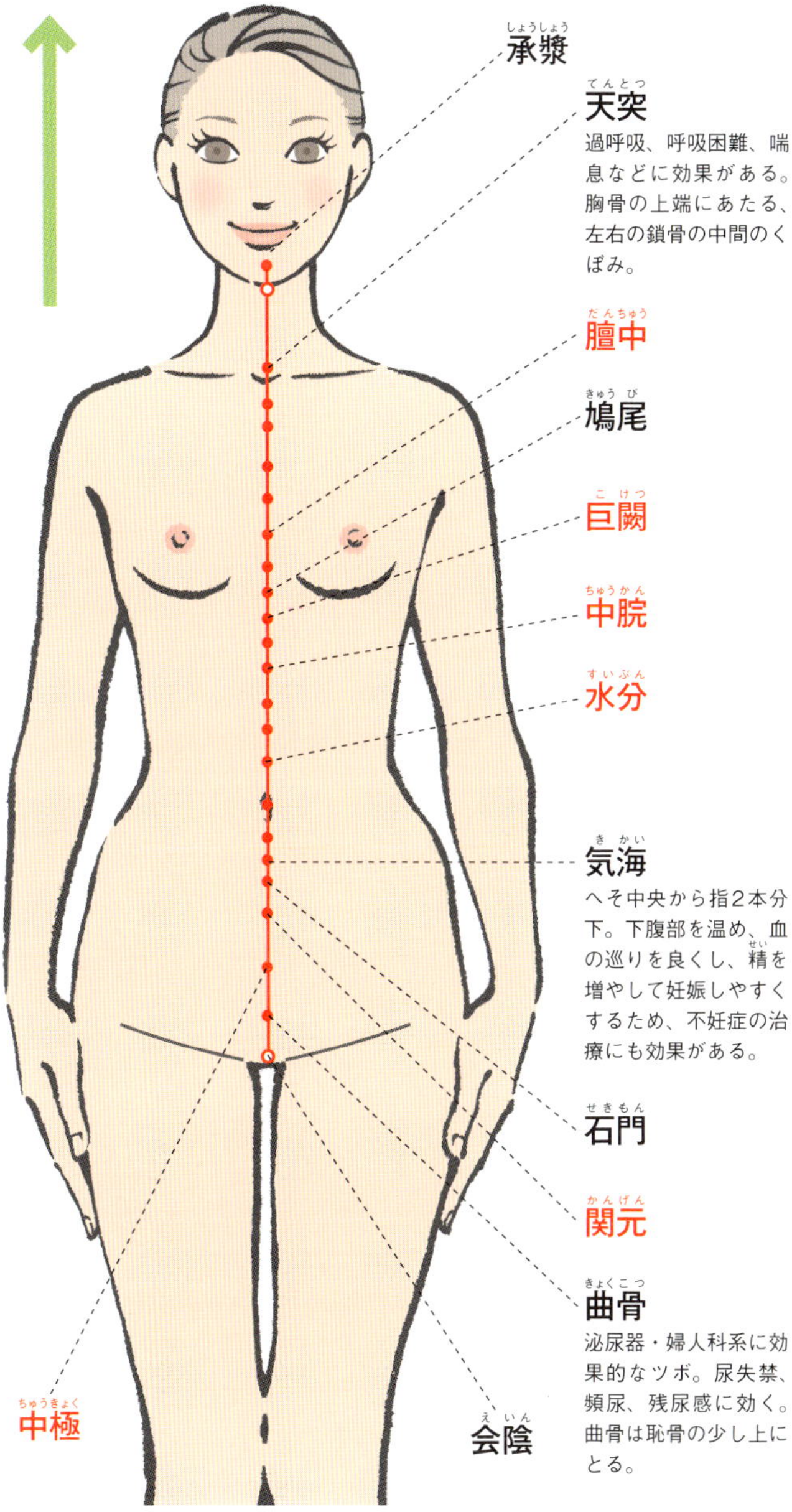
承漿《しょうしょう》
天突《てんとつ》
過呼吸、呼吸困難、喘息などに効果がある。胸骨の上端にあたる、左右の鎖骨の中間のくぼみ。
膻中《だんちゅう》
鳩尾《きゅうび》
巨闕《こけつ》
中脘《ちゅうかん》
水分《すいぶん》
気海《きかい》
へそ中央から指2本分下。下腹部を温め、血の巡りを良くし、精《せい》を増やして妊娠しやすくするため、不妊症の治療にも効果がある。
石門《せきもん》
関元《かんげん》
曲骨《きょくこつ》
泌尿器・婦人科系に効果的なツボ。尿失禁、頻尿、残尿感に効く。曲骨は恥骨の少し上にとる。
中極《ちゅうきょく》
会陰《えいん》

さくいん

語句

あ

足の厥陰肝経	あしのけついんかんけい	233,246
足の少陰腎経	あしのしょういんじんけい	233,242
足の少陽胆経	あしのしょうようたんけい	233,245
足の太陰脾経	あしのたいいんひけい	233,238
足の太陽膀胱経	あしのたいようぼうこうけい	233,241
足の陽明胃経	あしのようめいいけい	118,233,237
胃	い	24,50
胃内停水	いないていすい	213
異病同治	いびょうどうち	220
医療用漢方製剤	いりょうようかんぽうせいざい	102,202
陰経	いんけい	116,232,234
陰盛	いんせい	72
陰	いん	26,62
陰陽	いんよう	26,62,216
運化	うんか	44
運動	うんどう	34,84
営気	えいき	52
衛気	えき	46,52
エキス剤	えきすざい	102
円皮鍼	えんぴしん	116,124,126,128,130,132,134,224
OTC製剤	おーてぃーしーせいざい	102
瘀血	おけつ	60
温	おん	92,108

か

火	か	30,39
外因	がいいん	70
外邪	がいじゃ	22,70
隔物灸	かくぶつきゅう	226
火邪	かじゃ	70
肝	かん	24,31,40,80
寒	かん	92,108
甘	かん	92,110
鹹	かん	92,110
寒邪	かんじゃ	70
管鍼法	かんしんほう	224
間接灸	かんせつきゅう	226
寒熱	かんねつ	106,214
寒熱往来	かんねつおうらい	210
韓方	かんぽう	16
漢方医院	かんぽういいん	6,218
漢方医学	かんぽういがく	6,16
漢方食材	かんぽうしょくざい	108,110,112
漢方治療	かんぽうちりょう	6,16,32,90,114
漢方薬	かんぽうやく	32,90,94,102,104,202
漢方薬局	かんぽうやっきょく	102
丸薬	がんやく	102
気	き	18,22,52,56,58
喜	き	78
気逆	きぎゃく	59
気虚	ききょ	59,68
奇経八脈	きけいはちみゃく	232,248
奇穴	きけつ	116
奇恒の腑	きこうのふ	24
気滞	きたい	59
灸治療	きゅうちりょう	16,32,124,202,226
灸頭鍼	きゅうとうしん	226
虚	きょ	62
恐	きょう	78
驚	きょう	78
胸脇苦満	きょうきょうくまん	213
虚実	きょじつ	28,62,106,214
虚証	きょしょう	28,214
虚熱	きょねつ	214
苦	く	92,110
君臣佐使	くんしんさし	94
君薬	くんやく	95
経穴/ツボ	けいけつ/つぼ	116,118,120,126,128,130,132,134,136,232,247
経絡	けいらく	116,118,232
血	けつ	18,22,56,58
血虚	けっきょ	60
下薬	げやく	94
原気(元気)	げんき	52
健康	けんこう	18
口渇	こうかつ	210
毫鍼	ごうしん	224
黄帝内経	こうていだいけい	64,68
後天の気	こうてんのき	67
膏薬	こうやく	102

小腹硬満	しょうふくこうまん	213
生薬	しょうやく	32,92,94,96,98,100
上薬	じょうやく	94
食養生	しょくようじょう	34,68,106
女子胞	じょしほう	24
暑邪	しょじゃ	70
心	しん	24,31,42,82
神	しん	52
辛	しん	92,110
腎	じん	24,31,48,66
鍼灸院	しんきゅういん	222
腎虚	じんきょ	66
心身一如	しんしんいちにょ	8,18
臣薬	しんやく	95
水	すい	18,22,56,58
水（五行論）	すい（ごぎょうろん）	30,39
水穀の精微	すいこくのせいび	24,44,68
水毒	すいどく	61
睡眠	すいみん	34,86
髄	ずい	24
スポーツ鍼灸	すぽーつしんきゅう	230
精（腎精）	せい（じんせい）	48
清気	せいき	46
正気	せいき	70,73,80
正経十二経脈	せいけいじゅうにけいみゃく	116,232,234
正穴	せいけつ	116,232
切開鍼	せっかいしん	224
接触鍼	せっしょくしん	224
切診	せっしん	204,212
舌診	ぜっしん	61,206
セルフケア	せるふけあ	54,117,122,124,126, 128,130,132,134,202
煎じ薬（湯剤）	せんじやく（とうざい）	102,104
先天の気	せんてんのき	66
先天の精	せんてんのせい	48
宣発	せんぱつ	46
宗気	そうき	52
蔵血	ぞうけつ	40
相剋	そうこく	30,38,82
燥邪	そうじゃ	70
相生	そうせい	30,38,82
蔵精	ぞうせい	48
臓腑	ぞうふ	24
疏泄	そせつ	40

五液	ごえき	52
五季	ごき	112
五行論	ごぎょうろん	30,36,38
五行色体表	ごぎょうしきたいひょう	36
五性	ごせい	92,107,108
五臓	ごぞう	24,50,78
骨	こつ	24
五味	ごみ	92,107,110
金	ごん	30,39

さ

在宅鍼灸	ざいたくしんきゅう	230
数脈	さくみゃく	213
佐薬	さやく	95
酸	さん	92,110
三陰三陽	さんいんさんよう	216
三焦	さんしょう	24,50
散薬	さんやく	102
三稜鍼	さんりょうしん	224
思	し	78
指圧	しあつ	116,122,126,128,132,134
耳介	じかい	136
歯痕	しこん	61
四診	ししん	204,214,218
四診合参	ししんがっさん	204,214
耳鍼療法	じしんりょうほう	136
七情	しちじょう	78
湿邪	しつじゃ	70
実	じつ	62
実寒	じっかん	214
実証	じっしょう	28,214
刺入鍼	しにゅうしん	224
邪気	じゃき	73,80
使薬	しやく	95
瀉血	しゃけつ	224
粛降	しゅくこう	46
取穴	しゅけつ	120
主水	しゅすい	48
主訴	しゅそ	210
証	しょう	33,204
昇清	しょうせい	45
小腸	しょうちょう	24,50
小腹急結	しょうふくきゅうけつ	213

表裏	ひょうり	214
風邪	ふうじゃ	70
腹診	ふくしん	16,212
不妊鍼灸	ふにんしんきゅう	230
浮脈	ふみゃく	213
聞診	ぶんしん	204,208
平	へい	92,108
弁証	べんしょう	204
棒灸	ぼうきゅう	226
膀胱	ぼうこう	24,50
望診	ぼうしん	204,206
補瀉	ほしゃ	247

ま

未病	みびょう	18,20,54
脈	みゃく	24
脈診	みゃくしん	212
脈象	みゃくぞう	212
瞑眩	めんげん	104
木	もく	30,39
問診	もんしん	204,210

や ら

薬食同源	やくしょくどうげん	106
憂	ゆう	78
陽	よう	26,62
陽経	ようけい	116,232,234
養生	ようじょう	34,54,58,66,68,72, 74,76,80,82,84,86
養生訓	ようじょうくん	34
陽盛	ようせい	72
涼	りょう	92,108
老化	ろうか	62,64,66
六気	ろっき	70
六邪（六淫）	ろくじゃ（ろくいん）	70
六病位	ろくびょうい	216
六腑	ろっぷ	24,50
論治	ろんち	204

た

台座灸	だいざきゅう	117,124,126,128,130,132,226
大腸	だいちょう	24,50
濁気	だくき	46
胆	たん	24,50
中医学	ちゅういがく	16
中薬	ちゅうやく	94
直接灸	ちょくせつきゅう	226
沈脈	ちんみゃく	213
手の厥陰心包経	てのけついんしんぽうけい	233,243
手の少陰心経	てのしょういんしんけい	233,239
手の少陽三焦経	てのしょうようさんしょうけい	233,244
手の太陰肺経	てのたいいんはいけい	118,233,235
手の太陽小腸経	てのたいようしょうちょうけい	233,240
手の陽明大腸経	てのようめいだいちょうけい	233,236
土	ど	30,39
怒	ど	78
導引	どういん	16
統血	とうけつ	44
透熱灸	とうねつきゅう	226
同病異治	どうびょういち	220
東洋医学	とうよういがく	16
督脈	とくみゃく	116,232,248

な は

内因	ないいん	78
日本漢方	にほんかんぽう	16
任脈	にんみゃく	116,232,249
熱	ねつ	92,108
脳	のう	24
納気	のうき	48
肺	はい	24,31,46,82
白膩苔	はくじたい	61
八綱弁証	はっこうべんしょう	214
鍼治療	はりちりょう	16,32,124,228,230
鍼通電療法 （電気鍼）	はりつうでんりょうほう （でんきばり）	224
半表半裏	はんぴょうはんり	214
脾	ひ	24,31,44,68
悲	ひ	78
皮内鍼	ひないしん	224
美容鍼灸	びようしんきゅう	230

漢方薬

安中散	あんちゅうさん	151
茵陳蒿湯	いんちんこうとう	105
温経湯	うんけいとう	173,175,183,191
越婢加朮湯	えっぴかじゅつとう	153,189
黄耆桂枝五物湯	おうぎけいしごもつとう	221
黄連解毒湯	おうれんげどくとう	165,169,193,200
乙字湯	おつじとう	105
葛根湯	かっこんとう	105,141,145,147,200,220
葛根湯加川芎辛夷	かっこんとうかせんきゅうしんい	153
加味帰脾湯	かみきひとう	139,177,179
加味逍遥散	かみしょうようさん	147,169,171,177,197
甘草湯	かんぞうとう	105
桔梗湯	ききょうとう	105
帰脾湯	きひとう	105
芎帰膠艾湯	きゅうききょうがいとう	173
桂枝加黄耆湯	けいしかおうぎとう	220
桂枝加芍薬湯	けいしかしゃくやくとう	221
桂枝加朮附湯	けいしかじゅつぶとう	189
桂枝加竜骨牡蛎湯	けいしかりゅうこつぼれいとう	159,163,165,181,191
桂枝湯	けいしとう	220
桂枝茯苓丸	けいしぶくりょうがん	147,157,159,161,169,171,175,200
桂枝茯苓丸加薏苡仁	けいしぶくりょうがんかよくいにん	183
香蘇散	こうそさん	145,177
杞菊地黄丸	こぎくじおうがん	143
五積散	ごしゃくさん	161
牛車腎気丸	ごしゃじんきがん	105,199
呉茱萸湯	ごしゅゆとう	141,171
五苓散	ごれいさん	141,151,155,157,171,200
柴胡加竜骨牡蛎湯	さいこかりゅうこつぼれいとう	163,179,181
柴胡桂枝乾姜湯	さいこけいしかんきょうとう	105
柴胡桂枝湯	さいこけいしとう	143,147,221
柴朴湯	さいぼくとう	105,195
三黄瀉心湯	さんおうしゃしんとう	149,165
酸棗仁湯	さんそうにんとう	179
四逆散	しぎゃくさん	105,161
四君子湯	しくんしとう	105
七物降下湯	しつもつこうかとう	165,193
四物湯	しもつとう	173,191,200
炙甘草湯	しゃかんぞうとう	105,163
十全大補湯	じゅうぜんたいほとう	105,139,167,191,197
小柴胡湯	しょうさいことう	105
小青龍湯	しょうせいりゅうとう	145,153,195
真武湯	しんぶとう	105,159,197
清上防風湯	せいじょうぼうふうとう	183
清暑益気湯	せいしょえっきとう	155
清心蓮子飲	せいしんれんしいん	185
大黄甘草湯	だいおうかんぞうとう	105,149
大建中湯	だいけんちゅうとう	149
大柴胡湯	だいさいことう	105,187
大承気湯	だいじょうきとう	187
調胃承気湯	ちょういじょうきとう	149
釣藤散	ちょうとうさん	165,193
猪苓湯	ちょれいとう	185
桃核承気湯	とうかくじょうきとう	149,187
当帰飲子	とうきいんし	105
当帰四逆加呉茱萸生姜湯	とうきしぎゃくかごしゅゆしょうきょうとう	88,161,175
当帰芍薬散	とうきしゃくやくさん	141,157,161,167,169,173,175,183,197,200
二朮湯	にじゅつとう	189
人参湯	にんじんとう	105
人参養栄湯	にんじんようえいとう	139
麦門冬湯	ばくもんどうとう	195,199
八味丸	はちみがん	88,185,191,193
八味地黄丸	はちみじおうがん	105,139,143,157,199,200
半夏厚朴湯	はんげこうぼくとう	151,163,177,181,200
半夏瀉心湯	はんげしゃしんとう	151
半夏白朮天麻湯	はんげびゃくじゅつてんまとう	141,159,167
白虎加人参湯	びゃっこかにんじんとう	155,199
防已黄耆湯	ぼういおうぎとう	157,187
防風通聖散	ぼうふうつうしょうさん	187,199
補中益気湯	ほちゅうえっきとう	90,139,155,167,179,181,185,197,200
麻黄湯	まおうとう	105,145
麻黄附子細辛湯	まおうぶしさいしんとう	105,145,153
麻杏甘石湯	まきょうかんせきとう	105,195
麻杏薏甘湯	まきょうよくかんとう	189
麻子仁丸	ましにんがん	105
薏苡仁	よくいにん	183
薏苡仁湯	よくいにんとう	189
抑肝散	よくかんさん	147,171,179
抑肝散加陳皮半夏	よくかんさんかちんぴはんげ	177
六君子湯	りっくんしとう	151,155,175,200
竜胆瀉肝湯	りゅうたんしゃかんとう	185
苓甘姜味辛夏仁湯	りょうかんきょうみしんげにんとう	153,195
苓桂甘棗湯	りょうけいかんそうとう	181
苓桂朮甘湯	りょうけいじゅつかんとう	143,159,163,167,169,173,193
六味丸	ろくみがん	143

生薬

阿膠	あきょう	92
烏梅	うばい	93
黄耆	おうぎ	101,139
黄芩	おうごん	93
黄柏	おうばく	97
黄連	おうれん	93,96,165,193
何首烏	かしゅう	101
葛根	かっこん	93,97,145,147
乾姜	かんきょう	93,101
甘草	かんぞう	93,95,99,149
桔梗	ききょう	98
菊花	きくか	96
枳実	きじつ	97
杏仁	きょうにん	95,101
枸杞子	くこし	99
苦参	くじん	93
桂枝	けいし	95
桂皮(肉桂)	けいひ(にっけい)	93,101
紅花	こうか	101
香附子	こうぶし	99,177
厚朴	こうぼく	100

肩井	けんせい	133,147,189,245
膏肓	こうこう	133,241
合谷	ごうこく	123,127,143,161,183,236
孔最	こうさい	127,195,235
巨闕	こけつ	131,177,249
崑崙	こんろん	129,141,241
三陰交	さんいんこう	129,157,161,167,169,171,173,175,183,238
攅竹	さんちく	135,143,241
志室	ししつ	133,241
膝眼	しつがん	129
失眠	しつみん	129,179
四瀆	しとく	127
尺沢	しゃくたく	127,163,195,235
照海	しょうかい	129,139,175,185,197,242
承山	しょうざん	129,241
上星	じょうせい	135,145,153,248
次髎	じりょう	133,241
神門	しんもん	127,149,177,239
心兪	しんゆ	133,241
腎兪	じんゆ	133,241
水分	すいぶん	131,155,157,249
太渓	たいけい	129,161,242
大巨	だいこ	131,171,175,237
太衝	たいしょう	129,141,169,181,246
大腸兪	だいちょうゆ	133,241
大椎	だいつい	133,145,248
太陽	たいよう	135
膻中	だんちゅう	131,163,181,249
中脘	ちゅうかん	123,131,139,151,155,167,199,249
中極	ちゅうきょく	131,249
中渚	ちゅうしょ	127,159,193,244
中府	ちゅうふ	131,195,235
中髎	ちゅうりょう	133
聴会	ちょうえ	135
手三里	てさんり	127,147,183,199,236
天枢	てんすう	131,149,237
天柱	てんちゅう	135,143,147,153,241
天髎	てんりょう	133
内関	ないかん	127,243
肺兪	はいゆ	133,241
膝陽関	ひざようかん	129,245
百会	ひゃくえ	123,135,159,179,191,248
脾兪	ひゆ	133,241
風池	ふうち	135,141,145,159,165,191,193,245
風門	ふうもん	133,241
腹結	ふっけつ	131,149,238
不容	ふよう	131,151
湧泉	ゆうせん	129,191,242
陽陵泉	ようりょうせん	129,245
梁丘	りょうきゅう	129,237
霊台	れいだい	133,248

牛膝	ごしつ	98
牛蒡子	ごぼうし	93
呉茱萸	ごしゅゆ	93,141
五味子	ごみし	93
柴胡	さいこ	93,96,163,179
細辛	さいしん	93
山梔子	さんしし	93,97
山茱萸	さんしゅゆ	93
山椒	さんしょう	93,100
酸棗仁	さんそうにん	99
山薬	さんやく	93,98
地黄	じおう	97,143,191
紫蘇葉	しそよう	195
芍薬	しゃくやく	93,175
生姜	しょうきょう	93
石膏	せっこう	93,97,199
川芎	せんきゅう	100
蝉退	せんたい	92
大黄	だいおう	97,149
大棗	たいそう	93
沢瀉	たくしゃ	97
釣藤鈎	ちょうとうこう	97
陳皮	ちんぴ	93,101
当帰	とうき	93,161,171,173
桃仁	とうにん	93,98
杜仲	とちゅう	101
人参	にんじん	93,100,139,151,155,197
麦門冬	ばくもんどう	93,96
薄荷	はっか	93
半夏	はんげ	181
白朮	びゃくじゅつ	155,159
茯苓	ぶくりょう	93,98,157,159,167,185,189
附子	ぶし	93
防風	ぼうふう	100
牡丹皮	ぼたんぴ	97,169
牡蛎	ぼれい	92,93,96,163
麻黄	まおう	93,95,100,153,187
薏苡仁	よくいにん	96,183
竜骨	りゅうこつ	92

ツボ

足三里	あしさんり	123,129,151,155,165,173,197,199,237
足臨泣	あしりんきゅう	129,141,245
委中	いちゅう	129,241
陰陵泉	いんりょうせん	129,157,171,185,187,238
翳風	えいふう	135,193,244
外関	がいかん	127,189,244
関元	かんげん	131,139,167,169,185,197,249
完骨	かんこつ	135,179,245
肝兪	かんゆ	133,241
頬車	きょうしゃ	135
曲池	きょくち	127,165,236
迎香	げいこう	135,153,236
下関	げかん	135
郄門	げきもん	127,163,177,181,243
血海	けっかい	129,173,189,238

取材協力

●東京女子医科大学附属　東洋医学研究所

1992年に設立。東西両医学による全人的医療を実践している医療施設。漢方を学習した内科、小児科、皮膚科、婦人科等の各科医師が在籍しており、漢方診療ではエキス剤だけでなく、生薬を用いた治療も可能となっている。また鍼灸臨床施設の併設により、東洋医学の治療手段の選択肢を広げている。

〒162-8666　東京都新宿区河田町8-1 南館1階
TEL:03-6709-9025（東京女子医科大学附属　東洋医学研究所クリニック）／TEL:03-6709-9026（東京女子医科大学附属　東洋医学研究所鍼灸臨床施設）　HP www.twmu.ac.jp/IOM/

写真・資料提供

- ●クラシエ薬品 HP www.kracie.co.jp
- ●武田薬品工業 HP takeda-kenko.jp
- ●セイリン株式会社 HP www.seirin.tv
- ●セネファ株式会社 HP www.senneng.co.jp

おもな参考文献（五十音順）

『あなたも名医!　漢方を使いこなそう』（佐藤弘・編集）日本医事新報社／
『いちばんわかりやすい東洋医学の基本講座』（佐藤弘、吉川信・監修）成美堂出版／
『いのちを養う漢方講座』（高山宏世・著）葦書房／
『お医者さんがすすめるツボ快癒術』（代田文彦・著）講談社／
『女40歳からの「不調」を感じたら読む本 (木村容子・著）静山社文庫／
『女50歳からの「不調」を感じたら読む本 (木村容子・著）静山社文庫／
『カラダとココロの「プチ不調」に気づいたら』（木村容子・著）静山社文庫
『漢方で健康美人になる20の方法』（木村容子・著）実業之日本社／
『漢方の知恵でポジティブ・エイジング』（木村容子・著）日本放送出版協会／
『基本としくみがよくわかる東洋医学の教科書』（平馬直樹、浅川要、辰巳洋・監修）ナツメ社／
『経穴マップ　イラストで学ぶ　十四経穴・奇穴・耳穴・頭鍼』（森和・監修／王暁明、金原正幸、中澤寛元・著）医歯薬出版／
『現代の食卓に生かす「食物性味表」改訂版』（日本中医食養学会・編著者）燎原書店
『新版　経絡経穴概論』（日本理療科教員連盟、東洋療法学校協会・編）医道の日本社／
『すぐに使えてよく分かる!　はじめての漢方手帖』（丁宗鐵・著）メディアパル／
『ストレス不調を自分でスッキリ解消する本 ココロもカラダも元気になる漢方医学』（木村容子・著）さくら舎／
『中医臨床のための中薬学』（神戸中医学研究所）医歯薬出版／
『東洋医学概論』（教科書執筆小委員会・著）医道の日本社／
『特殊鍼灸テキスト』（北出利勝、篠原昭二・編集）医歯薬出版／
『美・医・食同源 体質・症状・年齢別　東洋医学で食養生』（高橋楊子、上馬場和夫・著）世界文化社／
『ひとりでできるツボ療法』（代田文彦・著）日本放送出版協会／
『もう「大病院」には頼らない』（代田文彦・著）講談社／
『薬膳・漢方　食材&食べ合わせ手帖』（喩静、植木もも子・監修）西東社

[監修者略歴]

伊藤隆（いとうたかし）
医師、医学博士

1981年に富山医科薬科大学附属病院和漢診療室に入局。助教授、同大学和漢薬研究所特任教授を経て、2001年鹿島労災病院メンタルヘルス・和漢診療センター長に。現在、証クリニック総院長、日本東洋医学会会長（漢方専門医・指導医）。和漢医薬学会（評議員・編集委員）、日本医師会（認定産業医）、日本内科学会（認定内科医）に所属。著書に『呼吸器症状漢方治療マニュアル』（現代出版プランニング）などがある。

木村容子（きむらようこ）
医師、医学博士

お茶の水女子大学を卒業後、中央官庁入省（国家公務員１種）。英国オックスフォード大学大学院に留学中、漢方に出会う。帰国後、退職して東海大学医学部に学士入学。2002年から東京女子医科大学附属東洋医学研究所に勤務。現在、東京女子医科大学附属東洋医学研究所所長、教授。日本内科学会（認定医）、日本東洋医学会（理事、専門医、指導医）に所属。著書に『女４０歳からの「不調」を感じたら読む本』・『カラダとココロの「プチ不調」に気づいたら』（静山社文庫）、『ストレス不調を自分でスッキリ解消する本』（さくら舎）などがある。

蛯子慶三（えびこけいぞう）
鍼灸師、あん摩マッサージ指圧師

鍼灸学士、鍼灸師卒後臨床研修認定指導員。玉川病院東洋医学研究センター研修生を経て、現在の東京女子医科大学附属東洋医学研究所に勤務。2005年より鍼灸主任、2014年より鍼灸臨床施設長。故代田文彦先生に師事。顔面神経麻痺の鍼治療に関する論文で第27回代田賞奨励賞を受賞。日本東洋医学会（代議員）、全日本鍼灸学会（認定鍼灸師）、日本顔面神経学会、日本鍼灸師会、東京都鍼灸師会に所属。著書に『からだの科学増刊 これからの漢方医学』（日本評論社、分担執筆）などがある。

編集協力 ●成田潔、早川薫子、塚田奈菜子（株式会社アーク・コミュニケーションズ）、髙水茂（髙水編集事務所）
本文デザイン ●島田利之、島田しのぶ（シーツ・デザイン）
撮影 ●田村 裕未〔アーク・フォトワークス〕
校正 ●槍楯社
カバー画像 ●Aki Masuda（イラスト）、田村裕未（写真）
写真協力 ●Shutterstock、クラシエ製薬株式会社、タケダ薬品工業株式会社
イラスト ●楽谷玲子、Aki Masuda、たむらかずみ、アート工房（中村滋）
編集担当 ●遠藤やよい（ナツメ出版企画株式会社）

本書に関するお問い合わせは、書名・発行日・該当ページを明記の上、下記のいずれかの方法にてお送りください。電話でのお問い合わせはお受けしておりません。
・ナツメ社 webサイトの問い合わせフォーム
https://www.natsume.co.jp/contact
・FAX（03-3291-1305）
・郵送（下記、ナツメ出版企画株式会社宛て）
なお、回答までに日にちをいただく場合があります。正誤のお問い合わせ以外の書籍内容に関する解説・個別の相談は行っておりません。あらかじめご了承ください。

ココロとカラダの不調《ふちょう》を改《かい》善《ぜん》する
やさしい東洋《とうよう》医《い》学《がく》

2016年 8 月 2 日初版発行
2024年 7 月 1 日第 9 刷発行

監修者 伊《い》藤《とう》隆《たかし》 Ito Takashi,2016
木《き》村《むら》容《よう》子《こ》 Kimura Yoko,2016
蛯《えび》子《こ》慶《けい》三《ぞう》 Ebiko Keizo,2016
発行者 田村正隆

発行所 株式会社ナツメ社
東京都千代田区神田神保町 1-52　ナツメ社ビル1F（〒101-0051）
電話　03（3291）1257（代表）　FAX　03（3291）5761
振替　00130-1-58661

制　作 ナツメ出版企画株式会社
東京都千代田区神田神保町 1-52　ナツメ社ビル3F（〒101-0051）
電話　03（3295）3921（代表）

印刷所 ラン印刷社

ISBN978-4-8163-5996-5 Printed in Japan